U0274064

Xiandai Yiyuan Guanli Guifan Yu Dang'an Guanli

现代医院管理规范与档案管理

主编　李祎晗　刘维峰　杜海鲭　柳　杨
　　　李红艳　王　磊　严　霞

黑龙江科学技术出版社
HEILONGJIANG SCIENCE AND TECHNOLOGY PRESS

图书在版编目（CIP）数据

现代医院管理规范与档案管理 / 李祎晗等主编. --
哈尔滨：黑龙江科学技术出版社，2023.2
ISBN 978-7-5719-1766-1

Ⅰ．①现… Ⅱ．①李… Ⅲ．①医院－管理 Ⅳ.
①R197.32

中国国家版本馆CIP数据核字（2023）第025664号

现代医院管理规范与档案管理
XIANDAI YIYUAN GUANLI GUIFAN YU DANG'AN GUANLI

主　　编	李祎晗　刘维峰　杜海鲭　柳　杨　李红艳　王　磊　严　霞	
责任编辑	包金丹	
封面设计	宗　宁	
出　　版	黑龙江科学技术出版社	
	地址：哈尔滨市南岗区公安街70-2号　邮编：150007	
	电话：（0451）53642106　传真：（0451）53642143	
	网址：www.lkcbs.cn	
发　　行	全国新华书店	
印　　刷	黑龙江龙江传媒有限责任公司	
开　　本	787 mm×1092 mm　1/16	
印　　张	29.25	
字　　数	785千字	
版　　次	2023年2月第1版	
印　　次	2023年2月第1次印刷	
书　　号	ISBN 978-7-5719-1766-1	
定　　价	198.00元	

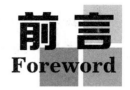

前言
Foreword

现代医院除了给患者提供诊疗、预防、康复和生活等服务之外,还承担着社会医疗和家庭医学的服务。现代医院已从过去的单纯医疗型转变为医疗预防康复型,从封闭型转变为开放型。与此同时,现代医院的管理模式也发生了很大变化,已从传统经验管理型逐步转变为现代管理型。

现代医院管理是指把现代自然科学、社会科学和管理科学知识及成就应用于医院管理工作,促使医院管理现代化、科学化所进行的计划、组织、指挥、监督和调节等一系列活动的总称。也就是说,用现代科学的思想、组织、方法和手段,对医院医疗技术和医院经济进行有效的管理,使之创造最佳的社会效益和经济效益。建立中国式的现代医院管理体系,本身就是一项综合性、整体性的变革。因此,必须紧密结合社会经济、科学技术发展和改革实践进行。而且,现代医院管理是个动态的概念,将随着经济和科学技术的不断发展变化而发生变化。

现代医院管理要求医院管理者转变观念,摒弃重量不重质、重技术轻管理的发展模式,转向关注内涵建设与管理水平的持续改进和提升。当前,我国公立医院综合改革正在向纵深发展,而改革举措的落实关键需要行业管理规范作为指引。因此,有必要建立科学系统、全面适用的现代医院管理制度和规范体系。为此,我们以现代管理科学理论和方法及国外医院管理研究的最新进展和成果为基础,密切结合我国医院改革和发展的实际,并总结多年来医院管理的经验,经过反复讨论编写了《现代医院管理规范与档案管理》一书。

本书重点从医院质量管理、医院文书管理、医院档案管理、人事档案管理等方面介绍了医院管理的相关内容。本书在编写过程中充分借鉴了管理学等相关学科的理论和方法,并将其应用到医院管理的实践之中,具有较高的指导性和借鉴性,可作为从事医疗卫生机构管理人员的参考用书。

　　诚然,本书以管理为题,力求做到全面,但因篇幅所限,难以面面俱到,如有疏漏和不当之处,敬请广大读者批评指正,以便再版时进行完善。

《现代医院管理规范与档案管理》编委会

2022 年 10 月

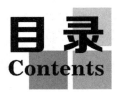

目 录
Contents

第一章

医院管理绪论

第一节　医院管理的概述

一、医院的概念与功能

(一)医院的概念

医院是开展医疗活动的重要场所,以诊治疾病和照护患者为主要目的,需设有一定数量的床位设施、必要的设备和相应的医护人员,并依法获得执业资格,为住院或门急诊患者实施科学、规范的诊疗、护理和康复等服务。医院必须具备以下基本条件。

(1)医院建筑符合规范与服务要求,设有相应的门急诊、住院病房、医疗技术部门、支持保障部门。一般能提供住院、门诊和急诊等服务。

(2)设有与医院功能任务相一致的临床科室、医技科室、行政管理部门和支持保障部门。

(3)设置合理的岗位,配备具有执业资质、岗位胜任力的各类各级人员。

(4)配备必要的医疗设备和设施。

(5)建立相应的规章制度和工作流程。

(二)医院发展的历史

医院的发展历史可分为 4 个阶段:古代医院萌芽阶段、医院初期形成阶段、近代医院发展阶段和现代医院发展阶段。

1.古代医院萌芽阶段

医院的雏形在公元前约 600 年出现于古印度。在我国,据记载秦汉时期已出现宫廷医疗组织,其医事制度随着朝代更换而变化。医院的萌芽时期发展与宗教密切相关,最早见于修道院中附设的"病院"。该阶段的医院形式基本上可分为宫廷医疗组织、寺院医疗组织、军事医疗组织、传染病收容所、社会救济医疗组织、旅行者的安息所等。主要特征有以下 4 个方面。

(1)医院不是社会医疗的主要形式,多为临时收容和隔离传染病、麻风患者,收治军队受伤者及慈善救治社会残疾人员、贫困人员等的简单场所。

(2)条件十分简陋,多数设置在简陋破旧的建筑物或寺庙中。

(3)没有定型的管理制度,个体独立行医是主要的医疗形式。

（4）中世纪欧洲的医院具有明显的宗教色彩。

2.医院初期形成阶段

欧洲文艺复兴运动促使近代科学形成和发展,医学科学从经验医学逐步转变为实验医学,从宗教与神学中分离出来。随着显微镜的发明、人体解剖学的问世、血液循环理论的提出,医学进入了大发展时期。至18世纪末,资本主义工业革命再次推动医院的发展。这个阶段的医院,主要特征有以下3点。

（1）医院逐步发展:欧洲资本主义国家的大中城市医院发展迅速,其他封建半封建社会的国家或殖民地国家医院大多处于萌芽阶段。

（2）医疗技术手段呈多样化发展:如物理诊断、临床试验、药物疗法及麻醉技术等。

（3）医院组织逐步形成:开始注重提高医疗质量和护理质量,形成了一定的管理办法和制度。同时,医院也有了初步的内科、外科、妇科等分科。

3.近代医院发展阶段

从19世纪70年代开始,社会经济文化和医学科学技术的发展为近代医院发展奠定了基础。随着基础医学的全面发展,临床医学也发展到多学科专业化协作阶段,特别是以南丁格尔为代表的现代护理学的创建,从而形成比较完整和系统化的医院服务系统,促进了分科化、标准化、整体协调的医院管理的发展和进步。近代医院的主要特征有以下3点。

（1）分科化:医院出现了诸多临床科室和医疗辅助部门,有了明显的医护分工、医技分工。

（2）正规化:医疗业务和各项管理制度化,各级各类人员与病床之间构成一定的比例关系;在各项医疗业务活动中,逐步建立了操作规程和工作制度;医院的建筑设施、支持保障供应、卫生学管理方面也形成规范。

（3）普及化:医疗活动方式由辅助的、非主要的转化为占主要地位的医疗方式。

我国近代医院的建立发展是从外国教会在我国各地设立的一批教会医院开始的。据调查统计,始于1900年以前的教会医院有29所。其中,1820年英国传教士 Robert Morrison 在澳门开设了一家中式诊所,聘请中西医师,以免费医疗服务作为传教的媒介;1827年又增设一家眼科医院。中山大学孙逸仙纪念医院始于1835年;上海交通大学医学院附属仁济医院始于1844年;福建医科大学附属协和医院始于1860年;天津市肿瘤医院始于1861年;华中科技大学同济医学院附属普爱医院和上海交通大学附属第一人民医院始于1864年;华中科技大学同济医学院附属协和医院始于1866年;浙江大学医学院附属第二医院始于1869年。最早的由中国人创办的医院于1907年成立于南京,后迁至上海吴淞,现在是复旦大学附属华山医院。

4.现代医院发展阶段

20世纪70年代以来,社会生产力的空前解放,带来了医学科学和医疗诊疗技术的迅猛发展。医院现代化的主要特征有以下4点。

（1）诊疗技术的现代化:高水平、高质量的检查技术、诊断技术、治疗技术和保健康复技术的运用。

（2）医院专科的细分与整合:专科高度细分,又高度整合,综合协作。

（3）医院功能的综合化:医院的功能已拓展为医疗、预防、保健和康复等综合功能,在医疗服务体系和公共卫生安全中充分发挥医院的社会保障功能。

（4）医院管理的现代化:运用系统工程的理论、技术和方法,以及信息技术的应用,建立形成现代医院管理制度,医院的社会效益和服务效能显著提升。

从目前我国医院发展现状看,大部分省市级医院已具备或基本具备向现代化医院过渡的条件。

(三)医院的功能

国务院颁布的《医疗机构管理条例》中指出"医疗机构以救死扶伤,防病治病,为公民的健康服务为宗旨。"医院的功能是以提供医疗服务为主,并开展预防、保健、康复等服务,承担相应的临床教学培训和科学研究等任务,同时承担部分公共卫生服务,包括健康教育和健康促进等,并在应对突发事件的紧急医疗救治和支援基层医疗机构中发挥作用。医院的基本功能具体包括以下几点。

1.医疗

医疗是医院的主要功能,以诊疗与护理两大业务为主体,临床医疗与辅助业务密切配合。医院医疗一般分为门诊医疗、住院医疗、康复医疗和急救医疗。

2.教育培训

医院是住院医师的规范化培训和专科医师培养的基地,三级医院还接受下级医院医师的进修培训。临床教学是三级医院,特别是教学医院的基本任务。

3.科学研究

医疗临床上的难题也是科学研究的课题,通过新技术、新方法的应用研究解决医疗中的难点,并推动医学科学的发展也是医院的任务之一。

4.指导预防保健和社区医疗

各级医院都要发挥预防保健功能,二、三级医院还要指导基层医疗机构开展社区医疗和家庭服务,进行健康教育和疾病普查及流行病学调查,加强居民自我保健意识。

5.康复

康复是各种治疗的延续,其目的是让每一位患者从生理上和心理上恢复健康、回归社会,而医院是开展康复活动的重要场所。

(四)医院的类型

根据医院的功能和提供业务范围、承担任务、经营性质和所有制形式等不同的划分标准,可以将医院分为以下类型。

(1)按照医院的功能和提供服务专业不同,一般可笼统地将医院分为综合医院和专科医院。综合医院一般指有一定数量的病床,设有内科、外科、妇产科、儿科等临床科室及药剂、检验、放射等医技部门,并配备相应人员、设备的医院。为了满足综合医院的功能要求,一般认为至少应设有 100 张病床。现代医疗是具有较高深技术的专科医务人员的协作诊疗,而患者是个整体,常常需要多专科的协作会诊、治疗,综合医院是各类医院的主体,也最易发挥综合治疗功能。专科医院包括因收治对象不同而设立的传染病医院、结核病医院、精神病医院、肿瘤医院,以及由专科发展起来的儿童医院、妇产医院、老年病医院、口腔医院等,虽然仅收治某一方面的患者,但采取的诊断和治疗手段和技术已经涉及多学科、多专业或者医学科学的多个领域。

(2)自 20 世纪 80 年代末我国建立医院评审制度后,国家对医院实行分级管理,按其功能、任务把医院划分为三级,其中一级医院是直接向具有一定人口的社区提供预防、医疗、保健、康复服务的基层医院、社区卫生服务中心(床位数在 100 张以下)。二级医院是能够向多个社区提供综合医疗卫生服务和承担一定教学、科研任务的地区性医院(床位数 101～500 张)。三级医院是能够向几个地区提供高水平专科性医疗卫生服务和执行高等教育、科研任务的区域性以上的医院

（床位数 500 张以上）。一级医院、二级医院和三级医院分别实施一级医疗、二级医疗和三级医疗服务,各级医院之间应建立与完善双向转诊制度和逐级技术指导的关系。

（3）随着社会办医的发展,我国还对医院进行分类管理。将医院按经营性质不同分为非营利性医院和营利性医院。非营利性医院不以营利为目的,其收入用于弥补医疗服务成本,运营的收支结余用于医院的自身发展,政府举办的均为非营利性医院;营利性医院的医疗服务所得收益可用于投资者收益回报。

二、医院管理的概念及主要内容

（一）医院管理的概念

医院管理是指根据医院工作的客观规律,运用管理的理论和方法,通过计划、组织、控制、激励和领导等活动,对医院的人力、物力、财力、信息和时间等资源进行有效配置,以期更好地实现医院整体目标的过程。

医院管理的主要任务是认真贯彻执行国家的卫生方针政策,增进医院发展活力,充分调动医院及医务人员的积极性,不断提高医院服务质量和效率,更好地为人民健康服务。

（二）医院管理的主要内容

医院管理的主要内容包括战略管理、组织管理、人力资源管理、医疗管理（医疗质量管理、医疗安全管理、护理管理、药事管理）、财务和运营管理、信息管理、科教管理、公共卫生服务管理、支持保障管理和文化建设等。

1.战略管理

制定、实施和评价是医院能够达到其总体目标的策略和措施。主要任务包括提出医院的使命和愿景,明确医院的方向性战略,确立医院的基本发展和市场竞争的策略,制定医院职能战略,将长远、全局性的战略和目标落实到医院具体部门的日常工作中。

2.组织管理

为了实现医院目标,将医院的人员按照一定的功能分工划分成相应的组织结构并有机结合,使其按一定的方式与规则进行活动。医院组织机构的设置是医院进行各项活动的基本条件,医院组织管理也是整个医院管理的基础。

3.人力资源管理

医院人力资源管理包括人员的录用、培养、使用等相关体制及激励约束机制、人员的编配、职权的划分和医德医风建设等。

4.医疗管理

医疗管理是对医疗活动全过程进行的组织、计划、协调和控制。一般医疗管理包括门急诊管理、住院诊疗管理和科室管理等。医疗管理的核心内容包括以下几方面。

（1）医疗质量管理:指以保证和提高医院质量为目标,应用科学的管理方法,组织医疗资源为达到技术标准、满足患者需求的质量目标而进行的一系列活动。

（2）医疗安全管理:为保证医务人员在实施医疗行为、患者在接受医疗服务过程中不受任何意外伤害所进行的全部管理活动。

（3）护理管理:以提高护理质量和工作效率为目的,保障医疗安全。

（4）药事管理:指对临床用药全过程进行有效的组织实施和管理,促进临床科学、合理用药的药学技术服务和相关的药品管理工作。

5.财务和运营管理

开展经济核算和成本核算,降低医疗成本,避免浪费。管好用好资金,合理地组织收入和支出,以较少的财力和物力发挥较大的医疗技术经济效果,保证医疗业务的开展与发展的需要。

6.信息管理

信息管理指将医院管理过程作为信息的收集、处理和分析过程。建立信息管理系统,开发信息资源,运用信息化手段为医疗和管理服务。

7.科教管理

科教管理重点围绕医院的学科建设和人才培养,应用现代管理学的方法和手段,组织开展医院的科研教学活动,包括医院的科研规划及组织实施、科研制度管理、科研人才管理、科研经费管理、临床医学教育管理、住院医师规范化培训和继续医学教育管理等。

8.公共卫生服务管理

医院承担的公共卫生服务职能包括传染病报告、重大突发公共卫生事件报告、重要传染病哨点监测、慢性非传染性疾病监测和健康教育等职能。

9.支持保障管理

支持保障管理围绕医院医疗、教学、科研、公共卫生等各项任务的完成,承担管理、保障和服务职能。包括安全、医院建筑、支持保障设备、物资供应、生活服务、环境与卫生等方面。

10.文化建设

医院文化是医院在长期的建设和发展过程中逐渐形成的具有行业特性和时代特征,为医院全体员工普遍认同并共同遵守的基本信念、价值标准、思维方式、制度规范和行为准则。医院文化建设是一项涉及价值观念整合、经营理念创新、管理流程再造和团队精神构建的系统工程。

（杜海鲭）

第二节　医院管理的基本职能、基本理论与方法

一、管理的基本职能

管理是指对一个组织所拥有的资源进行计划、组织、领导和控制,用最有效的方法实现组织目标的过程。最早的系统性地提出管理职能的是法国的 Henri Fayol,他认为"管理就是计划、组织、指挥、协调和控制"。20 世纪 60 年代以来,伴随系统论、控制论和信息论的产生及现代科技手段的发展出现的管理决策学派突出了管理的决策职能。绝大多数学者认同计划、组织、协调、控制和领导是管理的基本职能。

(一)计划职能

计划职能是确定目标和实现目标的方法和途径,是对未来进行规划并制订行动方案的过程。其主要内容包括分析内外环境、确定组织目标、制定组织发展战略、提出实现既定目标的策略与作业计划、规定组织的决策程序等。任何组织的管理活动都是从计划出发的,因此,计划职能是管理的首要职能。

（二）组织职能

组织职能是指对组织中的各要素之间的相互关系进行合理安排的过程，从而建立起组织的物质结构和社会结构。其主要内容包括设计组织结构、管理体制、分配权力、明确责任、配置资源、信息网络等。构成组织结构的要素包括管理宽度、管理层次、部门和职权。

（三）控制职能

控制职能就是纠正组织目标偏差，可通过确定标准、衡量成效和纠正偏差的基本程序完成。控制可以分为前馈控制、现场控制和反馈控制 3 种方式。

（四）协调职能

协调职能就是正确处理组织内外的各种关系，为组织的正常运转创造良好的条件和环境，促使组织目标的实现。具体包括组织内部的协调、组织与外部环境的协调、冲突的协调等。

（五）领导职能

领导职能就是领导者开展领导活动的职责和功能。领导者在执行领导职能时运用法定权力和自身影响力影响被领导者的过程，既要调动组织成员的潜能，使之在实现组织目标过程中发挥应有作用，又要促进组织成员之间的团结协作，使组织中的所有活动和能力统一和谐。

二、医院管理的基本理论

（一）科学管理理论

美国的古典管理学家 Frederick Winslow Taylor 是科学管理的创始人，被管理界誉为"科学管理之父"，1911 年其撰写的《科学管理原理》一书的出版标志着一个管理新时代的到来。他认为科学管理的根本目的在于谋求最高劳动生产率。达到最高的工作效率的重要手段是用科学化的、标准化的管理方法代替经验管理。他认为最佳的管理方法是任务管理法，也就是说一方面促使雇员发挥最大限度的积极性，另一方面作为回报，雇员也将从雇主那里获得某些特殊的刺激，这种"积极性加刺激性"的管理，称为任务管理。但是他的科学管理理论是建立在对人性假设为"经济人"的基础上的，具有局限性。

（二）组织管理理论

著名德国社会学家 Max Weber 被誉为"组织理论之父"，1920 年出版的《社会组织和经济组织理论》（也译为《行政组织理论》）对后世产生了深远的影响，他的行政组织理论提出的"理想的行政组织体系"成为现代组织广泛采用的组织管理方式。理论认为等级、权威和行政是一切社会组织的基础，只有高度结构的、正式的、理性化的理想行政组织体系，才是对员工进行强制性管理的最合理手段，才是达到目标、提高劳动效率最有效的形式，并且在精确性、稳定性、纪律性和可靠性方面优于其他组织形式。"理想的行政体系"具有的特点应包括：①明确的职位分工；②自上而下的权力等级系统；③人员任用通过正式考评和教育实现；④严格遵守制度和纪律；⑤建立理性化的行动准则；⑥建立管理人员的管理制度。

（三）行为科学理论

行为科学作为一种管理理论，始于 20 世纪 20 年代末、30 年代初的霍桑实验，在此基础上，George Elton Mayo 提出了有别于古典管理理论的行为科学理论。其理论主要包括以下几方面。

（1）人性假设是行为科学管理理论的出发点，在各个时期对管理对象的人性假设有工具人假设、经济人假设、社会人假设、自我实现人假设、复杂人假设和决策人假设。

（2）激励理论是行为科学的核心内容,包括需要层次理论、行为改造理论和过程分析理论。

（3）群体行为理论是行为科学管理理论的重要支柱,掌握群体心理是研究群体行为的重要组成部分。

（4）领导行为理论是行为科学管理理论的重要组成部分,包括对领导者的素质、领导行为、领导本体类型、领导方式等方面的研究。

(四)管理决策理论

美国管理学者 Herbert Alexander Simon 是管理决策理论的主要代表人物,1944 年提出管理决策理论的轮廓。管理决策理论的核心观点主要体现在 3 个方面。

（1）突出决策在管理中的地位,理论认为管理的实质是决策,决策贯穿于管理的全过程,决定了整个管理活动的成败。

（2）系统阐述了决策原理,对决策的程序、准则、类型及其决策技术等做了科学的分析,并提出用"满意原则"来代替传统决策理论的"最优原则",研究了决策过程中冲突的解决方法。

（3）强调决策者的作用,其认为组织是决策者个人所组成的系统,因此,强调不仅要注意在决策中应用定量方法、计算机技术等新的科学方法,而且要重视心理因素、人际关系等社会因素在决策中的作用。

三、医院管理的方法

20 世纪 40 年代以来,系统论、信息论、控制论的理论及方法被广泛地运用在医院管理工作中,近年来由运筹学演化分支出来的排队论、决策论和博弈论也被作为医院管理的常用方法。

(一)系统论

系统论作为一门科学,产生于 20 世纪 20～30 年代。任何管理都是对系统的管理,系统论是通过对系统与环境、系统与要素、要素与要素等内外各种关系的辩证分析,揭示对象的系统规律,从而达到问题最佳处理的一种方法,系统论是医院管理中最基本的管理方法。

系统论在应用中要把握好以下几个特性。

1.整体性

系统要素间及要素与系统间的相互关系以整体为主,系统运行要从全局着眼,局部着手,统筹考虑,达到整体最优。

2.动态性

系统不仅是功能实体,同时也是一种运动存在,研究系统的动态规律,预见系统的发展趋势,超前谋划,减少偏差。

3.开放性和环境适应性

任何系统不仅和外部环境进行物质、能量和信息交换,同时也对环境进行主动适应,既要充分估计外部环境对系统的影响,也要预计到主动改变环境的可能。

4.综合性

系统目标和系统实施方案选择具有多样性和综合性。既要能把普通的事物综合创造出新的系统,又要善于把复杂的系统分解为简单的单元去解决问题。

(二)信息论

信息论最早产生于通信领域,创始人是美国数学家 Claude Elwood Shannon。他把信息的发射和接收作为一个整体的通信过程来研究,于 20 世纪 40 年代末奠定了现代信息论的基础。

管理系统也被看作是信息系统,管理对象和决策机构可以看作是信源,各种机构、组织的信息沟通渠道则看作为信道,而各种报表、数据、指令等都是信息。各级组织之间通过信息关系发生联系,管理者的任务就是通过信息系统了解信息、处理信息,然后作出正确决策,发出指令,有效地组织和指挥系统的各种活动。运用信息论的观点和方法,可以广泛地把各类系统看作是借助于信息的获取、传送、加工而实现其目的的过程。

(三)控制论

控制是管理的重要职能。控制论由美国数学家 Norbert Wiener 于 20 世纪 40 年代末创立,是研究动态系统在变化的环境条件下如何保持平衡状态或稳定状态的科学。控制论的基本原理在于通过对所控制系统信息的加工和反馈,使该系统进入期望的运行状态。控制论研究如何通过信息的变换和反馈作用,使系统能自动按照预定的程序运行,最终达到目标最优,其核心是负反馈机制。对管理学的借鉴是如何建立闭环的管理通道。

(四)协同论

协同论研究各种不同的系统从混沌无序状态向稳定有序结构转化的机制和条件,由德国著名理论物理学家 Hermann Haken 于 1973 年提出。协同论的根本思想是系统自主、自发地通过子系统的相互作用而产生的系统规则,竞争与协作是其最基本的概念。协同论在管理科学方面得到了广泛应用,通过协同论探求群体的"客观"性质,也可以应用协同论建立一个协调的组织系统以实现工作的目标。协同论的发展与许多学科的发展紧密相关,是系统管理思想的发展,为处理复杂问题提供了新的思路,成为医院管理的重要方法。

(五)排队论

排队论是运筹学的一个重要分支,也称随机服务系统理论。它主要研究如何合理地设计与控制各类随机服务问题,即排队问题。排队论主要的研究内容包括 3 个方面。①排队系统的数量指标:包括队长、顾客逗留时间与等待时间,忙期与闲期等;②统计推断:检验顾客相继到达时间间隔的相互独立性,确定服务时间的分布和有关参数等;③系统优化:研究如何使系统处于最优状态,包括最优设计问题和最优运营问题。

排队系统是指顾客到达后,按照一定的规则排队及接受服务机构服务的过程。排队论通过对每个个别的随机服务对象的统计研究,寻找这些随机现象平均特性的规律,从而改进服务机构的能力,使之达到良好的经济运行效果。

(六)决策论

决策论是在概率论的基础上发展起来的。概率论实际上是在风险情况下的决策理论。这些理论和对策理论概念上结合,发展成为现代的决策论。决策论是根据信息和评价准则,用数量方法寻找或选取最优决策方案的科学。管理的核心是决策,决策论是研究决策问题的基础理论和方法。决策论可分为确定型模型和随机性模型两类,其中确定型模型是指只有一种必然发生的自然状态的模型;随机性模型又可分为自然状态发生的概率未知、不确定型决策模型和自然状态发生、概率可以计算或估算的风险型决策模型。不同决策类型的适用条件和方法见表 1-1。

(七)博弈论

1928 年,John von Neumann 证明了博弈论的基本原理,从而宣告了博弈论的正式诞生。1950—1951 年,John Nash 利用不动点定理证明了均衡点的存在,为博弈论的一般化奠定了坚实的基础。博弈论又称"对策论",博弈是指各方决策者在相互影响、相互作用中作出自己决策的行为及其过程。博弈论是研究具有不同利益的决策者行为发生相互影响、相互作用时如何决策及这种决策的均衡问题的理论。

表 1-1　不同决策类型的适用条件和方法

类型	自然状态	自然状态概率	决策准则
确定型决策	一个	已知	最优法则
不确定型决策	两个或两个以上	未知	乐观准则、悲观准则、乐观系数准则、等可能准则、后悔值准则
风险型决策	两个或两个以上	已知	最大可能性准则、矩阵法、决策树、贝叶斯法则

博弈论需具有 3 个基本要素：①参与者是博弈中通过选择对策或者行动，以使自己利益最大化的决策主体。参与者可以有两方，也可以有多方。②策略是参与者在给定的信息下的行动规则，它规定参与者在什么时候选择什么行动。策略必须是参与者在冲突过程中的一个独立的、完整的行动。③得失是指每个参与者从各种对策组合中的"赢得"或者"支付"，通常称为"支付函数"。博弈论研究系统中各方的预测行为和实际行为，优化策略。

（李祎晗）

第三节　医院管理的发展动态与改革热点

一、医院管理的发展动态

（一）法人治理结构

"法人治理"一词源于公司治理，是指所有者对经营者的一种监督与制衡机制，即通过制度安排，合理配置所有者与经营者之间的权利与责任关系，以保证所有者利益的最大化，防止经营者对所有者利益的背离。具体表现为股东会、董事会、经理层、监事会等分权与制衡的结构安排，又称为法人治理结构。

我国的公立医院属于事业单位法人，按大陆法系属于公法人，政府以其财政对公立医院的债务承担无限责任，公立医院与政府间为行政隶属关系，政府实际上承担了公立医院的出资人、行业监管者和上级主管部门等多重角色。我国的公立医院治理架构主要是实行院长负责制，院长是法定代表人，全面负责医院的建设发展，党委发挥政治核心和监督保障作用，职代会参与民主管理。现阶段，医院的法人治理结构尚未建立和完善，公立医院法人缺乏完整的出资人代表，所有者职能分散，所有权和经营权的缺位、越位和不到位情况并存。2009 年，国家医改方案中明确提出要"完善医院法人治理结构"。公立医院的法人治理结构是对出资人、医院和行业监管部门三方责权利的一种制度安排。通过这种制度安排，既能有效保障作为出资人的政府利益，又能够维护公立医院作为经营者的自主权利，还能实现对公立医院的有效监督。建立公立医院法人治理结构，是公立医院改革的基本任务，对于改善公立医院管理具有重要意义。

（二）建立现代医院管理制度

现代医院管理制度是指适应社会发展需求和公立医院改革要求，能够有效改进医院管理、提高医院运行效率、保障医院公益性质、符合行业发展规律的一系列医院制度的总和，包括产权制度、组织制度、法律制度、领导制度和监督制度等形成的管理体制,以及在该体制运行环境下医院处理与各方面关系的行为规范、行为方式、行为准则等。在现代医院管理制度下,医院是自主管理、自负盈亏、自我发展、自我约束的独立法人实体和市场竞争主体,产权明晰、权责明确、政医分开、管理科学。现代医院管理制度的建立包含了管理体制、运行机制、补偿机制、监管机制等方面的改革,以及政府职能的转变。政事分开、管办分开的管理体制是现代医院管理的基础;包括医院人事薪酬、财务和信息管理制度等在内的运行机制的改革是现代医院管理的核心;改革补偿机制,改变以药养医模式是建立现代医院管理的重要推动力;而建立完善的信息公开、审计监察、绩效考核制度则是现代医院管理的保障。

(三)注重公立医院公益性

社会组织的公益性是指一定社会组织通过自身有目的的活动,以非营利方式向社会提供某种满足社会和公众基本需要的产品或服务的行为。社会公共事业机构的公益性由政府设置这类机构的公益目的决定,医院的公益性是卫生事业公益性的具体体现。在我国医疗服务提供体系中,公立医院占有绝对主体优势地位。公益性是公立医院的基本属性,本质是为全体居民提供均等、可及的基本医疗服务。

目前社会普遍认为存在公立医院公益性的弱化或淡化,注重和强化公立医院公益性是公立医院改革的根本任务。一般认为,加强公立医院公益性核心是强化政府主导责任和完善治理机制,具体途径可以从制度设计、制度保障和制度执行3个维度入手,重点关注政府投入和医院管理及监管两个关键环节。在政府投入方面,一是要以国家和地区财力和城乡居民支付能力及医疗服务需要出发,科学合理地确定公立医院的数量和配置要求;二是准确测算医务人员的劳务价值,通过调整医疗服务价格等手段,理顺扭曲的补偿机制;三是确保对公立医院的基本公共投入,落实对传染病医院、精神病医院、职业病防治院、妇女儿童医院和中医院的投入倾斜政策。在医院管理和监管方面,公立医院的办医主体要加强公立医院的全面预算管理,将所有收支纳入预算;建立符合社会需要和行业特点的绩效考核体系和激励约束机制,引导公立医院加强内部管理,提高效率、节约成本、控制费用、优化服务。

(四)管理人员职业化

医院管理人员职业化是指医院管理工作由医院管理专门职业技能培训、掌握管理科学知识和技能,以从事医院管理为其主要经济来源的专门人员担任,医院管理人员的职业化是当前世界各国医院管理队伍建设的重要趋势。现阶段,我国绝大多数的医院院长是医学专家,其中临床医学专家占多数,大多从专业技术人员中选拔出来,经过一定程度的管理培训。院长中相当一部分是某一专业技术领域的专家和权威,临床实践经验丰富,但缺乏系统的医院管理培训;在从事管理工作的同时,还要兼顾自己的专业技术工作,从事医院管理的时间相对有限。近年来,管理人员的职业化越来越被关注,国务院办公厅颁布的《关于城市公立医院综合改革试点的指导意见》中要求加强公立医院院长职业培训。中共中央办公厅发布的《事业单位领导人员管理暂行规定》中强调要通过严格标准条件、规范选拔任用、从严管理监督等方面加强事业单位领导班子职业化水平。医院一方面积极招募具有行政管理和医院管理专业背景的人员从事医院行政管理工作,规范医院管理人员岗位培训,加强系统的医院管理知识和技能的培训;另一方面,加强制度建设,明确医院管理干部任职要求,减少临床、管理兼职情况,提升管理队伍的职业化水平。

(五)管理手段信息化

医院管理的信息化就是充分利用现代化信息技术手段,通过建设各类信息系统,实现患者诊疗信息和行政管理信息的采集、加工、存储、传输和服务功能。目前,各地二、三级医院已建成医院信息系统,包括临床信息系统、医学影像信息系统、实验室信息系统,以及办公自动化系统。一些发达地区的三级医院已开始建设覆盖整个医院管理环路的医院资源计划系统,系统涉及财务成本核算、预算管理、人事薪酬、物流管理、绩效管理等一体化综合管理系统。通过信息的处理、共享与交换,为医院的医疗、科研、教学和管理等提供决策支持。信息化手段在医院管理中的应用主要有业务、管理和决策 3 个层面。业务应用围绕日常诊疗活动展开,侧重便捷患者诊疗、保障医疗安全、优化服务流程、降低诊疗费用、提升服务质量;管理应用围绕医院运行活动展开,强调提升运行效率、降低运行成本、优化绩效分配、引导可持续发展;决策应用则注重基于海量数据支持,开展决策咨询和战略规划,实现管理的循证决策。

二、医院管理的改革热点

(一)区域卫生规划与卫生资源整合

区域卫生规划是指在一个特定的区域范围内,根据经济发展、人口结构、地理环境、卫生与疾病状况、不同人群需求等多方面因素,确定区域卫生发展方向、目标与发展模式,合理配置卫生资源,合理布局不同层次、不同功能、不同规模的卫生机构,使卫生总供给与总需求基本平衡,形成区域卫生的整体发展,是政府对卫生事业发展进行宏观调控的主要手段。区域卫生规划的核心是卫生资源配置,以需求和问题为导向,服从于经济社会发展和医药卫生体制改革需要,从而实现区域医疗卫生服务体系整体效能的提升。卫生资源的配置须关注资源结构、配置效率和服务能级 3 个要素。

目前,大中城市中心城区的卫生资源配置已达到相当水平,区域卫生规划的重点也从新增资源布局转变为存量资源整合。资源整合是指在资源总量不变的前提下,为达到优化配置的目标,将不同隶属关系、不同级别、不同类别和不同功能的资源聚合到一起,形成分工合作、有机统一的整体的过程。卫生资源的整合一般分为纵向整合和横向整合,纵向整合是指在提供服务过程中具有不同功能、提供不同服务的医疗机构之间的协作;横向整合是指在提供服务过程中具有相同功能、提供相似服务的医疗机构之间的协作。在实践中医院的纵向整合多表现为多部门、跨系统间不同层次机构的整合,如医疗集团的组建;而横向整合多为同一办医主体为提高资源配置效率,组织相同级别或能级的医院间的有机组合、资源共享。

(二)公立医院管理体制改革("管办分开")

2009 年国家医改方案中明确将"管办分开"作为公立医院管理体制改革的核心内容。政事分开,管办分开,就是把政府的公共管理职能和作为出资人的职能分离,强化政府社会管理和公共服务职能。"管办分开"的"管"就是"管行业",侧重监管,履行规划、标准、准入、监督等职能,由卫生行政部门承担;"办"就是"办实业",侧重举办,履行内部管理、日常运行、经营发展等职能,由办医主体承担。

我国公立医院"管办分开"的改革探索始于 21 世纪初,自 2005 年起,北京市海淀区、上海市、无锡市、成都市等地相继开展了区域范围的卫生系统"管办分开"改革探索。管办分开后,各地办医主体主要从 4 个方面探索建立出资人制度:①通过建立现代医院管理制度,推动公立医院管理体制和运行机制改革;②运用规划管理手段和资源聚集优势,提升医院的整体运行效率;③加强医院的软硬件建设,提升医院的核心竞争力;④优化医院服务流程,规范服务行为,缓解人民群众看病就医突出问题。有的还积极探索建立群众监督委员会、卫生部和其他政府部门等多方共同参与的外部治理架构。

(三)公立医院补偿机制改革

长期以来政府对公立医院的投入不足,并执行低于成本的医疗服务价格,由此形成的"以药养医"的公立医院补偿模式,也被认为是造成公立医院公益性淡化和"看病贵"的重要原因,补偿机制的改革成为公立医院改革的难点和重点。2009年国家医改方案明确提出将公立医院补偿由服务收费、药品加成收入和财政补助3个渠道逐步改为服务收费和财政补助两个渠道,也就是说补偿机制改革的主要举措是增加政府投入、调整医疗服务价格和取消药品加成。政府负责公立医院基本建设和大型设备购置、重点学科发展、符合国家规定的离退休人员费用和政策性亏损补偿等,对公立医院承担的公共卫生任务给予专项补助,保障政府指定的紧急救治、援外、支农、支边等公共服务经费,对中医院(民族医院)、传染病医院、职业病防治院、精神病医院、妇产医院和儿童医院等在投入政策上予以倾斜。加强政府对公立医院的投入,引导公立医院加强公益性和专业化管理,通过制度设计激励公立医院在保证服务质量的同时保持较高的服务效率是顺利推进补偿机制改革的关键。

(四)内部绩效考核和评估

绩效考核是指组织按照既定的战略目标,运用一定的标准和指标,对员工的工作行为及取得的业绩进行评估,并运用评估结果对员工未来的工作行为和业绩产生正面引导的过程和方法,目前已被普遍引入医院内部管理体制。开展医院内部绩效考核和评估是提高管理效率,降低运行成本,改善服务结果及科学合理分配人员薪酬的重要举措。

大多数二、三级医院都结合各自实际建立起了内部绩效考核和评估指标体系,以及与之相配套的收入分配制度。公立医院内部医院绩效考核和评估指标多围绕医院公益性、患者满意度、服务量、服务质量、资源利用效率、可持续发展能力等维度展开。考核和评估的常用方法包括目标管理法、360°绩效考核法、关键绩效指标法、平衡计分卡法等。指标权重设定和测量常用的方法包括以德尔菲法为代表的专家咨询和以数据包络分析、秩和比法等为代表的数理统计方法。在具体指标值采集上,基于医院信息系统的客观指标采集占据主导地位。此外,按绩效支付理论和按疾病诊断相关组分类也在医院的内部绩效考核和评估中扮演了重要的角色。

(五)公立医院内部运行机制改革

公立医院的内部运行机制是指在现有管理体制下,基于一定的政策环境、资源配置结构、卫生筹资方式和保障制度约束,医院按照客观规律组织实现政策目标的方式和途径。2010年,国家卫生部下发的《关于公立医院试点改革的指导意见》指出公立医院内部运行机制改革的内容主要包括以下几方面。

(1)完善医院内部决策执行机制,完善院长负责制,按照法人治理结构的规定履行管理职责,严格执行"三重一大"决策制度;实施院务公开,推进民主管理。

(2)完善医院组织结构、规章制度和岗位职责,推进医院管理的制度化、规范化和现代化。

(3)完善医院财务会计管理制度,严格预算管理和收支管理,加强成本核算,加强资产管理,建立健全内部控制,探索实行总会计师制度。

(4)深化人事制度改革,完善分配激励机制,科学合理核定人员编制,建立健全内部绩效考核和薪酬分配制度,充分调动医务人员的积极性。通过公立医院的内部运行机制改革,加强医院的专业化、精细化和规范化管理,注重社会满意、学科建设、服务质量、服务效率,促使公立医院的发展模式由粗放扩张向注重内涵转变。

(六)医院流程再造

1990年美国的 Mike Hamel 首次提出业务流程再造,核心是改变以往组织中按职能设置部门的管理方式,代之以面向顾客满意度的业务流程为中心。流程再造被引入医院,目的是以业务流程再造理论为指导,以"流程导向"为目标,以"顾客满意"为标准,运用现代人文手段,通过建立流畅的服务链,对医院内所有的工作流程及医院外的沟通流程加以改造,以达到改善服务、适应患者需求和降低成本的目的。在实施医院流程再造的过程中,需要关注的关键环节主要有以下3个:①与患者关系最密切的流程;②不合理的、无价值的流程;③最能获得医护人员支持和参与的流程。在我国,医院流程再造的研究和发展的目的在于促使医院建立真正以患者为中心的服务流程,使患者从入院到出院全程成为一个完整通畅、快捷优质的服务通道,从而提高患者与医务人员的满意度。

(七)信息化支撑的医院精细化管理

医院精细化管理是现代医院管理的基本要求,信息化则是实现医院精细化管理的重要支撑。近年来医院都相继建成了医院信息系统、临床信息系统、实验室信息系统、放射信息管理系统、医学影像信息系统等及通过区域卫生平台实现医院间的互联共享,并向标准化、区域化、集成化、智能化方向发展。应用信息化手段辅助管理决策,推动医院管理向专业化、科学化和精细化转变。基于医院信息化平台的精细化管理主要包括以下3个方面。

(1)精细化质量管理指标体系:包含反映医院各种精细化管理制度的量化指标,并保证各项管理制度能通过体系中的指标得到彻底的贯彻执行。

(2)信息化基础支撑体系:在精细化管理的实施过程中,首要任务是确保从医院各类信息系统(医院信息系统、临床信息系统、实验室信息系统、医学影像信息系统)等基础支撑体系中抽取源数据的可得性、正确性和完整性,通过精细化的业务数据科学、客观、准确地反映医院运营中各个层面的真实状态。

(3)精细化质量管理的应用系统:依托信息化平台的各类业务应用,必须与医院自身的管理思路及相应的制度建设高度契合,以保证精细化管理的持续性和发展性。

(八)住院医师规范化培训

住院医师规范化培训是指医学专业毕业生在完成医学院校教育之后,以住院医师的身份在认定的培训基地接受以提高临床能力为主的系统性、规范化培训。作为毕业后医学教育的一个重要组成部分,住院医师规范化培训是医学生成长为合格临床医师的必由之路,对保证临床医师专业水准和医疗服务质量具有极为重要的作用。卫生部于1993年颁布《临床住院医师规范化培训试行办法》,正式对住院医师规范化培训工作作出规定。2009年国家医改方案也明确将住院医师规范化培训制度列入当年5项重点改革任务中。住院医师规范化培训的推行包含确定招收对象、培训内容和模式,遴选培训基地,实施培训招收和考核认证等内容。在机构编制核定、人员待遇、学位衔接和经费保障方面都需要相应的配套政策支持。上海等公立医院改革试点城市已分别结合实际,探索建立起了住院医师规范化培训制度。2014年1月16日,卫计委等7个部门联合出台了《关于建立住院医师规范化培训制度的指导意见》,对全国范围内全面启动住院医师规范化培训工作提出了具体要求。

(九)医师多点执业

为解决我国卫生人力资源配置总量不足且结构不均衡的问题,2009年国家医改方案中明确提出研究探索注册医师多点执业,同年9月,卫生部也下发了关于医师多点执业有关问题的通知,医师可以在两个以上医疗机构从事诊疗活动即多点执业。政府希望通过行政规定鼓励和推动医师多点执业政策的实施,以促进医疗资源合理流动,在让更多患者享受到优质医疗资源的同时,也让广大医师最大限度地发挥自身价值,获得更多收益。

医师多点执业在我国尚处于探索试行阶段,在政策实施过程中还有诸多配套问题需要完善并同步推进,主要有3个方面。

(1)完善修订《执业医师法》等相关法律法规,明确医师多点执业的法律保障。

(2)健全完善相关配套制度,包括健全医疗质量管理制度、建立医师风险保障制度和改革医师人事管理制度。

(3)完善医师执业监督管理,既发挥卫生行政部门对医师多点执业行为的有效监管,也要发挥医师协会等行业组织的自律监督。

(十)医患关系改善与医疗纠纷处理

医患关系是医疗活动中基本的人际关系,是以临床医师为中心的医疗服务供方和以患者为中心的医疗服务需方在医疗服务过程中形成的相互影响、相互制约的特殊关系。近年来,医患关系日趋紧张。据统计全国平均每年、每家医疗机构发生医疗纠纷的数量多达40起。尤其近年来,医疗纠纷数量逐年递增,许多医疗纠纷演变为恶性的伤医、杀医事件,甚至出现职业"医闹",严重扰乱了正常的医疗秩序,医院在处理医疗纠纷的过程中牵涉了大量的人力、物力。2002年颁布的《医疗事故处理条例》中规定,处理医疗纠纷有协商、行政调解和司法诉讼3个途径。但在实践中行政调解运用较少,多地也引入了以司法部门主导设立的医患纠纷人民调解委员会(简称医调委)的第三方调解机制帮助处理医疗纠纷。面对日趋紧张、信任缺失的医患关系,目前在处理医患纠纷的实践中医患关系的社会属性越来越受到关注,提出运用社会工作理论解决医患纠纷。医务社会工作是指在医院中运用社会工作的专业知识和技术,为实现患者康复的目的开展一系列包括与疾病的预防、治疗、康复有关的社会和心理方面的专业服务,充分体现"以患者为中心"的服务理念,成为患者、家属、医务人员、医院管理者和社会各方沟通的桥梁,大力开展医务社会工作已成为构建和谐医患关系的重要策略。

(李祎晗)

第二章

医院质量管理

第一节　质量与质量管理的概述

一、术语

(一)质量

1.定义

质量是一组固有特性满足要求的程度。

2.与质量有关的概念及对质量的理解

(1)要求：要求是明示的、通常隐含的或必须履行的需求或期望。①明示的需求是指在标准、规范、技术要求和其他文件中已经作出规定的需要。而"通常隐含"是指组织、顾客和其他相关方的惯例和一般做法、所考虑的需求或期望是不言而喻的。因此,在合同情况下或法规规定的情况下,需要是明确的规定；而在其他情况下,应该对隐含需要加以分析研究、识别及确定。注意,需要随时间而变化；②特定要求可使用修饰词表示,如产品要求、质量管理要求、顾客要求；③规定要求是经明示的要求；④要求可由不同的相关方提出。

(2)特性：特性是可区分的特征。①特性可以是固有的或赋予的。"固有的"其反义是"赋予的",就是指在某事或某物中本来就有的,尤其是那种永久的特性。②质量特性是产品、过程或体系与要求有关的固有特性。但赋予产品、过程或体系的特性(如产品的价格,产品的所有者)不是它们的质量特性。③特性可以是定性的或定量的。术语"质量"可使用形容词如差、好或优秀来修饰。④有各种类别的特性,如物理的(如机械的、电的、化学的或生物学的特性)、感官的(如嗅觉、触觉、味觉、视觉、听觉)、行为的(如礼貌、诚实、正直)、时间的(如准时性、可靠性、可用性)、人体功效的(如生理的特性或有关人身安全的特性)、功能的(如飞机的最高速度)。

(3)对产品质量特性来说,通常包括性能、寿命、可靠性、安全性、经济性和美学要求等指标。对服务质量特性来说,通常包括安全性、功能、经济性、时间性、舒适性等指标。质量特性要由过程或活动来保证。

(4)对"满足需要"要有正确的解释,不限于满足顾客的需要,而且要考虑到社会的需要,符合法律、法规、环境、安全、能源利用和资源保护等方面的要求。只有用户才是最终决定质量的。质量特性可以分为真正质量特性和代用质量特性。质量管理专家石川馨认为:真正的质量特性是满足消费者要求,而不是国家标准或技术,后者只是质量的"代用特性"。

(二)质量管理

1.定义

质量管理是在质量方面组织指挥和控制协调的活动。

2.对质量管理的理解

(1)质量管理的指挥和控制活动,通常包括制定质量方针、质量目标,以及质量策划、质量控制、质量保证和质量改进。

(2)质量管理是各级管理者的职责,但必须由最高管理者负责和推动,同时要求全体人员参与并承担义务。只有每一位员工都参加有关的质量活动并承担义务,才能实现所期望的质量。

(3)质量管理组织的职责是为使产品和服务质量能满足不断更新的质量要求而开展的策划、组织、计划、实施、检查、监督审核、改进等所有管理活动。

(4)在质量管理活动中要考虑到经济性的因素,有效的质量管理活动可以为企业带来降低成本、提高市场占有率、增加利润等经济效益。

(三)质量策划

1.定义

质量策划是质量管理的一部分,致力于制定质量目标并规定必要的运行过程和相关资源以实现质量目标。

2.对质量策划的理解

(1)质量策划是一项活动或一个过程。质量策划不是质量计划,编制质量计划可以是质量策划的一部分。

(2)质量策划的主要内容:①对质量特性进行识别、分类和比较,以确定适宜的质量特性;②制定质量特性目标和质量要求,如确定产品的规格、性能、等级及有关特殊要求(安全性)等;③为建立和实施质量体系,确定采用质量体系的目标和要求。

(四)质量方针

1.定义

质量方针是由组织的最高管理者正式发布的该组织总的宗旨和方向。

2.对质量方针的理解

(1)质量方针与组织的总方针相一致,并为制定质量目标提供框架。

(2)ISO 9000:2000 标准中提出的质量管理原则可以作为制定质量方针的基础。

(3)质量方针是组织的质量政策,是组织中全体员工必须遵守的准则和行动纲领。它是组织长期或较长时期内质量活动的指导原则,反映了组织领导的质量意识和质量决策。

(4)质量方针是组织总方针的组成部分,它由企业的最高管理者批准和正式颁布。

(五)质量目标

1.定义

质量目标是在质量方面所追求的目的。

2.对质量目标的理解

(1)质量目标通常依据质量方针制定。质量方针为质量目标提供了框架。

(2)通常对组织的相关职能和层次分别规定质量目标,也就是说,质量目标需与质量方针及质量改进的承诺相一致。由最高管理者确保在组织的相关职能和各个层次上建立质量目标。在作业操作层次,质量目标应是定量描述的,并且应包括满足产品或服务要求所需的内容。

(六)质量管理体系

1.定义

质量管理体系是在质量方面指挥和控制组织的管理体系。

2.与质量管理体系相关概念

(1)体系:体系是相互关联或相互作用的一组要素。

(2)管理体系:管理体系是建立方针和目标并实现这些目标的体系。

(七)质量控制

1.定义

质量控制是质量管理的一部分,致力于满足质量要求。

2.对质量控制的理解

(1)质量控制内容包括:①确定控制对象;②制定控制标准,即应达到的质量要求制定具体的控制方法,如操作规程等;③明确所采用的检验方法,包括检验工具和仪器等。

(2)质量控制的目的是控制产品和服务产生、形成或实现过程中的各个环节,使它们达到规定的要求,把缺陷控制在其形成的早期并加以消除。

(3)质量控制应该严格执行规程和作业指导书。不仅控制生产制造过程的结果,而且应控制影响生产制造过程质量的各种因素,尤其是要控制其中的关键因素。

(八)质量保证

1.定义

质量保证是质量管理的一部分,致力于提供质量要求会得到满足的信任。

2.对质量保证的理解

(1)质量保证的重点是为组织是否具有持续、稳定地提供满足质量要求的产品的能力提供信任。

(2)随着生产的发展,劳动分工越来越细,产品和服务越来越复杂,顾客在接收产品和服务时判断其是否满足要求也越来越困难。因此,企业需要向顾客提供其设计和生产的各个环节是有能力提交合格产品或服务的证据。这些证据是有计划的和系统的质量活动的产物。

(3)质量保证可以分为外部质量保证和内部质量保证。外部质量保证是使顾客确信组织提供的产品或服务能够达到预定的质量要求而进行的质量活动;内部质量保证是为了使组织内部各级管理者确信本企业本部门能够达到并保持预定的质量要求而进行的质量活动。为了提供这种信任,通常要对组织质量管理体系中的有关要素不断进行评价和审核,以证实该组织具有持续稳定地使产品或服务满足规定要求的能力。

(九)质量改进

1.定义

质量改进是质量管理的一部分,致力于增强满足质量要求的能力(要求可以是任何方面的,如有效性、效率或可追溯性)。

2.对质量改进的理解

(1)质量改进是通过改进产品或服务的形成过程来实现的。因为纠正过程输出的不良结果只能消除已经发生的质量缺陷,只有改进过程才能从根本上消除产生缺陷的原因,因而可以提高过程的效率和效益。

（2）正确使用有关的工具与科学技术是质量改进的关键,这方面应对有关人员进行培训。

（3）质量改进不仅纠正偶发性事故,而且要改进长期存在的问题。为了有效地实施质量改进,必须对质量改进活动进行组织、策划和度量,并对所有的改进活动进行评审。

（4）通常质量改进活动由以下环节构成:组织质量改进小组,确定改进项目,调查可能的原因,确定因果关系,采取预防或纠正措施,确认改进效果,保持改进成果,持续改进。

（十）持续改进

1.定义

持续改进是增强满足要求的能力的循环活动。

2.对持续改进的理解

制定改进目标和寻求改进机会的过程是一个持续过程,该过程使用审核发现和审核结论、数据分析、管理评审或其他方法,持续改进的结果通常是制定和实施纠正措施或预防措施,以达到持续改进的目的。

二、质量管理的产生和发展

质量管理自萌芽至今已经历了相当长的历史时期。人类历史上自有商品生产以来,就开始了以商品的成品检验为主的质量管理方法。按照质量管理在工业国家的实践和总结,质量管理的产生和发展一般分为传统质量管理、质量检验、统计质量控制和全面质量管理4个阶段。质量管理发展的各阶段不是孤立的、互相排斥的,而是不可分割的,前一个阶段是后一个阶段的基础,后一个阶段是前一个阶段的继承和发展。

（一）传统质量管理阶段

这个阶段从质量管理开始一直到19世纪末。此间资本主义的工厂逐步取代分散经营的家庭手工业作坊,产品质量主要依靠工人的实际操作经验,靠手摸、眼看等感官估计和简单的度量衡测量。工人是操作者又是质量检验者、质量管理者。经验就是"标准"。质量标准的实施是靠"师傅带徒弟"的方式口授手教进行的,因此,又称为"操作者的质量管理"。

（二）质量检验阶段

这一阶段从20世纪初到30年代末,是质量管理的初级阶段。其特点是以事后检验为主。

资产阶级工业革命成功之后,机器生产代替了手工作坊生产,劳动者集中到一个工厂进行批量生产劳动,这就产生了质量检验管理。20世纪初期,美国出现了以泰勒为代表的"科学管理运动",要求按照职能不同进行合理的分工,首次将质量检验作为一种管理职能从生产过程中分离出来,建立了专职质量检验制度。强调工长在保证质量方面的作用,于是执行质量管理的责任就由操作者转移给工长。有人称它为"工长的质量管理"。

质量检验的专业化及其重要性至今不可忽视。只是早期的质量检验主要是在产品制造出来后才进行的,即事后把关。而在大量生产的情况下,由于事后检验信息反馈不及时所造成的生产损失很大,故又萌发出"预防"的思想,从而导致质量控制理论的诞生。

（三）统计质量控制阶段

这一阶段从20世纪40~50年代末。其主要特点是从单纯依靠质量检验事后把关,发展到工序控制,突出了质量的预防性控制与事后检验相结合的管理方式。早在20世纪20年代,一些著名统计学家和质量管理专家就注意到质量检验的弱点,并设法运用数理统计学的原理去解决这些问题。1924年,休哈特提出了控制和预防缺陷的概念,把控制图及预防缺陷法应用于工厂,出版了《工业产品质量的经济控制》一书。与此同时,贝尔研究所成立一个检验工程小组,其成员有休哈特、罗米格、戴明等人。小组的成果之一就是提出关于抽样检验的概念。这些人成了最早把数理统计方法引入质量管理的先驱。但是由于30年代资本主义国家发生严重的经济危机,而运用数理统计方法需要增加大量的计算工作,因此这些先驱者们的理论与方法并没有被普遍接受。直到第二次世界大战期间,由于国防工业迫切需要保证军火质量,才获得广泛应用。

统计质量控制阶段是质量管理发展史上的一个重要阶段。在管理科学中首先引入统计数学的就是质量管理。正是统计质量控制阶段为严格的科学管理和全面质量管理奠定了基础。

(四)全面质量管理阶段

这一阶段从20世纪60年代开始至今。20世纪50年代末,科学技术突飞猛进,质量管理进入了全面质量控制(TQC)阶段。提出全面质量管理的代表人物是美国费根堡姆与朱兰等。全面质量管理是把组织管理、数理统计、全程追踪和运用现代科学技术方法有机结合起来的一种系统管理。它认为质量由各个过程构成,其中各部门、各环节、各要素互相联系、互相制约、互相促进、不断循环形成一个有机整体。全面质量管理就是对质量形成的全部门、全员和全过程进行有效的系统管理。此后,世界各国的管理专家逐步接受和应用全面质量管理的概念,并广泛吸收各种现代科学管理理论,把技术、行政管理和现代科学管理方法结合起来,形成了一整套全面质量管理的理论和方法,使质量管理发展到一个新的阶段。

三、全面质量管理

(一)全面质量管理的基本指导思想

全面质量管理的基本指导思想是强调质量第一、用户至上,一切以预防为主,用数据说话,突出人的积极因素及按PDCA循环办事。

1.强调质量第一

任何产品都必须达到所要求的质量水平,否则就没有或未完全实现其使用价值,从而给消费者、给社会带来损失。从这个意义上讲,质量必须是第一位的。1984年首届世界质量会议提出"以质量求繁荣",1987年第二届世界质量会议提出"质量永远第一",这些都说明"质量第一"的指导思想已经成为世界各国的共同认识。

贯彻"质量第一"就是要求全体员工,尤其是领导层要有强烈的质量意识;要求企业在确定经营目标时,首先应根据用户的需求,科学确定质量目标,并安排人力、物力、财力予以保证。

"质量第一"并非"质量至上"。质量不能脱离当前的消费水平,也不能不问成本一味讲求质量。应该重视质量成本的分析,把质量与成本加以统一,确定最适宜的质量。

2.强调用户至上

在全面质量管理中,"用户至上"就是要树立用户为中心,为用户服务的思想。产品质量与服务质量必须满足用户的要求,产品质量的好坏最终应以用户的满意程度为标准,这是一个十分重要的指导思想。

这里的用户是广义的,不仅是产品的直接用户,而且指在企业内部,下工序是上工序的用户,下工段或下车间是上工段或上车间的用户等。

3.预防为主

在企业的质量管理中,要认真贯彻预防为主的原则,凡事要防患于未然。重视产品设计,在设计上加以改进,消除隐患。对生产过程进行控制,尽量把不合格品消灭在发生之前,同时对产品质量信息及时反馈并认真处理。

质量是设计、制造出来的,而不是检验出来的。在生产过程中,检验是重要的,可以起到不允许不合格品出厂的把关作用,同时还可以将检验信息反馈到有关部门。但影响产品质量的真正原因并不在于检验,而主要是在于设计和制造的全过程。

4.强调用数据说话

这就是要求在全面质量管理工作中具有科学严谨的工作作风,在研究问题时不能满足于一知半解和表面现象,要对问题除去有定性分析外还应有定量分析,做到心中有"数"。运用各种统计方法和工具进行分析,提供基于数据分析的事实依据很重要。

5.突出人的积极因素

与质量检验阶段和统计质量控制阶段相比,全面质量的特点之一就是全体人员参与管理,"质量第一""人人有责",格外强调调动人的积极因素。

要增强质量意识,调动人的积极因素,一是靠教育,二是靠规范,同时还要有关质量的立法、必要的行政手段等各种激励及处罚措施。

6.按照 PDCA 循环办事

PDCA 循环是指计划(plan)、执行(do)、检查(check)和总结(action)循环上升的过程。PDCA 循环是具有普遍意义的工作程序,它反映了事物的客观规律,是我们应该遵循的质量管理原则。PDCA 这 4 个阶段不是孤立的,不能把它们分开。4 个阶段有先后,又有联系,形成一个闭合环路,不断有效地运转。

(二)全面质量管理特点

全面质量管理综合应用了各种管理技术与科学方法,特别是吸收相关学科的知识,形成既有自己特定内容、又具有多样化的质量管理方法体系。与传统的质量管理方式相比,全面质量的含义、全过程的质量管理和全员参与的质量管理即"三全"管理是全面质量管理的主要特点。

1.全面质量的含义

全面质量所包括的意义是广泛的。它不限于产品质量,而是包括服务质量和工作质量等在内的广义质量。不仅仅是产品在使用价值方面的适用性,而且还包括产品技术功能、价格、交货期、数量、服务等方面特征。为了达到满足顾客在这几方面的要求,还必须通过与此有关的工作质量的保证。

2.全过程的质量管理

其意义是对产品质量形成过程进行管理。产品质量是开发、设计、制造出来的,是储存运输、保管过程中保存下来的,是在安装、调试、使用过程中发挥出来的。因此,全过程的质量管理不限于生产过程,而且包括市场调研、产品开发设计、生产技术准备、制造、检验、销售、售后服务等质量环的全过程。

3.全员参加的质量管理

全员参加的质量管理是指质量是由全体员工创造出来的,它不只是领导和少数管理干部的事,也不只是操作人员的事,更不只是检验人员的事,而是全体员工的事。质量好坏人人有责。因此,必须依靠全体员工,增强全员教育与培训,从管理人员到工人,从科室到车间,都要参与质量管理活动。

中国著名质量管理专家刘源张教授在其著作中对全面质量管理有过十分精辟的论述:①全

面质量管理是改善职工素质和企业素质，以达到提高质量、降低消耗和增加效益的目的；②全面质量管理关键是质量管理工作的协调和督促，而这件事最后只有一把手有权、有力去做。"TQC是领导QC"；③管理的历史就是从管人到尊重人。

（三）QC小组活动组织

QC活动最早产生于日本。它是日本在50年代大力开展管理教育，加强企业现场工作和质量管理培训基础上发展起来的一种群众性组织活动。

1.QC小组活动的目的

QC小组活动的中心思想是广大群众直接参与管理。组织QC小组活动的目的：一是提高基层（车间、科室）第一线管理者的领导水平、管理能力，并且做到自我启发；二是包括操作人员在内的全员参加。通过QC小组活动，整顿工作秩序，面向具体的每一个部门、车间和现场，彻底实行质量管理，并重视提高工人的质量意识、问题意识和改革意识，以提高基础质量管理；三是围绕企业质量管理方针的贯彻与实现，开展质量活动，以保证质量管理真正落实到每一个部门、每一个人。

2.QC小组活动的作用

QC小组本着团结、友谊、活泼、进取的要求和协作、求实、奉献、创新的精神，采取小、实、活、新的活动方式来开展活动，对质量管理的发展起着很大促进作用，主要包括：①有利于企业管理体制的健全和发展，QC小组作为全员参加的现场质量管理的核心，可以相对地开展自主质量活动，对上级和职能人员提出建设性意见和改进措施，从而提高员工素质，激发员工的积极性和创造性；②尊重首创精神，有利于建立文明和心情舒畅的生产、服务和工作的现场气氛。QC小组成员的活动是建立在尊重个人的自主思想基础之上的，通过现场小组的集体活动，经过自我启发和相互启发，改变现场工作死板、单调、不活泼的气氛，以便充分发挥个人的聪明才智，使生活更有意义；③激发工作热情，发掘工作潜力。通过QC小组活动，使每个成员认识到自己的作用、能力，由此激发出巨大的潜在力量。

3.QC小组活动的组织建设

QC小组活动的推行使质量管理活动进入到一个新的阶段。质量管理小组是企业内部中组织机构的一个重要部分，一般是质量管理网络的一个群众性的组织。组建QC小组应遵循以下几个基本原则：①自愿参加，自愿结合，自我启发，自我发展；②集体活动，共同商讨，大家参与，各抒己见；③学习方法、理论与现场实践紧密结合，长期支持，不断充实；④树立质量意识，提倡创新精神。

QC小组建立起来后，要有专门的活动时间，在质量管理小组活动中应注意：重群众参与、重思路清楚、重过程活动、重方法运用、重成员作用、重成果实效。小组活动的成果要有一套科学的评审方法和程序，并规定发布成果的途径和奖励办法。

（王　磊）

第二节 医院质量管理的内容

一、概述

(一)概念

1.医院质量

医院质量又称医院工作质量或称医学服务质量。它是以医疗工作为中心的医学服务质量,强调医疗服务和生活服务的统一。医院质量包括诊断、治疗、护理、康复、保健、预防、营养卫生、心理和生活服务等。从广义上讲还包括领导决策质量、人员质量、教学质量、科研质量和社会服务质量。它是医院各种活动表现出来的综合效果和满足要求的优劣程度。

2.医院质量管理

医院质量管理是为了保证和不断提高医院各项工作质量和医疗质量而对所有影响质量的因素和工作环节实施计划、决策、协调、指导及质量信息反馈和改进等以质量为目标的全部管理过程。对医院质量管理的理解应包括:①医院质量管理是医院各部门和各科室质量管理工作的综合反映,是医院六要素(人、财、物、设备、信息、时间)发挥作用的集中表现,也是医院管理的有机组成部分;②医院质量管理包括结构质量管理、环节质量管理和终末质量管理;③医院质量管理的职能就是有效地、科学地运用现代医学科学管理理论、技术与方法,对结构质量、环节质量和终末质量进行有效的管理;④医院质量管理的主要任务是进行质量教育和培训、建立质量管理体系、制定质量管理制度;⑤医院质量管理是医院管理的核心,强化医院质量管理对加速医院建设与发展起着重要作用。

3.医疗质量

医疗质量就是医疗效果,即医疗服务的优劣程度。医疗质量的理解应包括如下内容。

(1)狭义医疗质量是指一个具体病例的医疗质量,也称为传统的医疗质量。其概念有 4 个含义:①诊断是否正确、全面、及时;②治疗是否有效、及时、彻底;③疗程是长是短;④有无因院内感染或医疗失误等原因给患者造成不应有的损伤、危害和痛苦。

(2)广义医疗质量包括:①工作效率;②医疗费用合理性;③社会对医院整体服务功能评价的满意程度。它不仅涵盖诊疗质量的内容,还强调患者的满意度、医疗工作效率、医疗技术经济效益及医疗的连续性和系统性,也称医院服务质量。具有技术水平高、服务态度好、护理服务规范、设施环境美、医疗消费合理,得到社会及患者认可的医院整体质量。

4.世界著名学者对医疗质量的定义

(1)Aredis.Donabedian 认为,医疗质量是由结构、过程与结果三者组合,以最小的危险与最小的成本给予患者最适当的健康状态。它把医疗服务分解为基本结构、实施过程和医疗结果。

(2)美国医疗机构评审委员会(JCAHO)将医疗质量定义为对于特定的服务、过程、诊断及临床问题,遵守良好的职业规范,达到预期的结果。

(3)美国医师学会(AMA)的定义:对患者的健康产生适当的改善,强调健康改善与疾病的预防,给予及时的方式提供服务,使患者参与治疗成果的评估。治疗时要遵循科学可接受的原则、服务应具有人性化且关心患者的心理感受,有效利用技术,有效地记录以供评估及持续性的服务。

（4）有学者认为:医疗品质分为3个层次。①绝对论:医疗服务产生最佳效果;②个人主义论:好的医患关系使患者产生满足感;③社会论:医疗品质的社会和个人成本。

（5）还有学者认为:医疗服务质量等于消费者实际获得的医疗服务质量减去消费者期望获得的医疗服务质量。

（6）WHO对医疗质量的定义:医疗质量是卫生服务部门及其机构利用一定卫生资源向居民提供医疗卫生服务,以满足居民明确和隐含需要的能力的综合。

（二）医院质量管理任务与要求

1.任务

任务包括:①制定和实施切实可行的医院质量管理方案;②经常的、系统的质量教育;③制定、修订质量标准,贯彻执行质量标准,进行标准化建设;④选用适当的质量管理形式,改进和完善质量管理方法,建立健全质量管理制度;⑤建立质量信息系统,开展质量监测和质量评价、发展提高质量控制技术;⑥建立和发展质量保证体系。

2.要求

医院质量管理的发展同医学科学技术的发展一样是没有止境的。不过,真正重视质量管理的医院,现阶段在质量管理方面最低限度应达到基本要求。

（1）转变质量观念:要提高各级医疗机构管理人员和医务人员的"服务"意识和"质量"意识。改变和纠正不合时代发展和社会主义市场经济体制要求的陈旧理念,变患者"求医"为"择医",变"以病为中心"为"以患者为中心",变"医疗安全"为"患者安全"。牢固树立"质量第一""服务第一""患者第一"的理念,把它真正落实到为患者提供优质服务的实际行动上去。

（2）引入先进管理思想与方法:要积极借鉴世界各国在医疗质量管理方面的先进思想、先进方法和先进技术,如风险管理、循证医学、持续质量改进、全面质量管理等,逐步形成具有中国特色的医疗质量评价和管理体系。

（3）深化医院改革:一是要逐步建立和完善医疗机构法人治理结构和组织机构中充分体现重视医疗质量管理的工作机制,落实组织保障。要建立医疗质量考评制度、责任制度,要把医疗服务质量与人事分配制度改革结合起来,纳入岗位要求,调动医务人员加强质量管理的积极性。二是要引入社会和群众监督,提高监督的效果。要加大医疗服务信息公示范围和力度,逐步建立科学、合理的医疗质量、效率、费用评价指标体系和评价方法,加强对医院质量评估和监督,并将评估和监督信息向社会公布,引导患者合理选择医疗机构,促进医疗机构之间的良性竞争;三是要建立健全医疗服务费用的控制机制。控制医药费用过快增长是医疗服务质量管理的重点之一。要加强医务人员的费用意识、合理用药、合理检查,逐步建立严格的医疗服务价格、药品价格的监管和反映机制。

（4）加强人力资源管理:加强医务人员的素质培养,不断提高医务人员的职业道德和人员素质。建立各类人员的岗位职责,有明确的竞争和淘汰制度。

（5）实施全面医疗质量管理:人人对医院质量负责。要求各级领导和全体职工对自己的工作质量认真负责,落实质量责任制,层层对医疗质量把关。医院质量管理要按组织系统一层一层地对工作质量进行把关,包括医院控制、检查、监督、评审,以及有关计划、方案的审定。制定行之有效的医院质量标准,以及配套的实施方案或措施,认真执行。建立各个工作环节的质量信息反馈。使各级人员做到对质量胸中有数,并知其然又知其所以然。

(三)医院全面质量管理原则

医院质量管理是医院的核心,是医院各个工作质量的综合反映,受诸多因素的影响,为正确有效地实施医院质量管理,借鉴国内外企业质量管理的先进理论和方法,结合医院所面临的国家卫生改革的新形势、新要求,医院质量管理应遵循以下原则。

1.以患者为中心的原则

全面质量管理的第一个原则是以患者为中心的原则。科学发展观的核心是以人为本,在医疗卫生行业的具体表现形式就是以患者为中心。在当今的医疗活动中,任何一个医院都要依存于他们的患者。医院由于满足患者的需求,从而获得继续生存下去的动力和源泉。也可以说是顾客第一的原则。医院的顾客可分为内部顾客和外部顾客。

(1)外部顾客:①患者(患者家属及其委托人),患者是医院最主要的服务对象。因此,医院工作必须以患者为中心,坚持"患者第一"的原则,树立全心全意为患者服务的思想。不仅要满足患者的必需医疗服务,还要最大限度地满足患者的合理要求;②社区民众,随着医学模式的转变,医院的功能不仅仅是治疗疾病,更重要的是保障人民健康,提供预防、医疗、保健一体的服务;③为医院提供服务的相关单位,如医疗器械供应商等;④社会公益机构,如资助医院举办各种社区性健康讲座的公益团体。

虽然外部顾客多种多样,但最为重要的外部顾客还是患者。所以医院最优先的质量原则还是为患者提供满意的医疗服务,以患者为中心,医院内所有的工作流程要以患者的需要进行设计,让患者满意。

(2)内部顾客:医院的内部顾客是指医院工作的所有员工,包括非固定性的人员,如医院研究生、进修生、实习生等。医院的员工是内部顾客,而且是更重要的顾客。这是因为只有满意的员工才能够创造顾客(患者)的满意。因此,内部顾客的理念包括:①医院要让患者满意,必须首先让医院员工满意。医院领导必须用你希望员工对待顾客的态度和方法来善待你的员工。②要从满足医院员工的需要开始,满足员工的求知需要、发挥才能需要、享有权利的需要和实现自我价值的需要。关心和爱护员工,调动员工的积极性,激发员工的敬业精神,树立员工的自尊心,使他们真正成为医院的主人。诸多管理理念先进的医院已经重视内部顾客,因为只有满意的内部顾客才能提供患者满意的服务。

(3)内部顾客与外部顾客的定位可根据角色不同而改变:当医务人员(内部顾客)患病住院时就成为患者(外部顾客),外部顾客中的患者或家属如果到医院任职,也可能成为内部顾客。内部顾客角色的转换是一种最为直接的体会和评价医院服务质量的结果,因此,互换角色的管理也是一种提高医院服务质量的十分重要的方式。

2.领导作用的原则

全面质量管理的第二大原则是领导的作用。自 2005 年以来的医院管理年活动方案中明确规定医院的第一把手是医院质量管理的第一责任人。因此,一个医院从领导层到员工层,都必须参与到质量管理的活动中来,其中,最为重要的是医院的决策层必须对质量管理给予足够的重视。在我国的《质量管理法》中规定,质量部门必须由总经理直接领导。这样才能够使组织中的所有员工和资源都融入全面质量管理之中。

3.全员参与的原则

全面质量管理的第三大原则,就是强调全员参与。在 20 世纪 70 年代,日本的 QC 小组达到了 70 万个,而到目前为止我国已注册的 QC 小组已经超过了 1 500 万个,这些 QC 小组的活动每年给我国带来的收益超过 2 500 亿人民币。医院开展的品管圈的活动就体现了全员参与质量活动的现象。因此,全员参与是全面质量管理思想的核心。医院全体员工是医院的主体,医院必须通过全体员工的充分参与,才能提高医院质量,才能为医院带来利益。因此,医院质量管理是通过医院内的各部门各科室的各层次各类不同的员工的参与,保证医疗服务的实施与实现。换言之,医疗服务质量取决于各级人员的意识、能力和主动精神,其中全员参与的核心是调动人的积极性。

(1)激励:在医院质量管理中要得到全体员工的支持和参与,医院管理者必须懂得如何激励员工的士气。士气可以认为是为此达到目标时的一种内心的幸福感和满足。它有很强的激励作用。①激励的动机有内在动机和外在动机两方面,内在动机基本属于社会学大师马斯洛的理论中人类有五大类需求:第一类是生理需求,如食物、水、性方面;第二类是安全需求;第三类是社会需求,如情感、友情等;第四类是尊敬需求,包括被人尊重及社会地位的需求;第五类是自我实现需求,如工作成就感、自我实现的需求。其中激励的内在动机就是针对第三种为人类群体生活中的人际关系需求,第四、五种为人类在工作中被人肯定追求价值需求而言。在现代医院管理中,内在动机有举足轻重的地位,有时甚至超越外在动机的重要性。外在动机指待遇薪水,奖金、福利保险等。就医院激励制度,金钱是重要的,但对员工来说,除了金钱外,还要满足更深一层的价值需要。②激励的正面与负面效应,激励有正面效应,如自我成就感、受人肯定与尊重、求知欲望、群体工作或活动的愉快、乐趣和安全感等。相对也有负面效应,如单纯追求奖金、科室的本位主义、检查与处罚致使弄虚作假等。因此,医院管理者应该多研究和善用激励的正面效应,采用以人为本的引导管理方式为好。

(2)团队:团队是医院推行医院质量管理的基本组织和行动单位,而团队合作则是一种最为有效的方法。①团队可以是一个科室、一个护理单元或者一个质量活动小组,团队凝聚了所有队员各种各样的专业技能和丰富的学识。②团队的角色和任务是通过每一个队员针对工作中的质量问题进行改进。因此,有时质量改进可能看起来是很小的问题,但一定是最为常见、最有成效的质量改进。③团队是一种强有力的黏合剂,它将医院所有人凝聚在一起,把大家的心紧密结合起来,构成整个医院的生命体。如同一个大家庭,通过激发每一个员工潜能,并共同培养一种向前、向上的追求和意愿,最终实现医院的任务、价值观和使命。

4.全过程管理的原则

全面质量管理的第四大原则是过程方法,即必须将全面质量管理所涉及的相关资源和活动都作为一个过程来进行管理。PDCA 循环实际上是用来研究一个过程,因此必须将注意力集中到医疗服务和质量管理的全过程。全过程管理原则充分体现了"预防为主"的现代管理思想,从"预防为主"的角度出发,对医疗服务工作的全过程,对医疗服务的每一项操作,每一个环节都应进行严格的质量控制,把影响质量的问题控制在最低允许限度,力争取得最好的医疗效果。

(1)过程管理方法是将与医疗质量形成有关的许许多多的过程进行划分,包括所有医疗服务工作过程和相关资源的过程,再将每个过程中相互联系、相互制约的环节因素细分细化,并且从每个环节因素中确定其质量内容,最后,将上述环节因素有机地控制起来,达到质量保证目的。通常医院组织结构的划分就具有一定责任和职能划分,如门诊部、临床科室、医技科室及机关、管理或保障部门。但过程方法是基于每个过程考虑其具体的要求,因此,在医疗质量过程管理中更加强调:①以患者的就医流程进行过程管理;②以每一项具体操作的步骤进行过程管理;③以各部门的专业分工的内容进行过程管理;④把以上的 3 个过程和其他各项相关的工作有机地结合,特别是与多个部门的"接口"管理。

(2)过程管理原则的主要内容：①对医疗服务所有的活动过程进行系统的分析识别，特别是与医疗服务相关辅助性工作；②针对每一过程，明确人员职责和权限；③对过程进行记录、检查、分析和测量；④识别和检查各职能之间与职能内部工作的接口是否运行通畅。

5.持续改进的原则

全面质量管理的第五个原则是持续改进。实际上，仅仅做对一件事情并不困难，而要把一件简单的事情成千上万次都做对，那才是不简单的。因此，持续改进是全面质量管理的核心思想，不断创新正是为了更好地做好持续改进工作。按照 PDCA 循环做事的方法实际上是一种持续改进的过程。PDCA 循环是计划（plan）、执行（do）、检查（check）和总结（action）循环上升的过程。

持续质量改进（CQI）是在全面质量管理基础上发展的，它以系统论为理论基础，强调持续的、全程的质量管理。20 世纪 80 年代，持续质量改进应用于医疗服务质量管理，取得了较好效果。1992 年美国卫生组织联合评审委员会（JCAHO）通过新方案，要求全美所有院长必须经过持续质量改进原则、方法的培训，为持续质量改进的传播、发展提供了基础。实践证明，持续质量改进可以减少医疗服务中的差错、并发症及伤口感染，减少患者用药不合理现象及不按时服药现象，降低患者围术期死亡率，从根本上提高质量，降低医疗成本与减少浪费。

(1)持续质量改进是医院质量管理的一个永恒目标：①顾客不断地提出新的、更高的要求，医院必须适应这种变化要求，满足顾客的需求。②从系统论的角度出发，系统质量需要不断提高。无论系统多么完美，都存在一定的不稳定成分。因此，要求员工关注操作过程中的每一环节、及时有效地发现问题与解决问题，确保质量。③持续质量改进是通过计划、执行、监督和评价的方法，不断评价措施效果并及时提出新的方案，使医院质量循环上升。

(2)方法与步骤：采用指标评价法确定评价指标，CQI 提出了医疗服务的 9 项评价指标。①服务水平；②适宜性；③持续性；④有效性；⑤效果；⑥效率；⑦患者满意度；⑧安全性；⑨及时性。从而对医疗服务的质量进行综合评价。基本步骤：第一步明确任务，包括组织领导，设计和发展持续提高质量的道路，选定提高和评估的重点；第二步划定医疗服务范围，包括明确主要功能和/或程序，治疗及其他组织的活动；第三步明确医疗服务重要方面，包括确定关键功能，治疗程序等；第四步确定指标，包括成立提供医疗服务重要方面指标的小组及选定指标；第五步建立评价标准，包括每一个指标标准，以及选择标准评价模式；第六步收集整理资料，明确推荐指标的来源和资料收集方式，设计最终资料收集方式和其他途径收集资料，包括患者和员工的评价、意见和建议；第七步评价，包括确定评价实绩，考虑有利于确定重点的反馈信息（患者和员工的评价，建议，意见等），确定评估的重点，着手评估等；第八步小组提出建立和/或采取行动提高医疗服务质量；第九步评定效果和保证质量提高的连续性，包括（A）评价医疗服务是否得到提高，（B）假如没有，采取新的行动方案，重复（A）和（B），直到提高得以实现和维持，持续监督，周期性重新评价监测重点；第十步与相关的个人与集体交流结果，小组把结论、结果和措施与领导、相关个人、组织和服务部门进行交流，必要时将信息广泛传播，领导和其他成员接受和传播从相关个人和集体处得到的反馈信息。

(3)CQI 与 TQC（全面质量控制）都强调了人人参与，TQC 只是要求医师和医院管理者共同参与，而 CQI 则是要求医师、护士、管理者、患者及其家属乃至社会共同参与的质量控制活动。CQI 建立了管理者、员工密切交互式网络管理模式，而 TQC 则无此要求，CQI 的顾客概念包括内部的顾客和外部的顾客,而 TQC 顾客概念只是传统意义上的外部顾客。TQC 采用经典的 PDCA 循环,而 CQI 则是在 PDCA 循环基础上,采用了 FOCUS-PDCA 法。

6.以数据为基础的原则

社会发展已经进入信息化的时代,有效的决策是建立在对数据和信息进行合乎逻辑和直观分析基础上的,因此,作为迄今为止最为科学的质量管理,全面质量管理也必须以数据为依据,背离了基本数据那就没有任何意义,这就是全面质量管理的第六个原则。

现代质量管理重视用"数据说话",没有数量就没有准确的质量概念。因此,质量管理的关键之一就是把握决定质量的数量界限。医院质量管理必须寻求定量化管理的方法,用通过统计的方法分析判断质量的优劣程度,揭示其规律性,由此,数据和事实判断事物是统计方法的根本要求,也是医院质量管理的基础工作。当然,应看到量化只是认识客观事物的一种手段,而不是唯一手段。在强调数据化原则时,也不应忽视医院质量中的非定量因素,医院质量管理要科学地把握定量与定性的界限,准确判定医院质量水平。

7.系统管理的原则

全面质量管理的第七个原则是系统管理。当我们进行一项质量改进活动的时候,首先需要制定、识别和确定目标,理解并统一管理一个有相互关联的过程所组成的体系。美国医学研究所1999 年所著《人皆有错》一书指出:医疗错误的发生往往是由于系统管理的功能低下造成。这是由于医疗服务并不仅仅是医务部门的事情,因而需要医院组织所有部门都参与到这项活动中来,才能够最大限度地满足患者的需求。

医院是一个系统,医疗质量是医院系统整体功能的综合体现。质量管理就是要应用系统管理思想的整体观,对医疗质量形成的各环节,对医疗质量产生的全过程实施全面管理,着眼于质量形成的整体性和系统性。例如,医疗、护理工作历来重视分工,非常重要,是正确的。分科越细,分工也越细。但分工细也有它的弱点,容易形成管理分散,各自为政。因此,只重视分工是不够的,还必须注意综合。分工是手段,综合是目的。

8.医患诚信合作的原则

全面质量管理的第八大原则就是医患诚信合作的原则,医患之间保持诚信合作的原则,竭诚合作才能取得最理想的效果。2008 年 WHO 提出一个口号就是患者安全、患者要参与,这就是说患者的知情、理解、配合、支持、合作是获得优质服务的重要因素。因此,全面质量管理应该渗透到医患管理之中。

二、医院质量管理体系

医院质量管理体系是建立医院质量方针和质量目标并为实现这些目标的所有相关事物相互联系、相互制约而构成的一个有机整体。它把影响医院质量的技术、管理、人员和资源等因素都综合在一起,使之为了一个共同的目的,在医院质量方针的引导下,为达到相互配合、相互促进、协调运转。按照 ISO 9000 族标准对质量管理体系的定义,医院建立的质量管理体系一般包含组织机构、管理职责、资源管理和过程管理四个方面的内容。

(一)医院质量管理组织机构

医院质量管理体系应与医院机构组织相一致,医院院长、副院长及各部门、各科室、各护理单元、各班组相应担负各自的质量管理的职责、权限。

医院质量管理体系分为院级质量管理、科室管理及各级医务人员个体管理三级。一般来说,医疗质量管理组织体系就是从院到科的各级职能部门,行使部分质量管理职能。

1.院级质量管理

(1)医院质量管理委员会:医院具有权威性的医疗质量管理组织。由院长和分管医疗的副院长分别担任质量管理委员会主任和副主任,委员可聘请有丰富经验的医学专家、教授,以及机关部门负责人担任。医院质量管理委员会负责定期对医院医疗质量进行调查研究、质量分析和决策等。有条件的医院质量管理委员会,根据需要可下设医院质量管理办公室作为常务机构,负责日常医疗质量管理工作。

(2)医院质量管理办公室:由医务部(处)、护理部为主组成。其主要任务和职责是负责组织协调医院质量管理的具体工作的实施、监督、检查、统计分析和评价工作;参与制定全院性的质量管理规划、质量目标、医院质量管理规章制度和主要措施;协调各部门、科室及各个质量管理环节,组织科室质量管理小组开展活动;实施医院质量教育和培训;负责调查分析医院发生的医疗事故的原因,制定改进或控制措施。

2.科室质量管理

医院的科室专业性强,技术复杂,本身就构成了一个复杂的技术系统。科主任的技术水平、管理能力在很大程度上决定着科室的质量水平。应以科主任负责制为主要形式组织实施。实行总住院医师制的医院科室,也可由总住院医师兼任。主要任务是负责组织本科各级人员落实质量管理的各项规章制度,并结合本科室的质量教育、检查等与质量有关的规章制度执行情况,发现问题,以及时纠正;负责收集汇总本科质量管理的有关资料,进行分析研究和总结,并定期向医院质量管理委员会汇报质量管理工作情况。

3.医疗质量个体管理

各级医务人员的医疗质量自我管理是医疗质量的主体,全员参与,全员控制。由于医疗活动有分散独立实施的特点,自主管理更为重要。实施自主管理,首先要加强全员教育,提高各级医务人员职业责任和整体素质。熟悉制度,熟悉标准,严格执行各种规章制度,认真落实各项质量标准;切实做到质量自我检查、自主管理。如"三查七对"等制度,就是制度化了的自主管理方式,含有自我检控的内涵。实施自主管理,要落实各类人员质量责任。人人参与质量控制,承担质量责任,形成一个以个体管理为主、层层负责、逐级把关、相互联系、相互协调、相互控制的质量责任制,并建立相应的考评奖惩制度。

(二)医院质量方针和质量目标

质量方针是医院总方针的重要组成部分,是医院在质量方面的宗旨和方向,是医院全体工作人员必须遵循的准则和行动纲领,是医院对患者和自身要求的承诺。医院应在明确患者和相关方需求和期望的基础上制定质量方针和质量目标。

医院的质量方针与目标应与医院的宗旨相适应的,体现了"以患者为关注焦点"的医院服务理念,是对满足患者和法律法规的要求及其自身有效性的持续改进的承诺。并在医院各级人员中进行沟通,确保各级人员能够理解并使他们意识到自己所从事的活动的重要性和为实现本岗位的质量目标所作的贡献。

医院的质量方针和质量目标是医院最高管理者(院长)正式发布的医院总的质量宗旨和方向,是实施和改进医院质量管理体系的动力。医院应对质量方针和目标的制订、批准、评审、修订和改进实施全面的控制。

医院质量方针与质量目标与管理层次关系:院级管理为最高层,是把握整个医院质量方针和医院质量目标(大目标);科室管理是中间层,是针对某个科室质量目标(中目标);个体管理则是最底层,通常面对某个人和某项工作质量目标(小目标)。

(三)医院质量管理职责

1.院长的质量管理职责和权限

院长的质量管理职责和权限包括:①医院制定质量方针和质量目标,并批准发布实施;②通过各种形式,提高全体工作人员对满足患者要求和法律法规要求重要性的认识,使全院工作人员树立"以患者为中心"的服务理念,医院全体工作人员积极参与质量管理,持续改进服务质量;③为医院质量管理体系的建立、有效运行和持续改进提供必要的资源;④建立、保持和改进质量管理体系,定期主持进行医院质量检查与考评,解决质量管理体系中的重大问题。

2.各副院长质量管理职责和权限

各副院长质量管理职责和权限包括:①协助院长进行医院质量管理体系的建立和实施;②负责对医疗服务质量策划的实施和审批;③解决主管部门质量管理体系运行中的有关问题并与部门管理者沟通情况;④对医院主管部门制定和实施重大的纠正和预防措施;⑤参加医院质量检查与考评,针对医院质量管理问题进行研究,提出医院质量管理体系改进建议。

3.各部门、科室负责人的质量管理职责和权限

各部门、科室负责人的质量管理职责和权限包括:①负责本部门质量管理体系的实施和保持,对质量管理体系在本部门的有效运行负责;②及时解决本部门质量管理体系运行中的有关问题并与有关科室沟通情况;③参加医院质量检查与考评,制定和实施本部门纠正和预防措施。

4.医院质量管理科或相关部门质量管理职责和权限

医院质量管理科或相关部门质量管理职责和权限包括:①负责医院质量管理策划、质量管理体系运行的协调、监督及考核等具体工作的管理;②负责医院质量文件和资料控制的管理;③参与医院与质量有关活动,如参与和监督物资采购招标活动和质量监督检查和抽检等;④负责医疗服务质量体系运行信息的收集反馈等。

5.个体质量管理职责

医院要明确各级各类人员的职责,每个人应对自己的工作质量负责,对每一个患者、每一例手术和每一个操作负责。

(四)资源管理

资源是质量管理体系的物质基础,是医院通过建立质量管理体系实现质量方针和质量目标的必要条件,包括人力资源、基础设施和工作环境等。医院必须根据自身的特点确定所需的资源,并根据外界环境的不断变化,以及时地、动态地提供、调整自身的资源。

1.人力资源的提供和管理

医院的人力资源主要是卫生人力资源,即卫生技术人员的编制、专业结构和职称结构,同时,也包括医院管理人才。①明确规定医院各岗位人员的录用条件和资格要求,医疗服务人员的录用按规定程序进行,并确保录用医疗服务人员符合岗位资格的要求;②医院管理层根据医院的实际情况,确定人力资源的配备和要求;③对医疗服务人员的教育、培训和考核,包括专业技能、质量意识、法律法规及行政规章制度、国家/行业及上级主管机关规定的培训、特殊岗位的培训、新管理方法、手段的培训、设备使用技能等培训。

2.基础设施、设备的提供和管理

医院根据各科室、部门运行的需要,配备必要的设施设备资源,以确保医疗服务工作顺利完

成,满足最终服务的质量要求。医院的建筑物、工作场所、运输与通信设备、饮食、副食供应、被服供应、医疗设备、仪器与器械、药品、计算机及网络附属设备等,分别由医院总务科、设备科、药剂科等部门管理。

3.工作环境

(1)必须提供卫生保洁、治安保卫等服务,创造良好的工作环境;制定工作环境相关管理制度,应包括与环保、安全有关的操作规程。各部门应确保工作、生产环境符合环境保护和劳动法规的要求。

(2)病区工作环境进行控制。制订患者及其家属及医务工作者应遵守的相关病区管理制度,以确保病区环境干净、整洁、安静、舒适、安全。医务工作者应遵守的相关消毒隔离、院内感染控制、废弃物处理等管理制度,以确保医疗工作环境的无菌,尽可能减少院内感染,提高医疗服务质量。

(五)过程管理

1.过程划分

(1)患者诊疗过程管理:为了明确患者就诊过程中各部门的工作流程、职责分工,将向患者医疗服务过程分为门急诊诊疗服务过程、住院诊疗服务过程、医技诊疗服务过程、护理服务过程等。

(2)与患者诊疗直接提供服务保障过程管理:为了明确向患者直接提供服务各部门的工作流程、职责分工,将向患者诊疗直接提供服务保障过程分为医疗器械管理、药事管理、采供血管理、卫生被服管理、营养膳食管理、医疗收费服务管理等。

(3)与患者诊疗间接提供服务保障过程管理:为了明确向患者直接提供服务各部门的工作流程、职责分工,将向患者诊疗间接提供服务保障过程分为营房设备设施管理、医院信息系统管理和运行控制、通信管理、车辆管理、环境卫生管理、治安保卫管理、病区管理、院内感染管理、放射卫生防护管理等。

2.过程细化

针对医疗服务管理、监测和持续改进,将每一个过程进一步分解细化,制订配套的规章制度、操作常规等进行管理和控制。

(六)医院质量管理体系策划

医院质量管理体系策划是对医院质量管理的总体设计。它是对医院建立并完善质量管理体系全面、系统的谋划和构思。只有通过精心策划,才能建立有效的医院质量管理体系,才能最终实现质量目标。质量管理体系策划应考虑的内容包括:①制定质量方针和质量目标;②确定过程和职责;③确定和提供实现质量目标必需的资源;④规定测量过程有效性和效率的方法;⑤规定持续改进质量管理体系的过程。

三、医院质量管理主要基础工作

(一)标准化管理

1.概念

(1)标准是对于可重复事、物和概念所做的统一规定。它以科学技术和实践经验的综合成果为基础,经有关方面协商一致,由主管机构批准,以特定形式发布,作为共同遵守的准则和依据。

(2)标准化是在经济、技术、科学和管理等社会实践中,对可重复的事、物和概念通过制订标准、贯彻标准和修订标准,达到统一有序,以获得最佳秩序和社会效益目的,有组织的活动过程。标准化是一个相对的概念,它处在标准与非标准相互转化的动态发展过程中,这一过程是一个不断提高,不断循环上升的过程,每完成一个循环,标准水平就提高一步。因此,一方面标准要配套系列、构成标准体系实现全面化、系统化;另一方面由非标准向标准转化实现科学化、定量化。

(3)标准化管理是现代化科学管理的一种重要方法。标准化管理是职能部门人员,对系统工作项目按照标准进行计划、组织、协调、控制等管理活动过程,也是以标准的制定、实施、监督、修订的反复螺旋式上升的过程。

2.医院标准体系

医院标准体系是指医院标准化有关的标准系列,这些标准之间存在着相互依据、相互制约、互相补充的内在联系,形成科学的整体。

(1)根据标准的制定权限,适应领域和有效范围,医院标准分为:①国际标准指由国际上权威组织制订,并为国际上承认和通用的标准,如世界卫生组织制订的标准;②国家标准指由国家医药卫生、环境保护等方面的标准;③部标准指卫生部或其他主管部门批准发布的,卫生系统范围内统一的标准;④地方标准指地方政府及省市卫生厅局制订并批准发布的标准;⑤医院标准指各个医院自己制订、经院长批准公布的标准。

(2)根据医院质量管理结构和内容分为:①基础标准是构成医院管理要素的标准,包括人员配置、机构设备、技术质量、物质保证和时间等标准;②工作标准是指将基础标准有机结合并综合运用于各项工作之中,以达到管理目标的要求,如医院工作制度、医院工作人员职责等;③考评标准是对医院各方面工作是否达到组织目标进行衡量、评价、考核及奖惩的标准,如对医疗质量进行评价的综合指标、卫生经济管理评价指标等。

(3)按照医院管理功能、作用及用途分为目标、判定标准、控制标准、措施实施标准和评价标准。

(4)按照医院管理性质分为医疗技术标准、医院管理标准和医院服务标准。

3.医院质量管理常用标准

医院质量管理标准是指在医院质量管理活动中,为了进行科学管理,充分行使质量管理职能、合理组织协调统一医院各方面工作及事物而制定的各项管理工作准则与规范,是医院质量管理具体工作科学化、最优化、规范化的保证。

(1)医疗技术标准:①医疗技术方法标准是指医疗技术活动中原则性的规定,是医疗技术工作中的原则依据,主要包括疾病的诊断标准、疾病转归判定标准、病历书写质量标准、处方书写规定及各种疾病护理常规等。②医疗技术操作标准通常称为医疗技术操作常规,是医疗技术中作业的标准,也是实际的技术操作程序要求和质量要求。医疗技术操作标准主要包括一般医疗技术操作常规,如各种穿刺技术、插管技术、引流技术、复苏技术、输血技术等;专科专业诊疗技术操作常规,如各项功能检查、内镜检查、导管技术、血液透析、心脏起搏技术、各种手术操作规程等;基础护理、专科护理及特别护理技术操作常规;医技部门各项技术操作常规等。

(2)医疗质量管理标准:①医疗质量措施实施标准指某种医疗质量工作在实施过程中,每个人、每个部门或单位对某些工作要求做什么和怎样做的质量标准。主要表现形式是各级各类人员职责、岗位责任制、医院各项规章制度,各种技术操作常规和规程。②医疗质量的判定标准指衡量某种技术质量的统一规范,是质量控制标准和质量检查标准的前提和基础性标准。常用的有各种疾病的诊断标准,以及各种疾病的治愈、好转等疗效标准、医院感染分类诊断标准等。③医疗质量控制标准指对医疗质量进行科学和有效控制的标准,可分为绝对控制标准和警戒性控制标准。绝对控制标准是必须严格执行的质量标准。如其器械、物品消毒合格标准、药品质量合格标准等;警戒性控制标准是经过统计学处理后,制订出标准指标和控制限。用标准值或控制限来判断医疗质量和工作质量,对超出标准者,进行原因分析,采取对策。

(3)医院评价标准:一般由评价指标体系构成、评价指标应具有代表性、确定性,有评价意义和区别能力且相互独立。医院评价标准可以是专项评价标准、如医疗质量、护理质量、工作效率等评价指标;也可以是综合评价标准,如医院社会效益和经济效益综合评价标准,以医院建设、医院管理、医疗技术水平、工作质量、成本效益、医德医风建设等医院各项工作作为全面评价内容的医院管理综合评价标准。

4.医院质量标准化管理

医院质量标准化管理是指依据医院质量标准对医院管理质量工作实施全面的、系统的、科学的、定量的管理,是医院质量管理的基础,亦是医院质量管理的基本方法。对医院质量标准化管理的理解应包括:①医院质量标准化管理是以标准化方法为基础,将标准化渗透到医院工作的各个领域,贯穿于医院工作的全过程,以提高人员素质及医院整体功能,进而提高医疗质量。②医院质量标准化管理有赖于医院质量标准细则的制定和管理监督机构的督促和指导,将医院质量管理对象和内容纳入标准化工作之中。③医院质量标准化管理对医院质量管理起着决定性的作用。它是医院科学管理的法规性依据,具有纪律和法律约束力,以它为依据衡量和判定医院工作人员工作质量。

(1)基本特征:医院质量管理的一切活动依据标准,即依照医院质量标准实施管理,通过管理实现标准;一切指标落实到人,即指标同工作者联系,明确达到目标责任;一切评价运用事实和数据,即运用一系列的指标数据,进行全面的综合评价,实行定性与定量相结合的管理方法;一切工作重视思想教育,即强调全员管理,强化标准意识。

(2)管理程序:①制定标准,建立制定标准机构、确定标准项目、调查研究、收集资料、科学论证及验证、起草及报批;②执行标准,提出贯彻计划、准备实施、贯彻实施、监督检查;③标准的评价,包括对标准的评价和对标准化管理的评价;④修订标准,在评价的基础上,对原有标准进行必要修改,使之能够适应医学科学进步及客观事物发展的需要。

(3)常用的标准化形式:根据标准化的本质,按照标准化原则形成的标准化所特有的方法,其有别于统计学中的标准化法。①程序化是指把工作的全过程按照严格的逻辑关系形成规范化程序的标准化方法。标准的制定与贯彻都是按照程序化方法进行的。没有程序化,就不会有最佳秩序。医院日常业务性工作,和各项工作程序都有固定的程序和规矩;②统一化,把同一事物的两种以上的表现形式归并为一种限定在一定范围内的标准化形式。统一化的目的是为了使人们对标准对象具有共同的认识,从而采取一致行动,建立共同遵守的秩序,其实质是使标准化对象的形式、功能或其他技术特征具有一致性,并把这种一致性通过标准确定下来。医院需要进行大量的统一化工作,如概念、术语、代号、标志、诊疗方法和管理制度等。③规范化是对具有多样性、相关性的重复事物,以特定的程序和形式规定的标准或准则。如医院道德规范、职业规范、技术规范、语言规范等。规范化指制定、颁布及实施规范的过程,是建立医院卸掉统一组织行为的一种标准化管理的方法。

（二）信息化管理

1.概述

（1）医院信息是医院各种事物及其特征的反映,它是医院事物存在的方式或运动状态,以及这种状态直接或间接的表述,它一般是指医院医疗、护理、医学教育、医学研究、医院管理等各项工作中的各种数据、报表、资料和文件,包括与其有关的一切语言、文字、符号、声像、数据、图形、情报和资料。

（2）医院质量信息是指医院质量活动中的各个数据、报表、资料、文件和顾客意见等,它是进行医院质量决策、质量监督与质量控制、制订医院质量计划和措施的重要依据。对医院来说,在医疗过程中,"人流""物流"和"信息流",三者缺一不可。通过医疗质量信息的流动,可及时地、定量地掌握影响质量的诸因素的变化,掌握医院医疗过程中的质量动态和市场动态,为提高医院质量提供决策依据。因此,医院质量信息工作是医院质量管理工作的耳目。全面质量管理的基本观点之一就是"一切用定量分析"的观点,即一切用数据说话。因此,深化医院质量管理活动,就必须掌握必要的数据资料,作好医院质量信息工作,这也是使得医院从粗放型管理向精细化管理过渡的必由之路。

（3）医院信息作用:①医院信息是医院生存、竞争和发展的资源。医院的管理靠什么?靠信息。医院信息是医院管理的重要资源。医院要生存,要有各种不同的信息来支配医院的基础工作。医院要竞争,就必须研究医疗市场、质量市场、人才市场、技术市场、服务市场,要靠大量的数据、资料、情报等信息进行决策分析。医院要发展,就要通过过去和现有信息,预测未来。②医院信息是决策的依据。医院管理中最体现医院管理的职能就是决策。因为医院工作的成败,关键在于能否定出有效的决策,而决策取决于信息。决策本身就是信息。要使决策切合医院实际,行之有效,在实施中少走弯路,就必须掌握各方面的资料,如上级指示、方针政策、社会反映及医院的各种治疗、数据。掌握的信息越多,决策就越科学、准确和可行。③医院信息是医院管理的基础。医院管理职能包括计划、组织、领导和控制。这些职能的作用要借助信息,才能使医院管理者合理组织人力物力财力,使其决策、计划、指令正确有效,医院管理井然有序,达到良好的管理效果。④医院信息是提高医疗技术水平的有效途径。技术要发展,水平要提高,就必须要掌握大量的医学信息,包括国内外科技动态、先进技术、先进经验,包括诊疗经验体会、失误教训、资料积累、工作检查回顾等。只有掌握各种医疗信息,加以归纳整理,才能提高每一个人的理论知识和技术水平,才能提高整个医院的总体技术水平。

2.内容

（1）信息的收集:对医院质量信息的收集,要求做到及时、准确、全面、系统、经济实用。①要明确收集信息的目的,目的明确首先取决于信息收集人员的个人素质,又取决于对从事信息收集的工作人员合理的组织与指导,使之措施得当,各尽所能;②确定信息收集的内容与范围。收集的内容大致分为经常性的和临时性的。具体信息内容应根据信息使用单位及收集信息的目的不同而异。医院质量经常性信息,是指医院管理层必须随时掌握的信息,需要通过医院信息系统来完成,其中人才管理信息、医院各学科与技术管理信息、医疗质量信息(患者信息、病案信息等)、药品管理信息及设备管理信息是医院质量信息的主要内容;③确定信息收集的方法。收集信息的方法应根据收集信息的性质、信息传递的途径等决定。常用的信息方法有资料调查法、询问法、观察法、现场资料法、抽样调查法等。

（2）信息反馈:指将收集来的医院质量的有关信息及时地按规定的程序返回各有关部门。医疗质量信息反馈对提高医院质量管理的有效性是十分重要的。①信息反馈渠道要通畅,要能够把信息直接反馈给信息发生部门,同时应根据反馈的信息指导和改进医院工作。②信息反馈要及时,任何信息都有时限性,一旦超过时限,信息就丧失其重要价值,尤其是医院的医疗信息。③信息反馈要有针对性,由于信息对医院质量管理和控制有直接作用,因此,反馈的信息一定要针对相关的人和事,才能保证发挥信息反馈的作用。④信息反馈要规范化,要建立有关的信息反馈制度,按期进行信息反馈,如医疗数、质量情况统计、医院综合目标考评讲评等。信息反馈形式应根据信息内容而定,尽可能与医院行政工作会议、政治教育及业务学习相结合。

(3)信息管理:指通过收集、传播和运用信息,实现价值的过程,也就是通过制定完善的信息管理制度,采用现代化信息技术,保证信息周转过程高效运转,使信息系统成为紧密联系、高度协调、互相配合的有机整体的活动。信息管理的重点是信息处理和信息筛选,目的并非是"保管"信息,而是按体系进行分类、整理、保管和有效剔除输入无用信息,为医院提供信息服务,医院信息管理的内容包括:①指导思想是具有实事求是的科学态度,遵循医院管理信息运动的规律进行科学管理;②医院信息管理的目标是最优化管理。其具体要求是提供及时、准确、适用、完整、经济的医院信息;③制订完善的信息管理制度,包括医院原始信息收集制度和数据质量控制制度、计算机网络中心管理制度与分工负责制度、医院信息处理业务的标准化和专业化、信息反馈制度要求等。做到信息收集不遗漏、信息通道不重叠,信息处理不混乱及医院信息反馈制度等;④优化医院管理流程,使医院信息管理工作的各环节,即信息收集、传输、处理、储存紧密衔接、畅通无阻;⑤统一规划医院信息化建设,加强信息投入,包括计算机网络设施,存储大量信息的数据库,现代化通信技术设备,精通计算机业务的专业人员等。

3.管理方法

(1)教育培训为主:重点是信息质量意识、医院信息的作用意义及医院信息质量管理办法及评价办法,明确信息管理的内容、指标及评价办法。把医院信息工作与医院管理工作紧密结合,列入医院工作的议事日程,把医院信息管理纳入医院正常工作。注意把握医院信息不同时期,质量管理要求不同的特点,有针对性进行教育。①在医院信息工作起步阶段,信息质量教育重点在系统规划、人员基础培训和软件运行3个方面;②在医院信息系统正常运行阶段,重点则是医院各类人员的医院信息质量意识和信息标准教育;③在医院信息应用阶段,应把精力放在进一步提高信息源质量、信息质量核查监督、提高统计分析和信息服务功能的拓展方面。

(2)建立医院信息管理体系:由于医院信息是由医院各个部门、各个单位的业务信息组成的,各信息源信息质量直接影响医院信息质量。因此,必须建立医院信息化组织体系,最大限度地发挥部门、科室管理的作用,保证医院信息的通畅运行。①增强科室主任、护士长及基层管理者的责任感,明确科室的业务工作是医院信息工作中最基本、最关键的工作,同时,医院信息对指导科室业务技术发展有重要作用。②对医院信息质量管理进行明确的分工,责任到人,奖罚分明。例如,病案首页信息采集质量直接影响医疗信息的统计,针对病案首页数据采集的门诊住院部、各临床科室的医师工作站、病案编目室及收费室进行采集点数据质量控制,将各采集点的数据内容、管理要求、信息标准都具体分工,细化到点,各科室既是信息的采集者,又是信息的质量管理者。在信息质量管理上,上一级科室应对已经采集的信息实行监督检查层层把关,以及时纠正信息误差,在患者出院前保证患者信息的完整、准确。

(3)全面实施标准化管理:医院信息系统要实现及时、全面地向各级领导和业务部门提供信息,就必须有一个"共同语言",就是信息标准。因此,一要深入分析各个专业的业务规律,逐个进行项目标准化。如医疗收费的标准化管理等。二要注重解决实际应用中的问题,不断完善信息标准内容。医疗工作标准要根据医学技术的不断发展,不断完善。三要规范医疗行为。医疗工作的主体是医师,在诊断治疗患者的整个过程中,医师的各种检查单、医嘱、处方、手术、治疗及病案书写等,都必须严格遵守医疗诊疗规范和各项标准。如果医师对这些标准和规范概念不清楚,或者工作不认真都会造成医疗信息失真,带来严重的不良后果。

(4)加强医院信息监督核查:①建立有效的监督核查机构,医院信息质量管理与任何管理工作一样,必须健全组织机构。由医务部(医务处)或信息科领导亲自挂帅,由计算机室、统计室及各个科室组成,负责医院信息质量管理的检查监督和协调。②发挥统计工作的监督核查作用,按照统计工作职责,对信息数据质量进行把关,定期通报各级信息质量存在问题,以及时纠正信息偏差。③建立智能数据监督核查系统,对医院信息的采集进行实时控制,对不符合标准的信息提示、报警或不予通过。编制医院信息数据质量逻辑核查计算机软件,定期对数据进行检查,保证医院上报信息质量。

(三)质量教育管理

1.概述

医院质量教育是为提高医务人员的质量意识,传授质量、质量管理理论、思想、方法和手段等科学知识,获得提高医学服务质量的技能,而对医院全体人员,包括技术人员管理人员和后勤保障人员所进行的教育和培训活动。

医院质量教育目的是通过有计划、有组织、有系统的教育活动,提高全体医务人员的质量意识,唤起医务人员参与质量管理的积极性、主动性和创造性,自觉地遵守职业道德、履行职责、消除和降低医疗工作中危险因素,从而提高医院整体质量,达到保障人民健康的目的。

质量管理活动是一个工作过程,也是一个教育过程。质量管理"始于教育,终于教育"。人是管理的主体,任何工作和过程都是通过人来完成的,人的素质对医疗服务质量和工作质量起着至关重要的作用,加强人员培训是提高人员素质的关键,也是调动人员积极性的主要手段和以人为本管理的基本内容之一,必须对全员进行分层次的教育培训。

2.医院质量教育方法

医院质量教育内容很多,方法有多种多样,最主要是要根据医院的实际情况,有计划、有组织、分对象、分层次地进行。

(1)分层教育:主要是指按不同工作性质、职务、学历进行教育。①新进人员教育,对新毕业和新分配的医务技术人员如医师、护士、药师等和新进的后勤保障人员,根据不同专业特点,进行医院情况教育、质量知识教育、上岗前有关制度教育及岗位职业培训等;②医务人员教育,初、中级职称的医务人员按质量管理有关内容进行教育,可以举办短期学习班、请知名专家讲座等形式,以学习质量管理常识和规章制度为主;③科主任、护士长教育,科主任和护士长是医院重要的管理者,因此,每年要制订较详细教育计划,并应有计划的安排外出短期学习培训,或参观学习。其学习重点是结合医院质量方针、质量目标学习质量管理方法,在科室中开展质量活动,以提高科室医疗服务质量;④医院领导及管理人员教育,最好经过专业管理学习或进修,也可以采取脱产短期学习、外出参观、短期培训和函授教育相结合方法,这个层次的教育是对医院质量策划层的教育,必须列入医院的经常性、长期性的工作,有计划,舍得投资;⑤医院其他人员教育,主要是指后勤保障人员,也要进行质量意识、工作质量、服务质量及法规、职业道德和规章制度的教育。但以做好本职工作和适用为主,理论和内容以不宜过多。

（2）多种形式教育：①以科室为主开展质量教育，其优点在于人员熟悉、业务专业统一、针对性强，可以结合科室医疗护理的实际情况进行教育、讲评，如科室医疗质量形势分析、医疗质量指标统计分析、医德医风讲评等。重点是结合科室医疗质量找问题、分析原因、制订措施和设计新的质量目标；②医院组织质量课，医院每年要有质量计划安排，做到授课人、授课内容、授课时间、参加人员的落实。要事先拟定课目，打印下发科室。质量专题课，特别要有针对性，才能提高质量教育的效果；③以医院工种为教育单位进行质量教育，可按医院工作不同，分别组织医师、护士、医技及后勤保障人员进行质量教育。突出重点，针对性强，所讲的内容有共同代表性，因此目的明确，容易受到较好的效果；④走出去学习，包括选送质量管理的专职人员上学、进修深造，组织科主任、护士长到外院参观学习，参加短期学习班。

（3）宣传教育：各种宣传教育是质量教育必不可少的形式。主要包括：①语言方式，如质量教育演讲会、知识竞赛、广播、座谈及咨询等；②文字方式，如购买、编写质量教育与管理书籍，订阅报纸、黑板报宣传，质量杂志文章宣传等；③电教方式，如电视、电影、幻灯、录像和录音等。

（4）专题质量教育活动：如"质量教育月""质量教育周"等活动，参加世界卫生组织、中国质量协会、各省市质量管理学会组织的各种质量管理会议，并结合医院实际配合以上活动进行教育。

3.医院质量教育内容

（1）质量观念教育：①新的就医观念，就医方式变革的趋势，由患者求医师发展到医院求患者。因此，必须树立医院救治了患者，但患者养活了医院这个观念。医院各项工作的目标定位要定在以满足患者医疗需求上，衡量医院工作的标尺也应定位在患者满意不满意，方便不方便，就医环境好不好，医疗质量高不高，医疗费用低不低上。②新的质量观念，传统的医疗质量概念是指某一疾病的诊断或治疗质量。随着社会的进步、医学科学的发展和医学模式的转变，赋予医疗质量以新的内涵，即医院医疗工作的效率高不高；患者负担的医疗费用是否合理；社会对医院整体服务功能评价的满意程度等，这就是所谓的"大质量观"。其内涵的核心，就是强调质量和成本的统一，讲究质量的经济性；强调用较小的成本取得较高的质量。简单说，就是要做到疗效好、疗程短、费用低、满意度高，并得到社会的质量认可。③质量成本观念，面对市场经济的影响和竞争的日趋激烈，医院的成本效益意识、经营意识必须不断深化。要树立以高质量、低的成本求得最大利润的观念，重视医院经济运营。严格执行诊疗常规，规范医疗行为，重视药物不良反应、药物经济学评价及医院感染的临床预防和监控，把降低成本与提高质量、提高效益有机地结合起来。④全面质量管理观念，传统的质量控制是医院机关、科室领导的事，现代全面质量管理是全体员工的事，医院各项工作、医疗质量贯穿到每一个工作环节，落实到每一个人。观念上由过去被动的质量管理转变为主动的自我质量控制，由以往的要我提高质量转变为我要提高质量。

（2）医德医风教育：医德医风是全面质量管理的重要教育内容。尤其在市场经济条件下，更应加强医德医风教育。医德医风教育的原则是坚持以医疗质量为核心，以服务态度与质量为重点，致力于提高医护人员的业务素质、道德素质、心理素质、政治素质和身体素质。医德医风教育的内容通常包括：①医德医风系统理论，即医德医风的相关理论如伦理学、心理学、卫生法学等、医德医风的规范体系，如《医务人员医德规范及实施办法》《文明服务规范》等；②医德医风案例教育，即通过对现实工作中发生的医德医风实例，组织全体人员或部分相关人员进行讨论、争论和辩论，诱导大家明确是与非、美与丑的问题，从而达到教育的目的。这些实例，既可以是身边发生的，也可以是别的单位的；既可以是现在发生的，也可以是过去发生的；既可以是反面的，也可以是正面的；③典型事迹学习，即通过树立身边的典型代表，以其实际行动，言传身教，形成一个榜样,对大家进行"感染"和"同化"。医德医风教育是一个长期的、持续的工作,要作为医院质量教育的重点内容,贯穿质量管理的全过程,常抓不懈。

(3)法律、法规与规章制度教育:相关的法律、法规及医院规章制度教育,是医院质量管理的基础性工作。医院规章制度教育主要是提高执行法律、法规及规章制度的认识,使医务人员自觉遵守法律、法规及规章制度,保证医院工作有章可循的正常运行。①法律法规:内容包括国家颁布的相关法律如《中华人民共和国执业医师法》《中华人民共和国护士管理办法》《医疗事故处理条例》等;②医疗规章制度:主要包括各所医院规定的各级人员工作职责、各项医疗规章制度,以及落实法律法规的具体实施办法等;③医疗护理技术操作常规:医疗人员熟练掌握本专业有关的诊疗护理常规和相关操作规程,严格按照规章制度开展医疗工作,规范医疗行为。

(4)质量控制教育:质量控制、监督是质量管理的核心环节。医院质量控制的关键是全体医务人员的素质,因此在医院质量控制中加强自我控制是医院全面质量管理教育的基础。质量控制教育的内容包括:①质量意识培养,医院的质量是由个体质量构成的,个体质量的好坏将决定着整体质量的效果;②控制方法教育包括不同质量控制层各自的质量控制点及质量控制手段,如科室的三级检诊等;③质量考评与讲评,在了解掌握质量控制标准的基础上,定期进行质量讲评,通过目标管理实现引导式教育。

(王　磊)

第三节　医疗质量管理的内容

一、医疗质量形成要素及其三级结构

医疗质量的形成既是一个过程,又有一定规律。医疗质量的形成过程,由3个层次构成,称为"三级质量结构",即结构质量、环节质量和终末质量。这是医疗质量管理的实践经验总结。遵照医疗质量形成的过程及规律,按层次实施对构成医疗质量的各环节进行有效的控制是医疗质量管理的根本。医疗质量的三级结构是密切联系、互相制约、互相影响的。结构质量贯穿于质量管理的始末,终末质量是基础质量和环节质量的综合结果,而终末质量又对结构和环节质量起反馈作用。

(一)结构质量

结构质量是由符合质量要求,满足医疗工作需求的各要素构成,是医疗服务的基础质量,是保证医疗质量正常运行的物质基础和必备条件。如果离开扎实的基础医疗质量谈医疗质量就是一句空话。

医疗质量要素通常由人员、技术、物资、规章制度和时间五个要素组成,是最基本要素。目前根据医疗质量管理的实际,各个作者在此基础上进一步扩展,使得医疗质量要素更加符合医院医疗质量管理。例如,医疗质量10要素:①医院编制规模;②人员结构,包括人员资历、能力、梯次、知名度与人员素质;③卫生法规、规章制度、技术标准及其贯彻执行情况;④资源,包括医疗设备的先进程度、技术状态和与物资供应(药品,器材等);⑤医院文化与思想作风和医德医风教育;⑥医院地理位置交通情况;⑦医院绿化环境与医院建筑合理程度;⑧医院信息化建设;⑨为患者服务的意识和服务理念;⑩医院卫生经济管理。

1.人员

人是医疗质量要素中首要因素。人员素质对医疗质量起着决定性的作用。它包括医院人员的政治思想、职业道德、工作作风、业务技术水平、身体健康状况,机构与人员组织配置的合理程度,如人员编制、年龄、资历、能力、知识结构等。人员管理包括:①数量要充足,结构要合理。根据医院的规模和功能任务,在人员数量上一定要配够。根据医院的功能、性质、任务等不同,各类医学专业人员之间都要按一定的结构比例配备。例如,医院的总人数与床位数、医学专业人数与保障专业人数、医师与护士、司药与技师及高中初职称的比例。②重视医学专业人员,但不可忽视保障人员。医、药、护、技等医学专业人员是医疗服务的直接参加者,对医疗质量具有直接决定作用,而医疗保障人员包括医疗活动的生活服务人员,保障医疗服务的水、电、暖、气、衣、食、住、行等,对于医疗服务质量的影响虽然是间接的,但影响往往很大,不可忽视这支队伍的建设。

2.技术

技术是医疗质量的根本。医疗服务的实质是"人"运用"医疗技术"为"患者"服务。因此,在这里的"人"不只是医学专业人员,包括参与医疗活动的所有人员;"患者"不只是生了病的人,包括以保健为目的的所有人;医疗技术一般是指医学理论、医疗技能和专科技术水平,但这里的"医疗技术"不只是单纯的专业技术,还包括在医疗活动中使用的所有技术。

(1)技术质量:指某种技术工作的优劣程度。各种技术均有其质量指标,来评价工作的优劣程度。技术质量是在医疗技术上以最小的消耗取得最大的医疗效果。技术质量的评价:①医疗工作效率和质量指标的完成情况;②规章制度执行情况;③新技术、新疗法、新药物的评审情况;④经济效益的评价等。

(2)技术要靠学习、实践和训练:不论是医疗专业技术、管理专业技术,还是保障专业技术,并不是天上掉下来的,也不是生来就有的,而都是靠学习实践和训练获得的。①学习专业技术:对于专业理论上的知识,主要是靠学习。例如,医学专业理论的进展、学科发展趋势、医院管理观念、方法和技术的改革等方面的新知识、新观点,必须通过学习去掌握、去更新。②总结专业经验:高超的技术除了学习训练外,还要通过总结经验。不总结经验,专业技术就不会提高,不善于总结经验,专业技术提高也不会快。尤其是医院管理技术,如果不善于总结,仅靠学习和训练是不会有提高的。③以医疗专业技术为主导:无论在什么时候,医疗专业技术都是形成医疗质量专业技术中的主导技术。如果医疗专业技术水平很低,也必然地影响到医疗质量。④注重保障专业技术:尽管保障专业并不直接参加医疗活动,在医疗活动中位于从属地位,但是保障专业在医疗活动中的作用是十分重要的。

(3)加强"三基"训练是医院人才培养和提高技术的一项长远的任务:"三基"是在《全国重点高等学校暂行工作条例》中提出的,是指基础理论、基础知识和基本技能的简称。只有切实抓好"三基"训练,才能不断提高医务人员素质,适应世界科学技术日新月异的发展形势,才能有广阔的适应能力,才能满足社会主义现代化建设的需要。①基础理论是经过实践检验和论证了的系统知识,为人们在基础科学研究中获得关于客观事物及其现象的本质与规律的知识。临床医学基本理论是指与疾病诊断、治疗有关的基础理论,如人体解剖、生理、病理、药理学、输液、输血、水电解质平衡基础理论;休克、感染、发热等的病因及发病机制,常见病的诊断、鉴别诊断和处理原则,危重患者,营养、热量供应及护理基础理论。②基础知识是指某一学科中由一系列基本概念和原理所构成的系统知识。临床医疗基础知识是指为疾病诊断、治疗直接提供科学依据的基础知识,如医疗护理技术操作常规,各种疾病的阳性体征,各种检验检查的标本采取方法及临床意义,各种药物的基本成分、作用、使用方法、适应证及禁忌证。③基本技能是为顺利地完成某种任务所必需的活动方式。临床医疗基本技能是指诊断治疗的操作技能和思维判断能力。前者如各种注射、穿刺技术基础;后者如对患者的诊治过程,根据自己掌握的理论知识和实践经验、结合患者的病情,通过反复思考、分析、归纳,拟订出完整的诊断治疗计划等。

(4)医院管理技术:医院管理对医疗质量的作用非常重要。医疗活动必须在医院管理的控制下运行,没有医院管理活动的医疗是不可能的,医疗质量也是不可能产生的。医院管理技术对于医疗质量管理影响很大,管理技术水平高,医疗质量肯定好,这是毋庸置疑的。医学科学的发展,一方面促进了医院管理的发展,另一方面又对管理提出了新的更高的要求。新的管理理论、观点、观念和方法应运而生,使医院管理水平上了一个台阶。尤其是计算机在医院管理中的应用,更加使医院管理方法步入现代化、规范化和自动化的轨道,对医疗质量管理更加全面。

3.物资

物资是医院存在的基础,也是医疗质量的基础。如果没有物资这个物质基础,要提高基础医疗质量就是"无源之水""无本之木"。医院是看得见摸得着、客观存在的由物质构成的有形体。医院物资、药品器材的供应、设备的完好和先进程度是医疗质量的保证基础。

物资的医疗质量效益主要靠物资管理。物资对于基础医疗质量的作用显而易见,但并不是说有了物资、使用了物资,基础医疗质量就提高了。相反,有了物资不用,或只用不管,物资在基础医疗质量建设中仍然是不会产生多大效益的。因此,管理好物资才是提高基础医疗质量的重点。

(1)设备的购置:一定要符合医院实际,切不可脱离医院的实际。医用物资的价格相差很大,小到几分钱的针头,大到上千万元的仪器。医院在引进时,一定要考虑到所花代价与医院的实际情况相符。根据医院的任务、功能、技术发展特点和当地卫生资源分布情况,积极引进和发展新技术设备,并有计划地进行设备更新换代。设备建设也要从区域规划的全局出发,防止资源浪费。

(2)加强设备管理:要提高设备完好率和使用率。不仅要把设备使用率看作是对卫生资源的利用,而更重要的是要将其看作是提高基础医疗质量的一个内容。同时还要注意物资合理使用,如果不该做的检查做了,不该使用的药物使用了,就可能影响到医院长远的医疗质量效益。

(3)药品物资:指药品、试剂、消毒物品、消耗性物资、生活物资等方面医疗所需药品物资,供应要齐全、及时和质优。它是医疗服务质量的物质基础和保证。加强医疗质量管理,必须抓好药品物资管理规章制度,严格执行《药品管理法》,完善药品物资管理规章制度,严格把好质量关,保证药品物资质量,杜绝假冒伪劣药物品。合理用药,保障医疗需求。

4.规章制度

医疗质量管理必须以规章制度为准则。就是指医疗工作必须严格地执行各级各类规章制度,按章办事。没有规章制度,医疗质量就无法形成;有了规章制度而不去执行,医疗质量同样不能保证。

(1)用规章制度规范医院工作制度:医院的工作,不论是直接参加医疗服务还是间接参与医疗服务,都需要有一整套工作制度。如果没有这个"规矩",医院的各项工作就进行不下去。一个患者从在门诊到病房住院,对一个疾病从检查诊断到治疗护理,都要有一套规章制度,就是由于有一整套的工作规范,才使得患者的住院诊疗有了保证。

（2）用规章制度规范工作人员行为：医疗服务是一项很严密的工作，对于每一个参与医疗服务活动的人员，都应该有相应的任务分工和责任要求，使每个工作人员任其职、尽其责，共同完成医疗服务工作。否则，医疗服务就处于无政府状态。

（3）用规章制度规范质量评价：医疗质量的高低，是通过对疾病的诊疗来形成，通过对各种服务效果的评价来体现。因此，必须有一套评价标准。如诊断质量、治疗质量、护理质量等的评价标准，既是评价质量的指标，又是医疗质量管理准则。

5.时间

时间又称时限，实施任何医疗过程，都必须注意及时性、适时性和准时性，医疗质量必须有时间观念，重视时间对基础医疗质量的影响。

（1）时间能影响医疗质量：换言之，医疗质量的高低与时间有着密切关系。例如，在一般的疾病诊疗中，时间对于质量有影响，但并不是主要的。而在特殊情况下，如急症抢救时，时间又显得非常重要，往往只是几分钟甚至数秒钟，患者的转归就可能是截然不同的两种结果。这两种结果，就是两种医疗质量。此时，时间就是生命，争取时间就是争取生命；时间就是质量，争取时间就是提高质量。

（2）工作效率：医疗质量的一个组成部分，浪费时间就是降低工作效率，而降低了工作效率就是降低了医疗质量。因为，充分利用时间是提高工作效率的主要方法。

值得注意的是医疗质量五要素并不是孤立存在的，他们互相依靠、相互制约，必须通过有效的组织管理，把各个要素有机地组合起来。一是要素要齐全，缺一不可。在医疗质量要素中人的因素是第一位的。但同时也要注重其他要素的综合作用。因为，这些要素在医疗质量中所占的"分量"虽然各不相同，但离了哪一种都不行。例如，只有人、物、技术要素，没有规章制度也是不行。人没有规章制度，在医疗活动中就没有"规矩"，各类工作人员不知道自己要干什么、该干什么，各自为政，各行其是，没有制度的约束，工作中就会造成脱节和混乱，差错事故接踵而来，医疗质量就不可能高。二是结构要合理，比例要适当。所谓各质量要素之间的比例，也就是我们平常所说的"配套"，也就是各基础医疗质量要素的最佳组合。

（二）环节质量

环节质量指医疗全过程中的各个环节质量，又称为过程质量。在医疗工作的全过程中，存在着许许多多的环节，医疗质量就产生于各环节的具体工作实践之中，环节质量直接影响整体医疗质量，对环节质量的控制，亦称为环节质量管理。

1.医疗服务过程和环节质量内容

医疗服务的过程质量管理首先要明确医疗服务的过程。过程的划分一般根据医疗服务的组织结构和患者的就医流程进行。前者通过医院的组织形式对医疗质量进行管理，后者是在以患者为中心思想指导下，进行的医疗质量过程策划，以便使医疗工作更加适合于患者的需求。

（1）医疗服务的组织结构，通常与医院的组织结构一致，分为临床、医技和门急诊等。

临床科室医疗过程特点：①直接为患者提供服务；②各临床科室工作流程和内容基本相同，都是围绕患者的诊断、治疗和护理工作展开。临床医疗质量主要通过病历质量反映，检查、评价医疗质量主要应以病历为依据。

医技科室医疗过程及其特点：①大部分是为临床科室的诊断提供服务，不直接为服务于患者；②医技科室较多，业务各异，质量要求也各有特点。医技科室质量主要是诊断质量和作业过程质量，专业性强，一般采取同行专家监控、检查、评价，来保证其医疗质量。

门急诊医疗过程及其特点:①不仅直接为患者提供服务,而且患者对诊疗技术和时限有较高要求;②就诊环节较多,不仅仅是诊断、治疗和护理等医疗工作,还包括医技科室的诊断及药房、收费等单位的配合。因此,医院门急诊质量管理是医疗质量管理的重点。

(2)患者就医流程:门诊一般流程是挂号、候诊、就医、检查、取药或治疗、收费。住院就医流程大体可分为就诊、入院、诊断、治疗、疗效评价及出院6个阶段。

(3)环节质量内容:基于上述医疗服务过程,环节质量根据不同的工作部门和性质,尤其不同的质量要求。主要包括:①诊断质量指检诊、各项技术操作、诊断等;②治疗质量指一切治疗工作的实施质量,如医疗措施的决断和治疗方案的选定,手术、抢救、用药及各种医疗的处置;③护理质量指对患者的基础护理和专科护理,各种护理技术操作,医疗用品灭菌质量等;④医技科室工作质量包括放射线科、病理科、特诊科、检验科、核医学科等学科诊疗科室的各种诊疗性的操作质量;⑤药剂管理质量主要指药品的采购、保管、领发、供应工作质量;⑥后勤保障质量包括水、电、汽、气、暖的供应,后勤生活物资的供应等;⑦经济管理主要包括医疗经费成本核算、资金使用、医疗收费标准执行及经济效益的分配等。

2.诊断环节质量管理

(1)诊断:医疗活动的第一步,也是一个"关口",因此把它作为医疗活动的第一环节。诊断的"诊"是指看病,"断"是指判断。通常诊断既是一个过程,又是一个结果。说诊断是一个过程,是指诊断就是医师对疾病进行诊察的过程。这个过程包括望、闻、问、检查、分析和诊断六个过程。说诊断结果是一个病名,是指医师作出的诊断就是某种疾病的病名。

(2)影响诊断环节质量的主要因素:一是临床医师的物理检查质量,如一些专科操作技术质量;二是医技科室的仪器检查质量,如物理、化学等仪器的检查质量。

(3)诊断环节医疗质量管理方法:由于医院不同、情况不同、医师不同,监控的方法也就不同。根据诊断环节的几个步骤,诊断环节质量管理主要应该加强:①落实检诊制度中规定的新入院伤病员,医师应在2小时内进行检诊;疑难、急危重伤病员,应立即检诊,并报告上级医师,实行经治医师、主治医师、正(副)主任医师和科主任分级检诊;②落实查房制度规定的一般经治医师最少每天要查房1次,特殊情况要随时查。科室主任每周查房1次,主治医师每天也应对本组重点患者查房1次;③落实会诊、疑难病例讨论和术前讨论制度。

3.治疗环节质量管理

(1)治疗是一个结果:就是指治疗后即产生相应的结果。一般来说,患者到医院看病的目的是为了治疗,治疗效果是患者对医疗质量的直接评价。但有时治疗后并没有效果,这本身也是一种结果。治疗的结果以疗效来表示,共分为治愈、好转、无效、死亡和未治结果。通常通过门诊(急诊)抢救脱险率、治愈好转率、无菌手术切口甲级愈合率、手术并发症发生率、活产新生儿死亡率、麻醉死亡率等指标评价治疗质量。

(2)治疗环节质量:与多个专业工作、多个部门人员有关。一是医师:主要是制订治疗计划和实施治疗,包括,手术、医疗技术操作等;二是护士:各级护士是各种治疗方案的直接实施者,药物等一些治疗方案,一经医师确定(下医嘱),就由护士去执行;三是药师:治疗用药的调剂、配制都是由各级药师完成的;四是技师:仪器的治疗大都是由医技人员操作的。

(3)技术水平:治疗疾病的基础。技术水平高,治疗效果肯定好,治疗质量也就高。否则,就相反。涉及治疗的专业技术较多,包括临床护士技术水平、药材供应技术水平等。

(4)制度是治疗环节医疗质量的保证:一是靠制度管理,除了国家的有关规定外,各个医院还有自己的规定。主要包括各科室工作制度,如"治疗室工作制度""换药室工作制度""放射治疗工作制度""高压氧工作制度"和"理疗工作制度"等,如能严格执行,治疗质量就会有保证。二是加大技术训练力度。对于各类人员,加大专业技术训练,只有专业技术水平提高了,治疗环节的医疗质量才能提高。

4.护理环节质量管理

(1)护理工作质量:对医疗质量作用很大,如果没有临床护理工作,医疗活动仍然是无法进行的。

(2)护理环节质量内容:护士对患者要实施责任制管理下的整体护理,护士对自己分管负责的患者要观察记录病情变化,如测量患者的体温、脉搏、呼吸、血压、体重、出入量和瞳孔等项目,并如实记录;协助生活不能自理的患者日常生活,如进食、饮水、排泄、沐浴、翻身、拍背和起居等;进行病区秩序管理,如探视管理、陪员管理和作息制度管理等。常用的护理质量指标有病区管理合格率、护理技术操作合格率、急救物品准备完好率、表格书写合格率和护理差错发生率等。

(3)护士素质:包括思想素质、业务素质、身体素质和心理素质。另一方面,护士的素质对护理质量有直接的影响。

(4)护理环节质量管理要点:①监督落实规章制度,分析以往发生的护理差错事故,大部分是没有执行规章制度所致。要监控护理环节医疗质量,首先要监督各项护理规章制度的落实。例如,医嘱制度、查对制度和分级护理制度等。规章制度不落实,要保证护理环节医疗质量是不可能的。②督促履行工作职责,实施责任制护理,使得护士职责明确,并有相应的绩效考评方法和奖惩办法,使得缓解质量管理落到实处。③提高护理技能,由于护理操作技术引起护理质量降低的情况在临床上并不少见。例如,吸痰技术不过硬,就有可能由于痰没有及时吸出而致患者窒息死亡;导尿技术不过关,不但会损伤患者的尿道,而且还会影响疾病的救治;静脉穿刺技术不精,就可能由于给药不及时而延误抢救时机。因此,只要强化训练,才能提高护理操作技术。

5.环节质量管理的主要方法

(1)分解过程,明确环节质量内容:环节质量是医院质量管理的重要组成部分,医疗质量产生与各个环节质量,每一个环节的质量都会直接影响到整个医院质量。因此,要重视每一个环节的质量管理,首先必须将每一个环节分解到最小单元,即具体内容,才能真正达到环节质量管理的目的。

(2)把握好重点环节:一是重点科室,如门诊、急诊、外科、妇产科、骨科和麻醉科等。二是重点人员,如新毕业人员、新调入人员、实习生和进修生等。三是重点因素,如思想不稳定、工作不安心、对立功受奖、技术职务或评定不满等。四是重点时间,如节假日,工作特别忙碌时。五是对重点环节和对象要重点检查、分析、及时发现问题,以及时进行研究,采取有效对策。例如,三级检诊、会诊、查房、大手术、急危重患者抢救、疑难患者会诊、病历书写、新技术应用、医疗安全等。

(3)环节质量管理的检查方法:通常采用现场检查和跟踪检查,也可采用全面检查、抽样检查或定期检查。利用数理统计方法分析和及时采取相应控制措施是十分重要的。同时,要运用现代计算机技术,建立医疗质量实时控制模式,提高医疗环节质量管理的水平。

(4)环节质量指标:急诊抢救患者到院后开始处置时间≤5分钟;院内急会诊到位时间≤20分钟;急诊检查一般项目出报告时间≤2小时;平诊检查一般项目出报告时间≤24小时等。

从医院医疗质量管理和控制角度看,医疗环节质量管理是一种十分有效的管理手段,因为,是一种现场检查和控制,可及时得发现问题和及时纠正,以保证医疗质量。

(三)终末质量

医疗终末质量是医疗质量管理的最终结果。医疗终末质量管理主要是以数据为依据综合评价医疗终末效果的优劣。发现问题,解决质量问题,因此,医疗终末质量是评价质量的重要内容,它不仅能客观地反映医疗质量,而且也是医院实施医院信息管理系统的重要组成部分。终末质量管理虽然是事后检查,但从医院整体来讲仍然起到质量反馈控制的作用,可通过不断总结医疗工作中的经验教训,促进医疗质量循环上升。

1.医疗终末质量统计指标

主要是指出院病历质量控制,医疗指标质量控制。医疗质量统计指标项目繁多,有代表性的有以下几种。

(1)美国潘顿于 1928 年提出 9 项指标:①床位使用率(标准值 85%～90%);②平均住院日(标准值 6～8 天);③转归统计;④死亡率(标准值 4% 以下);⑤尸检率(标准值 25% 以上);⑥并发症(标准值 4% 以下);⑦感染率(标准值 2% 以下);⑧不必要手术率(标准值 10% 以下);⑨会诊率(标准值 15% 以上)。

(2)美国 Megibony 于 1962 年将潘顿 9 项增加到 20 项:如把死亡率细分为麻醉死亡率(标准值 1/5 000 以下)、术后 10 天内死亡率(标准值 1% 以下)、分娩死亡率(标准值 0.25% 以下)、新生儿死亡率(标准值 2% 以下)等。

(3)日本三藤宽氏提出的 13 项医疗统计评价指标:平均病床利用率为 82%(100 张床位左右的小医院应为 80%,400 张床位以上的医院以 93% 为恰当);病床周转率;平均住院日数(一般急性病为 8 天,正常分娩为 7 天);手术麻醉死亡率不得超过 0.02%;院内分娩死亡率不超过 0.25%;手术后死亡率(指术后 10 天内死亡的患者)不得超过 1%;院内新生婴儿死亡率为 2% 以下;尸检率在教学医院至少达到 25%;会诊率;院内感染率;并发症发生率;不需要手术而行手术率不应超过 5%;诊疗协议会次数。

(4)郭子恒主编的《医院管理学》提出了 15 项指标。工作量统计:门诊量及日平均门诊人次、住院人数、手术人次;转归统计:治愈、好转、无变化、未治、死亡;病床使用率:标准值 85%～93%;病床周转次数:参考标准值 17～20 次(年);平均住院日:参考标准值综合医院为 15～20 天以内;医院死亡率:参考标准值为 4% 以下;麻醉死亡率:参考标准值为 0.02% 以下;手术后死亡率(指术后 10 天以内):参考标准值为 1% 以下;分娩死亡率:参考标准值为 0.25% 以下;新生儿死亡率:参考标准值为 2% 以下;尸检率:参考标准值为 10%～20% 以上(教学医院和省级医院适用);会诊率(包括病例讨论):参考标准值为占入院病例 15% 以上;无菌手术感染率(包括分娩):参考标准值为 1%～2% 以下;手术并发症发生率:标准值为 3%～4%;医疗事故发生数(分等级)。

(5)卫生部制定的《综合医院分级管理标准》中对终末质量提出了 6 个方面 23 项指标。诊断质量:包括入院与出院诊断符合率,手术前后诊断符合率,临床诊断与病理诊断符合率,二级转诊患者重点专科确诊率;治疗质量:包括单病种治愈好转率,急诊抢救成功率,住院患者抢救成功率,无菌手术切口甲级愈合率,单病种死亡率,住院产妇死亡率,活产新生儿死亡率,病种术后 10 天内死亡率;工作效率指标:包括病床使用率,病床周转次数,出院患者平均住院日;医院感染:包括医院发生感染率,肌内注射化脓率,无菌手术切口感染率;经济效益:包括平均每门诊人次医药费用、单病种平均每住院人次医药费用;其他:包括麻醉死亡率,尸检率、医疗事故发生率。

2.医疗终末质量指标统计管理

医疗终末质量指标统计管理指医院医疗终末数字资料的收集、整理、计算和分步骤进行科学的管理过程。一是以数字为事实,为医疗质量管理提供更可靠的质量改进依据。二是应用终末质量统计指标,为质量管理的计划、决策、内容、措施、评价提供可靠依据,从而更好地为患者健康服务。

(1)医疗终末质量指标统计管理作用:主要体现在指标项目固定,易形成共识。医疗指标传统性强,统计项目、内容较固定,带有普遍性,长期以来形成了医务界的一致认识。通常主要指标达到规定标准,就能知道医院的质量基本管理情况。如门诊接诊患者次数、出院患者数、特色专科收容患者情况等。

(2)医疗终末质量指标统计管理内容主要包括:①统计资料的连续性。医院医疗终末质量统计资料有相当强的连续性。对连续性的资料进行分析研究,就可以反映事物的本质和规律性,可以指导未来的医院质量管理工作。②资料的准确性、完整性和及时性。要求统计数字必须真实准确,不能弄虚作假,不能报喜不报忧,而要实事求是。统计资料必须完整,不能残缺不全,不能想当然办事。统计资料要及时,统计资料具有很强的时效性,有不少资料具有重要的全局指导意义。而且,有些专题或专项调查资料具有重要的全局指导意义,若延误了时间,不但影响工作的开展,而且为决策提供错误的依据,后果严重。

(3)医疗终末质量统计分析方法:①对比分析,各项统计指标完成情况必须与上月、季或年度或一个时期不同指标进行比较,哪些指标提高了,哪些指标降低了,哪些指标增加了,哪些指标减少了。首先是与上级规定的指标比较,看指标完成情况;其次是纵向比较,全院各科室与往年比较;三是横向比较,如大致相同科室,即人员、床位基本相同科室的比较;四是重点指标比较,如门诊人数、出院人数、经济收入、病历质量等,这些指标具有代表性,需要重点比较,详尽分析;五是分层次比较分析,如内科片、外科片、医技片、大型设备使用、人员与质量比较、质量与效益比较等。②百分比分析,如甲级病案的百分比、床位使用率、治愈率等。③统计表图,绝大多数数据可以制成统计表和统计图。统计表简明扼要,概括性强,比较充分,一目了然。常用的统计表有简单表和复合表。需注意的是统计表要便于进行对比分析;表的内容要围绕主题,重点突出,简单明白;常用的统计图主要有条图(单式条图、复式条图、分段条图)、圆图、百分条图、线图、直方图和箱式图等。运用统计图不仅直观,而且可以提高实际效果。

3.终末质量目标管理方法

目标管理(MBO)是管理科学的一种管理方法,也是一种现代的管理思想。它是根据外部环境和内部条件的综合平衡,确立在一定时间预定达到的成果,制订出总目标,并为实现该目标而进行的组织、激励、控制和检查的管理方法。也就是说,根据医疗质量的要求,把医疗质量指标的标准值化作一个时期(年度、季、月等)的目标,并将目标分解到各个部门和个人,严格按目标执行和实施,并进行考核和结果评价。

(1)终末质量目标管理的作用:一是用于未来管理:用医疗终末质量结果(统计数据),将医疗质量的事后管理转移到未来的目标上,使医疗质量成为具有主动性和前瞻性的动态管理。二是用于绩效管理:终末质量的目标管理最终是衡量工作绩效,通过医疗质量统计指标的比较分析,针对性强,说服力好。三是用于激励管理:合理医疗质量目标是提高医疗质量无形的激励剂。以充分调动医务人员的主动性、积极性和创造性。使医务人员的创新精神达到最大限度地发挥。可使科室、全体医务人员按照目标要求去努力奋斗,创造性地完成任务。四是用于奖惩措施:终末质量一般用来评价医疗质量,并与医院奖惩挂钩。奖惩是目标管理的一个显著特点,如果说有目标,而没有明确的奖惩措施,这样的目标是失败的目标。每个人都有荣誉感,完成任务希望得到一定的精神、物质奖励。这是目标管理成功的关键。

(2)终末质量目标质量管理需要注意的问题:目标质量管理是科学的管理方法,运用得当,能极大地提高医院的质量水平,但如果管理不当,也会把医院引向歧途。因此,制定目标时,必须慎之又慎,充分考虑到实施过程中可能遇到的问题,尽量把问题解决在目标制定之前,即使问题出现在实施过程中,也应考虑到目标恰当的弹性,以利目标的贯彻执行。一是建立健全目标质量管理制度;二是制定质量目标应广泛征求意见;三是目标要具有挑战性,但又要符合实际,具有可行性;四是目标要定量化、具体化,目标完成期限要适中;五是防止单纯经济观点。

二、医疗质量管理的实施

(一)医疗质量管理实施策划

1.策划内容

策划内容包括:①组织机构与领导;②策略性计划制订;③人员训练与教育;④系统管理及流程管理;⑤信息系统建立与管理;⑥绩效评估和顾客满意度测评。这些内容都应该具体操作,并制订相应的评估标准。

2.全员参与

医院质量管理需要医院全体员工共同参与、集思广益,并且上升到医院文化高度,形成强有力的团队精神,使医院所有员工都为之献计献策,共同奋斗,这样才能够达到质量改进的目的。为此,要做好如下工作:①要作好宣传、发动,营造浓厚的氛围。利用各种手段,像橱窗、院报、黑板报、闭路电视、知识竞赛等,加大宣传力度,努力做到人人皆知,达到全员参与、气氛热烈,保证宣传工作的广泛性和深入性。②树立典型,以典型带动全院。各部门、各科室要结合本部门、本科室工作特点和实际情况,研究具体实施方案,指定专门人员负责,分层次,分重点,将质量工作落实到每一个具体的岗位,具体人员。要注意发现和树立典型,通过现场观摩、经验交流等形式,以点带面,以优促劣,以典型推动工作,把工作抓实、抓细。

3.各负其责,分工合作

医疗质量管理工作涉及全院各个部门,为确保医疗质量管理工作正常运行和取得应有的效果,要求各部门明确职责,按医疗质量管理要求和标准进行具体分工。同时,涉及多单位、多部门的工作,在相互衔接的接口或界面上设计医疗质量问题的,要在调查研究的基础上,相关部门共同研究,本着"全院一盘棋、一切为了伤病员"的思想,明确各自的责任,努力消除在管理、分工和职责等方面的薄弱环节,从制度上加以规定,避免在关键环节上扯皮、推诿现象的发生。

4.建立定期监测系统

(1)设计规范性统计报表,保持统计报表的权威性和延续性,让员工们熟悉统计报表的指标和标准。通过统计报表评估医院各级质量,并定期公布统计信息,运用统计信息进行质量考评与讲评。

(2)建立质量监控信息系统,指派专(兼)职人员负责定期监测工作,依据标准和结果定期评估医院各部门质量情况并取得信息,发现缺陷或问题,提出改进意见,并定期进行信息反馈。

(3)统计对比。主要进行自我比较和与同级比较。通过统计比较寻找差距、确立新的目标,促进医院和科室质量改进。

5.成立质量小组解决专项质量问题

医院应根据实际情况,对发现的带有全局性或规律性的医疗质量问题,采取专项解决措施。即每年有计划地解决2～3项关键性质量问题。质量小组是基于某个项目需要而成立的任务性小组,其组员6～8位,应由具有决策作用的领导、专业人员参加。同时所有成员都应该对这项任务十分熟悉。为保证效果,小组成员应该接受必要的学习培训,并颁发证书。预期完成任务后,将其总结得出的结果,包括制度修订,设备的增加,操作的改进等,要在医院适当范围推广应用。

6.实施奖励制度及鼓舞活动

这是一种十分重要的反馈方式。奖励包括奖金、嘉奖、立功、公开表扬等。鼓舞活动,包括酒会、餐会、庆功会、动员会、团体郊游、度假旅行等。

(二)医疗质量管理实施步骤

1.策划设计阶段

(1)医疗质量管理体系诊断:①步骤包括科室全体人员热烈讨论,首先确定谁是科室最为重要的顾客,其次确定什么是大家最关心、最亟待改进的质量特性,然后再确定什么是关键的流程及因素,最后充分讨论,提出改进质量的策略和方法。②主要内容包括系统调查医院质量管理组织及各部门职能执行情况、总结现有体系存在问题,特别是规章制度落实、质量记录等情况,同时调查患者的意见及医院领导与医务人员对质量的期望。

(2)集中全体有关人员的智慧:可以采用头脑风暴法或鱼骨图法及流程的工具来了解问题,并将问题按其困难程度分类。如果是本级组织无法解决的问题,就把它排除在外;如果是简单可行、较快就可解决的问题,无须成立质量小组;如果是比较复杂的老问题,则需组织科室的质量小组来收集资料、分析讨论,即用问卷调查、意见箱、电话拜访来收集资料、了解顾客的需求、期望及不满,并借助上述种种资料,安排需改进项目的优先顺序,选择适当的机会,充分授权科室内质量管理小组,推动方案的制订。

(3)设计质量管理模式,建立评估指标:针对关键质量特性和关键流程设计质量管理模式与流程,建立各项评估指标和标准。

(4)实施培训辅导:①制订质量教育计划;②针对各类人员进行培训,如领导层培训、骨干培训及全员培训等。

2.实施阶段

重点工作是:①制定和运行实施计划;②认真做好质量实施的记录;③定期检查质量运行情况,并详细记录;④评估质量。

3.总结整改阶段

针对质量实施过程的成绩和问题进行总结,表彰先进,推广其做法,对存在问题进行分析研究,制订整改措施。

三、医疗质量控制

(一)医疗质量控制层次

控制是质量管理的基本手段。根据医疗质量形成特点和医疗质量管理组织层次,完整的医疗质量控制应是以个体质量控制、科室质量控制、院级、职能部门、和区域性的专业学科质量控制四级层次展开。

1.个体质量控制

临床医护人员,包括医技科室人员,多是在没有外部监控条件下工作的独立操作、独立决断、独立实施各种诊疗服务。因此,个体性自我控制,就构成了医疗质量管理最基本的形式。职业责任、敬业精神、学识、技能和经验占有重要作用。个体质量控制:一靠各级人员职责;二靠规章制度,工作程序,技术规程;三靠作风养成,靠扎扎实实的日常工作。个体质量控制既有自我约束作用,又有互相监督作风,形成一种协调约束机制。

2.科室质量控制

从某种意义上说,科主任的技术水平和管理能力决定了该学科的质量水平。除非同行专家评审,作为一般业务行政职能部门是没有能力直接控制质量形成的全过程的。环节质量控制、终末质量检查、评价是科主任的职责,是科主任的经常性工作。除非为了某项科研目标、专项临床研究、开展高新技术,通常情况下,不宜另设质量管理小组。减少层次环节,明确责任,注重效果。

3.院级及机关职能部门的医疗质量控制

医院领导和机关职能部门在医疗质量管理中主要是组织协调作用,并以不同形式参与医疗质量的控制。机关职能部门对医疗质量的检查控制:一是通过日常业务活动进行质量检查组织协调;二是根据医疗质量计划和标准,定期(月或季)组织实施全院性的医疗质量检查,进行医疗质量分析、讲评;三是针对医疗工作中发现的医疗缺陷和问题进行跟踪检查分析,并制定改进措施,并运用正反典型事例向全院进行教育;四是注意掌握各专业质量管理的关键点及关键点相联系的例外情况;五是质量保障组织服务工作。

4.区域性的专业学科质控中心

由该领域学术水平比较高的单位牵头,集合该区域的有影响力的专家,组成质控专家小组。制定质量控制标准、设计质量检查方法、进行质量检查、开展质量活动、召开质量会议、评价检查结果。

(二)医疗质量系统控制法

1.系统性全面质量控制

根据全面质量管理思想,医疗质量控制必须实行系统性全面质量控制,患者从入院到出院的整个医疗过程,要实行不间断的质量控制,对这一过程中的各部门、各环节及全过程中的各项治疗、护理、技术操作和其他医疗生活服务工作都要进行连续的全面质量控制,实行标准化、程序化、规范化、制度化的管理。

2.全程性控制中的重点控制

即对医疗质量影响较大的关键环节、重点对象。医疗过程中的重点环节是检诊、查房、病历书写、会诊、大手术、抢救核心业务新技术的开展。诊疗中的重点对象一般是指危重、疑难、抢救、监护和大手术患者。在全过程性控制中抓住重点环节,选准关键点,以及时发现,处理与关键点相联系的例外情况,质量控制就能成为一个相对封闭的良性循环。

(三)医疗质量信息控制

医院的医疗实践活动会产生大量的医疗信息,医院的信息机构应及时准确地收集、整理和分析获取的信息,并及时反馈给机关与科室,以指导决策、调整偏差、实施有效的控制。全面、准确、及时、可靠的信息反馈是质量的重要保证,为此,医院应加强信息管理组织和业务建设,创造条件,应用电子计算机对信息实施处理。但医疗信息反馈的同时,还必须重视现场检查、事中观察对医疗质量控制的重要性和必要性。要清楚认识到,医疗质量控制在许多情况下,是无法计量的。

1.信息反馈控制

医疗质量控制常是通过质量检查,发现问题,找出原因,进而提出改进措施纠正工作中的偏差。这种回过头来改进工作的方法称为回顾性控制,亦称为事后检查。

2.信息前馈控制

现代科学管理要求质量控制要以"预防为主",实行预先控制,即通过有效的计划管理,按照医疗质量形成的规律和特点,采用预防性管理方法,通过抓影响质量的因素和薄弱环节,消除质量隐患从而保证医疗服务的高质量。

(四)医疗质量实时控制

1.医疗质量实时控制

医疗质量实时控制是指在患者在住院期间对医疗过程质量进行控制。其特点:一是住院患者而不是出院患者;二是医疗过程的环节质量而不是终末质量;三是采用通信技术与信息技术来实现。一般认为,实时信息不可能实时控制,因为,实时信息在控制前需要找出控制偏差的原因,这就需要时间,即时滞现象。要达到实时控制,必须是可以超前预料到的事件和过程。国外对实时控制设计多采用回顾分析和预期研究相结合的方法。强调实时控制要抓住时段中最重要、最有意义的部分进行控制。并认为实时控制能使错误发生的概率降为最小。

2.医疗质量实时控制主要方法

运用持续质量改进(CQI)原则,采用 CQI 的 FADE 方法,即选择重点(focus)、分析(analyses)、提出(developed)和实施(execute),把医疗全过程作为质量控制系统,采用选择关键要素、分析医疗过程、建立医院医疗质量实时控制模式和实施医疗质量实时监控四大步骤。

(1)选择关键要素:①过程分解。根据国家医院管理的有关法律法规和医院医疗规章制度条款进行层层分解至最小、最基本要素,针对管理要素及其相互有关的各因素进行分析,寻找有效管理途径,制定管理流程,实现要素管理;②找出主要影响因素。采用统计学方法对医院医疗质量的主要影响因素进行多因素与单因素分析,将医疗质量管理与控制置于医疗质量的基础质量上。

(2)分析医疗过程:①以患者为中心进行过程分析。在整个医疗过程中,患者门诊诊疗(挂号、就诊、检查、治疗、取药)和住院患者诊疗(门诊、预约住院、办理住院、检查诊断、治疗或手术、治愈出院)全过程构成质量环,每一个质量环过程直接影响和决定医疗质量和服务质量。因此,对质量环的管理,首先要对全过程细化分解,直到质量环过程的最基本单元,从最小单元的质量问题进行研究改进;②关注医疗过程的所有部门。在医疗过程管理模式中,不仅要解决直接为患者提供服务的部门。同时,支持或者辅助医疗过程是特别重要的,如手术室、麻醉科、医技辅助诊断科室的质量和效率都是直接影响医疗服务质量。

3.建立实时控制模式

在选择的关键要素与分析医疗过程的基础上,依据医院质量要求制定相应的医疗质量的控制办法,主要通过现场控制、反馈控制、前馈控制三种模式,将以往的出院患者的信息变为在院患者的实时信息,建立分析评价的控制系统,以实现医疗质量实时控制的目标。其中最为关键的是:①确立标准,在医疗质量管理控制中,控制标准是首先根据医院管理总目标来制定,目标明确了,控制标准才能具体;控制标准具体了,控制工作才能有效。②衡量成效,在衡量成效时,要把握住有效信息的及时性、可靠性。其次是对信息的分析,采用技术手段和方法,发现问题,解决问题。建立医疗质量指标体系和目标值,分别对日、周、月、季和年度的实际值进行分析,以及时衡量和评价控制成效,并定期进行质量考评和讲评。③纠正偏差:所谓偏差,就是实际结果与标准不符。这是控制工作的最后一个步骤,但是又是控制工作的关键,因为它体现了执行控制职能的目的。采用统计预测及时对在院患者的医疗质量指标的偏差进行指导性控制。采用系统的监测和控制功能,以及时将科室医疗质量反馈给科室,对住院患者采用现场控制,保证医疗质量控制的效果。

4.建立医疗质量实时控制计算机系统

系统主要功能:①监测功能,选择主要监测点和内容,制定相应标准,采用计算机自动监测。也可根据逻辑关系进行重点监测。②控制功能,采用控制图法,对医院和科室进行患者平均住院日、医疗费用和药品费用进行实时查询和控制。③报警、提示、反馈功能,对发现的质量偏差或超标准趋势,给予标注、提示,并将信息迅速反馈。④统计辅助功能,利用先进统计软件 SAS、SPSS的强大统计功能,从统计规律性的角度发现缺陷,如某项变量值超标;对总体进行统计推断,进行总体参数估计、差别性检验、相关回归分析等,进行辅助控制。

(王　磊)

第四节　医疗质量与法律法规

医学与法学的联系源于两者在实践中对人的生命健康与尊严的共同维护,因此,医疗质量与法律法规也是两个不可分割的部分。医学有着双重属性即自然科学与社会科学的属性。医学的发展离不开法学的实践,医疗质量的改进与提高,离不开法律法规的保障。为此,针对中国医疗质量与患者安全存在的问题与现状,中国政府制定了方方面面相应的法律法规,卫生行政主管部门出台了多项政策和标准规范,以促进医院的发展与质量建设。

一、法律法规对医疗质量影响的历史渊源

维护人的生命与健康的医学和维护人的尊严、社会正义、公平、秩序的法律构成了人类社会延续和发展的两大基石。正如古希腊格言中所讲的"最美是公正,最好是健康"吐露了人类将两者结合的美好愿望。

公元前3000年左右,古埃及已有清洁居室、屠宰食用动物和正常饮食、性关系、掩埋尸体、排水等规定。公元前1750年的《汉谟拉比法典》中涉及医药卫生方面的条文多达40余款。古罗马的医疗卫生法律最为发达,其中著名的《十二铜表法》《阿基拉法》等对城市公共卫生、预防疾病、食品卫生监督、医师的管理监督、医疗损害处罚赔偿及医学教育等方面都作了明文规定。古罗马法的产生,反映了奴隶制时代的医药卫生法学体系已开始萌芽,对后世医事立法具有较深远的影响,可以说为世界医事立法奠定了良好的发展基础。公元5世纪至15世纪,欧洲很多国家加强了医事成文立法,内容涉及公共卫生、医事制度、食品和药品管理、学校卫生管理、卫生检疫等。12世纪,西西里王罗格尔颁布了欧洲历史上最早的禁止未经政府考核的学生行医的法令。1851年,在巴黎举行的由11个国家参加的第一次国际卫生会议,则产生了第一个地区性的《国际卫生公约》。日本于1848年分别制定了《药事法》和《医疗法》;1874年制定了《医务工作条例》;1933年颁布了《医师

法》等医事法律制度。美国也于 19 世纪末至 20 世纪初相继制订了《全国检疫法》《经济食品和药物法》等大批的医事法规和条例。

我国也是世界上最早运用法律调整社会医事活动的国家之一，如殷商时期就有"弃灰于道者断手"之规定，《周礼》翔实地记载了我国最早建立包括司理医药的机构、病理书写、医师考核、医师的职责、任务等医事管理制度的规定，而《秦律》中则有禁止杀婴、堕胎等规定。我国的《唐律》则对医师误伤、调剂失误、针刺差错、贩卖毒药、行医欺诈等制定了较详细的规范，并有"同性为婚者，各徒三年"之规定。值得关注的是，这时期最有代表性的著作当属中国宋代宋慈所著的《洗冤集录》，它是世界上第一部系统的法医学著作，比欧洲第一部系统法医学著作《医师的报告》要早350 余年，这也是我国有学者认为医事法学研究始于法医学的根据之一。

20 世纪中期，国际医事立法发展日益加快，其突出特点表现在越来越多的国家在宪法立法上规定了保护公民生命健康权。《中华人民共和国宪法》第四十五条规定中华人民共和国公民在年老、疾病或者丧失劳动能力的情况下，有从国家和社会获得物质帮助的权利。国家发展为公民享受这些权利所需要的社会保险、社会救济和医疗卫生事业。1948 年成立的世界卫生组织（WHO）以实现"使全世界人民获得可能的最高水平的健康"为宗旨，将提出国际卫生公约、规划和协定及制定食品、药品、生物制品的国际标准和诊断方法等国际规范作为主要任务之一。WHO 在《2000 年人人健康全球策略》中提出，"健康是一项基本人权，是全世界的一项目标"。联合国及其有关机构，也制定了多项保护人生命健康的国际条约，诸如《精神药物公约》（1970 年）、《儿童生存、保护和发展世界宣言》（1968 年）等。世界医学会制定的许多世界性医学原则，如关于人体试验原则的《赫尔辛基宣言》（1964 年）等，为国际医事立法奠定了良好的基础。

二、法律法规是医院质量建设的保障

医院是一个组织严密，行业特点明显，服务于患者的实体组织。由各种要素构成，包括医学专业人员、护理专业人员、工程技术人员，一般服务人员；医院环境、院容院貌、医院建筑、各种设施、医疗设备、信息系统、病案、图书情报资料等。医院要组织各类人员，面对不同的患者与种类繁多复杂的疾病。如果没有各种相关法律法规与规范保障、指导与约束，那将会是什么局面，大家可想而知。实践证明医院工作制度化是保证医院系统正常运行的基本条件。

在我国目前已经颁布并实施的与医院管理方面有关的主要法律有：《中华人民共和国传染病防治法及其实施办法》《中华人民共和国母婴保健法及其实施办法》《中华人民共和国献血法》《中华人民共和国执业医师法》《中华人民共和国药品管理法》，行政法规如《医疗机构管理条例》《医疗事故处理条例》《职业病防治法》《血液制品管理条例》，以及部门规章规定、办法、决定等医院内部制度。这些法律、法规、条例、规章、规范和常规是医疗机构和医务人员的工作依据和"指南"。例如，《中华人民共和国献血法》要求，使用血液及血液制品前，医疗机构及其医务人员必须对患者或其亲属进行输血风险教育，详细交代使用血液及血液制品可能发生血源传播性疾病、输血反应等情况，方可使用血液及血液制品。由于受医学科学技术和检测手段的限制，部分经血液途径传播疾病尚未被全面认识，只能对献血者和血液进行病毒抗体检测，并不能完全排除丙型肝炎、艾滋病等的早期感染。因此，经输血感染疾病的可能性和危险性是不能完全避免的。对此，国际上发达国家也不例外。所以，在医疗过程中，医务人员在给患者输血时履行了相应的告知义务，患者及其亲属充分知情同意，即使发生了经血液途径传播疾病，医疗机构和医务人员可以减轻或不需要承担责任。医疗机构和医务人员在自己的有关执业活动中应当掌握相应的规定，并遵循规定,以确保其执业的合法性。在医疗活动中,最常用、最直接的是有关医院、医疗行为管理的规章、诊疗护理规范、常规。在判断是否构成医疗事故时,这是最基本的判断标准。

在医院最常用到的医疗质量和医疗安全的核心制度包括首诊负责制度、三级医师查房制度、疑难病例讨论制度、会诊制度、危重患者抢救制度、手术分级制度、术前讨论制度、死亡病例讨论制度、分级护理制度、查对制度、病历书写基本规范与管理制度、交接班制度、临床用药审核制度等,是患者安全和医疗质量的重要保证。医院管理既要靠正确的人生观、价值观、世界观为导向,又要靠制度作保证,没有制度的管理是无效的管理。规章制度是全体成员的行为准则,也是医院管理的准则。管理人员所拥有的权利是建立在制度的基础之上,是制度的权威,是制度的强制力,在医院制度面前,每个人都处于同等地位。因此可以说医院的规章制度是搞好医院管理的基础,健全的法律法规是医院质量建设的保障。

三、法律法规促进医学学科技术发展

医学技术的重大创新与应用都向法律提出了挑战,而相应法律的制定与实施又为医学的进一步发展提供有力的制约与保障。医学科学的自然属性,是治愈疾病、增进人的健康从而维护人类的延续,由于医学研究对象的特殊性,使得这门科学与其他科学尤其是法学联系得格外紧密。法律是强制性的社会规范,其主要功能之一是维护人的生命健康这一最基本权益。医师在进行医学研究或医疗实践时,不但要遵循医学的科学技术规范,同时也要遵循社会伦理、道德和法律规范。随着现代医学科学的迅猛发展,辅助生殖技术、器官移植、克隆技术、干细胞技术、转基因技术、基因工程技术等高新的医疗技术在医疗实践中得到了广泛的应用。然而,医学的实践与进步在推动自身进步、提高人类生命质量的同时又不可避免地引发社会伦理、道德、法律等诸多问题:器官移植技术应用引发的器官的来源与采集、器官商业化问题,辅助生殖技术引发的出生子女的法律地位、性别选择问题,基因医学技术应用所引发的基因资源主权、基因工程风险防范和操作的安全性、基因工程技术可能被滥用、知识产权保护及人类基本权利的尊重等,所有这些问题都需要制定相应的法律、法规进行规范和调整,于是相应的医事法律法规应运而生。如法国1976年的《器官移植法》、美国1968年的《统一组织捐献法》、1990年德国的《基因技术法》及1994年联合国教科文组织通过的《人类基因组与人权普遍宣言》等。国务院与卫生部近年也出台一系列相关政策与法规如《中华人民共和国侵权责任法》《医疗机构管理条例》《医疗技术临床应用管理办法》等法律法规,特别是对涉及人类健康的高端技术如干细胞技术、转基因技术等三类技术由卫生部直接管理。由此可见,医学技术的发展与实践是医疗法律法规学产生的源泉。医学科学在探索人类健康和生命的过程中,充满着难以预料的风险,需要一定的社会条件作保证,其中包括法律的保护和导向作用。法律法规又进一步推动与促进医学技术的发展。同时,在维护人自身的生命健康与尊严,规范医师的医疗行为起到监督保障作用。

四、法律法规是调解医患矛盾与质量纠纷的准绳

我国医疗纠纷呈逐年递增趋势。医疗纠纷的发生,不仅使患者的权益受到侵害,医疗机构正常的医疗秩序、权益受到扰乱和损害,甚至激化成社会矛盾,给和谐社会的构建增添不稳定因素。医疗纠纷有其特殊性,即涉及医学与法学两大领域。医疗纠纷往往是由医疗损害所引起,因此,医疗侵权损害事件的多少就自然成为医疗质量高低的一个重要标志。为确保医疗服务质量,我国政府卫生主管部门制定了《医疗机构管理条例》。随后,卫生部又发布了《中华人民共和国执业

医师法》《中华人民共和国护士管理办法》和人事部、卫生部、国家药品监督管理局发布了《执业药师资格（药品使用单位）认定办法》，依法取得执业资格的医疗专业技术人员，如医师、护士、医疗机构中的药师等，还包括1986年3月中央职称改革工作领导小组发布的《卫生技术人员职务试行条例》中所规定的其他卫生技术人员，如技师，以及《医疗事故处理条例》《医院投诉管理办法（试行）》等20多部卫生管理法律、法规，为加强医疗质量管理、维护医患双方的合法权益提供了法律武器，也为医院和专业技术人员提供了竞争的公平环境。这些法律制度的建立与完善，对不断提高医疗质量，促进医学科学发展，保护患者和医疗机构及其医务人员的合法权益，维护医疗秩序，保障医疗安全，息息相关。《医院投诉管理办法（试行）》对于医院及医务人员与患者沟通提出了明确的要求：医院应当体现"以患者为中心"的服务理念，提高医务人员职业道德水平，增强服务意识和法律意识，提高医疗质量，注重人文关怀，优化服务流程，改善就诊环境，加强医患沟通，努力构建和谐医患关系；医院应当健全医患沟通制度，完善医患沟通内容，加强对医务人员医患沟通技巧的培训，提高医患沟通能力；医院全体工作人员应当牢固树立"以患者为中心"的服务理念，全心全意为患者服务，热情、耐心、细致地做好接待、解释、说明工作，把对患者的尊重、理解和关怀体现在医疗服务全过程；医务人员应当尊重患者依法享有的隐私权、知情权、选择权等权利，根据患者病情、预后不同及患者实际需求，突出重点，采取适当方式进行沟通；医患沟通中有关诊疗情况的重要内容应当及时、完整、准确地记入病历，并由患者或其家属签字确认。医患纠纷发生后，有效的医患沟通，对于缓解医患矛盾和对立情绪，以及时、妥善处理纠纷具有重要意义。

五、树立法律意识提高医疗服务质量

21世纪医学科学的发展面临着自然科学和社会科学互相渗透、互相影响、互相促进又互相制约的局面。临床工作也面临着技术规范与行为规范的法律机制约束。医疗法律法规的发展与完善，为研究、解决医患矛盾、实现医患和谐；为维护人的生命健康与尊严提供了广阔的舞台，也为医学专业人才的全面发展提出新的要求，因此医院要不断开展医疗卫生管理法律法规宣传教育工作。医院要建立职业道德教育制度。按照《公民道德建设实施纲要》的要求进行道德教育，普及道德知识和道德规范，帮助医务人员加强道德修养。坚持理论联系实际，注重实效，做到经常化、制度化。建立职业道德考核与评价制度，制定职业道德考核评价标准及考核评价办法，定期或不定期对医务人员职业道德状况进行考核评价，并将其作为一个重要指标纳入岗位目标管理。医院要组织医务人员认真学习执业医师法、献血法、药品管理法、医疗机构管理条例及其实施细则等法律、行政法规，严格依法执业，依法规范诊疗行为，真正做到依法行医。特别是《侵权责任法》严格规范了医疗机构及其医务人员在诊疗活动中的诊疗义务及法律责任，医务人员要认真学习，不断提高学法、守法的自觉性。诊疗护理技术规范、常规是长期医学科学实践经验的总结，是医疗护理技术科学化、标准化、规范化的典范，是确保医疗质量的重要措施。医学科学是一门实践性、应用性很强的科学，随着医学科学的发展和医学实践的丰富，新项目、新技术不断涌现，新的仪器设备和药品不断被开发研制出来，诊疗护理规范、常规也在不断地被修订、完善。因此，医务人员必须通过不断的培训和继续教育，才能紧跟医学科学的发展，不断充实、提高医疗技术水平和业务能力。教育和培训包括岗位培训、提高学历教育和继续教育等。卫生部颁发的《临床住院医师规范化培训试行办法》和《临床住院医师规范化培训大纲》对医师的岗位培训作出了具体的规定。要坚持理论联系实际，注重实效，做到经常化、制度化。建立职业道德考核与评价制度,制定职业道德考核评价标准及考核评价办法,定期或不定期对医务人员职业道德状况进行考核评价,并将其作为一个重要指标纳入岗位目标管理。医学科学的发展要求医务人员注重医学理论、法学知识与能力的培养。要做到医学与法学并重、理论与实践并重、改革与创新并重,才能更有助于培养出富有创新精神的集知识、能力、素质于一身的全面发展的医学人才,这也是提高医疗服务质量的根本途径。

(王 磊)

第五节 医疗质量与医院文化

一、医院文化基本概念

"文化"一词,中国古已有之。《易经·周礼》中有"观乎人文,以化成天下"的记载;西方"文化"一词有拉丁文"Colere"演化而来,原意是耕作、培育、教育、发展出来的事物,是与自然存在的事物相对而言的。

从广义上说,文化是人类在社会实践过程中所创造的一切物质财富和精神财富的总和,在日常生活和工作中使用的"文化"这个词汇时,一般并不指广义的文化,而往往特指人类精神方面的事物,如文学、艺术、教育、科学等。

医院文化是社会文化在医院具体化、个性化的反映,是在医院实践活动中逐渐培育起来的思想观念、意识形态、价值体系和文化形式的总和。目前,人们更多地把医院文化管理看作是一种新型的管理模式,它是医院整体发展战略思想的集中体现,是医院管理实践活动的科学总结。

二、医院文化的内涵

(一)医院文化的组成

医院文化一般是由表层、浅层、中层及深层组成。

1.表层物质文化

也称医院文化的物质层,是以医院的实体形式表现出来,由医院各种物质条件要素构成,包括医院的文化体育设施、医院环境、院容院貌、医院建筑、医疗设备、病案、图书情报资料等。

2.浅层行为文化

也称医院文化的行为层,是医院在医疗活动及生活服务中产生的,主要包括医院领导者行为,医院员工的群体行为,医院规范人物的行为,医院文化各种现象,也是医院精神及医院价值观的反映。

3.中层制度文化

也称医院文化的制度层,包括医院的领导体制、组织机构、管理机制等,是以医院各种制度、规定、常规和行为规则的方式表现出来。医院是高风险的行业,医院工作关系到人的生命,同时医院技术密集程度高,要求员工的个体行为和各项工作必须要有规范,形成行动统一的文化。

4.深层精神文化

也称医院文化的精神层,包括医院价值观、医院精神、医院哲学、医院道德、医院风尚等。它属于思想意识形态,是以员工的观念和行为表现出来的,是医院物质文化与制度文化在人的精神方面的反映,是医院文化的核心。

医院文化的 4 个层次互相影响,互相渗透,互相作用,互相联系,形成医院文化的整体,以实现医院文化的功能。

(二)医院文化的作用

医院文化在医院建设和医院工作中发挥着重要的作用,总结起来有以下 5 点。

1.引领作用

医院文化的引领作用是指其引导全体成员为实现医院目标与自我价值而发挥最大潜能和显能的作用。医院文化的深层核心是医院全体成员的共同价值观念,它对医院全体成员具有很强的感召力,是引导成员为医院发展而奋斗的内在动力。

2.激励作用

医院文化的激励作用是其激发全体成员团结一致奋发向上的精神状态,调动他们工作的积极性和激发大家为院争光的荣誉感。

在以人为本的文化氛围下,员工的成绩、成果、贡献等会及时地受到肯定和奖励,因此就会产生巨大的荣誉感和责任心,就会自觉地为达到更高的目标而努力。

3.凝聚作用

医院文化的凝聚作用是其把医院全体成员团结在一起为实现共同愿景、目标的能力。医院文化的凝聚力是通过医院成员对医院目标的认同感,对医院担负任务的崇高使命感和完成各项工作的责任感,把自己的思想、行为与医院紧密地联系在一起产生一种强大的向心力和凝聚力,从而发挥出巨大的整体效应。

4.规范作用

医院的规范作用是通过精神文化、制度文化等对医院全体成员的行为进行规范,从而为实现目标统一行动的作用。

医院成员自觉依照价值观的指导进行自我管理和控制,是一种自觉的内在约束力,通过精神道德的力量来规范自己的行为,同时依靠医院各种制度规章来规范员工的行为。二者有机地结合,使医院管理制度化、规范化,保证医院正常的医疗工作和生活秩序。

5.提升作用

医院文化提升作用是通过医院文化中精神的力量激发人的主动性,提高人的自觉性和增强人的责任感,从而使无形的规章制度、工作流程、管理工具产生最好的质量、最大的效益。

医院文化是以提升价值创造力为核心,通过持续不断地引导、教育、感化、沟通,使组织成员的行为变被动为主动,变他律为自律,最大限度激发和调动员工的积极性和创造性,不断提升员工的素质,从而不断提升管理的绩效。

三、医院文化与医疗质量

(一)医院制度是患者安全和医疗质量的保证

医院是防病治病,保障人民身体健康的社会主义卫生事业单位,必须贯彻党和国家的卫生方针政策,遵守政府法令,为社会主义现代化建设服务。

医疗质量和患者安全是医院工作永恒的主题,也是医院管理的核心。医院规章制度是医院文化的重要组成部分,它既是医院精神、办院宗旨、价值观、道德规范、行为准则的反映,也是医院管理科学化的重要手段,医院制度文化是联系精神文化和物质文化的纽带,渗透在医院工作和医院管理的各个方面,是患者安全和医疗质量的保证。

广义的医院制度包括国家法律如《中华人民共和国药品管理法》《中华人民共和国传染病防治法》等,行政法规如《医疗机构管理条例》《医疗事故处理条例》等,地方法规如《上海市精神卫生工作条例》等,以及部门规章规定、办法、决定如卫生部制定的《医院工作制度》《医疗机构评审办法》《医院感染管理办法》等及医院内部制度等。

医院的各项制度是医院工作客观规律的反映,是医疗实践活动的经验总结。医院是一个复杂的系统,涉及多个部门多个岗位,具有很强的技术性、时间性、连续性、协调性、规范性、风险性等特点,要保证医院各类人员各项工作有章可循,有法可依,各司其职,各负其责,就必须有科学、完善的规章制度。实践证明医院工作制度化是保证医院系统正常运行的基本条件。

医疗质量和医疗安全的核心制度包括首诊负责制度、三级医师查房制度、疑难病例讨论制度、会诊制度、危重患者抢救制度、手术分级制度、术前讨论制度、死亡病例讨论制度、分级护理制度、查对制度、病历书写基本规范与管理制度、交接班制度、临床用药审核制度等,是患者安全和医疗质量的重要保证。医院管理既要靠正确的精神文化作导向,又要靠制度作保证,没有制度的管理是无效的管理。规章制度是全体成员的行为准则,也是医院管理的准则。管理人员所拥有的权利是建立在制度基础之上的,是制度的权威,是制度的强制力,在医院制度面前,每个人都处于同等地位。因此医院的规章制度是搞好医院管理的基础。

(二)医务人员职业道德关系到医疗质量和患者安全

医德医风建设是医院职业道德建设的主要内容,医德医风建设,教育是根本,制度是保证,监督是手段。

医务人员职业道德直接关系到医疗质量和患者安全。江泽民同志在庆祝中国共产党成立八十周年大会上的重要讲话中强调指出:"要把依法治国同以德治国结合起来,为社会保持良好的秩序和风尚营造高尚的思想道德基础。"这一重要论述,对医疗卫生工作也有着极其重要的指导意义。医院要坚持以德治院,不断提高医务人员的职业道德素质。医院要经常向员工进行职业道德重要性与必要性的教育,各级领导干部与共产党员要率先垂范,严于律己,做出榜样。同时还要通过健全的规章制度,严格的纪律来调整本行业本单位人员的行为和关系,把个人自律与制度约束统一起来,建立健全医德规范,坚持用制度管住人、管好人。同时有效的监督是加强医德医风建设的重要环节,要形成多形式、多层次、多方位、多渠道的监督网络,密切医患关系。通过严格奖惩制度,坚持把医务人员的服务态度、工作精神、医疗行为等医德医风要素作为考核工作人员实绩的主要内容。只有这样在员工中形成高标准的职业道德风尚,才能推动医院精神文明建设和医院文化建设的健康发展。

另一方面,医院的精神文明建设和医院文化建设又进一步促进医院的医德医风建设。医院工作坚持以患者为中心,主动以患者的眼光审视思考我们的工作,不断满足患者的需求;主动关爱患者,尊重、理解患者,给予关爱与同情,医疗护理每个环节的工作都要做到更细、更新、更优;主动观察,即用心去发现患者的问题,以及时解决他们的困难与问题;主动沟通,就是与患者形成默契和与心灵的共鸣,给患者更多心灵上的关爱与慰藉。良好的职业道德,不仅表现在良好的服务态度、服务艺术,同时还要有精湛的医疗技术,才能满足患者的需求,让他们对医院的各项工作满意放心。

(三)坚持人本管理的原则,不断提高医疗质量

20世纪80年代兴起的企业文化理论,力图纠正和补充科学管理中对人的忽视,强调科学管理和"文化管理"的有机结合,一方面强调管理以人为中心,人是管理活动的主体,充分发挥人的积极性和创造性,通过尊重人、关心人、培养人、激励人、开发人的潜能,提高管理的绩效。另一方面,要在科学管理的基础上,更加重视文化管理,更加重视研究人性,更多关注医疗行为和就医行为,通过注重人的思想、道德、价值观念等的建设,提高人的质量,进一步保证医院的服务质量。

医院管理从科学管理到人本管理的转变,本质上就是文化的转变,是从被动式单一化、统一化的服务模式向因人而异、因时而异的主动式人性化、多样化服务模式转变,也是从物化管理向文化管理的转变,是以人的素质提高为中心的需求和推动,从根本上改变了医院的精神面貌。在以人为本的医院文化建设中,首先应该关注并指导员工树立正确的理想信念,将医院目标与个人理想有机地结合起来,并为之努力奋斗,这将会激发员工的创造力和能动性。坚持以人为本,就是要求员工做到服务思想牢、服务技术精、服务作风正、服务态度好、服务质量高。医院文化是医院的灵魂,是实现制度与医院战略的重要思想保障,是医院制度创新与服务创新的理念基础,是医院行为规范的内在约束。把质量当作医院永恒的生命,转变服务观念,规范服务流程,提高服务艺术,改善服务环境,满足患者需求,实现患者满意,家属满意,社会满意,自己满意的服务质量目标。

总之,通过一个良好的医院文化,引导、激励工作人员为患者提供安全、有效、方便、价廉的医疗卫生服务。

（王　磊）

第三章

医院文书管理

第一节 文书与文书工作

一、文书与文书工作的基础

文书是伴随文字的产生而出现的,它是人们记录信息和表达思想的一种文字材料。自从人类社会出现阶级和国家之后,统治阶级就利用文书发号施令、指挥国事、记录信息,于是产生了公务文书,并逐渐形成一套文书拟制和处理的程序及办理手续,这就是现在所称的文书工作。

(一)认知文书含义

做好文书工作,应正确认知文书的含义,认知的基本步骤如下所述。

1."文书"概念历史的梳理

要了解什么是文书,首先应对"文书"这一概念的历史进行梳理。

最早出现"文书"一词,是在西汉初期贾谊所著的《新书·过秦下》中"禁文书而酷刑法,先诈力而后仁义"之句。司马迁的《史记》中,也多次提到"文书"一词。至东汉,班固在其所著的《汉书·刑法志》中,又有"文书盈于几阁,典者不能遍睹"之句,意思是说,当时的司法部门,审理犯人的材料堆满公案和阁架,以至执法官都看不过来。这里的"文书"泛指古代的文籍典册。在我国先秦时期,"文"与"史"是不分的,如《尚书》即上古之书,既是历史的记载,又是政治文件的汇编。大约到唐宋以后,"文书"概念的含义相对狭窄一些,主要是指实用性强的文字材料,而且有了公用和私用之分。

2."文书"概念现实的判定

现在研究的文书,不再是古代意义上的文字材料。古代有史料价值的文字材料或者应用性的文字材料都可以叫作文书,而现今文字材料的划分越来越细,诸如文学作品、图书情报、档案材料等,如果都称为文书则不利于对不同文字材料的研究,同时也不符合现代人对"文书"一词的理解习惯。

现在文书的定义是行为主体在社会实践活动中为了凭证、记载、公布和传递信息的需要,在一定书写材料上形成的具有应用性和特定格式的文字材料。

3."文书"含义的正确理解

对文书的含义,具体来说,可以从以下几个方面来理解。

(1)文书首先是一种文字材料,即书面材料。然而,它不同于别的书面材料,如文学作品、图书情报等。随着科学技术的发展,出现了声像材料,如处理公务或者私事的录音带、录像带等,这些材料虽然具有文书的功用,但从文书这个特定的概念来说,不具有文字的属性,因而不能称为文书,但我们可以把它理解为一种特殊的文书。

(2)文书有特定的格式。文书是社会交际的工具,这就需要有统一的通用的格式要求,以便实现社会交际的功用。文书在内容上,一般而言,要能表达一个较为完整的思想和意图。

(3)文书具有应用性。文书的功用主要是应用,它是处理公、私事务和进行社会交际活动的工具。而且所涉及的事项除个别情况外,都是现行的,即正在进行或要进行的工作和事务。

(4)文书具有很强的目的性、针对性。文书作为处理事务的一种工具,有明确的目的,根据社会交际活动的需要而形成。同时,它定向、定范围传达意图、记载活动、推动工作,具有很强的针对性。

(5)文书的形成和使用有特定的主体,即党政机关、企事业单位、群众团体等社会组织和具体的个人或家庭。

(二)文书工作的含义

文书工作是通过互相衔接的一系列程序和手续,完成拟制、处理和管理文件材料的工作。不同时期,不同的机关单位,文书工作的内容是不一样的。不同类型的公文,也有不同的程序和手续。例如,制发一个文件,从思想酝酿、材料收集、调查核实、起草讨论、审核定稿、缮印校对到用印发出,需经过一系列程序并遵循一定的制度,文件处理完毕,有保存价值的文件还要整理立卷,这些都属于文书工作。概括起来,文书工作的内容包括文件材料的拟稿、审核、签发、缮印、校对、用印、收发、登记、分送、拟办、批办、承办、催办、立卷、归档等。

对于文书工作者来说,要掌握公文的形成和处理过程,了解公文的形成与处理程序对公文的结构和作用的影响,还需要了解文书工作的历史及其发展,研究和掌握文书工作的原则和方法,以便更好地为机关、企事业单位的工作和科学研究服务。

(三)公文的特点与作用

1.公文的特点

(1)法定的权威性:这种权威性是由于公文传达了公文制发机关的决策与意图,体现出制发机关的意志与权力,此外,公文具有其他文献无法替代的凭证功能,也保证了其权威性。在权威性的要求下,公文在法定的时间与空间范围内能对受文者产生强制性影响,强制贯彻执行,强制予以阅读与办理,要求予以回复等。

(2)鲜明的政治性:公文具有传达贯彻方针政策、处理行政公务、党务的重要职能,其内容具有鲜明的政治性。有些公文直接代表了党和国家的政治立场和原则,而所有公文都不能背离党和国家的法律规定。

(3)程序的严格性:《党政机关公文处理工作条例》对发文的撰写、审核、签发、复核、缮印、用印、登记、分发和收文的签收、审核、拟办、批办、承办、催办等公文处理程序都有严格明确规定,任何机关单位都必须严格遵照执行。

(4)体式的规范性:公文的体式是公文文体、格式、用纸、装订及各种标记等内容的统称,这些内容都有原则性的规定。

(5)作者的法定性:公文由法定作者制成并发布,所谓法定作者,是指依据法律法规成立并能以自己的名义行使职权、承担义务的国家机构和其他社会组织。公文必须以法定作者或其代表人的名义制发,其他人无权制发。在公文上载有凭证取信生效的标志以证明法定作者的职能地位并赋予公文以法定的效力。

2.公文的作用

公文的使用极为广泛,涉及社会生活的各个领域,具有各个方面的实用功用。作为社会管理的工具,它主要有 3 个方面的功用:管理功用、交际功用、反映客观现实的功用。作为国家行政机关的公文,其作用主要在于它可以作为传达和贯彻执行党和国家的各项路线方针政策、管理政务、处理事务、沟通机关或单位之间联系的一种工具。具体来说有以下几个方面的作用。

(1)领导指导作用:机关、单位可以通过制发文件来部署各项工作,传达党和国家的路线、方针、政策,传达各级领导机关及本机关的意见和决策,对下级的工作进行具体的领导与指导。领导的方式不外乎两种:一是书面领导,即利用公文来实现;二是实行面对面的领导。但一般来说,对于重大问题的处理、决策等适宜采用书面领导的方式,这样就能避免面对面的领导存在的随意性。另外,一个机关、单位,无论如何都不可能实行完全的面对面的领导,领导者不可能同下级每一个组织及成员直接接触,这就需要通过公文来贯彻有关方针、政策,进行具体的领导和指导。

(2)行为规范作用:党和国家的各种法规都是以文件的形式制定和发布的,这些法规性文件一经发布,便成为人们的行为规范,必须坚决遵照执行,不得违反。它对于维护正常的社会秩序,安定社会生活,保障人民的合法权益有着极其重要的作用。有些单位无权制定法规,但仍然可以根据本单位的实际情况,制定一些规定、办法等,这些规定、办法同样具有规范作用。

(3)联系知照作用:各机关单位在处理日常事务工作时,经常要与上下左右的有关机关单位进行公务联系,公文往来则是机关单位之间协商和联系工作的一种方式。这种公务联系作用是公文最常见、最普遍的作用。同时,公文在机关单位之间互相知照意图、协调关系及协调机关内部关系等方面都起着重要的作用。

(4)凭证记载作用:公文是机关单位职能和公务活动的文字记录。一般来说,绝大多数公文在传达意图、联系公务的同时,也具有一定的凭据作用。这是因为,既然每一份公文都反映了发文者的意图,那么,对于受文者来说,就可以将公文作为安排工作、处理问题的依据。有些公文,本身就具有凭证作用,如经当事人双方共同签订的协议书、合同等文书。可以说,形成这类文书的目的,就是为了作文字凭证的。还有一些公文,本身就是凭证,如会计文书中的会计凭证、借据等。另有一些公文具有明显的记载作用,如会议记录、谈话记录、会议纪要、大事记等,它们都是机关工作活动的真实记录,可以供日后利用和查考。

(5)宣传教育作用:公文有很强的政策性,有些公文还蕴含着丰富的知识,对于各机关、单位都是良好的宣传教育材料。当文书传播开后,对接触到的干部、群众也是非常好的教育读本。党政领导机关制发的方针政策性的、领导性的重要文件,不仅是进行各种宣传教育工作的重要依据,也是很好的教材,具有重要的宣传教育作用。有些会议常印发一些重要文件作为会议的学习材料,许多重要文件也可以通过报刊、广播、电视加以公布,或者印发到各级机关有组织地进行传达、宣讲和学习。

(四)文书工作的特点与原则

1.文书工作的特点

文书工作是一个机关的组织或办事机构管理活动的重要组成部分。要有效地开展并做好文书工作,必须熟悉、把握好文书工作的特点,具体来说,可以总结为以下几点。

(1)政治性:文书工作作为管理活动的一部分,体现管理者的意志,必然表现出强烈的政治性。在我们社会主义制度下,文书工作要为社会主义现代化建设服务,全面体现并传达党和国家的路线、方针、政策,违背了这一点,其他方面工作做得再好,也只能起反面作用。

文书工作是使整个国家机器得以正常运转的重要保证。国家是个统一体,在这个统一体中,文书工作是通过信息传递进行有机联系和协调一切活动的,从而使全国上下按照统一的意志、统一的目标有效地运转。如果文书工作不能正常运转,势必影响到整个国家机器的正常运转。

文书工作还是提高机关工作效率的重要环节。机关的一切工作,从总体上说,都是为社会主义现代化建设服务的,机关工作效率如何,与社会主义现代化建设速度有着一定的直接关系。而机关的工作效率同文书工作的效率又密切相关。文书工作如果准确、及时,高速、高效地运转,就能促进机关提高工作效率,也就能相应地促进社会主义现代化建设的速度,反之,则会阻碍社会主义现代化建设的进程。

(2)机要性:文书工作的机要性主要体现在以下两个方面。

1)文书工作的机密性。这是由它所涉及的物质对象——文件所决定的。党政机关、各企事业单位,都要制发具有不同程度机密性的文件,尤其是高层领导机关制发的文件,许多都是涉及国家政治、经济、军事、高科技、高技术等核心机密的,而这些机密性文件的形成、处理和管理都离不开文书及文书工作。如果文书工作中的某一环节出现问题,失密、泄密或误时、误事,都将会造成政治、经济、军事、科技等方面的严重损失。

2)文书工作的重要性。这是指文书工作的岗位重要。文书工作中,有一部分工作就其性质而言,并不那么机密,但确实又很重要,如各机关的印章、介绍信等。

(3)有序性:文书工作的有序性,是指处理文书的每一个工作环节都是紧密衔接的,不允许随意割裂、颠倒。从收发阶段来看,如果没有外收发的第一次验收,就不可能进行内收发的第二次审核,如果没有文秘部门的拟办意见和机关负责人的批办,就不可能有承办等后续文书处理工作。所以,文书工作的各个环节紧密相连、前后有序,不能随意减省或颠倒顺序。

(4)规范性:文书工作的规范性,主要是通过以下几个方面体现的。一是体现在文书的形成上,文书的形成除了在行文方面有必须遵循的规则之外,在公文的文面格式、印装格式等方面,都有规范的要求;二是体现在文书处理上,包括文书的办理、整理、归档等方面,也都有规范性的操作要求,只有坚持文书处理工作的规范性,才能使文书工作科学、有序、高效地运行;三是体现在文书的管理上,包括文书的管理利用、清退、销毁等,都分别有规范的要求。只有按规范操作去做,才能对文书工作进行统一管理,才有利于文书工作的自动化处理。

2.文书工作的原则

根据《党政机关公文处理工作条例》等文件的精神,文书工作应遵循以下几个基本原则。

(1)准确周密:准确周密是对文书工作的质量要求。文书工作关系到党和国家事务管理,关系到机关或者企事业单位领导、指挥、组织和管理社会主义建设的工作效率问题。"准确周密"这4个字,包含了对文书工作在政治上、文字上、运转处理上的全面质量要求。机关、企事业单位拟制和发出一份文件,或是对于方针政策的制定、宣传与贯彻,或是对具体工作的组织、计划与安排,或是汇报情况、请示与答复问题,商讨具体措施,联系办理具体工作问题等,都要求准确周密。如若办得粗枝大叶、错漏紊乱,不仅会使机关办事效率降低,甚至还会造成严重的损失。

一个领导机关撰写的文件,如果内容空洞或词句含糊笼统、表述不清,或者前后发文互相矛盾,收文单位就很难贯彻;又如发出的指示、决定,若是主观武断、机械死板,也会使下属单位难以贯彻执行。

下级向上级报告工作,要抓住主要问题,文件内容不能空泛,而要如实、准确地反映情况,否则会给工作带来一定的影响和损失。

缮写、印刷、校对文件工作需要细致、认真,文字上错漏颠倒,会造成误解、费解,从而误时误事。文件的登记、装封、分发、送批等发生差错,也会造成错发、漏送、延误或泄密等。文书的立卷,如不注重质量,收集不齐全、整理不系统、鉴定不准确,必然会影响机关现行工作的查考和日后档案的长期利用。

"准确周密"是提高效率的基础,也是反对官僚主义、文牍主义作风的一种保证。要做到"准确周密"这4个字,必须加强责任心,科学地组织文书工作,严格执行制度,完备手续,明确责任。

(2)及时迅速:文书工作者必须有紧迫的时间观念,力求解决问题及时,处理工作迅速,反对拖拖拉拉、公文旅行、迂缓停滞、积压不动。

紧急的文件,有明显的时间要求,超过时限必然会给工作造成损失。文书工作的每个程序,都应当分清轻重缓急。首先应保证紧急文件的及时处理,对没有十分明确时间要求的文件,如那些未限定必须某月某日下达、上报或答复的,也不可任意延缓拖拉。机关正常的收发文件,都有一定的时间要求,必须尽可能地及时处理。缩短文件在机关、企事业单位的运转办理周期,才有益于提高工作效率,从而促进事业的发展。

为了实现文书处理的及时、迅速,还必须健全制度,简化手续和层次。为了加速文件运转,提高处理工作效率,要尽可能地在文书工作中运用现代化的技术手段。

(3)精简实用:要一切从实际出发,力求简捷,讲究实效。精简文件,控制发文数量,不该发的文不发,可发可不发的文少发;语言要贴近实际,简明扼要,表述内容具体,不玩弄虚文。克服文书工作中存在的文件多、种类繁、内容重复、文字冗长、层层转阅、费时颇多、效率低下的现象。

(4)保守机密:文书是党政机关传达方针政策的重要工具,尤其是高级领导机关制发的文书,涉及党和国家的重大决策,以及政治、经济、军事等重要机密,因此,文书工作必须严格执行保密制度,不得疏忽大意。一切尚未公布的机密文书,经手办理的文书工作人员,都要注意保密,不能随便给无关人员阅看或谈论。文书的运转交接应当严格登记,履行签收手续,明确责任。绝密文书应有专人负责和安全的设备保管,不得擅自携带外出或带回家中,以免造成失密、泄密。

二、文书工作的组织

(一)文书工作的组织形式与机构设置

1.文书工作组织形式的类别

从我国目前党政机关现行的文书工作来看,文书工作的组织形式大体分为集中和分散两种类型。

(1)集中的形式:集中的形式就是把文书工作中除文件承办外的其他环节的工作,都集中由文书部门来处理。换言之,在一个机关内,除了文件承办外,文书处理的其他各个环节都集中在机关的中心机构进行。其他业务部门不再设置文书工作机构或专、兼职文书人员。按一般工作规律,这种集中形式适用于小机关和一部分中等机关。这些机关的规模不大,业务不太复杂,内部组织机构不多,有的甚至只有人员的分工,没有设内部组织机构,收发文件也比较少,办公驻地当然也是集中的。所以这类机关的文书处理工作适宜集中进行。

采取集中形式进行文书处理工作,其优点在于:一是简化文书工作手续;二是节省人力;三是提高文书工作效率。

(2)分散的形式:指将一个机关的文书处理工作分别由机关的中心机构(即各机关的办公室、厅)和各业务机构的文书部门和文书工作人员,各负责一部分文书处理工作。这种形式一般适用于比较大的机关或部分中等机关。分散形式的具体组织又可分为以下2种情况。

1)把文书处理的不同工作环节,一部分集中在中心机构,另一部分放在各业务部门。例如,文件的收发、催办、打印等环节,可以根据本机关的各种条件,集中或者分散进行。文件的打印,可以集中由一个打印室负责;催办、查办、整理、归档工作,可以集中,或分散由各部门的文书人员负责。

2)按文书的内容和各部门的业务进行分工。一般而言,可以将属于方针政策性、全局性、综合性、重大问题的文件,以及以机关名义收发的文件,放在中心机构处理,而将属于业务方面的文件,放在有关业务机构的文书部门或交给专、兼职文书工作人员处理。

2.文书工作组织形式的选择

一个机关究竟是该选择集中形式还是分散形式,应视具体情况区别对待。

(1)选择文书工作组织形式的原则:①要有利于机关工作。选择文书工作的组织形式,目的是保证和推动机关工作的有效进行。因此,在选择文书工作组织形式时,需要从本机关的实际出发,以便更好地完成文书工作任务,提高机关工作效率和方便工作。②要保持相对的稳定。一般来说,一个机关的组织机构是较为稳定的,这就要求为其服务的文书工作的组织形式也要相对稳定。所以,一旦选择了某种组织形式,就不应轻易变换,而应相对稳定一个时期。否则,时而采取集中形式,时而采取分散形式,势必造成文书工作的混乱。

(2)选择文书工作组织形式的依据:明确文书工作组织形式的选择原则,只是在选择时有了总的遵循规则。在具体选择时,还要考虑与文书工作组织形式密切相关的各种情况,以此作为选择的主要依据。

总的来说,工作任务重,职权范围大的机关,机关内部机构设置的层次和数量就多,收发文件的数量自然也就多,就有必要采用分散形式;而工作任务少,职权范围小的机关,内部机构层次设置和数量相对的少,收发文件的数量也比较少,这就有必要采用集中形式。同时还应看到,机关所属部门是否集中、距离远近、有无相对独立性等。

在上述各种情况的比较中,究竟依据哪些因素,确定采取哪种文书工作组织形式,则应根据起主要作用的那些因素,灵活判定。

3.文书工作的机构设置

文书工作是机关日常工作的一个重要组成部分,是直接为机关的领导工作、业务工作服务的,但文书工作不是机关的一项专门业务。通常文书工作都被纳入机关的综合性办事机构,即办公厅(室)、秘书处、秘书科等。各机关文书工作机构的设置必须根据任务轻重、工作量多少来确定。就机关的中心机构来说,一般也只是承担文书工作的主要任务,如主要由办公室负责文件的收发、运转、打印、核稿及文书的管理等。具体来说,文书工作机构的设置大体有以下2种情况。

(1)专门机构:这是对较大的机关来说,因为它们的文书处理任务繁重,而且某些环节又具有专门的业务技能,所以应考虑设立专门的文书工作部门(机构),如文书工作由办公厅(室)负责,下设秘书处(科、室)或文书处(科),负责拟稿、核稿、会议记录等;设机要室,负责机密文件的管理;设打印室(文印室)、印刷厂,负责打印文件;设收发室,负责文件的收发工作等。有的大机关还设通信科,专门负责机要文书的传递工作。

中心机构及其下设的某些科、室主要或专门承担某些文书处理工作任务,通常又称它们为文书处理部门或文书部门,而相对地称其他业务机构、职能机构为承办单位或办文部门。

文书处理工作不只是由文秘部门负责的,机关的领导和其他职能部门也要承担一部分文书处理工作,如拟稿、核稿、签发、阅办等工作。

(2)专职或兼职人员:这主要是对较小的机关来说,由于他们的文书处理工作的任务较少,就没有必要成立专门的文书工作部门,一般只在办公室安排1~2个专职或兼职的文书工作人员。大机关的中间层机构的办公室也往往如此。文书工作人员主要负责文件的收发、运转、催办、查办等工作环节,通常简称文书人员或按他们的职务简称为文书。

(二)文书工作的组织领导与责任制度

1.文书工作的组织领导

文书工作主要是对本机关负责,为本机关服务,因此不可能有一个全国性的领导机构对全国各地、各系统、各机关的文书工作进行领导。文书部门主要接受本机关的领导,但也不排除上级文书部门对其文书工作的指导。一般地说,对文书工作的领导、指导关系可以从以下几个方面分析。

(1)从全国来说,中共中央办公厅、国务院办公厅分别负责领导和指导党和政府系统的文书工作。这种领导和指导主要是通过制定和发布有关的条例、制度和办法,做有关的指示和决策,负责召开有关的会议等形式和途径对文书工作进行业务上的指导。

(2)从一个机关来说,文书工作由本机关的秘书长或办公厅(室)主任负责领导。其主要职责是对本机关文书工作的任务和文书工作的组织工作,提出全面的工作计划和实施方案;总结本机关及其所属单位文书工作的经验,推广先进典型,发现问题,以及时纠正,并提出改进的意见和办法;根据《党政机关公文处理工作条例》设计文书规格,制定机关文书工作规范,促进文书工作科学化、规范化、制度化;组织购置文书工作设备,促进文书工作的办公自动化;指导、帮助机关各部门专职、兼职的文书工作人员提高业务水平。

(3)从上下级机关的关系来说,上级领导机关的办公厅(室)有责任对其所属的机关单位的文书工作进行业务上的指导。如省人民政府办公厅有责任指导省的各厅、局和下属的各地、市、县的办公部门的文书工作。

(4)由于文书工作与档案工作有着密切的联系,因此,机关档案部门有责任按照档案工作要求,对机关各部门的归档文书进行整理分类及对归档工作进行指导监督和检查。

2.文书工作的责任制度

文书工作的责任制度包括文书工作岗位责任制和文书工作目标管理制度。它们是加强文书工作机构建设、强化文书工作管理、提高文书工作效率、发挥文书工作组织职能的重要措施。

文书工作岗位责任制与文书工作目标管理制度,两者既有联系,又有区别,它们的共同目的是促进文书工作组织在管理上的优化。

(1)文书工作岗位责任制度。

1)文书工作岗位责任制度的具体内容。文书工作岗位责任制度的具体内容应包括4个方面:一定任务,即确定文书工作机构的总任务,同时确定其分支机构的任务。二定机构,即机关内的文书工作机构如何设置。换言之,是设专门机构,还是设专职或兼职人员;专门机构怎样设置,是设置一个还是多个,机构名称怎样确定;专职或兼职人员设在哪个部门等。三定编制,即对已设置的文书工作机构确定人员编制。因为如果没有人员编制,即使有了机构,也形同虚设。人员编制的数量应根据文书工作任务的多少和工作量的大小来确定。四定人员,即根据既定的人员编制确定人员的工作岗位。通过人事安排,每一个文书岗位都能有人员到位。

2)建立文书岗位责任制须注意的问题。按照职位标准的要求,在建立文书岗位责任制时,应当注意并明确以下几点:①岗位责任与职位的工作权限要相符。什么样的职位赋予什么样的权限,承担什么样的工作任务。超过职位的权限,或没有赋予职位应有的权限,都无法确定岗位的责任。②岗位责任的范围要清楚,即文书工作的某一岗位的责任要具体明确,不应与其他岗位相交叉。③一切从实际出发。文书工作制度的确立,应从实际出发,实事求是,采取领导和群众上下结合的办法,各行其职,各负其责。

(2)文书工作目标管理制度:文书工作目标管理制度,就是把文书工作岗位责任制目标化和具体化的管理制度和方法。其主要特点是引进了目标责任。要真正建立科学合理、有效公正的目标,必须把握和协调好以下几组矛盾的关系,这样才能做好目标管理的工作。

1)坚持领导和群众相结合的原则。制定文书工作的目标必须要由领导者亲自参加,同时还要依靠群众的智慧与才能,充分发扬民主,走群众路线,这才是制定和实施目标的基础和保证。

2)坚持定性与定量相结合的原则。目标考评首先需要明确考评的目标,必要时对考评目标进行量化管理,细化考评目标,并确定经过细化后的每一目标的量值,进行量化统计与量化分析。而对于那些不适宜进行量化考核的工作目标和工作内容,则采取定性分析的方法进行考评,并使定性与定量考评两者有机地结合起来,进行综合考评。

3)坚持可行性和先进性相结合的原则。目标是激发和调动人们积极性的动力,但没有先进性目标,就没有激励作用;同时,如果目标经过努力无法达到,也会挫伤人们的积极性。因此,必须把先进性与可行性有机地结合起来。

4)坚持目标管理与加强思想政治工作相结合的原则。在实施目标管理的进程中,必须加强思想政治工作,树立大局意识,树立具有协同合力的集体观念;同时又必须不折不扣地贯彻目标管理制度。总之,要尽一切可能地把思想政治工作与目标责任制两者有效地结合在一起,充分发挥文书工作人员的积极性与创造性。

(三)建立文书工作岗位责任制度

文书工作岗位责任制,是规定了文书工作机构中各个工作岗位职、权、责、利关系的有效制度。建立文书工作岗位责任制度,除了应具备一定的建立基础和条件,还要采取必要的、恰当的步骤,具体步骤如下所述。

1.对单位内部文书工作责任进行划分

如果文书工作机构如何设置尚未确定,文书部门与其他部门的职责权限也没有划清,就无法确立文书工作的岗位责任制,所以建立文书责任制首先应划清文书工作在整个单位工作中的责任。

2.对文书工作岗位进行调查分析

要先摸清情况,了解不同岗位与职责的要求,然后对调查出来的材料进行分析,并相应地确定各个工作岗位的职责和权力。

3.制定文书工作岗位的职位标准

职位标准包括职位名称、职务内容、责任制度、工作权限、任职条件等,把这些细化、量化,最后确定各个工作岗位职位要求的规范与条件。只有把文书工作各个岗位的职位标准确定下来,建立岗位责任制才有所遵循。因此,制定职位标准这一步骤是建立文书工作岗位责任制度的中心环节。

(四)建立文书工作目标管理制度

1.确定目标

通过论证,制定文书工作的目标。这是文书工作目标管理的第一步,是实行目标管理的基础,也是建立文书工作目标管理制度的关键环节。

确定目标时,要把上级的总体目标、工作计划和工作任务,作为制定本级目标的依据;把本单位的人力、物力和管理水平及上期目标责任的完成情况,作为制定本期目标的基础;同时考虑本单位各部门和外部机关等各种因素的影响。

确定目标需要把握好以下几点:首先是明确目标内容。如制定目标方针,对现实目标进行高度概括;又如选择目标项目,确定不同项目的目标;再如测算目标值,妥善处理定量目标值与定性目标值。其次是进行目标分解,将目标纵向分解到每一个管理层次,一直分解到个人,横向分解到每个工作机构。再次是确定对策措施,通过调查研究,分析现状,对照目标找差距,查找原因,来明确目标的责任和权力。最后是明确目标责任,从上到下按层次逐级落实,建立起目标责任体系。

2.执行目标

根据目标管理制度的要求,必须对已确定的目标执行情况进行有效控制。要做到有效控制,一方面要定期检查,按总体目标、分目标、小目标等层次分别进行。检查的结果要及时总结和反馈,以便及时了解目标的执行情况,实现有效的自我控制和逐级控制。另一方面要调节平衡。目标管理是一种系统整体管理,应及时进行协调、配合,以保证总目标的顺利完成。

3.目标考评

目标考评是文书工作目标管理的重要阶段,是在目标实施的基础上,对各阶段、各个工作岗位目标实施情况做出客观的评价。目标考评应贯穿于目标管理的全过程。

目标考评一般放在年终,具体的办法如下所述:建立权威性的考评组织,考评组织既要有机关的负责人或是分管领导参加,又要有权威人士及专家的参与,另外还要考虑到有目标岗位的代表参加,从而使考评组织成员的组成具有一定的代表性;制定细致、明确的考评标准,既要考核目标的实现程度,又要考核履行岗位职责的具体情况;采取多种方法,对经考核的目标成果进行评估,做出客观而公正的评价;根据考评结果,适时进行必要的奖惩,以调动文书工作人员的积极性。

(李红艳)

第二节 文 书 处 理

一、文书处理概述

(一)文书处理的内容

文书处理是在公务活动中围绕文书的撰写、印制、收发及归档等一系列环节所进行的工作,是文书工作的重要阶段,是党政机关、企事业单位管理活动中的经常性的重要工作。

文书处理由文书拟制、办理和管理等相互关联、衔接有序的工作内容组成。文书拟制有起草、审核、签发3个环节。文书办理包括收文办理、发文办理和整理归档。文书管理是指从文件的形成、运转到文件的保管、利用乃至文件的整理归档、销毁等文书工作所有环节的管理、统辖和控制工作。

(二)文书处理的作用

文书处理是工作活动中不可缺少的组成部分,是公务管理的重要手段,对于指导工作起着重要作用,在单位工作中占有特殊、重要的地位。

1.文书处理是工作沟通的纽带

文书处理是联系上下、沟通左右的桥梁与纽带,是信息传递的通道。行使职权、实施管理离不开文书处理。通过文书处理,对上报告、反映情况,对下传达、部署工作,从而使上情下达、下情上达,起到承上启下的作用;协调各方面关系,处理涉及若干部门的复杂工作,发挥纽带作用;与外单位交流配合,保持组织对外部环境的良好适应性,保障组织的工作效率、质量,帮助组织争取支持、改善形象、提高声誉。

2.文书处理是辅助决策的工具

文书处理服务于领导及各有关业务部门,具有辅助决策功能。文书处理工作能够及时获取信息,为正确决策提供依据;减轻领导处理文书的负担,协助领导整理、区分轻重缓急的公务,使领导把精力集中到决策中;获取实施决策所必需的信息支持,提取有价值的信息,形成工作建议和可行性方案,供领导决策时参考;提供工作上的便利,起到拾遗补缺的作用,辅助决策各项工作的更好完成;实现对已决策事项的落实、督促、检查、反馈,使决策更加科学。

3.文书处理是档案管理的基础

文书处理和档案管理是互相衔接、密切相关的工作。档案工作的对象是完成了现实工作任务而留存备查的有价值的文件,没有文书处理就没有档案,也就没有档案工作。

文书处理的质量与效率直接影响到档案工作的水平,从起草文件到整理归档,从收文到发文,每个程序都关系到档案的应有价值。做好档案管理工作,充分发挥档案的作用,必须从源头做好文书处理,提高文书处理各个环节的工作质量,加强文书处理的规范性和科学性,使档案工作建立在良好的基础之上,促进档案工作更加有效地开展。

(三)文书处理的要求

文书处理是一项政策性、机要性、技术性、服务性很强的工作,必须遵循准确、及时、安全、统一、简便的原则。

1.准确

准确是文书工作的质量要求。一方面,公文处理的各个环节都要求准确无误,不能有任何疏忽大意;另一方面,文书的质量要确保,做到观点正确、格式规范、用语确切。

2.及时

及时是由文书处理时效性特点决定的。文件要及时处理,不能拖拉、积压,紧急文件要随到随办,一般文件不要急慢,分清轻重缓急,采用现代化的办公手段,缩短文件的运转时间,提高工作效率。

3.安全

严守党和国家的机密,严格遵守公文管理的保密规定,做到不泄密、不失密。确保文书在处理过程中不丢失、不损坏;避免因温度或湿度不合标准造成对公文保存寿命的影响;对复印件按正式文件管理,保证公文的绝对安全。

4.统一

统一是公文处理标准化、规范化的要求。公文处理各个环节的工作都有统一的规定。要按规定的公文格式拟制、印刷,按流程办理;统一登记、分办文书;统一保管公文,按规则归档保存。

5.简便

简便易行的程序、责任到人的工作安排、规范实用的方法,是公文处理便捷高效的保证。公文处理必须化繁为简,删繁就简。拟写公文言简意明,简化格式、结构、种类;力求精简公文运转处理程序,减少或合并一些不必要的手续、层次和工作环节,随着逐步改善加工手段,有效地控制程序,减少出现差错的可能,最终实现逐步简化过程。

二、行文制度

行文制度是指在行文时要遵守的原则、规定和要求,它是由行文关系、行文方向、行文方式和行文规则等方面共同组成的内容。在任何组织里,都必须要理清行文关系,选择正确的行文方向和方式,同时要按照一定的行文规则操作。

(一)行文关系

行文关系是发文与收文单位之间的文书往来关系,由产生工作联系的组织之间的关系决定,取决于各自组织的法定权限和职责范围。具体有下面几种类型。

1.隶属关系

同一组织系统的上级单位和下级单位之间存在的领导与被领导的关系。

2.指导关系

同一组织系统内上级主管部门和下级业务部门之间存在的业务指导与被指导的关系。

3.平行关系

同一组织系统中的同级部门之间的关系。

4.非隶属关系

非同一组织系统的其他任何单位之间的关系。

(二)行文方向

根据一定的行文关系,通常可以将向不同级别、性质的组织单位的行文的方向划分为以下3种类型。

1.上行方向

有领导关系的下级组织向上级组织行文的方向和有指导关系的下级业务部门向上级业务主管部门的行文方向,称为上行方向,其文书称为上行文,反映在使用的文种上有"请示、报告"等。

2.下行方向

有领导关系的上级组织向下级组织行文的方向及有指导关系的上级业务部门向下级业务主管部门的行文方向,称为下行方向,其文书称为下行文,反映在使用的文种上有"批复、决定"等。

3.平行方向

平行关系的组织和不相隶属的组织之间的行文方向,称为平行方向,其文书称为平行文,一般使用"函"这个文种。

有的文种在实际工作中的使用比较灵活,如"意见",可以用于上行文、下行文,也可以用于平行文。行文方向不能仅凭文种来确定,还要看文书的内容。招标书、可行性报告等文书在使用时,也不能说一定归属于哪种行文方向。

(三)行文方式

行文方式是根据行文目的、行文关系、方向及文书内容而选择的行文形式。行文主要有以下几种类型。

1.逐级行文

逐级行文包括逐级上行文和逐级下行文。它是指按照组织结构系统中的隶属或指导关系逐级上报到上一级组织,或下达到下一级组织的行文方式。

逐级行文是最常见、最基本的行文方式。正常情况下部署、请示、报告工作,应该采用逐级行文,保证正常的领导与业务关系、工作秩序,保持政令畅通、信息无阻。

2.多级行文

多级行文包括向上多级行文和向下多级行文。多级上行文指下级组织向直接上级行文的同时报送给更高一级的组织,这种方式通常是在遇到重大或紧急事项时才采用,以便于更高级别的组织了解情况,做出指示。多级下行文是指上级组织根据工作需要,同时下发到所属的几级下属组织,这通常是为了便于让多级组织了解情况,减少中间环节以提高工作效率。

3.越级行文

越级行文通常是指越级上行文,它是指越过直接上级向更高级别(直至最高级别)组织的行文。这种行文方式一般不可随意使用,除非发生十分特殊而紧急的情况,如发生重大灾难确需越级上报或检举控告直接上级等情况时使用。这种方式通常是为了尽快解决问题,但并不符合行文的规则,往往会造成不必要的误会和混乱。越级行文也包括上级组织越过直接下级向间接的更低一级的组织行文,如根据工作需要向基层了解情况。

4.直达行文

直达行文是指将文件直接发至基层组织或直接传达给群众的行文方式,也叫普发行文。能使基层组织和群众及时了解文件精神和内容,起到宣传教育和组织动员的作用。通常是在传达政策、发布法规和宣传时,期望尽快让基层组织和广大群众知晓,一般采用宣讲、登报、广播、电视、网络等形式广为传达。

(四)行文规则

行文规则是行文时所依据和必须执行的规定、准则。正常有效的行文应当遵循以下普遍适用的基本规则。

1.注重效用规则

文书的重要功能是发挥行政领导,指导公务的作用。因此,行文必须厉行精简、注重实效,坚持少而精,不断提高发文的效率和质量,促进组织的高效运转。严格控制发文的范围,做到可发可不发的,不发;可长可短的,要短;可以白头文件发的,不以红头文件发;可以合并的文件,不分多个文件发;可以电话、口头告知的,不以书面形式发文。行文可以采用张贴、广播等灵活多样的形式。发挥办公自动化的优势,运用现代信息技术提高工作效率,真正发挥行文的作用,维护行文的权威性。

2.行文关系规则

按机关隶属关系行文。上级机关对下级机关可以作指示、布置工作、提出要求;下级机关可以向直接的上级机关报告工作、提出请示,上级机关对请示事项应予研究答复。这种直接的领导与被领导的关系,是方针、政策、工作层层贯彻落实的关键。在我们国家现行管理体制中,还形成了一种各业务部门上下垂直的条条关系,其中有些部门属本级政府和上级有关部门双重领导,大部分和上级业务部门之间虽然不属直接领导与被领导的关系,但在业务上存在指导与被指导的关系,也就形成了直接的上下行文关系。不相隶属机关之间也有公文往来,通常是商治工作、通知事项、征询意见等,而不存在请示、报告或布置任务的性质。

3.授权行文规则

如果一个政府部门的业务需要下级政府和有关部门的支持与配合,按隶属关系和职责范围又不具备布置工作、提出要求的行文权限时,可以通过授权行文解决。具体来说,这个部门可向本级政府请示,经本级政府同意并授权后,向下级政府行文。在操作中,应将文稿拟好,由本部门领导签署,请本级政府分管领导审批。经本级政府分管领导审批后的文稿,在行文时,才能在文首或文中注明"经××政府同意"的字样。这里需要特别说明的是,各级政府办公厅(室)的行文都具有授权行文的性质(内部事务排除)。各级政府办公厅(室)及各部门的办公室是政府和部门的综合办事机构,对外行文都是代表政府和部门的,与本级政府和本部门的公文具有同等效力,下级机关(部门)都应贯彻执行。由各级政府办公厅(室)下发的公文,可不在文首或文中标注"经××同意"的字样。

4.文方式规则

(1)一般情况下不越级行文:不越级行文体现了一级抓一级、一级对一级负责的原则。遇有特殊情况,如发生重大的事故、防汛救灾等突发事件或上级领导在现场办公中特别交代的问题,可越级行文,特事特办,但要抄送被越过的上级机关。否则,受文机关对越级公文可退回原呈报机关,或可作为阅件处理,不予以办理或答复。

(2)不越权行文:按职权范围行文,行文的内容应是本机关职责范围内的事项,不能超出,超出了即为越权。如果干涉了别的机关事务,不仅在实践中行不通,而且会造成政令混乱。

(3)正确确定发文的主送单位和抄送单位:向上级行文要明确一个主送单位,如需其他上级组织了解的,可以抄送;受双重领导也要明确主送和抄送;向下级组织的重要行文应同时抄送直接上级组织,但向上级的请示行文不用抄送给下级组织。请示一般只写一个主送机关,请示应当"一文一事"。报告中不得夹带请示事项。除特殊情况外,一般不直接送领导者个人。依据职责、内容等方面行文时必须选用正确的文种。一般不得越级请示。

5.协商一致规则

行文应坚持协调配合,根据工作需要可以由相关的同级别的组织联合行文,但事先要达成一致;部门之间对问题未协商一致的不得各自向下行文,否则上级组织应责令纠正或撤销;对于向上级请示事项的行文,下级各相关部门协商取得一致意见后方可向上报送。

6.统一处理规则

行文要坚持统一领导和管理,由专门部门(专人)负责文书处理工作,加强对整个组织文书处理规范的指导,使公文按正常的渠道运转,按规范的程序办理。公文的正常流程:"收"由文秘机构统一签收、拆封、清点分类、登记、拟办、分办、催办;"发"由文秘机构统一核稿,分送领导签批,然后再回到文秘机构登记编号、缮印、校对、用印、分发,分发前,要经过复核或第一读者认真阅读无误后,才可照单分发。这样,无论是公文收进还是发出,都经过专司公文处理工作的一个部门把关,就能保证公文在机关有秩序地运转,规范办理,从而提高机关办事效率,保证公文质量。

三、文书拟制

文书拟制包括文书的起草、审核、签发等程序。

（一）起草

起草又称拟稿、撰拟，即文件承办人员草拟文稿的过程，是文书处理的起始环节和中心环节。起草要领会写作意图，符合国家法律、法规、政策和其他规定，内容真实反映客观实际，提出的政策、方案、措施切实可行，格式符合规范，反映作者发布指令、交流信息、开展业务的愿望和要求。

文书的起草是机关或企事业单位的日常工作之一，有着特定的公务目的，包含拟稿准备、文书拟写和文书修改3个步骤。

1.拟稿准备

授受意图，领会领导想法，明白上级有关精神，全面掌握本单位实际情况，广泛深入地搜集写作素材，核实情况的真实性、数据的准确性、引用材料的可靠性，并注明材料出处。根据写作意图和材料提炼观点，运用材料构思提纲，并选用正确的文体。

2.文书拟写

构思好文书的写作提纲，写出基本写作框架，运用合适的表述方式和表达方法，进行写作。文书开头部分的写作，可用目的式、根据式、概况式、提问式；主体部分的写作可用纵贯式（以时间先后为序）、并列式（以围绕中心观点展开并列的说明为序）；递进式（以逐步深入的逻辑推理为序）、交错式（即综合此前三种方式）；结尾方式可用定型式（如"特此通知""妥否，请批示"）、总结式（决议、工作总结、领导讲话多用此种方式）和号召式（常见于表彰性公文）。需要注意的是，要规范运用语言，讲究公文的语法、逻辑、修辞和格式，做到准确、严密、规范、平实、顺畅，并正确使用词句、标点符号等。

3.文书修改

文书修改贯穿整个写作过程。要先从整体审视，了解思想与布局，然后对细部进行修正，进行文字修改。主要工作包括查立意，看是否准确反映意图，有无政策冲突；查材料，看其是否真实、典型；查措施，看其是否切实可行；查结构，看其是否紧凑、布局合理、条理清晰、重点突出、衔接顺畅；查文字，看其逻辑、语法是否正确，语句是否通顺，用词、修辞是否合适，纠正内容重复、错字、错词和标点误用等。此外，还要看文体、格式、体式、语气等方面。

（二）审核

审核也称核稿，是对文书的内容、体式、文字等进行的全面核对检查。通常是由办公室负责或由具有工作经验、水平较高的秘书承担。文稿审核的内容主要包括以下几方面。

1.是否确实需要行文

考虑行文的必要性和可能性。确实需要解决现实问题，又具备解决问题条件，才能发文。

2.有无矛盾抵触

审核文稿内容与有关政策、法令及上级的指示、决定等有无相互矛盾抵触，与本单位以往的发文有无前后不一致和自相矛盾。

3.要求、措施是否明确具体和切实可行

审核文稿内容的政策界限是否清楚明确，有无笼统含糊、模棱两可、前后不一致之处，有无规定过于机械、烦琐之处，检查所提措施是否可行。

4.处理程序是否完备

审核文稿在处理程序上是否妥善完备。如发文的名义是否合适,是否需交一定的会议讨论通过,涉及其他部门或地区职权范围内的问题是否协商一致并经过会签或上级单位的批准。

5.文字表达是否符合要求

审核文字叙述是否通顺、简练、准确,是否合乎语法逻辑,有关数字是否已经核对,写法是否得当,标点符号是否正确。

6.文件体式是否达到标准

审核文种是否适当,标题是否达意,密级、处理时限定得是否妥当,主送机关和抄送机关是否符合规定。

(三)签发

签发是单位领导对文稿进行最后审定并签署意见的工作。签发是发文处理过程中最关键的程序,是领导行使职权的重要形式。

1.签发的类型

(1)依据职权的划分签发:即以单位名义发文,由单位负责人签发;以部门名义发文,由部门负责人签发,但当文件内容涉及重大问题时应送主管领导加签;领导有分工的按各自职权范围签发。重要内容须领导层集体研究通过,然后由主要领导人执笔签发。

(2)授权代签:如单位法定签发人外出期间,可根据授权或委托其他负责人签发,事后法定签发人阅知。代签发时应注明"××代签"。

(3)会签:需几个单位或部门联合发文,应由主办单位负责有关联署单位或部门的领导人会签。

首先是主办单位或部门签发,然后根据具体情况一一送相关单位或部门负责人签署意见。

2.签发要求

(1)认真审阅文稿:仔细阅读文稿,如发现问题需做重大改动,应提出明确修改意见。待拟稿部门修改并重新誊清后再签发。

(2)写签发意见

在"发文稿纸"的签发栏内写明意见,并签署姓名和具体日期。代行签发的要注明"代签"字样。签发意见必须明确,不能模棱两可。字迹要清楚、端正。如需要送请机关领导人审阅的,要写明"请××领导同志审阅后发"。若审批人圈阅或签名,应当视为同意。受领导委托代行签发职责的,要注明"××代签"。

(3)联合发文要会签:几个机关或部门联合发文,一般应由主办该文件的单位负责送请有关联署机关或部门的领导会签。

(4)先核后签:文稿必须坚持"先核后签",避免"公文倒流"现象而导致决策不准确和效率低下。

四、收文办理

收文办理指文书部门收进外单位发来的文件材料,在单位内部及时运转直到阅办完毕的全过程。组成这一过程的一系列相互衔接的环节称为收文办理程序,包括签收、拆封、登记、初审、分发、传阅、拟办、批办、承办、催办、查办、注办等。在收文办理工作中,要努力提高文书运转速度和办文质量。

（一）签收与拆封

1.签收

签收是收到文件材料后，在对方的传递文书单或送文登记簿上签字，以表示文书收到。目的是明确交接双方的责任，保证公文运转的安全可靠。

（1）签收的范围：每个单位每天都会收到大量的函件，但并不是所有的函件都要履行签收手续。需要履行签收手续的收文主要有机要交通送来的机要文件；邮局送来的挂号函件；外机关和部门直接送来的文件材料；本单位领导和工作人员出差带回的文件材料等。

（2）签收的步骤：①清点，就是检查、核对所收公文的件数是否与传递文书单或送文登记簿登记的件数相符。②检查，核对所收公文封套上注明的收文机关、收件人是否确与本机关相符，核对封套编号是否与传递文书单或送文登记簿的登记相符，检查公文包装是否有破损、开封等问题。如有错误，要及时退回，如有包装破损、开封等现象要及时查明原因。③签字，经清点、检查无误后，在传递文书单或送文登记簿上签署收件人姓名和收到日期。应该签写收件人的全名，并写上收到的时间，普通件注上收到的年、月、日即可，急件则要注上收到的年、月、日、时、分，以备事后查考。签字一定要清晰、工整。

（3）签收的要求：按照传递文书单或送文登记簿对来文进行签收，逐页清点、认真核对，既查看数量，又查看收件人，确认无误、无破损之后，履行签收手续。发现问题要第一时间向发文单位查询。如果有误投、误送或破封散包、密封损毁情况，应拒收或退回发文单位；收件数和文件清单数不相符，必须查明；签收时要注明收到的日期，特急件要精确到几时几分。

2.拆封

拆封是把收到的封闭的文件、信函拆开，并将封内的材料取出。

（1）拆封范围：秘书应在授权范围内拆封文件。因此，在拆封之前要确定来件是否可以由自己拆封。标明"××亲启"或"保密"字样的收件，要经授权方可拆封，否则应当交给收信人或有关人员处理。

（2）拆封要求：拆封前核对来件的接收者，不该自己拆的文书不拆，重要信件的拆封应有两人在场。拆封避免损坏封内的文书，保护封内文件完好，信封内的文书取干净。发现封内没有材料，应及时与来件单位联系；封内有回执单的要及时将回执单填好发回来件单位。如果是初次发生工作联系的单位，来文封皮应留存，保留信封上的联系方式以备日后查用。

（二）登记与初审

1.登记

收文登记是在收文登记簿上记录文书的来源、密级、缓急程度、编号、内容和处理、运作过程情况，以保证收文的办理。

（1）登记的形式。

1）簿册式：用预先装订成册的登记簿进行登记，是最常见、最简单的登记形式。簿册式登记容易保存，适合按时间顺序进行流水登记，应用比较广。

收文登记簿的项目包括收文时间、来文单位、文号、文件题名、附件、份数、密级、承办单位、签收人、处理结果等。

2）卡片式：用单张卡片进行登记，每张卡片登记一份文书或一组联系紧密的文书。卡片式登记便于多人同时登记，利于分类查找，但容易散乱丢失，分类不当不便查找，主要为中型单位所采用。收文登记卡的项目包括来文单位、来文字号：收文单位、收文日期；文件标题、处理结果等。

3)联单式:采用一次复写两联或两联以上的方式进行文书登记。联单式登记能够减少重复登记的手续,文书收受人员可以在不同时间,地点分别填写,提高办文效率,但不便于保管和整理。填写完的联单,一联保存,另一联或二联随同文书送承办人员或单位继续登记,文书办理完毕后统一归档保存。联单的项目包括文件标题:发文日期、发文单位;收到日期、收件人;主要内容,处理情况等。

4)电脑登记:直接通过办公软件进行的登记。要防止因未备份或未打印成纸质形式而造成登记的电子资料丢失。

(2)登记的方法。

1)分级登记:按来文单位的级别进行登记,如政府机关的行政公文按国务院、省政府、市政府等层级分开登记。

2)分类登记:按收文业务性质分类,如分为党务、行政、人事、销售、公关、研发等类别进行分别登记。

3)分文种登记:如按通知、请示、函、会议纪要、合同、规章制度等分别登记。

4)按时间顺序登记:按收文先后的顺序,编写年度的收文流水号登记。

还有按上级、下级、平级单位或按密级、紧急时限分别登记的。登记方法各有利弊,使用分级、按时间顺序登记方法的居多。各单位应根据各自实际选择最合适的方式。

(3)登记的要求:登记是一项十分烦琐而细致的工作,在登记中应认真负责、一丝不苟,做到以下几点。①力求减少登记层次,简化手续,利于文书的运用,提高文书处理效率,服务文书管理的整体目标。②登记准确无误,不能漏项,能在登记时完成的项目要当即填上,需要后补的及时补上。③在填写收文号时不要空号、重号。④登记项目不可任意删减。⑤书写时,字迹要工整、规范,不得随意涂抹,要用钢笔或签字笔。⑥分清轻重缓急,秘密文件与非密级文件分开登记。⑦如果收文较多,应先登记急件和重要件,一般件稍后处理。

2.初审

对收到的来文应进行初审,初审的重点有以下几方面。

(1)审查确定性:确认是否应由本单位办理,如不是则及时联系发文单位并退回。

(2)审查合规性:检查文书是否符合行文规则,行文方向是否正确,行文方式是否符合要求;是不是必要的行文,是否正确运用了主送和抄送方式;内容是否符合国家法律、法规及其他有关规定等。

(3)审查规范性:审查文种使用、公文格式等是否规范。

(4)审查程序性:如果来文涉及其他地区或者部门职权范围内的事项,要看发文单位是否与相关单位进行了协商、会签,避免引起矛盾,影响工作的正常进行。

经初审不符合规定的来文,应当及时退回来文单位并说明理由。

(三)分发与传阅

1.分发

分发也称分办或分送,指文秘人员在文件登记后,按照文件的内容、性质和办理要求,以及时、准确地将收文分送有关领导、有关部门和承办人员阅办。分发工作的要求如下。

(1)已有明确业务分工的文件,根据本单位的主管工作范围分送到有关的领导人和主管部门。

(2)来文单位答复本单位询问的文件,如收到的批复、复函或情况报告、报表等,要按本单位原发文的承办部门或主管人分送,即原来是哪个部门请示、询问或要求下级报送的,复文就送哪个部门办理。

(3)对方针政策性的、事关全局的重要文件及文书人员确定不了承办部门的文件,应先送办公室负责人注明意见,然后再根据意见分发与处理。

(4)阅读范围明确的参阅性文件,可直接组织传阅。在文件份数少,阅办阅知部门(或领导)多的情况下,应按先办理、后阅知,先主办、后协办,先正职、后副职的次序分送。

(5)分送文件要建立并执行登记交接制度。无论是分送给本单位领导人和各部门的文件,还是转发给外单位的文件,都要履行签收手续。

(6)要求退回归档的文件,要在文件上注明"阅后请退回归档"字样,以便及时收回,防止散失。

2.传阅

传阅是指有关人员在工作职责范围内传递阅读单份或份数很少的文件及一些非承办性文件。

(1)传阅范围:需要传阅的文件有两种情况。一是文件经主要领导批办后需要其他副职领导或有关人员传阅,以掌握文件精神和主要领导的批示意见;二是来文属于抄送件,不需要特别办理,只要求有关单位、部门和人员了解,收文后,文秘人员将文件直接送有关部门和人员传阅。

(2)传阅要求。

1)根据级别传递:传阅对象顺序应为先是单位的主要领导人,次是主管的领导人(分管领导人),再是主管部门,最后是需要阅知的对象。传阅对象的次序,也可根据实际情况灵活变通。如主要领导人出差在外时,不必非等其返回,主管的领导人也可先传阅。对于一些重大、紧急问题则须通过电话等方式请示、报告。

2)杜绝横向传递:一般情况传阅文件应以文书人员为中心进行传递,这种传阅文件的方法称为"轮辐式传阅"。以文书人员为中心,看完一份就退回文书处理部门,再由文书人员往下传,不能脱离文书人员自行传阅。对文件的去向要实时控制。

3)把握传阅时间:传阅文件有时间限制,要根据文件办理时限及时传阅,严格控制传阅时间。

4)确保安全传阅:有条件的单位,应开辟专门的阅文室。文书人员和传阅者要注意保管好文件,无关人员不得随意接触。有密级的文件,严格遵照保密工作的规定,按不同的密级要求限定传阅范围。文件传阅完毕必须及时交还给办公室保管,不得随意存放在个人手中。

5)履行传阅手续:每份传阅文件都要由文书部门在文件首页附上文件传阅单,凡传阅人员都要在文件传阅单上签注姓名和日期。

(四)拟办文书

拟办是文秘人员对收文应如何办理所提出的初步意见,以供领导批办时参考。秘书部门收到来文应认真阅读,提出拟办意见,送请单位领导批办,然后送有关部门办理。拟办文书的工作步骤如下。

1.确定拟办范围

不是所有的收文都要写拟办意见,要区分需拟办和阅知的范围。需要拟办文件的范围包括以下 4 个方面。

(1)上级单位主送本单位并需要贯彻落实的文件。

(2)平级单位或不相隶属单位主送本单位需要答复的文件。

（3）一些重要的、保密性较强的资料及所属部门、下级单位主送单位的情况报告和信函。

（4）本单位所属部门或下级单位主送本单位需要答复的文件。

2.研读来文

认真阅读文件,确定来文提出了什么问题,是否需要办理;确定哪位领导分管,哪个部门承办;明确来文密级和轻重缓急。

3.写拟办意见

拟办意见写在文件处理单上,要签署拟办人姓名和日期,具体拟写内容如下。

（1）对上级单位主送本单位并需要贯彻落实的文件,根据文件的要求和需要落实的问题,提出拟请哪位领导批示,由哪个部门承办及需送哪些领导和部门阅知的意见。

（2）对本单位所属部门及下级单位主送本单位需要答复的文件,根据文件所请示需要答复的问题和要求,提出由哪个部门承办和如何办理的拟办意见。

（3）对平行单位和不相隶属单位主送本单位需要答复的文件,根据文件提出需要办理的事项及商洽的问题,提出由哪位领导审批或由哪一部门承办及如何办理的拟办意见。

（五）批办文书

批办是指单位领导人对送批的文件最终如何处理所做的批示和要求。这是领导行使职权的过程,是收文处理中最重要的步骤,属于决策性的办文环节。批办工作的主要步骤如下。

1.确认批办人

批办通常由单位主要负责人对来文作出批示,可根据职权范围和工作需要确定批办人。批办人签署批办意见有以下几种情况。

（1）领导人按分管职权签署意见。

（2）主要领导人不在场可授权或委托副职签署意见。

（3）对于不重要的事务性文件可由文秘部门负责人签署意见。

2.仔细阅文

批办人在批办前既要看拟办意见,又要对原文进行阅读和思考。

3.签署意见

批办意见写在文件处理单的批办意见栏内,并签署批办人的姓名和日期。

批办应明确具体,表态明朗,指出办理原则,标明承办部门、人员、时限、牵头部门、会同部门等要求,注明请谁办理、请谁审阅、研究等。批办用语一般为肯定句式,词义要明确。

（六）承办文书

承办指单位有关部门或人员贯彻落实文件精神和要求,按领导人批示执行具体的工作任务,办理有关事宜或复文的过程。承办文书的程序如下。

1.明确时限

任何文书都具有时效性,承办要分清轻重缓急,务求时效。对需要承办而本身没有明确规定办理时限的文书,承办人员应根据其性质与重要程度及以往惯例确定办理的时限;对于紧急文书,应当按时限要求办理,确有困难的,应当及时予以说明。通常,特急件应随到随办,尽快在当时或在一日之内办理完毕;急件原则上也是随到随办,最迟不超过3天;对于限时完成的文书,必须在限定的时间范围内办理完毕,不能延误。

2.办理事项

认真阅读文件和批办意见,掌握文件内容、发文意图及领导的批示,落实措施,实施办理。明确主办和协办,协调配合,不相互推诿。对所有承办文件,都要有反馈和答复,即使不能办理的也要向交办部门说明。

3.签注结果

文书承办完毕之后,承办人员应清晰、工整地在文件处理单"处理结果"一栏内填写承办的经过与结果,并应填写承办人姓名与日期,以备日后查询。

(七)催办、查办文书

1.催办

催办也称督办,即文书人员或有关部门按照办理时限和要求对需要承办的文书进行督促和检查的工作。它是文书处理中一项必要的制度和必不可少的环节,是解决文件积压和延误、加快文件运转的有效措施。

文书催办的具体步骤如下。

(1)确定催办形式:催办分对内催办和对外催办两种。对内催办是对单位承办文件撰制的部门或人员进行检查和督促;对外催办指单位之间的催办,催促受文单位尽快答复发文单位提出的问题或询问的事项。催办的形式主要有当面催办(口头催办)、书面催办(催办卡与信函催办)、电信催办(电话、传真及电子邮件催办),应根据具体情况选择适宜的形式。

(2)督促检查:催办人员根据承办任务的轻重缓急,对文件办理进行督促检查。紧急文件跟踪催办,重要文件重点催办,一般文件定期催办,并随时或者定期向领导反馈办理情况。

(3)催办登记:无论采用何种催办形式,催办人员都应通过催办登记簿、催办单、电话记录及时登记催办时间、方式、联系人姓名及文件办理情况,以便掌握工作进展和催办工作的情况。

2.查办

办公室或秘书部门按照单位领导人的批示或意见,通知、催促有关单位或部门检查其所承办文件的办理情况。查办主要是针对方针政策的贯彻落实情况的督促检查,查办的事项要经领导批准或授权,重点在于查证落实,具有一定的强制性和直接性。

(1)查办准备:阅读有关材料,弄清查办的问题,确定查办的事由,明确办理要求,根据具体情况选择核查文件落实的形式,提出办理后的反馈要求。

(2)查办办理:根据领导指示或需要对相关文件办理情况进行检查。查办的办理分 2 种情况:一种是转出交办;另一种是由查办人员直接承办。

(3)查办公文反馈:将查办结果写成汇报材料,以及时把查办的情况反馈给领导。

(4)查办登记:对查办的情况进行登记。

(八)注办

注办也称结办,指对文件承办的情况和结果,由经办人在文件处理单上做简要说明,便于公文的整理和日后查考。

注办一般包括以下内容:①一般的传阅文件,在有关人员传阅完毕后,文书人员注明阅毕的日期。②需要办理复文的文件,办理后注明"已复文",并注上复文的日期和文号。③口头或电话答复的文件,注明时间、地点、交谈或接电话的主要内容等,并由承办人签字。④不需复文的文件,注明"已阅""已办""已摘记"等字样。

五、发文办理

发文办理是以本单位名义制发文书的过程,主要包括复核、登记、印制、校对、盖印、核发。发文办理具有程序性和规范性的特点,只有理解和掌握各环节的关系、做法和要求,才能保证发文办理的正常运转和良好秩序。

(一)复核

复核是指公文正式印刷之前,文书部门对文件定稿进行的再次审核的工作,以防止遗漏和疏忽大意,确保成文的质量。

复核的重点有审批、签发手续是否完备;附件材料是否齐全,有无遗失或缺页情况;格式是否统一、规范,是否有错别字、漏字等。

如果发现草拟的公文有重大问题或需要进行实质性修改,应及时提请领导批示,或按程序复审。

(二)登记

对复核后的公文,应当确定发文字号,分送范围和印制份数并详细记载。发文登记是将文件的主要内容和基本要素记录于发文登记簿,以便对制发文件进行统计、核查等管理。

(三)印制

印制是文书表达的意图书面化的过程,是使已经复核、登记的文件定稿成为正本。印制包括文书的排版、打字印刷与装订。印刷有复印、油印、铅印、胶印等形式。文书印制是否准确、规范、符合要求,直接影响文书效力的发挥,应具体做到以下 4 个方面。

1.以签发的定稿为依据

不得擅自改动文字、格式,发现定稿中确有错漏之处需要改正,应向上级汇报,由拟稿人或审核人进行重新审核和修改。

2.严格按规定的公文格式制版

公文的缮印过程也就是公文格式标准化、排印规范化的过程。定稿一般书写在"发文稿纸"上,缮印时就要将定稿的公文格式转化为符合国家统一标准的格式。

3.在规定的时间范围内印制完成

急件要先印制;保密件要指定专门的印制单位或专人印制。

4.建立规章制度

建立完善的文件印制管理规章制度及登记制度。

(四)校对

校对是对印制出来的文本清样与定稿从内容到形式进行全面对照检查的一道程序。校对是一项耐心细致的工作,校对人员必须有高度的责任感、较高的文字理论水平和谙熟的文书工作知识,还要有一丝不苟的精神,维护发文的严肃性。校对的要求有以下几点。

1.认真校对

校对人员应全神贯注,以定稿为依据,逐字逐句、逐个标点符点进行校对。对数字、地名、人名等关键词语,要反复校核,对公文的发文字号、密级、紧急程度、标题、主送单位、抄送单位、日期、印刷份数、页码等尤须逐一校核。

2.统一规范

注意消灭和纠正排版错误,统一字体、字号、格式。使用统一的校对符号进行校对,防止因校对符号不一致而发生误解。

3.全面把关

每次校对最好由不同的人员进行,以避免先入为主和一些个人因素的局限。如果文稿不长,一校、二校即可,如果文稿较长或很重要,校对的次数相对要多一些。重要公文还应将校对后的清样送领导人审阅、修改。发现原稿中有误时,不得擅自改动原稿,与拟稿部门联系后再妥善解决。

(五)盖印

盖印是在印制好的文件上加盖发文单位印章,以示文件正式生效。

1.盖印范围

印章是单位行使职权的凭证,是文件有效性的重要标志,也是公文格式的组成部分。公文中有发文机关署名的,应当加盖发文机关印章,并与署名机关相符。有特定发文机关标志的普发性公文和电报可以不加盖印章。

2.盖印要求

(1)核对内容:以单位领导人或部门负责人签发的公文原稿为依据,经核对无误后用印。

(2)检查手续:如签发手续不完备的,在未补办手续时,不得用印。

(3)正确用印:用印要端正、清晰,不得模糊歪倒。盖印的位置要正确,端正地盖在成文日期上方,做到上不压正文,下要骑年盖月,使整个印模显得颜色鲜明,位置突出。

(4)合理用印:对于两个以上的单位或部门的联合下发的公文,各单位部门都要加盖印章。公文用印一定要与制发公文的单位、部门相一致。公文用印要核实份数,超过份数的不能盖印,要防止将印章错盖在漏印的空白纸上面。

(六)核发

核发是完成文书的印制后,对文书的文字、格式和印刷质量进行检查后分发。核发文书的程序如下。

1.检查文书

认真检查印制的成品文件的质量。登记发放文件的标题、字号、日期、签发人、份数等文件的基本要素。

2.分发准备

明确发送单位、密级、有无附件。对发出的文件数量进行认真清点,确认份数无误。注意附件是否有漏缺,文件有无缺页、倒页、错页等现象,文件有无漏盖印章等问题。确认无误,填写发文通知单。

3.封装文书

确保装封文件正确齐全、封口牢靠、地址清楚。文书装入封套时要短于封口,封口要牢靠、严实,有密级的文件还要按密封的要求贴上密封条并骑缝加盖密封章。封面的书写必须清楚、明白、正确,邮编地址、部门名称、姓名称谓书写工整,不得使用简称和不规范的字体。

4.发送文书

发送要按照文书的自身情况通过不同必要的传递手段和渠道进行。发送的形式有直达、中转和交换,渠道有电信传送和人工传送。电信传送指通过电传、传真、网络等形式传输文件。发送文书应做到及时、准确、保密,必要时进行催办、督办,对机密文件的传输采用加密方式。

六、公文管理

公文管理是指以安全保密和充分发挥公文效用为目标,在公文形成、传递、运转、存储、利用、整理归档、清退销毁等环节中所进行的规划、组织、控制、监督、保管、整理、统计、提供服务等职能活动。

公文管理贯穿于公文处理工作全过程,是公文处理工作的重要保障。

(一)公文管理的原则

(1)完善制度:《党政机关公文处理工作条例》(以下简称《条例》)第二十八条规定:"各级党政机关应当建立健全本机关公文管理制度,确保管理严格规范,充分发挥公文效用。"可见,完善公文管理制度是确保公文严格管理和发挥效用的前提,是做好公文管理工作的基本原则。

各级党政机关公文管理单位或部门都必须以有关法规为依据,结合自身的具体情况,建立健全本机关公文管理制度,使公文管理工作真正实现制度化和规范化。

(2)统一管理:《条例》指出:"党政机关公文由文秘部门或者专人统一管理。"统一管理成为公文管理的又一要求。对公文进行统一管理主要表现在收文发文归口管理、统一公文办理规章制度、统一公文运转程序、统一审核用印、统一整理归档、统一清退销毁等方面。

(3)安全保密:安全保密工作贯穿于秘书工作各项具体事务的始终。在公文管理工作中,负责管理公文的文秘部门或专人除应做好日常的安全保密外,还需符合以下两条原则。

第一,配备保密设施设备管理。这是针对设立党委(党组)的县级以上单位的特定要求。《条例》指出,设立党委(党组)的县级以上单位应当建立机要保密室和机要阅文室,并按照有关保密规定配备工作人员和必要的安全保密设施设备。

第二,依照公文密级管理。《条例》规定:"公文确定密级前,应当按照拟定的密级先行采取保密措施。确定密级后,应当按照所定密级管理。公文的密级需要变更或者解除的,由原确定密级的机关或者其上级机关决定。"

(二)公文管理的内容和要求

公文管理的具体内容包括印发传达、复制汇编翻印、撤销和废止、清退和销毁、移交、发文立户等几方面。

1.印发传达管理

公文的印发传达范围应严格按照发布层次和发文机关的要求执行。印发传达范围若有需要变更的,应当经发文机关批准。

2.复制汇编翻印管理

在公文管理中会经常遇到复制、汇编、翻印公文等情况,文秘部门和专人应该按照《条例》的具体规定执行。

3.撤销和废止管理

公文在使用过程中会遇到撤销和废止的情形。根据《条例》规定,公文的撤销和废止由发文机关、上级机关或者权力机关根据职权范围和有关法律法规决定。公文被撤销的,视为自始无效;公文被废止的,视为自废止之日起失效。

4.清退和销毁管理

清退是指文秘部门按照有关规定和要求,定期或不定期地对办理完毕的公文特别是涉密公文,进行清点、核对、收缴,退归原发文机关或由其指定的单位。下级机关报送的涉密公文,一般不予退回,由上级机关销毁或暂存备查。有重大错情的公文一经发现即由主管机关立即全部收回,下级机关不得以任何理由不退、少退或故意拖延留存。

销毁是指对失去留存价值或留存可能性的办毕公文所进行的毁灭性的处理。不具备归档和保存价值的公文可以销毁。销毁公文时,应履行清点、登记手续,经本机关、单位主管负责人批准后,送交专门的涉密载体销毁机构销毁。销毁涉密公文必须严格按照有关规定履行审批登记手续,确保不丢失、不漏销。机关自行销毁的,应严格执行国家有关保密规定和标准,确保涉密信息无法还原。禁止将待销公文当作废品出售。个人不得私自销毁、留存涉密公文。

5.移交管理

《条例》规定:"机关合并时,全部公文应当随之合并管理;机关撤销时,需要归档的公文经整理后按照有关规定移交档案管理部门。工作人员离岗离职时,所在机关应当督促其将暂存、借用的公文按照有关规定移交、清退。"

公文移交的范围不只是"红头文件",而是应将个人使用和管理的涉密载体和各种公文资料全部清理并退还原工作单位。涉密人员离岗、离职对知悉的国家秘密仍然负有保密义务,除做好清退移交外,还要签订离岗保密承诺书,遵守脱密期管理规定。

6.发文立户管理

发文立户管理是《条例》增加的内容,使公文管理从源头上就步入了正规。《条例》指出,新设立的机关应当向本级党委、政府的办公厅(室)提出发文立户申请。经审查符合条件的,列为发文单位,机关合并或者撤销时,相应进行调整。

发文立户总的原则是严格控制,以属地管理为主,按照机构隶属关系和干部管理权限决定。

（李红艳）

第三节　文书的整理与归档

一、文书整理归档

（一）文书整理归档的概念及含义

文书整理归档是机关文书部门将已经办理完毕、具有一定查考利用价值的文件材料,按照它们在形成过程中的联系和一定的规律,以"件"为单位,分类整理,并进行装盒、归档的过程。文书整理归档的概念有以下几方面的含义。

1.整理归档已经办理完毕的文书

正在办理的文书是不能整理归档的。文书办理完毕并不是指文书中所涉及的事件已经全部办完,而是指文书处理程序,上已经办理完毕。

(1)文书中提到的事情只需近期办理,并确定已经办理完毕。如请示与批复、问函与复函等,这种询问答复性文书,可随时整理归档。有的文书在发文机关发出或对方机关单位收到后就算办理完毕的,也可随即整理归档。

(2)文件需要长期办理或执行时,如重大问题、上级机关发布的指导性法规及重要决议、年度计划、长远规划等,从发文机关来说在文件发出前就可以将定稿整理归档;而收文机关,则经有关领导人阅知、研究、传达并采取了具体执行的措施后,可以整理归档。

(3)不需要办复的文书,如上级机关发来的任免令、通知、通报等,经机关领导人阅批或传阅等文书办理程序完毕,就可以整理归档。这类专门档案,也不涉及声像、电子等特殊载体的整理工作。

2.整理归档具有查考利用价值的文书

对于日常工作中形成的大量文书,没有必要都作为档案保存起来,没有查考利用价值的文书不需要整理归档。

3.文书归档前的科学整理

需要整理归档的文书,必须按照它们在形成过程中的自然联系分类整理。日常工作中形成的文书,是逐渐产生的,处于相对杂乱的状态。为了检索的便利,应该把有密切联系的文件材料以"件"为单位进行分类整理。整理好的文书,应即时装盒,以便于保管和利用,同时将装入档案盒的文书向档案部门进行移交,即归档。需要注意的是,归档文书材料必须是以纸质为载体形式的纸质文件材料,其他载体的文书不属于归档文件整理范畴。

文书整理归档工作是介于文书处理工作和档案管理工作之间的一项重要工作,文书部门必须进行文书整理。经过文书整理,剔除非重要的、临时性的文书材料,将重要的有利用参考价值的文书材料归档。文书材料如果不进行整理归档,而任其处于零散状态,就可能造成文书材料的损坏或丢失。同时,文书整理的质量,直接影响到档案的收集、整理、保管、查找和利用等各项工作,因此说,文书整理可以为档案工作奠定坚实的基础。

(二)文书整理归档工作的改革内容

2000年12月6日,国家档案局发布了《归档文件整理规则》,对文书整理归档工作进行了改革,主要改革内容如下所述。

1."件"取代"卷"

传统的文书整理工作,主要是指文书的立卷。文书立卷是指文书部门将已经办理完毕,具有一定查考保存价值的零散文书,依其内在联系和一定的规律分门别类地组成一个或数个案卷的工作。而《归档文件整理规则》对传统"立卷"进行了改革,用以"件"为单位进行整理的方法,取代以"卷"为单位进行整理。"件"并不是指根据自然形成的单份文件为一"件",而是将密切相关的文件合称为一件。如文件的正本与定稿、正文与附件、原件与复印件、转发文与被转发文、来文或去文与复文等应视为一件;简报可一期为一件,会议文件较多时也可以每份为一件;会议记录原则上一次会议记录为一件,采用会议记录本的也可一本为一件;重要文件须保留历次修改稿的,其正本为一件,历次修改稿为一件。以"件"为单位装订时,正本在前,定稿在后;正文在前,附件在后;原件在前,复印件在后;转发文在前,被转发文在后;复文在前,来文或去文在后。定稿在前,历次修改稿在后,非诉讼性案件的结论、决定和判决性文件在前,依据材料等在后。

2."案盒"取代"案卷"

传统的文书立卷组成的是案卷。案卷也称案宗,是指与某项工作有密切联系的文件材料的组合,也是文书档案的基本保管单位和统计单位。《归档文件整理规则》取消了"案卷",以"案盒"来取代之。

3."年度、机构(问题)、保管期限"方法取代了"六个特征"立卷的文书整理分类方法

传统的文书立卷方法是按"六个特征"进行组卷的,其程序是运用文件的"六个特征"(作者特征、问题特征、时间特征、文种特征、通信者特征、地区特征)把本机关形成的全部文件进行区分和初步组合,然后检查、调整卷内文件,拟写案卷题名,排列卷内文件和编号,填写卷内文件目录、备考表和案卷封面,装订案卷。全部案卷整理完毕后,再按照保管期限—年度—组织机构的方法进行案卷排列并编制案卷目录,最后向档案部门进行移交。

《归档文件整理规则》改革后的具体做法是将归档文件以"件"为单位进行装订,按年度—机

构(问题)—保管期限或保管期限—年度—机构(问题)等方法进行分类、排列、编号、编目、装盒、填写档案盒封面、盒脊及备考表等项目。

二、文书整理归档制度

文书整理归档制度包括文书整理归档的范围、文书整理归档的时间、文书整理归档的质量要求及归档手续等几方面的内容。

(一)文书整理归档的范围

文书整理归档的范围概括来说,包括本机关(单位)在工作活动中形成和使用、反映本机关工作活动、具有查考利用价值的文件及其他有关材料(包括照片、图表、印模、录音带、录像带等)。

在文书整理归档范围的确定上必须做到准确,以避免归档文书的遗漏和不必要的重复。文书整理归档的重点应该以本机关单位直接产生的文书为主,着重保存记载和反映本机关主要职能的、具有重要和长远查考价值的文书。

不具有查考利用价值的文件不需要归档,并于年底可按制度销毁。

(二)文书整理归档的时间

归档时间是指文书处理部门或有关业务部门将需要归档的文件向机关档案室移交的时间。

1.一般文书的归档时间

按照《机关档案工作条例》的规定,文书部门或业务部门一般应在第二年的上半年向档案部门移交全部案盒档案,交接双方根据移交目录清点核对。

2.特殊文书的归档时间

在文书的归档时间的判定上,为便于日常查找和利用,要注意对一些专门性的文件、特殊载体的文件、机密性强的文件或驻地比较分散的机关文件及形成规律特殊的个别业务单位文件,根据实际情况商定适当的归档时间。

在文书的归档时间判断上,还要注意到对一些小的机关单位、单位内部机构简单或没有内部机构、平时文书的数量较少的,实行集中处理。文书处理与档案工作由一人兼管的,可以采用"随办随归"的原则。

(三)文书整理归档的质量要求

1.完整、齐全地整理归档文书材料

文书工作人员在进行文书材料的整理归档时应做到:保持文书材料的完整、齐全,没有缺页、漏页、破损、字迹模糊等现象的发生。在整理过程中,要将有关联、能反映同一事物的文件材料收集齐全,特别是对能够反映事物本质的重要材料应力求收集齐全,否则,就不能更客观、更真实地反映事物的本来面貌。在整理过程中为保障整理归档的文书材料完整与齐全,对于残缺、损坏的文件材料需要进行修补,对字迹不清楚或易褪变的文字要给予复制等。

2.保持归档文件之间的有机联系

机关工作除具有规律性外,机关内部的各项活动之间、本机关与其他机关之间,必然存在着各种联系。这种活动或工作的联系就决定了文书形成过程中必然是相互联系的。例如,做一次接待工作,从接待前的方案制作,接待中的活动安排,到接待后的总结,这些文件材料真实反映了接待工作的全过程。因此,文书工作人员在整理文件时应保持文件之间的有机联系,以便于客观地反映出本机关单位的工作基本情况。

3.严格、准确地界定文书材料的保管期限

文书工作人员在文书的整理工作中,要根据国家档案局制定的《文书档案保管期限表》的规定,正确判断保管期限,并结合本单位的实际情况,将不同保管期限的文书分别整理,以方便今后档案的鉴定留存与销毁。

4.归档文件所用材料要符合档案保护要求

整理归档文件所使用的书写材料、纸张、装订材料等应符合档案保护的要求。作为以纸质为物质载体、以书写材料为附着物、以文字表述为具体内容的文件,随着时间的推移与保护条件的变化会逐渐地老化,不利于档案资料的长久保存。为了充分发挥归档文件的价值,要求归档文件所用材料要符合档案保护的要求。

(四)归档手续

档案室在接收归档案盒时应按照以上的要求对每一案盒进行检查验收。对符合质量标准的案盒文件,检查人员要在备考表上签字,以示负责;对不符合质量标准的案盒文件,要退回文书部门重新整理,达到标准后再予以接收。符合质量标准的案盒文件,档案部门应及时接收,交接双方根据移交目录清点核对案盒,并履行签字手续。

三、文书整理归档的步骤

文书整理归档的步骤主要有编制分类方案类目、初步整理、系统整理和归档4个环节。

(一)分类方案类目

分类方案类目是文书整理归档的计划,是文书部门在文书没有形成之前,根据最近2年机关工作活动的规律及当年的工作计划,在研究机关的工作性质、职权范围、内部组织机构及分工情况的基础上,预测下一年度可能形成的文书,并按照文书整理的原则和方法,拟制出归档文书的类别与条目。分类方案类目的编制需提前一年或当年年初进行。文书部门编制出的分类方案类目一般应与本机关的档案室的分类相适应。

条目是类别之下按照文书整理归档的原则与方法概括出来的一组文件的总标题。条目的编制要求准确、细致、符合实际,在文字表述上要简明扼要。

(二)初步整理文书

初步整理指的是平时整理,是指文书部门的工作人员依据文书的分类方案将已经处理完毕的文件,随时收集、整理,以“件”为单位进行装订,并按有关类目随时归整,装入案盒,到年终或第二年年初再按归档的要求进行必要的调整。

做好平时整理的工作有利于把文件收集完整,防止丢失或遗漏;有利于机关承办人员平时查找利用,方便工作;有利于分门别类地整理,保证归档的质量;有利于节省人力和时间,为年终的整理归档工作做好准备。

1.及时收集处理完毕的文件

文书工作人员在日常工作中,要养成将办理完毕的文件及时归整的习惯,并积极主动地经常催促承办人员清退处理完毕的文件。对外发文应在文件发出时,同时将定稿、存本整理归档。收来的文件,可以在文件登记批办后结合催办工作,以及时清退整理归档。机关内部使用的文件、会议文件、有关人员外出带回的文件等,要及时进行登记和收集。总之,平时整理,要做到随办随收,随收随归。

2.做好文件的装订工作

对于收集到的应该归档的文件要做好平时的装订工作。装订文件一般应做到:装订成册的应保持原样不变;装订一般采用线装方式,左侧或左上角装订;装订时应以,"件"为单位,应注意"件"的判断与排列顺序。

3.做好定期检查和调整工作

在平时整理归档过程中应进行定期检查,如发现文件归错类别等现象,应及时进行调整。具体工作如下。

(1)在平时整理过程中调整修改分类方案类目,因为事先编制的分类方案类目,不可能完全适合实际形成的文件。

(2)实际形成的文件在类别内产生的数量已经很多,预计可能还会产生相当数量的文件时,可以增添一定数量的档案盒并根据条目编写新号。

(3)实际形成的文件在类别内没有相应的位置时,可以增补新的条目。

(4)在确认条目下无文件可整理归档时,可取消或更换条目内容。

(三)系统整理文书

系统整理是文书部门根据国家档案局 2000 年 12 月 16 日发布的《归档文件整理规则》,将一个年度全部处理完毕的文书材料,在平时整理归档的基础上,进一步系统地加以整理与编制目录,以便于向档案室移交及日后对档案文件进行管理和利用的工作。

1.整理案盒内的文书

(1)检查案盒内的文书是否齐全、完整:案盒内所归整的文书必须做到齐全和完整。文书人员应及时检查文件的清退情况,把所有应归档的文件材料收集齐全;检查借阅文件登记本,将借出的文件全部收回。

(2)检查案盒内的文书是否符合归档范围:文书整理归档时,要检查归档的文件材料是否符合归档范围的要求。对重份的文件要剔除,对不符合归档要求的文件,要剔除出来另外进行处理。

(3)检查案盒内的文书是否科学、合理:检查案盒内的文件是否符合保管期限,检查归类是否合理,是否将相同事由的文件集中排列;检查是否以"件"为单位;检查案盒内的文件数量是否适宜等。发现不合理的地方,要进行调整和补充。

2.排列案盒内的文书

案盒内的文件必须按照一定的规律排列顺序,以保持文件之间的有机联系,使每份文件在案盒内都有一个固定的位置。

(1)排序原则和方法:《归档文件整理规则》(以下简则称《规则》)强调了"同由原则",即同一事由有密切联系的文件材料应当排列在一起。按事由原则排列归档文件,对事由的界定有较大的灵活性。一般来说,事由原则有针对性地具体使用于确有密切联系的文件材料,如一次会议、一个案件、一项活动的文件材料等。但应注意:围绕同一问题的来文与复文,包括请示与批复,同在一个年度形成的,应当遵循事由原则排列在一起,但在不同年度形成的,可分开单独归档。盒内的文件可以按下列 3 种方法进行排列。

1)事由结合时间排列。排列案盒中的文件,可先按事由排列,将相同事由的文件排列在一起,然后再将相同事由的文件按时间先后进行排列。

2)事由结合重要程度排列。排列案盒中的文件,可先按事由排列,将相同事由的文件排列在一起,然后再将相同事由的文件按重要程度排列,即重要的文件排在前,次要的文件排在后,依次进行。

3)成套文件集中排列。一次事件所产生的所有文件可排列在一起,如一次会议,会议进行过程中产生的所有文件可依次排列在一起,然后结合时间或重要程度进行排列。

(2)归档文件的编号:指以归档文件在全宗中的位置标识为符号,并以归档章的形式在归档文件上注明。编号是编目工作的起点,其目的是反映分类、排列这些系统化的成果。

归档章一般加盖在归档文件首页上端居中的空白位置。归档章一般规格为长 45 mm,宽 16 mm,分为均匀的 6 格,各项目位置排列顺序如表 3-1 所示。

表 3-1　项目位置排列顺序

(全宗号)	(年度号)	(室编号)
(机构或问题)	(保管期限)	(馆编号)

注:长:15×3=45;宽:8×2=16,(单位:mm)。

归档章各项目的填写方法是:①全宗号,填写同级国家综合档案馆给立档单位编制的代号。②年度,填写文件形成的年份,以四位阿拉伯数字标注。如将 2008 年度形成的文件标注为"2008"。③件号,即文件的排列顺序号,它是反映归档文件在全宗中的位置和固定归档文件的排列先后顺序的重要标识。件号分为室编件号和馆编件号 2 种。归档文件在分类、排列后,其位置得到确定,此时编制的排列顺序号为室编件号;移交进馆时,由于再鉴定,整理的归档文件在全宗中位置可能发生变化,此时按照新的排列顺序重新编制的件号,称为馆编件号。④机构或问题,填写该文件的组织机构全称,如果机构名称太长,可使用机构内部规范的简称。⑤保管期限标注"永久"或"定期"。

3.归档文件的编目与装盒

(1)归档文件目录的编制:《规则》规定:"档文件应依据分类方案和室编件号顺序编制归档文件目录。"即应按照分类、排列、编号的结果,逐类、逐件编制目录,以系统、全面地揭示文件的全貌。《规则》还规定,编目以"件"为单位进行,每一件文件在归档文件目录中都只体现为一个条目。

1)归档文件目录项目设置。《规则》规定:"归档文件目录设置件号(室编件号、馆编件号)、责任者、文号、题名、日期、页数、盒号、备注等项目。"

2)归档文件目录封面项目设置。归档文件目录封面项目除设置归档文件目录名称外,应设置全宗名称,并依据编制的分类方案设置年度、保管期限、机构或问题等类目名称。

3)归档文件目录编制成册。归档文件目录及其封面应编制装订成册,这样既整齐、美观,又不易损坏,同时方便传递、携带、阅读。归档目录的编制成册,应与分类方案一致。如按年度—保管期限—机构进行分类的单位,可以按不同保管期限装订成目录,每本目录中要指明不同机构,或者在目录表格右上方标注机构名称。归档文件目录应编制 2 套。在进行档案移交时,交档案馆 1 套,本机关档案室留 1 套。

(2)归档的文件装盒。

1)档案盒的规格和封面设置。档案盒外型尺寸为长 310 mm,宽 220 mm 的长方体,厚度一般为 20 mm、30 mm、40 mm,也可以根据需要设置其厚度。

档案盒封面上设置全宗名称,在全宗名称下加双横线。全宗名称可以在制作档案盒时印制好,也可以打印好名称贴上去。

2)档案盒摆放方式。档案盒摆放方式分为竖式和横式两种。不同摆放方式,设置盒脊项目位置也进行相应变化。采用不同摆放方式是为了保护档案,以及适应档案装具不同尺寸的考虑。

3)归档文件装盒要求。归档文件应严格按照分类体系盒件号的先后顺序分别装入档案盒,与归档文件目录中相应各条目的排列顺序完全一致,保证检索到文件条目后能对应找到文件实体。装盒具体要求是:①不同形成年度的归档文件不能放入同一档案盒;②不同保管期限的归档文件不能放入同一档案盒;③不同机构或问题类目的归档文件不能放入同一档案盒;④当遇到同一类目的归档文件数量少,不够一盒时,也不能将这些文件材料装入其他档案盒,只能通过不同厚度的档案盒来解决;⑤档案盒只是归档文件的装具,不具有保管单位的性质和作用,因此并不要求同一事由的文件材料必须装入同一档案盒内,只要按照先后顺序依次装盒即可。

4)盒内文件目录与备考表的填写。档案盒内设置文件目录,是为了便于盒内文件材料的保管、利用和进出核查。盒内文件目录在项目设置、项目内容和要求上与归档文件目录完全一致。

备考表放在盒内文件材料之后,用于注明盒内文件材料的情况。填写备考表是对盒内文件材料进行动态管理的有效措施。备考表设置的项目包括盒内文件情况说明、整理人、检查人和日期等,其项目设置与规格如图 3-1 所示。

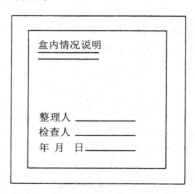

图 3-1　备考样式表

备考表是用来注明案盒内文件情况的表格,以备移交到档案部门后管理人员了解情况。备考表放置于案盒文件的最后,其项目一般有盒内文件情况说明、整理人姓名、检查人姓名、时间4 项。其中,盒内文件情况说明,主要是盒内文件状况说明,如该盒内文件缺损、移出、补充、销毁及其他需要说明的问题等;整理人,即负责整理文件的人员;检查人,即负责检查审核归档文件整理质量的人员;日期,即登记日期。备考表由整理人填写。

5)填写案盒封面、盒脊。档案盒的盒脊和底边设置的内容一般是全宗号、年度、保管期限、起止件号、盒号等。其中,全宗号,是档案馆给立档单位编制的代号;年度,按此盒文件所产生的时间编写;保管期限可按永久、定期填写;起止件号是指填写盒内的文件的第一个文件编号和最后一个文件编号,中间用"——"号将两者连接;盒号是档案盒的排列顺序号,在档案归档移交时填写。档案盒盒脊式样和底边式样如图 3-2 所示。

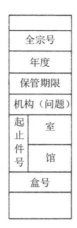

图 3-2　档案盒盒脊及底边式样

(四)归档

归档是指文书部门将整理好的案盒文件定期向档案部门进行移交以便集中保管的工作。经过整理的案盒文件一般在第二年的上半年向档案部门进行移交。档案室在接收归档案盒时应对每一案盒进行检查验收,并履行登记、签字手续。案盒文件的归档,要满足本机关对档案的查找和利用,保证机关档案的齐全完整,为国家积累档案财富。

(李红艳)

第四章

医院档案管理

第一节　档案的概述

一、档案的起源与沿革

(一)档案的起源

档案是人类社会发展到一定阶段的文明产物,是人类社会实践活动的原始记录。远古人只能靠语言和动作来表达思想,凭大脑的记忆贮存信息。但这种传达方式不能直接远传,更无法存贮备用,为了克服和弥补这些缺陷,人类逐步创造了载录信息的记录工具,产生了历史记录,也就产生了档案。但何时有了档案意义上的历史记录,我国档案界一直有争议,难以统一。迄今为止就档案起源的不同观点大致可归纳为 3 种,即结绳、刻契说,文字说,国家说。

第一,结绳、刻契说。这种观点认为档案起源于文字产生之前的"结绳刻契"时代,当人们第一次有意识地在绳子上打不同的结,在木头等物体上刻画不同痕迹,并以此来记录相应不同的信息时,这些打了结的绳子和刻画了痕迹的物体就成为最早的历史记录和档案。但结绳和刻契还不是一般意义上的历史记录和档案,可称为史前时期的档案。

第二,文字说。这种点认为档案与文字同时产生,当人们第一次用文字来记录和交流信息时,档案也就出现了。根据今天对档案定义的认识,文字说与档案的定义最为接近。因此可以认为,档案起源于文字的产生与使用。

第三,国家说。这种观点认为档案起源于国家出现之后,为了进行国家管理,需要比较条理系统的文书记录和传递各种信息。当国家用以进行阶级统治和国家管理的文件第一次被有意识的保存起来时,档案就出现了。

(二)我国档案制成材料的演变

我国自从进入文明时代以来,档案文献浩瀚瑰丽。陶文甲骨、金石铁券、纸墨文书、声像光盘,多种多样。档案内容日益丰富,档案的形式和名称也在不断地发展变化。

1.陶文档案

新石器时代晚期的档案,距今五千年左右。从考古发现来看,有陕西一带韶文化遗址的陶器记事符号;有山东等地龙山文化遗址的陶片文字和文字记录。

2.甲骨档案

商周时期的档案,距今三千多年。从出土实物和可靠的记载来看,甲骨档案主要集中于商代,现在保藏的甲骨多为盘庚迁殷到纣亡的273年间的遗迹,这是我国大批发现的最古老的文字记录的档案。

3.金石档案

金文是铸刻在金属鼎彝器上的一种铭文,也称钟鼎文,一般是指冶铸在青铜器上的文字。有铭文的青铜器始于商代,但数量少,铭文字数也不多。金文档案的鼎盛时期在西周。

4.简牍档案

自商周直至东晋时期,特别是从周代到汉代一千余年间,多用竹片木板撰写文书。书于竹片的称为竹简,写在木板上的称为木牍,统称为简牍档案。简牍编连在一起称为册,所以又称简册档案。

5.缣帛档案

缣书帛书几乎与简牍同时产生,据有关专家推测,帛书可能与典册样,在殷商时期已经有之,但迄今未见实物。春秋战国以后,纺织业较前更为发达,缣帛档案逐渐增多。

6.纸质档案

由于纸的发明和社会生产的发展,文件的书写材料逐渐为纸张代替,形成了大量的纸质档案。我国虽然从汉代就发明了纸张,但直到东晋以后,纸张逐渐取代了缣帛,成为档案的主要载体材料。

7.现代载体档案

人类进入近现代以来,随着现代科学技术的发展,档案的形式也发生了一些新的变化。除了传统的纸质档案外,产生了许多感光介质和磁性介质材料为载体的照片档案、录音录像档案、光盘档案和机读档案等。档案的内容更丰富,形式更多姿多彩。

(三)档案的词源

我国的档案和档案工作,虽历史久远,但"档案"一词的出现却还是明末清初的事情。古代的"甲骨档案""金石档案""石刻档案""简牍档案"和"缣帛档案"等,都是后人根据其载体的不同而命名的。从现存史籍看,由于纸张出现之前,竹片、木片多用作书写材料,因而文书、档案常被称作"册""典""中""简册简牍"和"典籍"等。纸张用作书写材料后,写作需在案几上进行,又称公文和档案为"文案""案牍",有时也用"文牍""文书""簿书"来表示。

"档案"一词,据现有材料初见于清代。"档"字在《康熙字典》里的解释为"横木框档"就是木架框格的意思。"案",《说文解》释作"几属",就是像小桌子一类的桌几。由此引申,又把处理一桩事件的有关文件叫作一案,并通称收存的官方文件为"案"或"案卷"等。"档"和"案"连用,就是存入档架的文案和案卷,而且把放置档案的架子称作档架,把一格称为一档,这些叫法有的一直沿用下来,至今我们称档案,依然有形象的和内在的意义。它的科学定义,乃是这一直义的深化与发展。

二、档案的定义及其含义

人们在长期的社会实践中,对于经常使用的档案不断加深认识,逐步形成了关于档案的概念。

近几年来,关于档案的定义很多,对档案内涵的揭示也日益深入。由于所处的历史条件不同,人们认识档案的角度和强调的方面,常常有所不同。借鉴中外许多档案定义的优点,结合当前实际需要,现对档案的定义作如下表述:档案是国家机构社会组织和个人在社会活动中直接形成的,保存备查的文字、图像、声音及其他各种形式的历史记录。

档案定义的基本含义有以下 4 个方面。

(一)档案是各种机关、组织和个人在特定的社会活动中形成的

档案的重要特点之一,就是这种历史记录材料的产生和积累,始终根源于特定的形成单位及它自身所进行的职能活动。由此而形成的记录材料之间,有着密切的历史联系。对此可以明确以下两点:第一,档案来源于一定的基本单位;第二,档案来源于形成者特定的社会实践活动。

(二)档案是保存备查的历史记录

各机关单位和某些个人在自身活动中,为了相互交往和记录事务,总要产生和使用许多文件材料,又称历史记录材料。由于工作的持续和事业的发展,以及留传后世等各种需要,人们又把日后仍须查考的材料有意识地留存下来,这就成为档案。但是,并非一切历史记录都需要和可能成为档案。档案是由作为原始记录的文件有条件地转化而来的,文件转化为档案一般须具备3 个条件。

(1)办理完毕的文件才能归入档案,正在承办中的现行文件不是档案,文件具有现行效用。档案一般是完成了传达和记述等现行使命而留存备查的历史文件。

(2)对日后实际工作和科学研究等活动有一定查考利用价值的文件才有必要作为档案保存。各项社会实践活动中形成的大量文件不能全部作为档案保存,留存与否必须经过人们的鉴别和挑选。

(3)按照一定的规律集中保存起来的文件才能最后成为档案。归档和集中保存既是文件转化为档案的程序和条件,也是一般的标志和界限。

(三)档案的形式是多种多样的

在长期的丰富的社会实践中,各个时期、各个单位出于不同的需要,形成了各种形式的档案材料,归纳起来包括两个方面:一方面指档案信息的载体形式;另一方面指档案信息的记录方式。从档案的载体形式来看,我国有甲骨金石、竹木缣帛、纸张、胶片、磁带、磁盘、光盘等。从档案信息的记录方式看,又可以分为 3 种类型:一是从档案信息的处理技术,有刀刻手写印刷、晒制、摄影、录像、激光扫描等;二是从表达的方式上,可归纳为文字、图像、声音等;三是从传达信息的文体上,古代有制、诏、奏折题本,近代有令、布告、咨呈,现代有指示、通知、报告、总结等。

(四)档案是直接的历史记录

档案是直接的历史记录,或说成档案是历史的原始记录。档案不同于一般的历史遗物,它是以具体内容反映其形成机关或人物特定活动的历史记录,具有很强的记录性。所以它具有很高的查考价值。档案又不同于一般的信息资料,它是特定的形成者在当时当地直接使用的原始文件的转化物,不是事后编写或随意收集的材料,因而其有原始性的特点。所以档案具有融原始性和记录性于一体的特点。

三、档案的属性

档案的属性是指档案在社会中所表现出来的固有特征、特点。档案的这些特征、特点是多方面的,它既具备特有的基本属性——原始记录性,也具备许多文献资料共有的一般属性——信息性、文化知识性等。

（一）原始记录性是档案的基本属性

档案是人们从事社会实践活动的记录材料转化而来的，是历史的原始记录。它直接客观地记录了形成者的真实活动情况，具有原始记录性。历史是怎样发展的，人们是怎样活动的，档案就怎样记载。所以无论从形式上或内容上档案都表现了记录性和原始性。在形式上，它直接记录和保留着原来活动的历史面貌。如发文原稿留有当时人的笔迹和签字、机关和个人的印信、客观形象的照片、录像或原声的声音等，表现了高度的原始记录性和事实的确凿性；在内容上，无论是指示、通知、请求、报告等各类文件材料，都真实客观地记载着当事人的思想、立场或当时活动真实情况，因此，档案是真实、可靠的历史凭据，是查考历史事实最令人信服的依据和信证。正确认识档案的原始记录属性，对做好档案工作有实际指导意义。

（二）档案的信息属性

当今社会"信息"一词普遍地见于生活和科学之中，作为一个科学概念，表述是多种多样的。在不同学科中，它有不同含义。在档案学中，我们可以简单理解为是消息、情报、知识、数据、资料的泛称。档案是一种信息，是国家信息资源的重要组成部分。一个机关的档案，记录着本机关开展工作或进行生产活动的信息。国家全部档案，记载着整个国家从古至今政治的、经济的、科学和文化等各个方面的信息。档案信息与其他信息一样具有信息的共性：可以扩充、压缩、扩散、分享、替代等，也可以收集、传递、存贮、检索、处理交换利用等。另外，它还有自己的特点：第一，档案信息是原始的固定信息，能使事物的原貌再现；第二，档案信息是直接信息和间接信息的统一；第三，档案信息面广量大，内容丰富；第四，档案信息是回溯性信息。

新时期档案工作的方向和任务就是要把档案信息资源收集、存贮、开发利用好，使档案信息资源及时准确、高效地传送到利用者手中，充分发挥档案信息在社会主义现代化建设中的重要作用。

（三）档案的知识属性

档案是人类认识和改造世界的历史记录，是人类知识的结晶。档案之所以需要世代流传，就是因为它记录了丰富的知识，可供人们参考。档案作为知识的一种载体和存贮形式，有以下特点：第一，原型性。档案是人们社会实践活动中的原始记录，它直接记录着人们实践活动的经验，记录着人们对客观事物、现象的认识，所以，档案是知识贮存的一种原型形式。第二，孤本性。档案作为记录知识的原稿原本，往往只有一份，这是档案外在形态上区别于其他方面资料的特点之一，也是档案具有权威性和真实性的重要原因。第三，继承性。知识是有继承性的，档案记载着前人所获得的知识，凝聚着人类共同创造的文明成果，值得后人继承和借鉴。

四、档案的价值与作用

（一）档案的一般作用

1.机关工作的查考凭证

党政机关为了有效地开展活动，必须全面地掌握情况。档案是机关活动的历史记录，它可以为机关开展工作进行决策提供依据和咨询材料。利用档案，有助于计划和决策的科学化，有利于克服官僚主义和盲目性，提高机关工作的效率。

2.生产建设的参考依据

档案记载前人在各种生产活动中的情况、成果、经验与教训。它可以作为工农业生产和经济管理的科学依据和参考材料。尤其是科学技术档案更是进行现代化生产管理和科学技术活动的重要条件。

3.政治斗争的必要手段

档案中记录了社会、阶级、政治、法律等方面的情况,可以作为党和国家从事政治斗争的可靠依据和锐利武器。

4.科学研究的可靠资料

档案可以为科学研究提供大量的科研记录、实验材料、观察材料及理论概括材料,为科学研究创造必要的条件。所以人们常常把档案比喻成科学研究的"食粮"和"能源",是不可缺少的必要条件。

5.宣传教育的生动素材

档案翔实地记载了人们创造历史的曲折历程和奋战足迹。利用这些档案写回忆录、著书立说、进行文艺创作、举办各种展览等宣传教育活动,都具有强烈的说服力和感染力。

(二)档案的基本价值

档案的作用和价值是多方面的,但就其作用和价值的性质来说,概括起来,只有凭证价值和参考价值(情报价值)。这是档案作用的主要特点和档案价值的基本结构,又称为档案的基本价值。

1.档案的凭证价值

档案是原始记录,是历史的真凭实据,具有法律效用。档案所以有凭证作用,是由档案的形成规律及其本身的特点所决定的。

2.档案的参考(情报)价值

档案不仅记录了历史活动的事实经过,而且记录了人们在各种活动中的思想发展、生产技术和政治斗争的经验教训及科学研究和文化艺术中的创作成果。因此,它对人们查考既往情况、掌握历史材料、研究有关事物的发展规律、批判和继承历史遗产都具有广泛的参考价值。

(三)档案发挥作用的规律

1.档案价值的扩展律

档案作为机关工作和生产活动的条件,在一定时期内,首先是档案的形成者需要经常查阅。这时社会上其他单位利用档案的需求不突出,这也是档案形成者保存和积累档案的主要动力。随着时间的推移,形成者利用档案的要求逐渐减弱,社会其他部门的利用需求却在增强,档案的作用已由形成者扩大到社会。档案对形成者的作用,被称为第一价值;对社会的作用,被称为第二价值。

2.档案机密性的递减律

档案的机密性,随着时间的推移和条件的变化而发生变化。一般情况是,档案形成时间距今越近,机密度越高,内向性越强;而越远,机密度越低社会性越强。也就是说档案的机密度与档案形成时间的久暂成反比。

3.档案科学文化作用的递增律

长期以来,档案既是阶级斗争的工具,又是进行生产和繁荣科学文化的必要条件。随着社会的发展,档案从更多地用于阶级斗争,逐渐转为更多地用于经济活动科学研究和文化教育等各项事业。

4.档案作用的制约律

档案的作用是客观存在的,但处于静态的档案,它的作用又是潜在的。要使潜在价值变为现实的直接价值,要受到一定条件的制约。

首先,受社会环境的限制;其次,受人们社会档案意识的影响;再次,受档案管理水平的限制。

五、档案的种类与划分

档案种类的划分是以档案概念外延中的全部事物——古今中外人类的全部档案为对象。由于采用的标准和根据不同,所以就会有多种分类方法,形成多种类别。如可以因产生和使用的领域不同,把档案分成公务档案和私人档案;可以因形成档案时间的远近,把档案分成历史档案和现行档案;可以因形成档案的政权的性质和阶段不同,把档案分成中华人民共和国成立后的档案、革命历史档案和旧政权档案等。

在社会生活中,还有一种广为流行、被普遍接受的档案分类方法,即以内容为标准,将档案分成文书档案、科技档案和专门档案。

(一)文书档案

文书档案也曾被称为党政档案、行政档案,是机关、团体、部队、企业事业单位等在领导和行政管理活动中形成的档案材料。例如,国家行政机关发出和收到的命令、指示、请示、批复、报告、决议、通知等,在办理完毕归档保存后,即为文书档案。它具有涉及面广、内容丰富、形式规范、记录方式与制成材料多样等特点,内容涉及国家政党、民族和社会生活的各个方面,是了解、研究国家社会政治、经济和文化发展史,研究个体的机构组织历史的基本依据。

(二)科技档案

科技档案的全称为科学技术档案,是由生产技术应用与管理、基本建设科学研究活动中产生和使用的图纸、图表、文字材料、计算材料等科技文件材料转化而成的档案材料。这些档案多集中在工厂、矿山设计院、研究院和地质测绘水文、气象、建筑等部门,是反映科学技术、经济建设真实面貌的原始记录,也是科学技术的重要存在形式之一。随着国家科学研究、经济建设的深入发展,科技档案越来越受到重视。

(三)专门档案

专门档案是指一些社会机构和组织在某些专门业务工作中形成的档案材料。如人事档案、会计档案、工商档案、税务档案、教学档案、艺术档案、诉讼档案、审计档案、统计档案、专利档案、外交档案和军事档案等。由于社会分工细致,专门档案种类繁多,难以尽数。

(赵肖菲)

第二节　档案的机构

根据《档案法》等法律法规的规定及统一领导、分级集中管理的原则,对国家的全部档案和全国的档案工作,必须设置全国规模的档案机构进行管理。各级机关的档案,由机关内设立档案室(处、科)集中管理;各机关形成的需要长远保存的档案和历史上形成的档案原则设立各级档案馆统一保管;全国的档案工作,由各级档案行政管理机关统一地、分层负责地进行监督和指导。这些保管档案和管理档案工作的机构,在全国范围内构成了个严密的、完整的组织体系。

一、档案室

档案室是各机关统一保存和管理本机关档案的内部机构,是整个机关的组成部分,属于机关管理和信息咨询性质的专业机构。从全国档案工作来说,档案室又是国家档案工作组织体系中最普遍、最大量、最基层的业务机构,是整个档案工作的基础。

(一)档案室的任务

档案室的基本任务是集中统一地管理本机关各部门形成的各种门类和载体的全部档案,为本机关各项工作服务,并为党和国家积累档案史料。

档案室的具体任务主要有 3 个方面。

(1)对本机关文书部门或业务部门文件材料的归档工作进行指导和监督,保证文件材料的完整、齐全。

(2)管理本机关各单位的全部档案,积极开展利用工作,同时管理有关的内部书刊等资料,为本机关各单位的工作、生产和科研服务。

(3)定期把具有长远保存价值的档案向档案馆移交。

(二)档案室的类型

1.文书档案室

它是党政机关、团体、学校等设置的负责统一管理本机关党、政、工、团等组织机构形成的档案的内部机构。它在机关档案室中所占数量最多,设置最为普遍。

2.科技档案室

它是管理科学技术档案的专门档案室。工厂、矿山、设计院科学技术研究院等单位一般都设有这种档案室。

3.声像档案室

它是管理影片、照片、录音带和录像带等特种档案材料的档案室。

4.人事档案室

它是机关的组织人事部门设立的专门管理工作人员人事档案的机构。

5.综合档案室

有的机关设置综合档案室统一管理本机关的全部或多种门类的档案。由于这种管理模式在减少机关内部机构设置、统一整合、开发档案信息资源方面有以定优越性,被越来越多的机关接受。

6.联合档案室

它是由性质相近、办公地点相近的若干机关联合起来设立的统一保管各个机关形成的档案的档案室。如由一个地区的党委、人大、政府、政协和纪检委机关联合设立的档案室,由区政府的各委办局联合设立的档案室等。进入新世纪后,这种机关档案管理模式开始在北京等地出现。由于它对档案采用集约化管理,不仅顺应精简、统一和效能的机构改革原则,而且有利于所藏档案减少重复,有利于将来进馆档案的优化,有利于档案的开发利用。

7.档案信息中心

它是一些机关和企事业单位设立的对档案、图书、情报实行一体化管理的机构。这种模式有利于各种文献信息资源的共建共享档案馆。

二、档案馆

(一)档案馆的性质

至"九五"末,我国从中央到地方已建有 3 816 个各级各类档案馆,馆藏档案数量达 18 080.7 万卷(件)。根据《档案法》和有关文件的规定,档案馆属于党和国家的科学文化事业机构,是永久保管档案的基地,是科学研究和各方面工作利用档案史料的中心。2000 年召开的全国档案馆工作会议进一步要求:"把档案馆建成保管党和国家重要档案的基地和爱国主义教育基地,建成为改革开放和现代化建设事业提供档案信息服务的中心。"

档案馆的科学文化事业性质,主要表现在以下几方面:第一,从档案馆管理的对象来看,是历史上政治、经济、军事、文化、科学技术等活动的记录,是历史文化遗产。第二,从档案馆的活动方式和工作成果来看,档案馆工作是一种带有研究性的工作。第三,从档案馆机构及其社会职能来看,档案馆不是党、政领导机关,不是企业生产部门,而是一种文化事业单位。

(二)档案馆的基本职责和具体任务

档案馆的基本职责是集中统一地管理党和国家需要长远保管的档案和有关资料,维护历史的真实面貌,为现实的社会主义现代化建设和历史的长远需要服务。档案馆的具体任务,主要有3 个方面。

(1)接收与征集本级各机关、团体及其所属单位具有长期和永久保存价值的档案及有关资料,科学地管理。

(2)通过多种方式,积极开展档案资料的利用工作。

(3)参与编修史志的工作。

在我国,档案馆基本上是按地区并结合专业、时期等其他特点来设置的。大体划分为国家综合性档案馆、专门档案馆和部门档案馆 3 种类型。

由于档案馆是档案信息的总汇,所以它在档案事业中居于主导地位,档案馆工作是整个档案事业的主体。

(三)档案馆和机关档案室的联系和区别

尽管机关档案室和档案馆都是直接保管档案的部门,二者有密切的联系,但二者也有明显的区别。表现在以下几方面。

1.性质不同

机关档案室是一个机关内部工作的组成部分,而档案馆则是整个国家、地区或系统、专业的科学文化事业机构。

2.所管理档案的范围不同

机关档案室集中统一管理本机关全部档案,而档案馆则保存本地区、本系统、本专业的档案。

3.保管档案的期限不同

档案室只在一定时期内保管本机关形成的档案,对于逾期的档案,或向档案馆移交,或予以销毁,而档案馆是党和国家永久保管档案的基地。

4.档案利用范围不同

传统的机关档案室主要为本机关提供档案服务,一般不与外界发生关系,而档案馆则面对社会,提供档案为党和国家各项工作利用,甚至为国际友人和学者服务。

三、档案行政管理机构

档案行政管理机构,如各级档案局、处等,是党和国家指导和管理档案工作的部门。由于我国的党、政档案工作实行统一管理,因而各级档案行政管理机构,同样既是党的机构,又是国家的机构。

档案行政管理机构的基本职责是在统一管理党、政档案工作的原则下,分层负责地掌管我国档案事务,对全国档案工作进行监督、检查和指导。

档案行政管理机构的具体任务,主要有以下几个方面。

(1)拟定档案工作的规章、办法,建立国家档案工作制度,制定档案工作的发展规划。

(2)指导和监督各机关、部队、团体、企业、事业单位的档案工作,规划和筹建档案馆,在业务上指导档案馆工作。

(3)研究和审查有关档案保存价值、档案保管期限的原则和标准,监督和审议有关档案的销毁问题。

(4)组织和指导档案工作业务经验的交流,档案管理的专业教育和档案科学研究。

(5)组织和参与档案工作的国际交流。

四、档案机构之间的相互关系

档案室、档案馆和档案局是我国档案机构的 3 种基本类型。它们之间的相互关系是上级档案行政管理机构对下级档案行政机构具有业务指导和监督的关系;档案行政管理机构对同级档案馆和档案室等档案业务机构具有业务指导和监督的关系;机关档案室和档案馆之间,具有档案交接关系;各级各类档案馆(室)之间均无隶属关系,但有一定的协作关系。

随着我国改革开放的顺利进行和档案学基础理论研究的不断深入,我国档案机构的设置也出现了一些新情况。最近几年来,在我国出现了一批新型档案机构,其中较为突出的是文件中心、档案寄存中心和档案事务所(也有的称为档案咨询中心)。应该说,除个别文件中心以外,这些新型档案机构一般都属于商业化的档案中介机构,这些新型档案机构的建立,对推动我国档案工作的发展和探索我国档案管理的新形式正发挥着积极作用。

(赵肖菲)

第三节 档案的工作

一、档案工作的内容与性质

(一)档案工作的内容

档案工作就是用科学的原则和方法管理档案,为党和国家各项工作服务的工作,是一项保护原始记录、维护党和国家历史真实面貌的重大事业。

档案工作的内容极其广泛。它的工作内容从狭义上说,是指档案业务工作,即档案的收集、整理、鉴定、保管、统计、检索、编研和利用服务等工作内容;从广义上说,是指档案事业。

若从档案工作的系统来看,档案业务工作是由许多相互作用的各个环节组成的独立系统。按其系统结构和功能可分为档案实体管理、档案信息开发和档案工作反馈信息处理 3 个子系统。

(二)档案工作的性质

长期以来,档案界曾对档案工作的性质做过许多论述,概括起来,要有管理性、服务性、政治性、科学性、文化性等

1.档案工作是一项管理性的工作

从档案工作本身来说,它属于一种科学的管理性工作。它又以专门的工作内容及其特点,区

别于其他管理工作。其具体表现为:①从国家档案事业来看,宏观档案工作是一项专门负责管理档案及其工作的独立专业,属于国家科学文化事业的组成部分。微观档案工作,就是档案管理工作。它有特定的工作对象——档案,有专门的工作内容。②从每个机关单位的档案工作来看,它又是某种管理工作的组成部分。如果一个机关没有完整、准确的档案,其生产科研管理活动就难以顺利进行。③档案工作是一项科学的管理性工作。档案工作是一项专门的档案事业,面对的是各种载体和各项内容的档案事物,而不是对现成的简单的物件保管和出纳,档案工作者需要对数量庞大、情况复杂的档案,进行研究、考证和科学化、现代化管理。

2.档案工作是一项服务性的工作

从档案工作同其他工作的关系来说,它是属于一项条件性的服务工作。社会上的服务性工作有许许多多,通过提供档案文献信息来为各项工作服务,这是它区别于其他工作的特点之一。

档案部门管理档案是为了满足人们对档案利用的社会需要,是为各项工作创造条件提供档案信息服务的。

档案工作的服务性、条件性,表现了档案工作的社会地位和作用。档案工作是我国革命和建设事业不可缺少的重要组成部分,它对各项工作起着咨询、参谋和助手作用。

档案工作的服务性是档案工作赖以存在和发展的基本因素。在社会发展的各个历史阶段,档案工作总是为一定的经济、政治、科学、文化服务的,并且在服务中得到加强和发展。古今中外的档案工作的历史,完全证实了这一点。

3.档案工作是一项政治性的工作

从档案的形成特点和档案工作在政治斗争中所起的作用来说,档案工作是一项具有政治性的工作。具体表现在以下几个方面:①档案工作是维护党和国家历史真实面貌的一项重大事业。在阶级社会里,档案主要产生于一定阶级的政党、国家机关和社会团体。历史怎样发展,档案就怎样记录。因此它成为查考、研究、处理问题的真凭实据。从一定意义上说,档案工作就是保存历史记录,维护历史面貌的工作。②档案工作的服务方向是档案工作政治性的集中表现。档案工作从来都是为一定阶级所掌握,为一定的社会制度和一定阶级的路线、方针、政策服务。在社会主义社会中,档案工作应始终坚持为社会主义革命和建设积极服务的方向。当前,档案工作为建设现代化的高度民主高度文明的社会主义强国服务,为"一个中心,两个基本点"服务,是我国档案工作的政治任务。这是新形势下档案工作政治性的集中表现。③档案工作的机要性是其政治性的表现之一。档案工作也是一项具有机要性质的工作。档案工作的机要性是由档案本身的特点及国家的利益所决定的。党和国家机关的档案,记录了党政、军领导机关和领导人的重大活动及政治、经济、军事、科学、文化等方面的活动,其中不少属于机密的。随着科学技术的发展和我国对外开放,窃密和反窃密的斗争将更加尖锐复杂,尤须提高警惕,严守党和国家机密,这是档案工作者的职责就是在人民内部,为了国家和人民的利益,有些档案也要适当保密。

档案室工作、档案馆工作、档案事业管理工作等,都是整个档案工作的组成部分。虽然它们各有不同的性质和特点,但其基本性质是共同的。

二、档案工作的基本原则

《中华人民共和国档案法》第五条从法律高度对我国档案工作的基本原则作了规定:档案工作实行统一领导、分级管理的原则,维护档案完整与安全,便于社会各方面的利用。它的基本含义如下。

(一)档案工作实行统一领导、分级管理是我国档案工作的组织原则和管理体制

根据党和国家颁发的有关文件,这一组织原则的内容,可概括为以下 3 个方面:①国家全部档案由各级档案机构分别集中保存。各机关内党、政、工、团等组织和机构的档案,均由机关档案室集中管理,不得由承办单位和个人分散保存;各机关档案中需要长远保存的,由各级档案馆集中保管;一切档案非依规定和批准手续,不得转移、分散或销毁。对于集体所有和个人所有的档案的管理问题,我国《档案法》第十六条规定:集体所有的和个人所有的对国家和社会具有保存价值的或者应当保密的档案,档案所有者应当妥善保管。②全国档案工作,由各级档案行政管理机关统一、分级、分专业负责监督和指导。为了有效地实行档案的统一管理,我国不仅把档案分别集中在各机关档案室和各级档案馆,而且也在全国范围内对档案业务工作实行了统一管理。所谓统一,就是在全国范围内实行统一的业务指导、监督和检查。具体说,就是全国档案工作事务由国家档案局掌管。所谓分级负责就是地方各级档案行政管理机关,按照全国统一的规定和要求,结合本地区的具体情况,制定规划,健全法规制度,指导、监督和检查木地区的档案工作。所谓分专业负责,就是中央和地方专业主管机关档案部门,按照全国档案工作的统一规定,在国家和地方档案行政机关的指导下,根据本专业、本系统的特点,负责本系统包括下属单位档案工作的管理。③实行党、政档案和党、政档案工作的统一管理。党、政档案和党政档案工作的统一管理,是我国档案工作的特点之一。1959 年以后,为了加强党对档案工作的领导,方便档案的利用,根据党中央的指示,全国范围内党政档案和党、政档案工作的管理逐步统一起来。一个机关内共产党、行政、工会和共青团等组织的档案统一集中在一个机构保管;需要长远保存的党、政档案,统一集中于各级档案馆;全国党、政系统的档案事业管理机关合并,统一进行档案业务的监督、指导工作。

(二)维护档案的完整与安全,是档案管理的基本要求

维护档案完整,一方面从数量上要保证档案的齐全,使那些应该集中和保存的档案不能残缺短少;另一方面从质量上,也就是系统性方面,要维护档案的有机联系,不能人为地将其割裂分散,或者零乱堆砌。

维护档案安全,一方面从物质上要保证档案不遭受人为和自然的损坏,尽量延长其寿命;另一方面,要保证档案政治上的安全,即档案不丢失、不被盗、不泄密。

维护档案的完整与完全是互有联系的统一要求。只有维护档案的完整,才能有效地保证档案的安全。档案的散乱、丢失,会造成档案的损坏和政治上的不安全。也只有维护档案的安全,才能保证档案真正意义上的完整。

(三)便于社会各方面的利用,是档案工作的根本目的

便于社会各方面的利用,是整个档案工作的出发点和最终目的。一切档案机构的设置,一切档案工作制度的建立,一切档案业务工作的开展,都要服从、服务于这个总目标。因此,便于社会各方面的利用,是检验档案工作的主要标准。当然,便于利用,既包括满足社会各方面的现实档案利用,也包括满足社会各方面今后的档案利用。

三、档案工作的地位与效益

(一)档案工作的地位

档案工作在社会历史发展进程中占有十分重要的位置。1985 年 2 月 8 日,中共中央、国务院批转《关于调整我国档案工作领导体制的请示》的通知中指出:"档案工作是维护党和国家历史真实面貌的重要事业,是党和国家各项建设事业必不可少的环节。"这是对档案工作地位问题的科学阐述。

档案是反映人类社会实践活动的原始记录,是人类文明史的见证。从这一意义上看档案工作是传承社会记忆、再现历史面貌的重要文化事业。一个国家、一个地区收藏档案的数量与质量,反映着一个地区、国家文化发展的水平和文明程度的高低。中国是一个历史悠久、具有灿烂文化的国家,在历史上我国已积累了为数众多的档案。但由于多种因素的影响,我国各级档案机构已收藏的档案,尚不足以全面反映我国的历史与现实状况,已收藏的档案还面临着实现科学管理和服务全社会的艰巨任务。因此,档案工作者必须认清档案工作所承担的艰巨任务,必须具备高度的社会责任感和时代迫切感,把为党和国家积累文化财富、提供档案为科学研究和国家建设事业服务放在突出位置。

档案是重要的信息资源,是实现科学管理的重要资源条件。因此,在国家建设事业中,特别是在科学预测与科学管理中,档案工作有时会起到决定性作用。档案是对已经展开的社会活动过程的真实记录,档案管理一切活动的进行也以维护档案的原始性作为基本出发点。这就决定了已进行的管理活动面貌不仅在档案中得到全面、真实的再现,而且,这些真实、可靠的档案信息又可以为新的管理决策提供依据。可以认为,不仅档案工作本身是一项科学管理性工作,同时,它又为其他建设事业,特别是科学管理的实现创造条件,它是实现科学管理的一项基础性工程,是提高管理水平的重要保证。

档案作为信息资源的重要组成部分,也是一种重要的经济资源,它是推动经济发展不可缺少的资源要素。因此,档案工作是提高社会生产水平和促进经济发展的基础性工作。

总之,在我国,就目前而论,档案工作应为社会主义物质文明与精神文明建设服务;就长远而论,档案工作应为延续和发展我国文明史作出贡献。档案工作者在认识上述档案工作的当前意义与长远意义时,应当两者兼顾,不可偏颇。

(二)档案工作的效益

档案工作的效益就是社会对档案工作的投入和档案部门对社会档案信息需求的有效满足程度两者之间的比较关系。换句话说,就是档案工作的劳动消耗与劳动成果之间的关系。既然档案工作效益是一种投入与收益的比较关系,那么,它也必须服从效益的一般原则。在档案工作的全面发展中,要增加对档案工作的投入,必须以档案部门能够为社会提供优质服务、为社会多作贡献为前提。

要正确认识和重视档案工作,发展档案事业,就必须在树立全面科学的档案工作效益观基础上,从档案工作的各个方面推进档案工作效益的全面实现。档案工作的效益有其区别于其他工作的基本特点,这主要表现在以下几方面。

1.档案工作效益的社会性

档案工作是一项为社会服务的专门性工作。这一性质规定了它的效益具有社会性,这是档案工作效益最为突出的一个特点。档案工作效益的社会性在现实生活中表现为:档案工作投入是以服务社会作为目的的,档案工作在资金来源上具有广泛的社会性,但投入档案工作的收益并不体现在档案部门本身,而是体现于社会的各方面,体现于广大的利用者当中;从实现档案工作效益的途径来看,必须有赖于社会各界对馆(室)藏档案进行有效的利用。

2.档案工作效益的隐蔽性

在档案工作效益问题上,社会对档案部门的投入及收益大体上是可以进行定量比较的,但投入和收益在清晰度上又有所不同:社会对档案部门的投入比较清楚,而档案部门对社会的贡献,即它在提供档案为社会服务过程中给社会带来的收益却是比较模糊的。这种投入的清晰性与收益的模糊性之间的矛盾,形成了档案工作效益的隐蔽性特点。这种隐蔽性特点主要表现为档案工作不直接创造价值;从档案效用的发挥过程看,它要依赖于社会的利用,具有被动性和依赖性;从投入档案工作的收益对象来看,它主要不是体现于档案部门本身,而是包含于利用档案的各部门或档案利用者当中,档案工作收益是一种间接性的收益;从投入档案工作的收益地点看,由于档案价值扩展律的作用,档案工作收益地点具有广泛性和分散性等。

3.档案工作效益的滞后性

这主要是针对投入档案工作的效益周期而言的,即投入档案工作的效益在时间上具有延迟性。由于档案从收集到开放利用,需要一个时间过程(即开放滞后),档案从实行开放到被利用并取得实际效果,也需要有一个时间过程(即效应滞后)。这就使社会对档案工作的效益往往多有忽略,这在一定程度上影响了社会对档案工作的评价,也在某种程度上对档案工作造成了一定的消极影响。

针对档案工作效益的上述特点,在档案工作中,我们应着眼于社会发展的趋势和要求,从协调发展的角度多方位多层次去寻求全面提高档案工作效益的有效途径,并在档案工作中重视协调社会的公共关系,加强档案工作效益的宣传,从而为档案工作的健康、持续发展创造一个良好的社会环境。

四、我国档案工作的历史回顾

(一)我国封建社会档案工作的历史贡献

我国是世界著名的四大文明古国之一,我国的档案和档案工作历史悠久,源远流长,漫长的封建社会档案工作为巩固封建秩序,推行、加强专制制度发挥了很大作用,但同时,封建专制制度对档案工作的影响也是很大的。在它的作用下,档案直接成了维护独裁、忠君、等级、特权和对农民进行残酷剥削的工具,档案工作产生了御用性、封锁性、僵化性和垄断性的历史特点,随之而来的是制度上的专制、落后和愚昧。但是,事物是辩证的,正像我国的封建专制制度在统一的多民族国家的形成中产生过积极作用一样,专制制度对档案工作也不无促进。可以这样说,没有专制主义的中央集权,没有统一的多民族国家,就没有统一的文字、统一的文书工作和档案工作制度,大规模的档案收集、保管和利用也不可能产生和发展。中国封建社会档案工作对于铸造中国古代的灿烂文明作出了历史性贡献,它本身又是中国古代文明的很有特色的组成部分。中国封建社会档案工作的历史贡献如下。

(1)最高统治者高度重视,档案工作由中枢机构直接统辖。由于档案工作和专制集权的封建统治有密不可分的关系,从我国封建社会的初始到晚清,档案工作便一直置于最高统治者的视线之下,由掌管军政重权的中枢机构直接统辖。这从一定程度上保证了皇家对档案收集、管理和利用的调控,当然也满足了档案工作对于人、财的需求。

(2)把档案的搜求积累当作长治久安的大事。自秦至清两千余年间,改朝换代从未间断。因此,搜求亡世和先帝之档案,因循旧制,增损变通,便成了每一位开国皇帝和其继位者文治武功的第一步。西汉刘邦攻入咸阳,萧何"独先入收秦丞相、御史律令图书藏之",只是中国历史上若干搜求档案以资政佳话中的一例。

(3)中央档案库是皇家的重要建设。专门的中央档案库出现是中国古代档案工作中了不起的事情,它对深化档案工作产生了划时代的影响。汉代的石渠阁、兰台、东观,唐代的甲库,明代的后湖黄册库,清代的内阁大库都是著名的皇家中央档案库。而至今保存完好的明清皇史可以使我们实地领略皇家档案库的风采神韵。

(4)以严酷的律法保护档案和档案工作。我国封建社会有关档案工作的律法详备有加,无不强调对文书、档案善加看管,不能损毁、泄密等,违者处以严刑。

(5)档案管理讲究章法。出于中国古代档案工作历史悠久,源远流长,从业者又为当时的知识分子,精通文墨,经他们推敲钻研,日积月累,逐渐形成了一套管理方法和规范,有的又上升到皇家律令制度,至唐宋已经达到相当丰富的程度,几乎遍及档案收集归档整理编刊、鉴定管理、保管保护和统计利用等各个方面。

(6)档案利用备受重视。封建王朝对档案的利用,主要集中在3个方面:以档案为教本,宣扬封建道德、律法和文化;查阅前朝档案,汲取统治经验;利用档案编史修志。尤其是在利用档案编史修志方面,形成两千多年延绵不绝的优良历史文化传统。

(二)中国共产党领导下的档案工作蓬勃发展

(1)党自建立之日起就高度重视档案工作。中国共产党从建党之日起,便建立了与当时的斗争相适应的文书和档案工作。1931年春,由瞿秋白起草、经周恩来审阅的《文件处置办法》是我党早期重要的文书、档案工作的指导性文件。《办法》不仅对档案文件的收集、整理和保管等作出了详细周密的规定,而且提出:文件"如可能,当然最理想的是每种两份,一份存阅(备调阅,即归还),一份入库,备交将来(我们天下)之党史委员会"。《办法》充分体现了中国共产党人为了现实斗争的需要对档案的珍视之情和神圣的历史责任感。

从1932年起,为安全保存党的早期档案文件,党在白色恐怖下的上海建立了秘密的"中央文库"。在近20年的时间中,党的地下档案工作者呕心沥血,出生入死,有的被捕入狱,坚贞不屈;有的贫病交加,献出生命。他们终于将共计104包档案完好地交由中共上海市委转党中央。

长征途中,党政军领导人和身边工作同志也随身携带了一些珍贵文件,如毛泽东同志带了一对装有档案文件的竹箱子,其中就装有著名的《长岗乡调查》《反对本本主义》等手稿。他曾说,性命可以牺牲,档案文件是不能丢掉的。

(2)建国初期的档案事业建设卓有成效。中华人民共和国成立以后,我国档案事业面临的基本任务就是要把分散的、不统一的档案工作建设成为国家规模的、集中统一管理的社会主义档案事业,更好地为党和国家的各项事业服务。

尽一切可能把旧政权机关遗留的档案接管保存下来,以备革命和建设事业之用,是当时档案工作的一项重要任务。明清档案、民国时期各政权机关的档案都得到了妥善处理。

许多中央和地方党政机关都相继建立起了机关档案。1954年11月8日,第一届全国人大常委会第二次会议根据总理周恩来的提议,批准国务院设立直属机构——国家档案局。1954年和1956年党的全国第一、二次档案工作会议相继召开。1955年和1956年《中国共产党中央和省(市)机关文书处理工作和档案工作暂行条例》《国务院关于加强国家档案工作的决定》两个重要法规性文件分别颁行。1959年,中共中央发布了《关于统管理党政档案工作的通知》。制度统一规范有序的全国档案事业逐渐形成。

自1956年起,中央档案馆和地方各省、自治区、直辖市档案馆开始建设;20世纪50年代中期以来,我国的科技档案工作开始起步在档案管理和档案行政管理工作蓬勃发展的同时,档案教育和档案理论研究也获得了新生。1952年,中央办公厅、中组部和中宣部委托中国人民大学举办档案专修班,新中国档案高等教育由此发端。随后,档案学著作陆续出版,档案学理论刊物相继创刊,档案学发展成为独立学科。

(3)改革开放以来,档案工作不断开创新局面。

（赵肖菲）

第四节　档案的收集

一、档案收集工作的内容、意义和要求

某市档案馆招聘职员,两位应届大学毕业生由馆长亲自面试。在问完几个问题后,馆长带他们去参观档案库房。面对浩瀚如海的库存档案,两位大学生感到非常惊奇。这时馆长突然问道:"你们谁能说说,这么多的档案都是从哪里来的呢?"稍加思考后,一位大学生说:"据我所知,这些档案是从各单位收集来的。"另一位大学生接着说:"有相当一部分是从社会上收集来的。"馆长说:"回答正确! 说明你们对档案工作有一定的了解。祝贺你们,你们被录用了。"以上事例说明,档案的收集工作是一项艰巨而繁重的工作。

档案的收集工作是按照党和国家的规定,通过一定的接收制度和征集措施,将分散在各单位和个人手中的档案,以及散失在社会上的零散档案,有计划地集中到各档案室和各级各类档案馆,实行集中管理的工作。

(一)档案收集工作的内容

档案收集工作分为档案室的收集工作、档案馆的收集工作和向社会征集档案的工作。

1.对本机关档案的收集

机关档案工作是维护机关历史真实面貌的一项重要工作,是整个档案事业的基础机关内各部门已办理完毕而在今后的工作中需要查考的文件,由文书部门或业务部门收集整理后,定期向本机关档案室移交。

2.档案馆的档案收集工作

机关档案室中划为永久和长期保管期限的档案最终要向档案馆集中,所以,接收现行机关移交的档案,是档案馆档案收集工作的主渠道。

3.向社会征集档案

接收撤销机关的档案,征集历史档案馆和档案馆之间交换或交接档案,也是收集、积累、补充档案馆档案的渠道。

(二)档案收集工作的意义

1.档案收集工作是档案工作的起点

档案馆(室)保存的档案,不是档案馆(室)自身生产的,而是不断接收和征集历史上形成和现实工作中产生的文件材料的结果。从全部档案工作的流程来看,收集工作是档案工作诸多环节中的第一个环节,是档案工作的起点,有了档案,就有了工作对象,档案馆(室)的各项工作才能得以开展,档案工作最终目的才能实现。

2.收集工作是实现档案集中统一管理的具体措施

各机关、团体、企事业单位在其工作和生产活动中随时都会产生大量的文件材料。为了便于管理和提供利用,维护档案的完整和安全,通过逐年的收集工作,把党和国家的重要档案集中到档案室和各级档案馆,从而实现档案统一的科学管理。

3.档案收集工作为其环节的档案工作创造了条件

档案收集工作的质量决定和影响着其他各环节的质量,收集的档案齐全完整,合乎质量要求,可以为其他环节创造条件;相反,如果收集工作不及时,档案材料残缺不全,就会直接影响到档案的整理、鉴定和利用等工作。

(三)档案收集工作的要求

1.加强馆(室)外调查,提高档案进馆(室)的质量

各机关单位在每年的日常活动中,都要产生档案,这些档案是各档案馆(室)档案的主要收集对象。要做好对这些分散档案的集中工作,首先要做好馆(室)外调查,随时了解档案的形成情况,掌握档案的保管、使用情况,统筹安排档案进馆,避免遗漏。同时,对散失在社会上的历史文件,要广泛调查,一旦发现线索,以及时采取相应的收集方式进行收集。同时,还要加强政策观念,妥善处理与各方面的关系。

2.推行入馆(室)档案标准化

实现档案管理的现代化,是我国档案工作的必由之路,而档案工作的标准化,是实现档案管理现代化的基础。所谓档案工作标准化,就是统一规范档案工作中的一些原则、技术和方法,提高档案工作现代化的程度。对档案馆(室)而言,档案工作的标准化应从收集工作做起,尽量减少不符合质量标准的档案入馆。

3.保持全宗和全宗群内档案的不可分散性

所谓全宗是指一个机关所形成的全部档案,一个机关的各项活动之间有着密切的联系,一个机关的全部档案也同样是一个有机的整体,因此,我们在收集一个机关的档案时,尽量避免人为的分散。只有坚持全宗的不可分散性,在以后档案工作的各项业务活动中才能坚持全宗管理。在收集工作中,还要保持全宗群的不可分散性。所谓全宗群,就是在历史上形成的有密切联系的若干全宗。因为在定时间、地点和条件下活动的各个机关,其工作活动是互为条件,共同发展的。反映在档案上,各个全宗之间就有着密切的联系。将有密切联系的若干全宗集中于一个档案馆(室),有利于反映一定地区在一定时间内的工作全貌。

4.大力丰富馆藏,坚持馆(室)藏优化原则

档案馆(室)是保存档案的基地,档案馆(室)要开展以档案利用为龙头的各项日常工作,没有雄厚的物质基础是不行的,丰富的馆藏对于提供档案,为党和国家各项事业服务是非常重要的。因此,建设丰富的馆(室)藏,是衡量档案馆(室)工作水平的重要标志。

但是,丰富馆(空)藏并不是指档案越多越好,优化馆(室)藏应该成为档案收集工作的指导思想。也就是说,在坚持入馆档案质量标准的前提下,尽可能加大馆藏,更好地为社会提供利用服务工作。当然,也要充分考虑档案馆(室)的人力物力和财力等实际问题。

二、机关档案室的档案收集工作

档案室的档案收集工作是通过文件归档工作完成的。各机关在工作活动中形成的具有保存价值的文件材料,由机关的文书部门或业务部门整理立卷,定期移交给档案室集中保存,这项工

作称为"归档"。

立卷、归档是文书工作和档案工作相衔接的一个环节,它既是文书工作的终止,又是档案工作的开始,经立卷归档,文件使转化为档案。

(一)归档工作的意义

1.文件归档是便于机关工作查考利用的需要

机关的工作是持续发展的,处理当前的工作需要查考过去的文件;日后处理工作时为提高工作效率又会不断查考现在的文件。因而文件在完成了传达办事意图指导与处理现行工作等使命后,对研究工作、制定政策、处理事务,仍具有一定的参考价值。为此,必须对机关单位所形成的文件按规定整理成卷,归档集中保存,以备查考利用。

2.文件归档是保证文件齐全、完整的需要

各种文件材料是在工作的不同阶段产生的,因而也是独立存在的。这些单份的文件材料如果不组合成案卷保管便很容易散失,既不利于文件的安全,又不利于日后的查找,同时,还会造成文件的破损。因此,以及时对办理完毕的文件进行立卷、归档十分必要。

3.文件归档是机关档案室收集档案的基本途径

按照有关规定,各机关的档案,由机关的档案部门实行集中统一管理,其中有长久保存价值的档案还要按期向档案馆移交。档案是由文件转化而来的,而文件分散于机关的各个部门。机关档案部门要对文件实行集中统一管理,就必须做好收集工作。收集的最好办法就是把由文书部门制成的文件案卷接收过来,统一保管。

现在我国各级各类档案馆和机关档案室绝大部分档案的整理、鉴定、管理、利用和统计都是以案卷为单位进行的,各单位的文书或业务部门将文件材料立成案卷移交给档案部门,极大地方便了档案室的档案收集工作。归档制度的具体规定主要包括归档的内容、范围、时间、地点、立卷归档的要求等。

(二)档案室在形成文件与归档组织活动中的作用

《机关档案工作业务建设规范》规定,机关档案工作的基本任务之一,就是"对机关各部门形成的各种文件材料的收集、整理、立卷和归档工作进行监督和指导"。充分实现机关档案室对形成文件的指导、协助文书部门组织归档工作的作用,是做好机关档案室档案收集工作的一个重要组成部分。

1.指导和督促文书或业务部门做好归档组织工作

文件立卷及归档是机关文件管理和档案工作的交接环节。文书立卷、归档工作的质量影响着档案工作的开展,因此,档案室应帮助、指导文件处理部门或业务部门,科学地选择立卷环节,确定立卷分工范围,编制文件立卷类目,督促有关部门或人员及时将需要归档的案卷移交档案室。必要时,档案室也可担负某些文件的立卷任务。

2.加强对归档案卷质量的检查

机关档案室,对文书处理部门已立好的案卷进行必要的质量检查,对尚未立卷的文件提出整理要求,才能从总体上有效地保证和控制机关案卷的质量。检查工作的内容有应当立卷、归档的文件是否收集齐全,是否包括了本机关形成的有保存价值的各种类型和载体的文件;归档案卷的内容能否反映机关的主要工作;保管期限的划分是否准确;案卷题名的拟制及其他管理性项目的填写是否科学;案卷目录的编制是否符合标准等。在实际检查工作后,应针对有在的问题,提出加工、调整、修正的意见,切实保证归档案卷达到国家有关质量标准的要求。

三、档案馆对档案的接收和征集

根据国家有关规定,各机关、单位具有长久保存价值的档案必须移交给各级各类档案馆集中保存。集体所有和个人所有的档案,国家认为必要时,也可以由档案馆代管、征购与收购。经协商同意,民主党派机构所形成的档案也可以由档案馆代为保存。由此形成了馆藏档案的主要来源。

(一)馆藏档案的主要来源

1.现行机关档案

现行机关档案是指现行工作的机关、企事业单位及其他社会组织的档案。这种档案源的特点是,产生和形成的档案数量多、完整,并且具有连续性。现行机关档案是各级各类档案馆馆藏档案的主要来源。

2.撤销机关的档案

中华人民共和国成立前后,出于政权变更、体制改革、行政区划调整等原因而被撤销、合并的机关、团体、企事业单位及其他社会组织的档案,均为撤销机关的档案。档案馆按国家规定接收这类机关、团体、组织的档案,也是馆藏档案的重要来源。

3.组织和个人保存的散失档案

收藏在机关、组织或个人手中的革命政权档案和旧时期档案,也是馆藏档案的重要补充来源。档案馆应通过各种有效的方式和措施,将这些散存于社会的历史档案,征集入馆,以丰富馆藏。

4.档案馆之间交接的档案

由于行政区划变更和档案馆布局变化等因素的影响,使有关档案馆的档案收藏范围发生变化,因而产生某档案馆接收其他档案馆档案的情况。另一方面,由于各国文化交流活动的开展,通过交换或购买等方式,将一些收藏在外国档案馆中我国的历史档案(包括复制品)收集起来,丰富有关档案馆的馆藏。

(二)对现行机关、单位档案的接收

1.接收要求

(1)各级机关、单位应根据全宗原则和国家有关规定,保证本机关、单位档案的完整与安全将反映本机关主要职能活动和基本历史面貌的档案收集齐全,并进行科学的分类和编目,按规定移交给档案馆。

(2)各级机关、单位应按照鉴定档案的有关标准,科学划分档案的保管期限,并将其中具有长期或永久保存价值的档案,在本机关保存若干年后,向档案馆移交。

(3)各单位在向档案馆移交档案的同时,要将和全宗有关的资料和检索工具,随同档案一起移交。

(4)现行机关移交档案时,必须根据移交目录,同接收档案的有关档案馆一起清点核对,并在交接文书上签字盖章,以明确交接双方的责任,保证进馆档案的完整齐全。

2.档案馆接收档案前的准备工作

在正式接收档案之前,档案馆应当调查有关立档单位的档案收集状况,了解档案整理与鉴定的质量,档案收藏与需要移交档案的情况,检索工具的编制等。同时应认真地制定档案接收方案,确保档案馆接收工作的顺利进行。

3.档案馆接收档案的期限

确定档案接收期限的工作原则是不影响机关工作的查考使用,保证国家档案的顺利积累,便于社会各方面开发、利用档案信息资源。

《机关档案工作条例》和《档案馆工作通则》规定:"省级以上机关将永久保存的档案在本机关保存二十年左右,省辖市(州、盟)和县级以下机关应将永久、长期保存的档案在本机关保存十年左右,再向各有关档案馆移交。"当然,这仅仅是一个一般性的规定,各机关单位在具体贯彻执行时,还应充分考虑本单位档案的形成、保管和利用等方面的具体情况,合理地确定移交档案的期限。

(三)对撤销机关档案的接收

撤销机关的档案,具有分散、不系统存在尚未办理完毕的文件等特征。为此,档案馆在接收撤销机关的档案时,除了应按接收现行机关档案的要求,对所接收的档案进行检查外,还应注意以下问题。

机关撤销或合并时,严禁把机关在历史活动中形成的档案分散、毁弃或丢失;撤销机关应负责组织人力,将全部档案进行认真的清理、鉴定,保管好,并按规定向各有关档案馆移交,或由其职能继任机关代管。如有尚未办理完毕的文件,应转交给原机关的职能继任者或有关机关继续办理后整理保存。

一个机关并入另一个机关或几个机关,几个机关合并为一个新的机关,其合并以前形成的档案,应按机关分别组成有机整体,向有关档案馆移交,而不能将这种档案与合并后形成的档案混在一起。假若接管撤销机关职能的有关机关,因工作需要查考,要求保管撤销机关的档案,可在征得有关档案管理机关同意后,暂为代管。代管机关应负撤销机关档案的完整与安全,绝对禁止将撤销机关档案同本机关的档案混合,并担负日后向档案馆移交撤销机关档案的责任。

一个机关撤销后,业务分别划归几个机关时,它的档案不能分散,而应当作为一个有机的整体,整理并保管好,由有关单位采取协商处理的办法,或交给某个接管机关代管,或向有关档案馆移交。

一个机关的一部分业务或其中的一个部门划归给另一个机关时,原来该机关在从事此部分业务工作活动中形成的档案,应作为原机关档案有机整体的一个组成部分,如果接收机关需要查考使用这部分档案,双方可通过协商,以借阅、复制等办法解决。

(四)对历史档案的接收与征集

1.接收与征集历史档案的意义

(1)保护祖国历史文化财富:我国是一个文明古国,历史上的历代王朝及其地方官府、民间组织及个人形成了大量的档案,但由于种种因素,绝大部分档案已遭毁灭。尤其是鸦片战争以来,帝国主义列强的侵略,又使一部分幸存下来的档案散失国外。中国共产党及其领导下的革命政权机构、军队、社会团体等形成的档案,尽管产生时间较近,但是由于长期战争的影响,保存下来的档案数量也较少,其中一些档案文件依然散存在民间民国时期的档案,由于战争等因素的影响,也受到了不同程度的损害并失散于社会。加强对幸存历史档案的征集和接收工作,尽早将散失于社会及国外的历史档案收集入馆,使祖国的历史文化财富得以保存。

(2)充分发挥档案利用功能:历史档案记录和反映了我国各个历史时期的社会政治、经济、文化、科学技术、宗教等方面的情况,它是人们从事史学研究、科学研究(如地震、水文天文、医学等方面的研究),总结历史经验等不可缺少的原始素材。为了适应历史档案开放和社会利用的需要,各档案馆必须努力收集历史档案,丰富馆藏,以便向社会提供更多的档案。

(3)抢救历史文化遗产:长期在社会上流散的历史档案,具有收藏对象复杂、收藏地点不明、来源分散等特点,不少档案已经发霉变质,字迹模糊,彼此粘连或破旧。所以,档案部门必须加强历史档案的接收与征集工作,做到发现一批,抢救一批,发现一件,抢救一件,把这些濒于毁灭边缘的历史档案收集起来,并通过各种方法(如糊裱、复制、加固、字迹恢复等)进行抢救。

2.收集历史档案的对象与途径

(1)保存有历史档案的国家机关、社会组织收集:各级档案馆应根据 1981 年国务院转发的国家档案局关于旧政权档案集中保管的指示精神,结合本地区的具体情况,进行历史档案的收集,实际上,此项工作在建国初期就已经开始了。随着各级档案馆的陆续成立,使长期处于分散状态的历史档案,基本上得到了集中统一管理。然而,由于历史原因,仍然有些较重要的历史档案分散在一些机关和组织中。

随着国家的改革开放,各行业都迫切需要利用历史档案,如若继续将历史档案分散保存,必然会影响档案信息的综合开发和利用。因此,各机关、单位必须按照国家的规定,将 1949 年之前的历史档案移交各级档案馆集中保存。

(2)向收藏有历史档案的个人征集:出于历史原因,我国的历史档案,有不少仍然散落在个人手中。保有这些历史档案的有社会知名人、革命老干部、专家学者、普通群众,也有社会的官员、职员、绅士、商人、古物收藏者及他们的亲属和后代。有的档案已被当作废品,需要及时抢救;有的档案被当事人埋藏起来,有待于了解线索,尽早进行发掘。实践证明,只要按党和国家政策办事,措施得力,方法得当,坚持不懈,就可以将散失在个人手中的历史档案的原件或复制品,收集入馆。

(3)征集少数民族地区的历史档案:我国的少数民族有着悠久的历史,保存着内容丰富的历史档案。这些档案,通常是保存在寺庙、土司、头人及其他们后裔的手中。这部分档案中,有些具有较高的史学及文物价值,是少数民族的宝贵文化财富,将这些档案征集入馆,可以为研究各少数民族地区的历史和文化创造良好的条件。

(4)收集散失在国外的历史档案:鸦片战争以来,我国的许多珍贵历史档案散失国外。近年来,随着我国同世界各国人民交往的增加,一些流失国外的档案原件或复制件已经重新回到了祖国的怀抱。它们在史学研究、编史修志等方面发挥了积极的作用。

3.接收与征集历史档案的方法

收集历史档案是一项涉及面广、政策性强的工作,目前档案部门采取的收集历史档案的方法主要有以下几种。

(1)发布通告:一种典型的走群众路线的方法。发布通告可以让整个社会了解收集历史档案的重要意义和收集档案的内容范围,以取得广大群众的支持,从而掌握线索,接收和征集历史档案。

(2)调查研究:通过深入细致的工作,了解本地区范围内,历史上曾经设置过什么样的机关、团体、组织,曾出现过什么著名人物,以及这些组织及个人的详细情况。在摸清情况的基础上,主动走访当事人及有关部门,有针对性地开展收集工作。对于所收集到的相关信息线索,应做好记录,建立调查信息档案。

(3)广泛宣传国家的征集政策:充分利用各种现代传媒工具(如电台、电视台、报纸杂志等),播送或刊载征集档案的广告及文件。其宣传内容包括收集历史档案的意义,历史档案的价值、收集范围及方法,还应广泛宣传国家的征集政策,鼓励个人捐赠和实行有酬征集。

(齐　斌)

第五节 档案的整理

　　档案整理工作的基本任务是建立档案实体的管理秩序使所保存的档案有序化、条理化,为整个档案管理工作创建秩序化的管理对象基础。整理是档案实体管理的核心,对整个档案管理工作具有重要的基础意义。

一、档案整理工作的基本内容

　　档案整理工作的基本内容包括全宗的划分和排列、全宗内分类、文书立卷、案卷排列与编号、编制案卷目录等诸多业务环节。按照我国现行的管理体制,这一系列业务工作一般由不同的工作机构和人员分别承担:文书立卷工作一般由直接产生、处理文件的机构和人员(主要是文书部门和文秘人员)承担;全宗内分类、案卷排列与编号、编制案卷目录的工作一般由档案室(处、科)承担;全宗的划分和排列多由档案馆承担。但在某些特殊情况下,档案室和档案馆也要承担超出其职责范围的部分或全部整理工作。这样,对于档案机构来说,其整理工作的内容就大体表现为3种情况(类型)。

(一)系统排列和编制案卷目录

　　这种情况一般存在于档案室,即对已经立卷归档的案卷进行排列、编号及分类等系统化的整理,并将其结果用编制案卷目录的方式固定下来。

(二)局部调整

　　这种情况一般存在于档案室或档案馆,即对原有整理结果中不合理、不完善之处进行局部的改动调整。

(三)全过程整理

　　这种情况较多存在于档案馆,即进行从立卷到全宗的划分和排列等全部整理工作。

二、档案整理工作的原则

　　档案整理工作一般应遵循以下3项原则。

(一)尊重和维护档案的本质特性,保持档案文件之间的历史联系

　　档案是历史的原始记录。这些原始记录在形成过程中具有密不可分的历史联系(或称有机联系)。整理工作在建立档案实体秩序时,必须尊重和维护档案的本质特性。保持档案文件之间固有的历史联系,使这种历史联系体现于实体秩序状态之中。这是档案整理工作的根本性原则,也是全宗思想对整理工作的必然要求。

　　档案文件之间的历史联系有时又被称为"内在联系"或"有机联系",是指档案文件在产生和处理过程中所形成的固有联系。这种联系不仅是真实存在的客观事实,而且对于档案的产生处理及其作用价值的实现具有决定性意义,足以真实反映再现档案产生、处理并发挥作用、价值的真实过程状态和规律。在整理工作中最大限度地尊重和保持档案文件之间的历史联系,使这种联系在档案的实体秩序状态中反映出来,可以充分体现档案的本质特性,使档案实现其原始记录的价值与作用。

档案文件之间的历史联系一般具体体现在档案文件的来源、内容时间、形式等几个方面。来源一般是指形成档案的社会主体(组织或个人)。不同来源的档案反映不同社会主体的历史活动面貌及其相互关系。内容一般是指档案文件内容所涉及的问题或事务。解决同一问题、处理同一事务所形成的档案文件之间必然具有不可分割的联系。时间一般是指档案的形成时间,因为所有的社会活动都只能在特定的时间中进行,所以注意并保持时间上的联系,往往保持并反映出了社会活动过程的阶段性、完整性与真实性。形式一般是指档案文件存在与表达形态方式等因素。如文种、载体材料及记录方式等。不同的文件形式往往有不同的作用功能,能承担不同的任务,并反映一些特定的工作关系。如请示与批复和会计档案中的凭证、账簿与报表,既有不同功能作用,又能反映一种特定的工作关系与程序。

档案的种类极其复杂,各种档案文件在整理中对其历史联系的要求也各不相同。而档案整理这一建立档案实体秩序的工作,在整理方法及实体秩序状态上又具有唯一性、确定性的特点。对同一档案对象在整理中要同时保持上述各种历史联系是不可能的。因此就要求档案整理工作要根据不同类型档案的不同情况和要求,去全面综合性地考虑并确定保持历史联系的问题。

(二)便于保管和利用

整理工作作为档案管理工作的核心与基础,必须符合简洁、便利、有效等管理的基本要求,使整理结果便于保管和利用。这一原则应与上一原则结合运用,即在尊重档案本质特性、保持档案文件历史联系的前提下,尽量采用简便有效的方法去整理,并使所整理好的档案保管、利用起来比较方便。一般情况下,只要按全宗原则为核心的方法去整理,就可以基本上同时满足两项原则的基本要求。但在某些特殊情况下,二者之间可能发生一定的矛盾。这就需要具体情况具体分析,对二者运用的程度进行恰当的把握,不能机械地理解和套用上述两项原则。在处理二者之间的矛盾关系时,有一个基本问题必须清楚:即不能在绝对意义上理解和运用两个原则。一般而言,尊重档案本质特性,保持档案文件之间的历史联系是根本性原则,但运用中必须考虑保管和利用上的方便与否,而对方便保管和利用来说,也必须以尊重档案本质特性、保持档案文件之间的历史联系为前提。尤其在方便利用的问题上,不能存有用某种整理方法去满足所有利用需求的幻想。

(三)充分尊重和利用原有的整理结果

档案管理常有更换管理者的现象。这一原则是指后来的管理者应充分尊重和利用所接手管理的档案原有的整理结果。不要动辄就推倒重来。因为在已往的档案管理实践中常有新的管理者不断否定原有整理方法和结果,对同一管理对象不断重新整理的现象。这一原则正是在深入总结分析了这种现象的基础上提出来的,其中包含着一个深刻的理论问题。在不断否定原有整理结果的人的头脑中大都有这样一种美好的想法:采用一种完美的整理方法,不仅使整理结果严格有序、便于保管,而且力求使其能够满足各种各样的利用需求。但实际上任何一种整理方法及其整理结果都不可能是最完美的,都不可能同时满足各种不同的利用需求。因为档案实体及其实体秩序状态在空间上具有唯一性,保管单位只能归入一个类别,在架柜上占一个存放位置,提供一个检索点。而人们的利用需求却是多种多样、不断变化的。要让空间上具有唯一性的档案及其实体秩序状态同时满足各种不同的利用需求是根本不可能的。不同利用需求的满足问题只能通过编制检索工具去解决。因此,那些不断否定已有整理结果的做法就在总体上构成了一种不断加工的恶性循环,成了一种既浪费人力、物力、时间,又伤害档案实体理化状况的无效劳动。

充分尊重和利用原有整理结果的原则,在整理工作实践中适用主要体现为3种情况。

（1）在原有整理结果基本可用的情况下，基本维持其原有秩序状态不动。

（2）若某些局部明显不合理、不可用，可在原基础框架内进行局部调整。

（3）原有基础确实很混乱，无法有效管理，可重新整理，但重新整理时，亦应尽可能保留或利用其原有基础中的可取之。

（齐　斌）

第六节　档案工作的现代化

一、档案工作现代化的基本内容

现代化首先是一个历史的概念。自从人类发明了蒸汽机，人类社会就进入了不同时代的现代化进程。随着科学技术的不断发展和新技术的不断运用，现代化的水平也不断提高。档案工作的现代化也是在我国科学技术迅速发展、社会整体现代化进程日益加快的形势下展开的。

档案工作现代化是相对于档案传统手工管理而言的。它是以系统论等现代管理科学为指导，应用现代管理方法和手段，积极采用先进的管理技术与设备，充分发挥档案管理人员的主动性、积极性和创造性，对档案管理的传统方式和做法进行改革，使档案管理实现系统化、定量化、信息化、智力化，以取得档案管理总目标的最佳效果。

档案工作现代化不仅涉及新的技术装备、新的技术手段的运用，而且涉及档案事业管理思想、管理方法的现代化问题，涉及档案干部队伍素质的现代化及档案工作的标准化等诸多问题。可以说，档案工作的现代化关系到整个档案工作的方方面面。其基本内容包括以下几个方面。

（一）档案工作管理技术手段的现代化

我国档案管理工作的实质是档案信息的处理开发工作。要建立一个现代化的档案文献信息处理系统，关键要解决档案信息的收集、存贮、编目检索与服务的现代化，所以电子计算机技术、缩微复制及其声像技术的运用是最重要的。

（二）档案工作组织管理现代化

档案工作组织管理现代化，就是以现代化科学理论为指导，运用科学管理的方法、手段处理档案工作中的问题，使档案管理工作更加完善，档案工作组织管理现代化包括以下几个方面。

1.加强管理思想的现代化

档案工作人员尤其是组织领导者应根据社会发展和档案工作的实践，从指导思想上认识档案管理现代化的重大意义，抛弃传统管理中不科学、不合理的因素，代之以科学的组织管理思想。

2.注意管理方法的科学化

积极采用现代管理方法的优秀成果，改变单纯的以行政手段进行管理的做法。在管理方法中把经济方法、行政方法、法律方法、社会心理方法政治教育方法等有机结合起来。

3.强化组织机制，提高组织管理效率

应根据档案工作实际，按照科学的组织理论对档案组织的体制、设置原则、内部机制、人员编制、运转程序、决策过程进行有效管理，保证组织机构的效率，充分发挥档案的社会、经济效益。

4.进一步加强档案组织工作的标准化

通过制定档案工作的组织标准、业务规范标准,更好地、科学地开展档案工作,指导档案工作顺利开展。

(三)档案干部队伍的知识化

在档案工作现代化进科中,现代化的设备、现代化的技术方法都需要具备现代化思想的人去掌握运用。就中国目前的状况,很快在档案工作技术装备上全面现代化仍是比较困难的,而且即使装备现代化了,以目前档案干部队伍的知识素质也不能充分发挥其作用。国内一些档案部门的现代化装备没有充分发挥作用,甚至处于闲置状况,其关键是人员素质的问题。所以,建设一支具有较高知识素质的档案干部队伍是档案工作现代化的基本保证,没有这样一支队伍,现代化就无从谈起。

二、现代化对档案工作发展的重要意义

(1)档案工作现代化首先是为了解决档案工作内部存在的矛盾,尤其是随着档案工作发展而出现的档案具体管理方面的问题。随着社会主义建设的迅猛发展,档案数量急剧增加,全国3 800多个档案馆保存着近2亿卷(件)的档案,而亟待接收进馆的档案数量也很大,目前的保管手段已显出力不从心的态势。随着新的科学技术运用于档案工作,档案载体也从比较单一的纸质档案为主转向多种载体并存,传统保管方式已难以适应。

(2)档案工作现代化是解决档案利用方式、方法与社会需求之间存在的矛盾,更好地发挥档案工作的社会经济效益的主要途径。人们对档案的利用需求是多方度的,时效性、专题性、准确性要求提高,多数档案部门传统的手工检索方式不能满足社会的需要,必须通过采用现代化的检索服务手段,如计算机编目检索技术、计算机终端技术及相应的服务方式,走档案管理现代化之路。

(3)档案工作现代化将给整个档案工作带来巨大影响。档案计算机管理系统的建立,将大大提高档案部门开发档案信息的能力,使档案馆成为真正的保存与利用档案信息的中心,档案检索能力将会有巨大的提高。

(4)档案工作现代化将加速档案工作的社会化,更好地适应社会发展的需要。档案工作是社会工作必不可少的一个环节,为了适应社会发展的需要,档案工作应具备与社会物质发展水平、科技水平、管理水平相匹配的能力。

三、档案工作现代化的条件与现状

当前我国档案工作实现现代化已具备了一定条件,具体表现为以下几个方面。

(1)档案工作已经发展成为一项国家规模的科学文化事业,档案馆已经形成网络,档案室工作也有较快发展,档案教育、科研等都已有相当规模,档案工作现代化已成为档案事业发展的迫切需要。

(2)档案工作的现代化在十几年前已开始列入档案事业的发展规划。围绕档案工作的现代化,国家制定了相当数量的规章制度、标准、规范,并投入了一定资金开展有关问题的研究,取得了显著成效。因此,实现现代化是有基础的。

(3)档案科技干部、管理干部队伍随着档案教育的迅速发展而逐步壮大。

(4)我国档案工作的标化工作也在近几年有较快发展,为档案工作现代化的前处理工作创造

了条件。

但是,我们还有着许多不足与差距。我国管理人才和科技人才还是很缺乏的。教育事业仍然比较落后,国民的整体科技文化素质还比较低,不仅远远落后于发达国家,而且与一些发展中国家相比也有差距。这对档案干部队伍的知识化、管理科学化也有影响。

另外,还有一种趋势值得引起我们的高度注意:电子文件的产生,模糊了档案工作和文书工作的界限;通信网络的沟通,加速了档案、图书、情报等文献信息工作间的渗透、交叉和融合。

（齐　斌）

第五章

人事档案管理

第一节　人事档案的含义与性质

一、人事档案的界定与含义

关于人事档案的界定,学者们虽然存在不同的表述,但对人事档案核心问题的把握是基本相同的。学者们关于人事档案的界定主要反映了人事档案的形成主体、大致内容、作用及其属概念。结合当代人事档案发展的时代特征及学者们的观点,人事档案是在组织人事管理活动中形成的,经组织审查或认可的,记录、反映个人经历和德能勤绩的,以个人为单位立卷归档保存的文字、音像等形式的档案。简言之,人事档案是记录和反映个人德能勤绩等综合情况的,经组织认可归档保存的档案。

根据上述界定,人事档案主要有以下几个含义。

(一)人事档案的属概念

人事档案的属概念是档案,也就是说档案是人事档案的上位概念,人事档案是档案中的一种专门档案。认为它的属概念是材料是历史记录都不够准确。

(二)人事档案的本质

人事档案的本质是人员经历和德能勤绩等原貌,而不是其他方面。

(三)人事档案的记录材料

人事档案的记录材料即载体形式包括文字、声音、图像、照片等,由此形成了不同载体类型的人事档案。

二、人事档案的性质

性质是事物的本质,人事档案的性质就是指人事档案的本质。根据人事档案的界定,人事档案是国家档案的重要组成部分,具有一般档案的共性——原始记录性。但人事档案又具有个性,主要表现在集合性、认可性、专门性、真实性、机密性、现实性、动态性、权威性等方面。

(一)集合性

人事档案是以个人为单位、按照一定原则和方法组成的专卷或专精,集中反映了一个人在不同时期或不同单位的经历、政治状况、业务状况等全貌,卷内的每一份材料,都必须反映该人员的情况,不得夹杂或混入别人的材料,也不能将该人的材料肢解割裂,分散在不同的部门保管,以保证该个人档案的完整性。如果将一个人不同时期或不同问题的材料分散存放在不同单位或不同个人的档案里,肢解或分解了该人的档案材料,一旦组织上或单位需要系统了解这个人的情况,就如大海捞针,不仅工作量大,效率低,而且很难查全,甚至会漏掉重要的材料,以致影响对该人员的使用。因此,人事档案应是集合性的材料,应能集中反映某个人的历史全貌。

(二)认可性

人事档案材料不是杂乱无章的堆积,也不是任意放进去或编造的个人材料,而是经组织、人事部门认可的个人材料。人事工作的中心任务就是用人,要用人就应做到知人善任,因此组织、人事部门经常采取各种形式了解人员的经历、表现、才能、成果等情况,需要个人填写履历表、鉴定、小结、成果表、考核材料等,所有这些材料,必须得到组织认可,不能随意填写和私自放入个人档案中。个人的学历、文凭等都应经过组织认定、盖有公章,而不能是伪造的。在市场经济条件下,有些人为了谋取个人私利,骗取钱财,伪造假文凭、假档案的事时有发生,但这绝不是科学意义上的真实的人事档案。

(三)专门性

人事档案是一种专门性的档案。专门档案是指某些专门领域产生形成的有固定名称形式及特殊载体的档案的总称。人事档案是组织、人事工作专门领域形成的档案,其内容具有专门性,自成体系,人事档案反映人事管理方面的情况。人事档案具有专门的形式和特定名称种类,如关于人事方面的各种登记表格、考核材料等。

(四)真实性

人事档案的真实性有着特殊的含义,是指文件形成的真实性、内容上的准确性,凡归档的材料必须实事求是、真实可靠。这是人事档案之所以能真实客观地反映个人本来面貌的根本原因。真实性是人事档案的生命,是人事档案发挥作用的基础和赖以存在的前提。人事档案的真实性与一般档案的真实性有一些差别。一般档案从总体上来说是原始记录、是较真实可靠的,但并不等于档案内容是真实的或正确的。即使有些档案内容不真实或不正确,它还是表达了形成者的意图,留下当事人行为的痕迹,反映了当时的情况仍不失其为原始记录被保存下来。不能因为内容虚假和诬蔑不实的材料,就全部剔除并予以销毁,人为地造成历史上某一阶段或侧面的史料的空白。

人事档案内容的真实性直接关系到人事档案的使用价值,直接关系到组织部门对人才的评价、培养和使用,也涉及贯彻落实党的干部路线,还关系到个人的切身利益和政治前途。可以说,人事档案能为组织部门了解、选拔、任用干部和挑选使用人才提供依据,事关重大。人事档案的真实性,具体表现在凡归档的材料必须真实可靠,实事求是,完全符合该人的实际情况。常言道:"文如其人"。档案界则提倡"档如其人",这就是说,人事档案所记载的情况就应当是这个人真实情况的准确反映。由于人事档案是考察人、使用人的重要依据,要做到知人善任,选贤任能,用其所长除了直接考察了解其现实表现以外,还要了解该人的历史情况,考察其过去有什么经历,有什么专长,有哪些德能勤绩,这些均要依靠人事档案。如果人事档案不真实不可靠,组织管理部门怎么能凭它来正确地使用人呢?那就等于给组织管理部门提供了不真实、不准确的情况,就可能造成埋没人或错用人的严重后果。

（五）现实性

人事档案是由组织、人事、劳资等部门在培养、选拔和使用人才的工作活动中形成的已经处理完毕的具有保存价值的文件材料转化而来的，这些材料虽然已经完成审阅、批办等文书处理程序，但它所涉及的当事人，绝大部分还在不同的岗位上工作、生产和学习，因此要求人事档案必须反映人员的现实面貌。特别是市场经济条件下更注重人才的现实表现，人事部门在工作活动中为了考察和了解这些人员，需经常查阅有关人事材料，是现实人事管理活动的重要依据，因而具有很强的现实效用。

（六）动态性

人事档案的建立并不意味着人事材料归档的完成和收集工作的结束，也不是一成不变的。它是根据形势的发展和各个历史阶段对每个人才实际表现的记载不断补充内容的过程，处于不断增加的过程中，因此人事档案始终处于"动态"之中。

人事档案管理无论是从检索工具的编制还是档案实体的整理及人事档案信息的管理，都以其"动"而区别于其他门类的档案。一方面，人事档案涉及的个人大多数仍在各领域各单位从事社会实践活动，继续谱写自己的历史，这就决定了人事档案须随个人的成长不断增加新的内容，以满足人事工作的需要；另一方面，人事档案涉及的人员是不断流动的，调动、晋升、免职等情况经常发生，随之而来的是当事人工作单位和主管其人事档案的单位的变动。因此，人事档案一般是随人员的流动经常转递和流动，变换工作单位和管理部门。具体来说它的动态管理特征表现在以下 4 个方面。

1.递增性

人事档案最显著的特征是卷内档案材料呈递增趋势。一个人从家庭或学校走上工作岗位后，他的档案材料数量与其工作年限成正比。如转正定级、职务任免、工资晋升、入团入党、考察奖惩、职称评聘等，其材料与日俱增。

2.转移性

"档随人走"是人事档案的又一动态管理特征，逢人员调动、军队干部转业、学生毕业分配等，其档案都随人员转移到新的工作单位。当代的流动人员档案管理，则往往集中在某个人才交流中心，即使是人员在流动，其档案也可以放在人才交流中心，这是人事档案管理的新办法。

3.波动性

一般而言，文书档案的卷内文件材料装订后其信息不再变动。而人事档案的卷内信息除了拥有递增性特征外，还体现为信息的历史波动性。如体现在职务和工资的升降方面：有的干部任职以后又免、撤、改职，免、撤、改职后又复原职；有的干部晋升工资后，因某种原因又降了工资；体现在工作单位的变动方面：有的人员调离原工作又调回，调回原单位后又调去别的单位等，诸如此类，内信息呈波动性或可变动性。

4.可剔除性

人事档案材料的动态管理特征还表现在可剔除性。一般档案材料自形成之后，不管内容是否与现实相符、是否有错误信息，都不能剔除，可以反映历史上各项工作和事情的发展原貌。但人事档案上面的内容过去是对的，现在看来是错的就应该纠正，应根据党和国家的方针政策，将那些历史上形成的已经失实和丧失价值的档案材料进行鉴定，经组织部门认定后及时剔除。

（七）机密性

人事档案中记载了个人的自然情况（姓名、别名、出生地、出生年月、家庭成员）、个人健康、婚姻状况、工资收入、政治面貌、业务成果、职务职称、奖惩情况、专业特长等各方面情况,其中有些涉及个人隐私、与其有关的重大事件、工作失误等内容,在相当时期内是保密的,不能对外开放,以确保个人权益和国家利益不受侵犯。人事档案及人事档案信息一般只能由组织人事部门掌握,并建立严格的保密制度,不得随意公开与扩散,特别是领导干部、著名科学家、知名人士,其人事档案内容的机密性更强。

(八)权威性

正因为人事档案具有认可性、真实性等特性,因此人事档案内容具有较大的权威性,反映一个人面貌的材料,只有从人事档案上查阅才是最可靠和最权威的。特别是干部档案材料都是严格按照中央组织部颁发的《干部人事档案材料收集归档规定》的范围和要求建立的,需经组织人事部门审查认可、审查机关盖章,也需要本人签名盖章后才能归入人事档案中,不能随意填写和私自放材料到人事档案中,因而,干部人事档案材料一般都比较真实可靠,具有较大的权威性。

关于人事档案的性质,也有一些不同的表述。王英玮认为:人事档案与普通管理性档案(文书档案)相比有诸多共性特征,如原始性、记录性、回溯性、知识性和信息性、部分档案内容的机密性、凭证性和参考性、定向积累性、有机联系性。人事档案和其他专门档案一样,也具有专业性、现实性、独立性、规范性、准确性。人事档案自身独特的性质主要表现为形成目的的特殊性、档随人走的动态性、记录内容的隐私性。邓绍兴认为:人事档案具有现实性、真实性、动态性、保密性、专业性、权威性。何朋春则将人事档案的性质归纳为信息性、凭证性、政治性、真实性、机密性。这些不同的表述有助于管理者深刻了解人事档案的性质,从而为人事档案管理工作提供有益的帮助。

(李祎晗)

第二节　人事档案的主要类型

人事档案是一种专门档案,属于国家档案资源的重要组成部分。就其本身而言,又可以从不同角度细分为不同的类型。自中华人民共和国成立以来,我国的人事档案主要分为干部档案、工人档案、学生档案、军人档案四大类型。这种划分方法以个人的身份为依据,在计划经济时期一直占主流地位。随着政治体制与经济体制的改革,尤其是国家公务员制度和人才市场的建立,人员成分多元化,人事档案类型也越来越复杂,传统的分类方式暴露出一些弊端。因此,结合社会主义市场经济条件下多元化的人员成分进行合理分类,是非常必要的问题。

一、对传统人事档案类型之分析

我国传统人事档案中的干部档案,是按干部管理权限分属组织、人事、行政办公室等部门管理;工人档案属劳资部门管理;学生档案由学生工作部门管理;军人档案由军队人事部门管理。这几类档案中,干部档案是主体和核心,很受重视,其他类型档案均是参照干部档案管理方式进行管理。这种管理体系在相当长一个时期内,对人事档案管理起到了一定作用。但是,随着我国社会主义市场经济体制的建立及国家人事制度的改革,传统的人事档案分类体系已不适应现代社会发展需要,许多弊端显现出来,主要表现为以下几个方面。

（一）概念含混，使用面过宽，范围不明确

过去，无论是机关，还是工厂、农村、学校、医院及科研单位，都普遍使用"干部"一词，凡是大专以上的毕业生，不管其从事何种工作，都统称为"干部"。只要成了干部，这个人便被划入财政供养的范畴，在工资、住房、医疗、养老、退休金等方面都有了终身的铁饭碗，有了一切生活保障，"干部"成了一个社会阶层身份或特权的象征。据统计，我国目前财政供养人员，即广义的国家干部，包括行政机关、党政机关和社会团体及财政拨款的事业单位工作人员，其数量总共为4 000多万人。由于"干部"一词的广泛使用，如此庞大的干部队伍反映到人事档案管理上，使得人事档案几乎等同于干部档案。因此干部档案的范围非常广泛，也备受重视。然而，我国推行人事制度改革和建立国家公务员制度后，"干部"的这种界限有了一定区别，"干部"应是现代法治国家行政者的概念，可能被行政官员和公务员等名称取代，"干部"一词也许会成为历史名词，许多人的身份和称呼会改变，如教师就是教师、医师就是医师、记者就是记者、演员就是演员、运动员就是运动员、编辑就是编辑，用不着在其前面冠以"干部"的名词和身份，他们的档案称为"专业技术人员档案"更合适。同时，国家实行干部分流转岗之后，中央及各级地方政府机关的人数分流一半，其档案亦不能完全按照过去干部档案的要求去管理。只重视干部档案而忽视其他人事档案的做法应得到改进。

（二）企业干部与工人档案分属不同管理体系，既浪费人力物力，也不便于管理和利用

以前，企业干部档案和企业工人档案是实行分开管理，工人档案由劳资部门管理，干部档案由组织、人事部门管理。随着现代企业人事制度的改革，普遍实行全员劳动合同制，形成不拘一格选拔人才的用人机制和能上能下的干部制度；企业工资打破了干部与工人的界限，统一采用"企业技能工资制"或"岗位技能工资制"；专业技术职称评审不完全按职工身份来定。这些变化使得企业干部与企业工人的身份界限日趋淡化，干部与工人的岗位可以互换。这些变化反映到企业人事档案管理中，使得干部、工人竞争上岗材料、聘用材料、专业技术评审材料、工资测评材料都成为干部和工人个人经历的记录，区分不出或不必再区分干部档案和工人档案也不需人为地将干部档案和工人档案按等级制实行分开管理，可以用一个中性名词如员工人事档案或职工档案来取代，无论其职位高低都是企业的一员，都可被平等的称为"员工"或"职工"，所有员工的档案都应根据企业机构及人事制度改革的需要，实行统集中管理。这样既有利于企业机构深化改革，又有利于人事档案工作水平和效率的提高。所有员工的档案实行集中统一管理，节省人力物力，可以有条件配备专人及专用库房设备，便于对人事档案工作实行规范化、现代化管理。

（三）传统人事档案分类体系过于简单，不能涵盖和囊括所有人事档案内容

干部档案、工人档案、学生档案都属于人事档案范围，但人事档案不仅仅只有这几类档案，除此之外，教师、医务人员、科技人员、新闻工作者、文艺工作者、运动员、军人、农民、个体人员、流动人员等人员的档案，也是我国人事档案的重要组成部分，应给予相应的位置，并根据其特点重视其管理与利用，而不应完全纳入一般干部档案管理系统。

（四）传统人事档案具体分类标准较单一，不能全面真实反映各类人物历史与现状

过去只有对干部档案的具体分类标准，一般分为履历材料、自传及属于自传性质的材料、鉴定材料、考核材料、政审材料、入党入团材料、奖励材料、处分材料、反映职务职称工资情况的材料、其他材料等十大类。干部档案的这种微观分类体系，对干部档案管理是很实用的，可以反映干部历史与现实的政绩情况，其他类人事档案也可参照。但其他类型人事档案管理往往照搬干部档案分类标准，注重个人政治历史、社会关系、组织鉴定、政审等材料的归档，形成了重政绩轻

业绩、重历史轻现实的现象,如关于个人业绩、贡献、近期科研学术成果、教学科研评估等材料不太重视。因此,不少人事档案中不能客观全面地记录和反映一个人的全貌,仅是只言片语或过去政治历史的反映,这种不齐全、不完整和不真实的人事档案,往往与现实之间有较大反差,甚至对个人的聘用、继续深造、晋升专业技术职务资格、人事调动等也有负面影响。

二、人事档案分类体系的原则与标准

现代人事档案分类体系可从宏观和微观两个角度来认识。宏观分类主要是指整个国家人事档案信息的大体分类体系及管理渠道,微观分类体系是指根据人事档案所含内容和成分的异同,由人事档案文件组合成不同类别并构成的一个有机整体。

(一)建立人事档案分类体系的原则

无论是宏观管理体系还是微观管理体系的分类方法,其原则和宗旨是相同的,都要遵循科学性、逻辑性、统一性、伸缩性、实用性等原则。"科学性"是按照科学分类要求的排斥性,使上下位之间具有隶属关系,使同位类之间互相排斥,而不是互相包容,分类科学与否直接影响其他工作环节。如果分类不够严谨,有些问题模棱两可,互相包容、交叉,势必造成分类混乱,管理不便。"逻辑性"是划分后的下位类之和等于其上位类之和,类下划分的子类应互相排斥。"统一性"是在同一类系统内,依次划分等级的前后一致性,不能同时并列采用两种以上分类标准。"伸缩性"是指分类方案中可以增加或减少类目,以适应客观情况的变化。"实用性"是指在实际工作中能被使用,切实可行,适应各单位人事制度改革要求。

(二)建立人事档案分类体系的标准

人事档案是档案的一大门类,但就人事档案本身而言,它又可以从不同角度分为不同的类型。目前,主要从以下角度和标准对人事档案信息进行宏观上的划分。

1.按工作单位的性质

按工作单位的性质可分为党政军机关人事档案、企业单位人事档案、事业单位人事档案、集体单位人事档案、流动人员人事档案。继续细分,党政军机关可分为党委机关、政府机关和军事机关;企业单位可分为工业企业、农业企业、商业企业,亦可分为国有企业、外资企业、合资企业、民营企业;事业单位可分为学校、医院、新闻单位、研究所、文艺单位、体育机构等。

2.按职责和专业

按职责和专业可分为国家公务员档案(含比照公务员管理的单位、人民团体工作人员)、专业技术人员档案(包括工程技术人员、农业技术人员、科学研究人员、卫生技术人员、教学人员、会计人员、统计人员、编辑与记者播音人员、翻译人员、体育教练人员、经济人员、图书档案资料人员、工艺美术人员、文艺人员等14类专业技术人员)、职工档案、学生档案等。

3.按人员管理的权限

按人员管理的权限可分为中央管理人员档案、省(市、自治区)部管人员档案、市(地、州、盟)厅(局)管人员档案、县管人员档案、乡(镇)管人员档案、厂管人员档案等。

4.按职务级别和专业技术职称

按职务级别和专业技术职称可分为高级人员档案(高级干部、高级职称等)、中级人员档案、初级(一般)人员档案。

5.按人员政治面貌

按人员政治面貌可分为中共党员档案、共青团员档案、非党团人员档案或民主人士档案、无党派人士档案。

6.按是否在岗的情况

按是否在岗的情况可分为在岗人员档案、待岗人员档案、下（离）岗人员档案、离退休人员档案等。

7.按照工作单位的稳定性与流动性

按照工作单位的稳定性与流动性可分为工作单位固定人员档案和社会流动人员档案。

8.按载体形式

按载体形式可分为纸质人事档案、磁质人事档案、光介质人事档案或电子化或数字化人事档案等。

另外，按影响程度可以分为名人档案（著名政治活动家、著名科学家、著名演员、著名运动员）、一般人员档案。还可以从另外一些角度，按不同标准进行分类，常用的、实际意义较大的主要是以上这些。

总之，掌握这些分类方法，可以了解各种人事档案的特点，对于做好人事档案工作是很有必要的。因为虽然各类人事档案具有共性，都是人事管理方面的内容，是个人自然状况、社会经历和现实表现的记录，但由于工作性质的不同，因而其具体内容和要求是有差异的，应根据各类人事档案特点进行归类，组成各具特色的分类体系。同时，分类管理人事档案，有利于建立个人信用体系。因为对于各级领导和国家公务员的档案，由各级组织、人事部门按管理权限建立并管理，具有很大的权威性及信任度。对于进入公共信用体系的流动人员档案，由政府指定或认定的县级以上政府机构所属的人才交流机构建立并管理，一般是可信的档案材料。对于科技人员、一般员工的档案由用人单位建立并管理，也具有很大的可信度。这部分档案大多以本单位职工的考核、使用、薪酬、奖惩等为主要内容，不需要转递，也不进入社会，由原单位自行保存若干年后销毁。

上述类型中，国家公务员档案、科技人员档案、职工档案、生档案、流动人员档案各有特点，且使用频繁。

（三）人事档案与其他类型档案的比较

人事档案是整个档案家族中的一员，与其他档案在本质上是相同的，都是原始记录。特别是与文书档案、案件档案、诉讼档案、业务考绩档案等关系更为密切，甚至你中有我、我中有你，有时难以区分，造成归档材料重复，影响其他档案材料的完整性和提供利用，因而必须正确认识与处理人事档案与其他类型档案的关系。

1.人事档案与文书档案

文书档案来源于文书。"文书是国家机关、社会组织及个人在社会活动中，为了表达意图、进行联系和作为凭据而形成和使用的各种记录材料，它有待于转化为档案"；而文书档案是"处理完毕确认值得保存以供社会查考利用的、保存在特定档案机构的文书的总和"。从文书向文书档案转变的过程可以看到，文书档案是国家机关、社会组织及个人在社会实践活动中直接形成，保存备查的一种普通档案。

将上述认识和人事档案进行深入对比分析不难发现，人事档案与文书档案既有联系，又有区别。

(1)人事档案与文书档案的联系主要表现在2个方面。①来源相同：两者都来源于机关、组织、个人的社会实践活动，不少材料互相交织，联系十分紧密，如人事档案中的考核、入党入团、奖惩、任免等方面的材料,都与文书档案有着错综复杂的关系。②本质相同:都是原始记录,也都是国家档案资源的组成部分。

(2)人事档案与文书档案的区别主要表现在4个方面。①内容不同:人事档案内容专指性强,必须是同一个人的有关材料,反映一个人的历史原貌。文书档案内容十分广泛,涉及机关、组织及个人的方方面面,反映一个机构、一个组织的历史原貌。②管理方法不同:人事档案的整理以个人为单位组合成专门的保管单位,卷内按十大类排列,由各单位的组织、人事、劳动部门的人事档案管档单位长期保管,直到人员去世后,有继续保存价值的,才向档案馆移交。文书档案的管理,首先须区分全宗,全宗内档案往往按年度-组织机构、组织机构-年度、年度-问题、问题-年度四种分类方法进行分类,再按问题、时间、名称、作者、通信者等特征排列或组"件"。③保管期限不同:档案材料根据其价值,划分为永久、长久保管期限,或永久、定期两种保管期限。④作用与服务方向不同:人事档案主要为考察、选拔人才和使用、培养人才等方面提供依据,为组织、人事、劳动工作服务。一般只供本机构或上级组织、人事、劳动部门使用,封闭期较长,一般在本人去世若干年后才能开放。文书档案形成后一定时期内主要供本单位各项工作提供服务,文书档案中涉及个人的有关材料不能作为考察、使用人才的依据,自形成之日起满30年一般都要向社会开放,为全社会服务。总之,文书档案保存的文件材料非常广泛,凡有查考价值的无论是正式文件,还是会议记录、调查材料,是历史的还是现实的,是正确的还是错误的,都需要完整齐全地保存下来。人事档案只要求保存内容真实、手续完备、结论性和概括性材料。

2.人事档案与案件档案

案件档案是指纪检、监察部门对党员和其他工作人员违犯党纪、政纪进行审查、处理活动中形成的,以案件为单位集中保存的一种专门档案。案件办理一般分为立案、办案、结案3个阶段,形成大量的文件材料,需要归档的主要有立案根据、立案检查的核实材料、调查报告、调查证明材料、本人检查交代材料、处分决定或批复、申诉复议结论等。

案件档案材料中有些材料需要归入人事档案中,两者的联系主要是本质相同、保管单位相同、内容有交叉,都是记载个人情况,以个人姓名为特征组成保管单位。

人事档案与案件档案的区别表现在以下几点。

(1)保管范围不同:人事档案是人员全部历史、全面情况的记录,而案件档案只是一个人部分情况的记录,具体是指人员某一方面、某一行为的一次性、一事性的从问题发生、调查、处理、结果的详细情况的记录;人事档案是组织上选人、用人、育人等人事工作的产物,案件档案是对人员因违反党纪、政纪进行审查、处理工作活动的产物。从某一个人某一事件的查处材料来说,人事档案内容是不全面的,案件档案内容是全面的。人事档案只收集和保存案件档案中的处分决定和检查交代等部分材料,案件档案内容则是全面的,包括案件从检举揭发、调查取证,到处理结果全过程的所有材料。

(2)保存原则不同:人事档案部门只保存案件材料中的结论性材料,案件档案是将纪检、监察部门工作中形成的、日后需要查考的全部案件材料保存下来。

(3)作用不同:人事档案是供考察了解人才使用的,案件档案是供研究案件时,起查考、凭证作用的。

3.人事档案与诉讼档案

诉讼档案是指一个案件在诉讼过程中所形成的,经过系统整理,作为历史记录,归档保存起来的一种专门档案。

人事档案与诉讼档案的联系主要是本质相同、内容上有一定联系,都是关于具体人和事的历史记录。

人事档案与诉讼档案也有较大的差别。

(1)形成单位不同:诉讼档案是人民法院在诉讼审理活动中形成的。

(2)内容不同:诉讼档案是个人诉讼活动的记录,是一个人历史的局部反映,内容涉及整个诉讼活动中形成的有查考价值的全部材料,包括案件移送书,起诉书正本,起诉书附件,阅卷笔录准备开庭笔录,送达起诉书笔录,审问笔录,调查笔录或调查取证笔录,聘请、指定、委托辩护人的有关材料,开庭前的通知、传票、提票,开庭公告,审判庭审判笔录,审判庭询问证人笔录,辩护词、公诉词,合议庭评议记录,案情报告,审判委员会决议或记录,审判书或裁定书,调解书原本和正本,宣判笔录,判决书或裁定书等送达回证,抗诉书,移送上诉案件报告或上诉案件移送书上级法院退卷函,上级法院判决书或裁定书正本,执行通知书存根或回执(释放证回执),赃、证物移送清单和处理手续材料等。人事档案只保存诉讼案件的结论材料。

(3)保管目的和作用不同:保存诉讼档案是为了执行判决、总结经验、科学研究、健全法制和改进法院工作的需要。

4.人事档案与业务考绩档案

业务考绩档案是专业技术主管部门或业务技术管理部门在工作活动中形成的,记述和反映专业人员个人业务能力、技术水平,以个人为单位集中保存起来的专门档案。人事档案与业务考绩档案的联系表现在属性相同,都是个人档案。

两者的区别主要包括以下 3 项。

(1)内容侧重点不同:业务考绩档案着重反映个人科学技术水平和业务能力,属于专业的方面,是局部性的,比较单一和具体。人事档案是对一个人全面的、概括的记录。

(2)管理部门不同:业务考绩档案由专业技术主管部门或业务技术管理部门保管,而人事档案则由组织人事部分保管。

(3)使用范围不同:业务考绩档案服务的面比较宽,除党政领导和人事部门查阅外,业务、技术负责人,学术、技术团体,业务、技术考评组织等都可使用查阅。

综上所述,人事档案与文书档案、案件档案、诉讼档案、业务绩档案具有密切联系,又有一定差异。根据各自特点,细化归档范围,做好协调、加强联系,对于做好各类档案的管理与利用具有重要的意义。

三、人事档案的形成规律

人事档案的形成规律主要表现在以下 5 个方面。

(一)各级组织在考察和使用人的过程中形成的

人事工作的中心任务就是用人,任人唯贤,知人善任。为了达到"知人"的目的,组织上要经常有目地通过本人,或通过有关单位的有关人员采取各种形式了解该人的经历及德才表现情况等。例如,组织上定期或不定期地布置填写履历表、登记表、鉴定表、学习工作总结、思想汇报,以及对有关政治、经济、时事问题的专题报告等。再如,组织上为了审查某人的政治历史问题或所犯错误问题,就要通过有关人员、有关单位和知情人了解情况,索要证明材料,再根据这些材料和有关政策,对其作出适当的审查结论和处理决定。再者,组织上对个人的考察、考核,也形成了考察、考核材料。同时,在使用人的过程中,也形成了不少材料,调动、任免、晋升、出国等都要经过一定的审批手续,于是就产生了呈报表、审批表等材料。所有上述材料,均属于人事档案材料。它是组织上在考察人、用人过程中产生的,而非其他过程中产生的。还可以举一个例子,专业人员在工作和学术活动中所撰写的学术报告论文、著作等不是组织上在知人、用人过程中形成的材料,也就不属于人事档案的内容,但是通过学术报告、论文及著作的目录能够了解人,为用人选人服务,因此其目录材料是可以归入人事档案的;同时,这一形成规律将人事档案与人物传记、报告文学等文艺作品也区别开来了。

(二)以个人为立卷单位

以个人为立卷单位,是人事档案的外部特征,这是由人事档案的作用决定的。人事档案是一个组织了解人、任用人的主要依据,是个人经历及德能勤绩等情况的全面记录。只有将反映一个人的详细经历和德才表现情况的全部材料集中起来,整理成专册,才便于历史地、全面地了解这个人,进而正确地使用这个人。如果某单位将某一个新近填写的履历表没有归入其人事档案中,而是以科室为单位装订成册,这种合订本不应称为人事档案,因为它不具备按个人为单位来立卷的属性。这种做法,会影响对一个人的全部了解。

(三)按照一定的原则和方法进行加工整理

按照一定的原则和方法对个人材料加工整理,是个人材料转化为人事档案的先决条件。因为人事档案是经过加工整理的个人材料。个人材料如同一堆原材料,人事档案则是通过一定的人的劳动将这部分原材料进行加工整理,使其不再是一堆繁杂无序的材料而成为有一定规律的、科学的有机体。当然,在这个加工整理过程中是需要遵循一定的原则和标准的,如中共中央组织部和国家档案局颁发的《干部档案工作条例》,把干部档案工作的理论与实际工作的具体情况相结合,对干部档案工作的原则、要求和办法,作出了明确具体的规定,是干部档案工作的根本法规性文件。这些原则要求和办法,一般均适用于其他类人事档案的管理工作,也是人事档案管理工作的根本法规。依照这个《干部档案工作条例》的原则和精神,可以使整理的档案科学、实用,更好地为人事工作服务。

(四)手续完备并具有价值的个人材料

手续完备是指人事档案整理过程中按照一定的移交手续进行交接和处理。在日常的人事档案材料的收集鉴别工作中,经常会遇到一个棘手的问题,即有些材料手续不全。例如,有的呈报表有呈报意见,无批准机关意见;有的履历表没有组织审核签署意见或没有盖章等。这样的材料,虽然也有人事档案的某些性质,但从本质上看,它不具有或不完全具有人事档案的可靠性,所以它不能作为考察人和使用人的依据。因此,这样的个人材料不是人事档案材料,或者说它还没有完全转化为人事档案材料,有的只能作为备查的材料,有的可以作为反映工作承办过程的材料存入机关文书档案。如果有的材料确实已经审批,由于经办人员责任心不强或不熟悉业务,而没有签署意见和盖章的,可以补办手续,这种补办手续的过程就是完成向人事档案转化的过程。至于在战争年代形成的一些人事档案材料,由于环境的限制,其中有些材料的手续不够完备,但它们都是十分宝贵的,对于这些材料,应当本着历史唯物主义的态度,仍可将它们视为人事档案并存入人事档案系列中。

那些已经手续完备的个人材料是否都属于人事档案呢?也不一定。上述仅仅能作为转化人事档案的条件之一。是否能转化为人事档案,关键还要看这些材料是否具有价值。人事档案的价值是指使用价值和保存价值。人事档案材料的一个基本要求就是精练实用,要符合这个要求,就必须对材料的价值进行认真鉴别,必须去粗取精,将那些没有保存价值及使用价值的个人材料剔出。例如,重份材料,无关的调查证明材料,或者同一问题一个人写了多次证明材料,都属于没有使用价值和保存价值的材料。这些材料虽然也都是在了解人、使用人过程中形成的真实的个人材料,手续也是完备的,但没有什么作用,归入人事档案,纯属一种浪费。

(五)由各单位组织人事部门集中统一保管

一般来说,人事档案是组织上在考察了解和使用人的过程中产生和形成的,它记载着有关知情人为组织提供的情况,这些材料的内容一般只能由组织上掌握和使用。有些内容如果扩散出去,就可能产生消极因素,不利于安定团结,不利于党的工作。另外,人事档案是人事工作的工具,所以它必须按照人员管理范围由人事部门分级集中,统一保管。任何个人不得保管人事档案,人事档案也不宜在业务部门、行政部门保管。

人事档案的上述形成规律是互相联系、互相制约的,同时,它们又是识别和确定人事档案材料的理论依据。

四、人事档案的特点与作用

(一)人事档案的特点

在市场经济条件下,我国的政治体制和人事制度已有较大的改革,与此相关的人事档案也发生了相应变化,形成了一些特点。认真总结、分析并针对其特点开展工作,可以取得事半功倍的效果。现代人事档案具有哪些主要特点呢? 归纳起来主要有以下几点。

1.人事档案内容更加丰富全面

传统的人事档案内容较贫乏、片面,结构单一,主要是关于个人思想品德、政治历史结论、家庭社会关系方面的记载。这与过去对人的使用上较重政治、轻业绩,重抽象历史定论、轻个人现实表现等政治环境密切相关。而市场经济环境下,社会对人员的使用不仅要求政治素质好,而且特别重视人员的业绩、专长及现实表现,反映到人事档案的内容上比较丰富全面,当然结构也较复杂,既包括个人学习、工作经历、政治表现,也包括工作实绩、技能优势、专业特长、职务职称考核材料、创造发明、能力素质、群众评议等。人事档案管理工作必须结合市场经济和现代人事制度的要求开展工作,注意扩大归档范围,将反映个人业绩和能力的人事档案材料及时归档,才能使人事档案材料全面、真实地反映个人面貌,为人才开发使用打下良好的基础。

2.干部档案是人事档案的主体

由于我国传统上"干部"一词的含混模糊和广泛使用,干部的涵盖面不仅包括党政机构,也运用到工厂、农村、学校、医院及科研单位,以至于凡是大专以上毕业生无论从事什么工作,都统称为国家干部。所以,过去的人事档案主要是干部档案这一类。但是,随着我国公务员制度的推行,已经打破了传统的"干部"一词的含混模糊界限,使干部队伍分化:有党政机关干部、企业干部、事业单位干部,特别是现代社会的教师、律师、医师、科技人员等已不再划归于"干部"行列,而是具有明确和恰如其分的称谓。实际上,现在的干部主要是指在党政机关工作的国家公务员,他们是我国干部队伍的主体。因此,他们的档案自然也成为我国人事档案的主体,必须从国家公务员政策、用人制度等方面来开展人事档案工作,而不能完全沿用过去的方法。同时,只有做好国家公务员档案的制度化、规范化、现代化管理工作,其他干部人事档案才可以有标准参照执行。

3.流动人员人事档案规模逐渐增大

在计划经济体制下,人作为一种特殊的资源被有计划地使用着,人们的工作、学习、择业都没有多大自主权,学什么专业、做什么工作、在哪里工作,主要由领导、组织安排,加之户籍和人事制度的限制,使得人才很难流动。因此,计划经济时代人才流动很少,即使少数人流动了,那么其档案必须随人转走或存放原单位。这种环境下,很少有流动人员档案存在,更没有保管这种档案的专门机构。

在市场经济建立之后,为适应以公平竞争为主要特征的市场体制发展的需要,国家在人事制度、户籍制度等方面作了相应改革,使人才流动日益频繁。全国各级政府下设的人才流动服务机构中,正式登记在册的流动人员已达一千多万,今后还会增多。这些流动人员形成了大量档案,在各类企业、机关招聘使用新的管理人才、技术人才时,考察了解个人以往工作能力、品行、工作实绩、经历、创造发明等方面情况的重要依据。这些流动人员档案无论从数量上还是规模上都比计划经济时代大得多,而且已形成了自己的特点。专门管理流动人员人事档案的机构和人员,必须充分认识到这类档案的特点、难点及将逐步增多的趋势,认真做好流动人员人事档案管理与利用工作。其他单位档案管理人员也应了解和掌握我国流动人员人事档案管理的法规政策,按规定做好准备或已经调离本单位的人员档案的转递、移交等工作。

4.企业人事档案中个人身份逐渐淡化

计划经济时代,人事档案管理中具有严格的等级制度。如干部档案是按行政级别高低分别管理,处级以上干部人事档案由组织部门管理,处级以下由人事部门管理,工人或职工人事档案由劳资科管理,不同身份、不同级别的人员,其档案管理机构、管理方式及保密程度都有很大差别。

市场经济体制的建立,迫使在用人制度方面进行了一些改革。特别是企业和高校员工,在干部能上能下、人事代理制、全员聘任制、全员劳动合同制等新的人事制度下,对于"干部本位"的思想更趋淡化。干部制度的改革,为人们提供了一个均等的机会。干部与工人开始交叉出现,今天的工人可能是明天的干部,明天的干部又可能是后天的工人。工人可被聘为厂长、经理,走上干部岗位;同样,原有企业厂长、书记等干部也可能下岗、转岗,转化为一般职工。工人与企业干部的界限很难分清,反映到人事档案材料中,都是关于个人工资材料、政治业务考核、专业技术评审材料等,按工人、干部甚至各种等级的干部分别管理其人事档案,已经没有什么实际意义,因此有些企业已开始将企业干部与工人档案统称为员工人事档案或职工档案,由企业综合性档案机构集中统一管理。高校人事档案中有干部、教师、职工、学生等类型,干部有各种级别,教师有各种职称,职工有各种工种,学生有各种学历,过去大多按不同身份分别管理。然而,这种重等级身份分别管理人事档案的做法,已明显不适应现代人事制度和高校建设的发展,妨碍了人事档案的完整归档和有效利用,而且不利于人事档案管理水平的提高。因此,不少高校人事档案管理部门及其人员,已经认识到这种严格按身份等级分别管理的弊端,提出并已开始实行集中统一管理,将干部、教师、职工档案统一归入人事档案机构管理。把传统的人事档案管理调整到整体性的人才资源开发使用上来,既有利于每个人的人事档案归档,避免分别编号出现"重号"或"遗漏",也有利于对全校人事档案实行标准化、规范化、现代化管理,减少重复劳动或因过于分散造成的人力和物力浪费,同时,还有利于人事档案管理水平的提高和便于检索利用。

5.人事档案的作用范围更广

传统的人事档案主要是党政组织机构使用,范围较狭窄,大多是为政治方面服务,如查阅个人在某次政治运动中的表现、历史结论和社会关系等。

在现代社会,不仅党政组织机构,企业、公司招聘使用人才时也需要查阅利用人事档案;不仅需要查阅个人经历、政治生活方面的情况,还要查阅个人业务、专长、工资、奖惩等方面的材料。

因为在市场经济条件下,人事档案是个人各方面情况的综合反映,是体现自身价值的证据,它与个人生活和切身利益密不可分,如在本单位的工资晋级、职称评定等方面都离不开人事档案作凭证;而对于离开原单位寻求新的发展机遇的人,更需要人事档案作依据。

(二)人事档案的作用

从总体上来说,人事档案在国家经济建设、人才选拔与使用、人才预测等方面都具有重要价值与作用。特别是在市场经济条件下,要想取得稳健的步伐和高速的发展,离不开科学技术,而科学技术的进步则取决于人才的素质,需要有一支宏大的专业技术人才队伍。人才已成为决定经济兴衰、事业成败、竞争胜负的关键因素。纵观世界各国的发展计划或发展战略,几乎都有一个共同点,即无论是发达国家还是发展中国家,都把社会、科技、经济发展的依据放在"人才资源"这个支撑点上。当代国际国内经济、技术的激烈竞争,说到底就是人才的竞争,尤其是高层次、复合型人才的竞争。实践证明,人才资源已成为社会、科技、经济发展的关键因素,谁拥有更多的高层次、复合型人才,谁就能在竞争中取胜。科学技术问题、现代化问题,实质上是人才问题。科学技术水平越高,市场经济越发展,人才就越显得重要。作为人才信息缩影的人事档案,是各类人才在社会实践活动中形成的原始记录,是人才在德、能、勤、绩等方面的综合反映。若对人事档案重视,能认真研究,注重科学管理,可以较全面地、历史地再现各类人才的面貌特点及专长,作为考察和了解人才的重要依据;对人事档案的科学管理有助于各级组织根据每个人才的不同特点,提出培养教育和合理使用的建议,做到"因材施教"和"量才录用",便于各级组织及人事部门合理使用人才;有助于从人事档案中探索人才成长规律,更好地发现、培养和使用人才,开发人才资源,以适应市场经济建设对人才的广泛需求;可及时为各类经济领域及部门推荐优秀人才,调动各类人才的积极性和创造性,使各种人才扬其长、避其短,充分使其在经济建设中发挥聪明才智,贡献自己的力量。如果人事档案材料不齐全,或有间断甚至有片面性,那就不能反映某个人的真实情况,就会直接影响到人才的正确合理使用,影响人才在经济建设中的作用;如果对人事档案不重视,不加强管理,致使人事档案管理水平低,服务方式被动单一,就不能使人才档案信息得到及时使用,同样会影响或阻碍经济建设的发展。可以说,人事档案与市场经济建设关系密切,人事档案在经济建设中具有重要作用。

具体来讲,人事档案的价值与作用主要表现在以下几个方面。

1.人事档案是考察和了解人才的重要依据

各项事业建设与工作中都需要各种人才。在考察和了解人才时,需要全面分析、权衡利弊、择其所长、避其所短,做到善用人者无弃人,善用物者无弃物。知人是善任的基础,而要真正地做到知人,就得历史地、全面地了解人。不仅要了解人的过去,而且要了解人的现在;不仅要了解其才,还要了解其德;不仅要了解其长处及特点,还要了解其短处及弱点。只有全面地、历史地了解干部,才能科学地用人,才能有效地防止不讲德、才条件,而凭主观判断和个人情感任用提拔干部的问题。还可以防止出现擅长科学研究的却要他做管理,擅长管理的却要他做学问的任非所长的问题。了解人的方法有许多,通过组织直接考察现实表现是一种很好的方法,但仅仅如此是不够的,而通过查阅人事档案是了解人才状况的重要依据之一,可以较全面地了解这个人的经历、做过哪些工作、取得了哪些成绩、有何特长、有何个性、道德品质如何、进取精神和事业心是否较强等各方面情况。

2.人事档案是落实人员待遇和澄清人员问题的重要凭证

人事档案是历史的真凭实据,许多表格、文字材料都是当时的组织与相对人亲自填写的,具有无可辩驳的证据作用,在确定或更改人员参加工作或入党入团时间、调整工资级别、改善生活待遇落实人事政策、平反冤假错案、评定人员职称等方面都需要人事档案作凭证,可以解决个人历史遗留问题,实际生活与工作中的许多疑难问题,往往通过查人事档案就可以解决。针对目前干部的年龄越填越小,参加工作时间越填越早,文化程度越填越高等问题,也需要通过以前的干部人事档案来查证核实。

3.人事档案是开发、使用人才及人才预测的重要手段

社会主义市场经济体制的建立,各级人才市场的诞生,使得各种层次、各种形式、各种渠道的人才交流日益增多,科技人员、高校教师、各类专业人才的流动日益频繁,为人才开发创造了有利条件,人事档案对于新单位领导掌握调人者的基本情况,正确使用新的人才将起到重要作用。如大型外资、合资企业招聘用人,人事档案作用不小。人事档案的建立,是人类走向文明与进步的产物。一些经济发达的国家都十分注重人事档案信息的建立。当一些资金雄厚、实力强大的名牌外资、合资企业人力资源部在我国境内招聘新的管理人才、技术人才时,非常重视人事档案的利用。因为一个跨越国界寻找经济合作,谋求最大经济效益的现代企业,深谙管理出效益的经商之道,而人才又是管理的关键因素。对一名优秀的企业人才的要求,不只限于其工作能力上,其品行、背景、以往的工作实绩诸因素,都是考察的条件。通过出示个人的人事档案,就可以此为凭,增加聘用企业对聘员的信任程度和认可程度。再如国内大中型企业(国企、民企)管理人员、技术人员的聘用,人事档案实力犹存。现代企业制度改革实施以来,企业实行专业技术人员、管理人员聘用制,使单位与人才在平等自愿的基础上建立了聘用关系。一份翔实、完整的个人人事档案,既是企业选用人才和人才日后晋升提拔的重要参证,也是择业人员量己之才选择行业、部门的"谋士",双方的"知己知彼",能抑制某些企业和个人盲目择业、选人的"自主权",更便于"人才与用人单位是市场经济体制下活动的主体"这一社会功能的充分发挥。

同时,由于人事档案能较全面、准确地反映人才各方面情况,所以能够从人事档案中了解全国或一个地区或一个系统一个单位人才的数量、文化程度、专业素质等方面数据,国家及地方有关部门可以根据人事档案进行统计分析,进而作出准确的人才预测,制定出长远的人才培养计划。人事档案是推行和贯彻国家公务员制度的重要依据,用人机关可面向社会直接招但对所招公务员的人事档案,有着严格要求。人事档案记载着个人的自然状况、社会关系、历史和现实表现,没有个人档案的出具,就无法保证今后机关工作的严肃性。因此,那些断档而参聘的人员,已失去被聘用的可能。对在机关单位工作的公职人员来说,随着人事制度的改革,各级组织、人事部门在干部考核、任免、工资调整、职称晋升等工作中形成了大批反映干部新情况的材料,在机关干部辞退职制度逐步推行的现行体制下,无论今后被辞退,还是在机关单位留用,这些材料都是继续工作的依据,与自身利益息息相关。

目前,各级党委及组织人事部门积极探索干部人事制度改革,在干部选择、考核、交流等方面迈出了较大的改革步伐,取得了明显的成绩。采取"双推双考"的办法,从处级干部中公开选拔副局级领导干部,公开选拔处级干部,面向社会公开招录国家公务员和党群机关工作人员;从报考职工和应届毕业生中录用公务员;为加强对干部的考察和监督管理,在完善领导干部年度考核的同时,坚持对干部进行届中和届末考核,实行领导干部收入申报、诚勉等制度;今后更要进一步深化干部人事制度的改革,就是要按照中央精神所要求的,在干部制度改革方面,要"扩大民主、完善考核、推进交流、加强监督,使优秀人才脱颖而出,尤其要在干部能上能下方面取得明显进展";在人事制度改革方面,要"引入竞争机制,完善公务员制度,建设一支高素质的专业化国家行政管

理干部队伍"。总之,在推进干部交流轮岗、健全干部激励机制、加强干部宏观管理、完善国家公务员制度等方面,都离不开人事档案。

4.人事档案是人力资源管理部门对求职者总体与初步认识的工具之一

人事档案中对一个人从上学起一直到现在的经历、家庭状况、社会关系、兴趣爱好,以及现实表现都记录在里面。所有这些材料对了解和预测他将来的工作情况是很有价值的。人力资源部门从人事档案中可以了解到个人在以往的教育、培训、经验、技能、绩效等方面的信息,可以帮助人力资源部门寻找合适的人员补充职位。

5.人事档案是大中专毕业生走向社会必备的通行证之一

早在1995年,原国家教委就提出"加强大学生文化素质教育"的思想,至今也强调这一理念。我国高校还创立了综合素质评价体系,"档案袋"的内容也从根本上打破了过去千篇一律的学籍档案模式。评价体系包括了对学生思想道德、专业素质、科技素质、文化素质、身心素质、能力水平六大项指标的综合评议,"具有客观公正性和较强的操作性、可控制和可模拟性",既体现了大学生的主观愿望,又体现出市场需求的定量评估原则和个性评估原则,"使学生的整体素质的强项、弱项、综合优势,一览无余"。这种学生档案应该是聘人单位进行人才评估、启发选人谋略的重要向导,是大中专毕业生走向社会必备的通行证之一。

6.人事档案是维护个人权益和福利的法律信证

在当今的社会活动中,有许多手续需要人事档案才能办成,它是维护个人权益和福利的信证。

(1)公有企事业单位招聘、录用人才需要人事档案作依据。这些单位在办理录用或拟调入人员手续时,必须有本人档案和调动审批表经主管部门审批,由组织人事部门开具录用和调动通知才能办理正式手续。

(2)社会流动人员工作变化时需要人事档案作依据。人员跳槽到非公有部门后,又要回到公有部门时,没有原来的人事档案,原有的工龄计算、福利待遇等都会受到影响。

(3)民生及社会保险工作中需要人事档案作保障。社会保险制度作为市场经济体制的重要支柱,作用愈显。社会保险主要有养老保险、失业保险、工伤保险、医疗保险、生育保险、人寿保险、财产保险、死亡遗嘱保险等。每种保险都有不同的目的,如社会养老保险是劳动者因年老丧失劳动能力时,在养老期间发放的生活费及生活方面给以照顾的保险,以维护个人最起码的生存权利。目前,统一的职工基本养老保险制度已经建立,它不仅涉及国有企业、集体企业、三资企业、个体工商户及进城务工的农村劳动力,而且涉及机关事业单位的工作人员。鉴于我国养老保险金的筹集是建立在国家、单位、个人三方面基础之上,发放时则按照列入统筹项目的离退休费用总额向单位拨付或直接向离退休职工发放,因此,无论是在原单位供职的个人还是辞职、退职后另求新职的个人,在交纳养老保险金问题和退休后保险金的发放问题上,个人档案所记录的工龄、工资、待遇、职务、受保时间等都成为最主要的依据,那些弃个人档案与原单位出现断档的人,就会在实际利益上受到损失。再如其他社会保险档案,都是索赔、获益等方面的依据,关系重大。

(4)报考研究生和出国都需要人事档案。没有人事档案,研究生难以报考和录取。自费出国人员办理护照与其他手续,必须有记录个人经历、学历、成绩的档案材料。我国出入境管理条例中明确规定,必须对自费出国人员进行身份认定、政审等事宜,有些人因人事档案断档,不能出具有效的证明,而导致出国手续办理不畅通或不予办理。

(5)职称评定、合同鉴证、身份认定、参加工作时间、离退休等,都需要档案作为信证,没有人事档案会给人带来诸多不便,甚至使个人的切身利益受到损害。

7.人事档案是研究和撰写各类史志及人物传记的重要材料

人事档案数量大、范围广、内容丰富,涉及党史、军事史、革命史及干部个人工作的历史,具有较高的史料价值。它以独特的方式记载着人成长的道路和生平事迹,也涉及社会上许多重要事件和重要人物。有的材料是在战争年代中形成的,有的是当事人的自述,情节非常具体生动,时间准确,内容翔实,有的是在极其艰苦的历史条件下保存下来的,是难得的史料。它为研究党和国家人事工作、党史、地方史、思想史、专业史,编写人物传记等提供丰富而珍贵的史料,是印证历史的可靠材料。

总之,人事档案在市场经济条件下和现代文明社会里,不仅是组织使用的重要依据,而且与个人的生活和切身利益密不可分,是解决后顾之忧的好帮手。特别是个人在离开原工作单位寻求新的发展前途的同时,更不要忘却自己的"人事档案"。关于人事档案的作用,我国其他学者还有不同表述,但内涵基本一致。如:"人事档案是历史地、全面地了解一个人的必要手段,是人事工作不可缺少的重要工具;是确定和澄清个人有关问题及正常的政治审查的凭证;是研究和撰写各类历史传记的珍贵资料。""人事档案是历史地、全面地考查了解一个人的手段和基本依据;是进行科学研究的宝贵材料。"陈潭从公共管理的视角对人事档案的作用进行了认定:"人事档案作为一种公共管理工具,充分体现了国家安全与官吏管理的有效性,它的存在为庞杂的公共事务管理和复杂的人事任免更替找到了依据,对中国几十年来经济社会发展和国家的安全稳定起到了不可言喻的作用。"邓绍兴对人事档案的作用进行了比较全面的归纳。邓绍兴认为,人事档案是人事管理实践活动的产物,服务于组织、人事、劳动(或人力资源管理)工作,服务于人。它是组织、人事、劳动(或人力资源管理)工作的信息库和知人的渠道之一,直接关系到人才的选拔。

各级领导班子和各方面人员队伍的建设,涉及选人、用人、育人的大事和个人权益的维护,并将其具体作用归结为 10 个方面:是组织、人事、劳动工作不可缺少的依据;为开发人才,使用人才,进行人才预测及制定人才计划提供准确的信息;澄清问题的可靠凭证;维护个人权益和福利的法律信证;是推行和贯彻公务员制度的重要手段;是组织与干部之间联系的纽带;是组织、人事、劳动(或人力资源管理)工作者记忆的工具;对人事工作起规范、检查、监督的作用;是进行科学研究,特别是编写人物传记和专业史的宝贵史料;宣传教育的生动素材。

(李祎晗)

第三节　人事档案的信息化管理

一、人事档案信息化管理的含义与内容

人事档案信息化是在组织人事部门的统一规划和组织下,在人事档案管理活动中应用现代信息技术,对人事档案信息资源进行组织、管理和提供利用,做好人才信息基础保障工作,是运用现代信息技术管理人事档案的过程。

(一)人事档案信息化管理的含义

人事档案信息化管理是信息化的产物,它随着信息化的发展而产生。1963 年,日本学者

Tadao Umesao 在题为《论信息产业》中提出："信息化是指通信现代化、计算机化和行为合理化的总称。"其中，通信现代化是指社会活动中的信息交流基于现代通信技术基础上进行的过程；计算机化是指社会组织和组织间信息的产生、存储、处理（或控制）、传递等广泛采用先进计算机技术和设备管理的过程；行为合理化是指人类按公认的合理准则与规范进行。这一界定，不仅带来了"信息化"这一全新的术语，而且为全球创造了个高频使用的词汇。从 20 世纪 70 年代后期开始，西方国家开始普遍使用"信息化"一词，并对其内涵进行探索，涌现了许多定义。及至 1997 年召开的首届全国信息化工作会议，我国关于信息化的定义也是大相径庭："信息化就是计算机、通信和网络技术的现代化。""信息化就是从物质生产占主导地位的社会向信息产业占主导地位社会转变的发展过程。""信息化就是从工业社会向信息社会演进的过程。""信息化是以信息技术广泛应用为指导，信息资源为核心，信息网络为基础，信息产业为支撑，信息人才为依托，法规、政策、标准为保障的综合体系。"

理解信息化的内涵，首先需要理解"信息化"一词中的"化"字。"信息化"表现为一个过程。首届全国信息化工作会议上，"信息化"就被认为是一个"历史过程""是指培育、发展以智能化工具为代表的新的生产力并使之造福于社会的历史过程"。不仅如此，"信息化"还表现为一个动态发展的过程，正经历从低级到高级、从简单到复杂的发展。总体看来，信息化是在经济、科技和社会各个领域里广泛应用现代信息技术，科学规划和建设信息基础设施，有效地管理信息资源和提供信息服务，通过技术、管理和服务不断提高综合实力和竞争力的过程。

信息化这个动态的发展过程势必影响人们对其内涵的认识。经过国内外学者不断探讨，尽管界定"信息化"的方法有多种，但无论如何界定，信息化的基本内涵主要体现在如下方面：①信息网络体系包括信息资源，各种信息系统，公用通信网络平台等。②信息产业基础包括信息科学技术研究与开发，信息装备制造，信息咨询服务等。③社会运行环境包括现代工农业、管理体制、政策法律、规章制度、文化教育、道德观念等生产关系与上层建筑。④效用积累过程包括劳动者素质，国家现代化水平，人民生活质量不断提高，精神文明和物质文明建设不断进步等。

信息化也影响到了国家的发展战略。1996 年，国务院信息化工作领导小组成立，负责全国信息化工作的议事协调，大大推进了国民经济和社会信息化建设的进程。《中共中央关于制订国民经济和社会发展第十个五年计划的建议》中提出："大力推进国民经济和社会信息化，是覆盖现代化建设全局的战略举措。"2000 年，党的十五届五中全会提出"以信息化带动工业化"的战略方针。中共中央办公厅、国务院办公厅 2006 年 5 月印发了《2006－2020 年国家信息化发展战略》。党的十六大报告提出："信息化是我国加快实现工业化和现代化的必然选择。"党的十七大报告进一步提出："全面认识工业化、信息化、城镇化、市场化、国际化深入发展的新形势新任务，深刻把握我国发展面临的新课题新矛盾，更加自觉地走科学发展道路。"信息化在我国的发展，不仅充分地表明了信息化是一个动态的发展过程，而且从决策层面上看，党和国家越来越认识到加强信息化建设的重要性。

党和国家对于信息化的重视推动了各行各业的信息化，各行各业在信息化过程中尝到了信息化带来的甜头。如企业信息化不仅提供了提高销售、降低成本、提升客服水平，而且有助于提高基于数据的企业决策能力和战略决策准确性，降低决策中的不确定性和风险，促进企业组织结构优化，提高企业整体管理水平。再如政务信息化，就是运用信息技术实现政府机关内部事务处理、业务管理职能实施和公众服务提供三大工作内容的自动化，在传统的公文、档案、信息、督查、应急处理这些政府内部事务自动化处理基础上，又增加了管理职能实施和公众服务提供两大内容,从而促进政府职能的转变,有利于节约行政成本、提高行政效率,增加政府管理服务的公平、公正及透明度,提高反腐倡廉的能力。

信息化潮流也影响到了档案部门。毛福民曾提出:"信息技术及信息产业的高速发展,给档案工作带来了挑战和压力,同时也为管理者带来新的机遇。只要管理者抓住这一机遇,努力学习和运用当代先进的科学知识与科技手段,加快档案工作融入信息社会的步伐,就能够推动档案信息化建设,就可以使档案事业和整个中国特色社会主义事业一起实现跨越式发展。"档案信息化起始于 20 世纪 70 年代末,从 80 年代早中期的计算机档案管理系统到 2000 年开始启动的数字档案馆,再到各种档案管理系统的建设,我国档案信息化建设取得的成绩喜人。尤其是 20 世纪末开始,国家档案局高度重视档案信息化,通过科技立项、研讨会等多种形式加强档案信息化建设的研究工作,大大推动了档案信息化建设的步伐,实际工作部门开始开发和应用档案信息管理系统,取得了较好的效益。

在档案信息化发展过程中,人事档案管理也开始了信息化的进程。在我国,到了 20 世纪 80 年代,随着计算机技术不断发展及其应用,人事档案的信息化管理提到了议事日程。此后至今,人事档案信息计算机管理的发展进程,大体经历了如下 3 个阶段。

第一阶段是单机检索。20 世纪 80 年代初到 90 年代,一些企事业单位开始利用计算机管理本部门的职工信息,建立了一个个以单机为主要处理工具的人事档案信息检索系统,并取得了初步的管理成效和管理经验。在应用系统的开发中,大多采用 dBASE、BASIC、C、FOXPRO 等语言作为编程工具,由 DOS 操作系统支持。这一时期的应用特点:人事档案信息录入数据简单,没有统一的标准格式;检索内容单一,数据处理能力有限。另外,由于各单位和部门所采用的开发软、硬件环境不尽相同,因此,应用软件的通用性不够广泛。尽管如此,单机管理系统开掘了我国人事档案信息计算机管理的先河,为全面推进人事档案信息管理软件的普及应用积累了许多宝贵经验。

第二阶段是 20 世纪末期,形成了单机与局域网相结合的管理系统。此间,人事档案信息管理系统作为企事业单位的计算机管理系统的一部分推出,并得到广泛的利用。系统开发主要有可视化开发工具 VisulFoxpro、PowerBuilder 和大型数据库管理系统 Oracle、Sybase、DB2、Informix 等,系统平台为 Windows、Unix、Linux,并建立了统一的数据格式标准和其他技术标准,使人事档案信息数据交换和管理软件共享成为现实。由于网络技术的推广,局域网技术开始应用于人事档案管理,推动了人事档案信息管理系统服务范围和服务水平的提高。此外,人事档案多媒体信息管理系统也得到了开发,丰富了人事档案管理的内容。

第三阶段是 20 世纪末至今。这一阶段,由于档案信息化的推动,人事档案管理信息化得到了进一步重视,各个机构和单位开始开发和应用人事档案信息管理系统管理人事档案,人事档案信息化走上了普及之路。从目前人事档案开发系统的应用来看,人事档案信息管理系统从单机版到网络版,从 B/S 模式到 C/S 或者 B/S、C/S 模式相结合的混合模式,从目录数据库建设到全文数据库建设,在人事档案管理信息系统的开放性、扩展性、集成性、人性化等方面取得了成功。但在人事档案信息服务的功能方面,尤其是如何利用 Internet 技术进行 CA 认证并提供远程化服务,仍需要做进一步的改进,在人事档案信息管理系统的共享方面仍然存在大量的工作。

从上述我国人事档案信息化的进程不难看到,人事档案信息化管理是随着国家信息化的发展而发展,它同样表现为一个动态的发展过程。30 年来人事档案信息化实践表明,在不同时期,人们对于人事档案信息化具有不同的期待和目标,开发人事档案信息管理系统的结构和功能也不尽相同,这充分表明,人事档案信息化管理是一个从低级到高级的不断深化的发展过程。这个过程的出现,不仅与国家信息网络、信息技术应用水平、信息化人才、信息化政策有关,而且与人事档案管理部门的信息化意识、档案行业内计算机应用水平也有着直接的关联。考察近年来在国内应用得较为普及的人事档案信息管理系统不难发现,各种人事档案信息管理系统越来越符合当代人事档案信息化管理的需求,其功能也在实践过程中得到了完善,这不仅推动了现代企事业单位的人事工作进程,完善了人事管理制度,提高了管理效率,而且为科学配置人力资源发挥着巨大的作用。

总体看来,人事档案信息化是信息化的必然产物,它是根据人事档案管理的需求,在组织人事部门的统一规划和组织下,按照档案信息化的基本要求,在人事档案管理活动中全面应用现代信息技术,对人事档案信息资源进行科学管理和提供服务的过程。

(二)人事档案信息化管理的内容

从人事档案信息化的过程来看,现代人事档案信息化管理的内容并不是一成不变的。随着时代的发展,社会信息化的推进,尤其是人事档案信息化管理意识的提升和信息技术的不断提高,现代人事档案信息化管理的内容在不断丰富。

人事档案信息化可以比喻为一个交通运输系统。在这个系统中,"车"即计算机的硬件与软件,包括硬件、操作系统与应用系统,后者主要指人事档案管理系统软件;"路"指基础设施,即网络,是我国目前形成的三网(广域网、专网、局域网)相对独立的运作模式;"货物"是人事档案信息资源,包括各种数据库资源;"交通规则"是档案信息化建设的标准与规范;"警察"和"司机"是指档案管理部门和档案专业技术人员,即人才队伍建设。从这个角度看,人事档案信息化不仅涉及档案这个行业,而且与全社会尤其是当代信息技术的发展有着密切的关联。

当前,人事档案信息化的内容可以从微观和宏观两个层面进行考察。

微观层面是针对各个人事档案管理机构而言的。从这个层面考察,人事档案信息化侧重于采用信息化技术对于人事档案进行科学管理,主要包括以下内容。

1.人事档案信息的收集

当事人及其代理机构所产生的各种信息,不论是电子化信息还是纸质文件记录的信息,都是收集的对象。在人事档案信息收集过程中,尤其是需要注意收集个人在社会活动中产生的、没有上交代理机构的档案信息,如评奖、创造与发明专利等。

在信息化过程中,既需要注意收集办公信息化过程形成的人事档案电子公文,也需要对于已有的人事档案进行数字化处理后形成的档案信息。

2.人事档案信息的整理

人事档案信息整理因为人事档案系统的设置不同而有所差异。一般地,以人立卷过程中,需要有序化整理各种各样的人事档案信息,如个人履历材料、自传材料、鉴定材料、考察和考核材料、入团入党材料、奖惩材料、任免材料、晋升材料及离退休材料等。其中,有些信息是固定不变的,有些信息则是变化的,如考评、奖惩等材料,往往随着时间的推移而逐渐丰富。

人事档案信息整理的主体呈现出多元发展的趋势。目前,我国既可以是组织人事机构,也可以由人事档案代理单位或者人才中心完成。

人事档案信息整理的客体是"人",需要一人一档,以"类"或者"件"为单位进行整理。从档案信息的来源上看,它主要来自两个方面:现成的人事档案电子文件和通过纸质人事档案数字化形成的电子档案。

人事档案信息整理的时间既可以在档案形成后实时整理,也可以定期进行整理。在有些人事档案信息系统里,包括人事档案信息的整理可以通过网络实时收集和整理。

人事档案信息整理过程需要进行著录。著录应参照《档案著录规则》(DA/T 18-1999)进行著录,同时按照保证其真实性、完整性和有效性的要求补充电子文件特有的著录项目和其他标识。

3.人事档案数据库建设

人事档案数据库建设包括人事档案目录数据库、全文数据库和特色数据库的建设。当前,各个人事档案管理机构已经意识到了人事档案目录数据库建设的重要性,建成了比较完善的人事档案目录数据库,然而,不少单位在领导干部数据库、职工数据库及特色数据库的建设尚有待加强。事实上,各种数据库的建设,不仅可以支持人事管理部门的管理,如计划、招聘、培训、考核等,而且有利于挑选人才,为管理决策提供科学的依据。

4.人事档案信息的存储

人事档案信息整理后,需要定期或不定期地进行存储,以保证信息存取的便利。

按照《电子文件归档与管理规范》(GB/T 18894-2002)的规定,人事档案信息存储的载体也可以"按优先顺序依次为只读光盘、一次写光盘、磁带、可擦写光盘、硬磁盘等。不允许用软磁盘作为归档电子文件长期保存的载体"。尽管如此,当存储信息容量较大时,有些单位也采取硬磁盘、数据磁带等载体进行存储。

不论采取何种载体存储,人事档案信息需要采取备份制度进行存储,且尽量采取两种不同质地的载体进行存储。

5.人事档案信息服务

通过网络发布人事档案信息,从而为当事人服务。从服务地点看,人事档案信息服务包括本地窗口服务和外地传递服务。从服务对象看,包括为本人服务和为大众服务。

现阶段,人事档案信息服务以本地窗口服务、为本人服务为主导。对于人才中心而言,随着人才流动的需要,异地服务已经成为一项很重要的任务提到了议事日程。因此,如何利用现代化的网络技术,在严格执行人事档案保密制度的前提下,提供人事档案信息网上查询服务是人才中心管理人事档案信息需要考虑的。

6.人事档案信息的共享

通过基本数据库的共享,为不同部门提供基本信息的共享,是人事档案信息化建设过程中需要关注的问题。如高校毕业生将人事档案放到某人才交流中心,该人才交流中心往往需要重新录入该毕业生的基本信息,不仅费时,而且容易产生差错。如果该毕业生所属高校的基本数据库能够实现共享,则人才交流中心既可直接采用这些数据库,不仅减轻了人才交流中心的工作压力,也会大大降低数据处理过程中的差错。当前,相关机构通过前置服务器,实现基本数据库共享,既可以保持数据的一致性、准确性、完整性和时效性,也可以提高工作效率,这不失为一种很好的共享方法。

7.人事档案信息安全的保障

人事档案信息安全不仅涉及人事档案信息网络的硬件、软件及其系统中的人事档案信息受到偶然的或者恶意的原因而遭到破坏、更改、泄露,系统连续可靠正常地运行,信息服务不中断,而且还指人事档案信息的泄密与丢失。鉴于人事档案保密性的特点,需要采取各种措施保障人事档案信息的安全。

保障人事档案信息的安全,不仅需要强调人事档案信息的安全性,树立安全意识,而且需要通过系统设计确保这种安全性,做到该公开的人事档案信息就公开,该保密的就必须保密,采取技术保障体系、制度保障体系、管理保障体系以保证人事档案信息的安全。

从宏观上看,人事档案管理部门还需要结合档案的特点,以档案行业的标准规范为指导,建立人事档案信息化管理的相关标准。人事档案信息化标准规范来源于如下3个层面:第一,国家信息化标准规范;第二,行业即档案信息化标准规范;第三,人事档案信息化标准规范。这3个层面也是相互联系的,国家信息化标准为行业和人事档案信息化提供了基础和保障,行业信息化标准规范提供了依据,人事档案信息化标准规范则具有专指性、针对性。与此同时,从人事档案信息的标示、描述、存储、交换、管理和查找等各个方面,也需要建立一个从国家标准到行业标准的标准体系,从而有利于规范人事档案信息化建设,有利于人事档案信息的开发与利用。

除了标准之外,通用的人事档案信息管理软件的开发和服务平台的建设也需要在一定范围内展开,以利于该行业、部门内部人事档案信息化管理工作,包括数据的共享、传递,以及局域网内信息的利用等。这也是需要从宏观上需要考虑的事情。从这个方面讲,人事档案信息化管理离不开组织人事部门的统一规划和组织。

当然,关于人事档案信息化建设的内容并不是一蹴而就的,需要今后相当长一段时间内加以完成。现阶段,鉴于我国人事档案信息系统开发缺乏规划性、计划性的事实,有关行业或部门主要领导机构需要加强对于软件开发的管理,尽量开发该行业或部门通用的网络版人事档案管理软件,减少或杜绝重复开发现象,尤其是低水平重复开发现象,从而节约成本,提高共享程度。

通过人事档案信息化建设,从收集到整理和服务,其根本目的在于利用现代化手段,提高认识档案管理效率和人事档案利用效率。尤其是通过实时服务,可以为领导和相关部门提供全方位的人员信息,为综合研究分析本单位人员信息、开展高层次的档案信息服务和人才选拔工作提供帮助。

二、人事档案信息化管理的原则与任务

人事档案信息化为人事档案管理提供了新的途径和方法,有助于提高人事档案管理的效率。然而,信息化过程对人事档案管理也存在着潜在的风险。如何利用现代化的信息技术,扬长避短,这是人事档案管理过程中需要注意的问题。

(一)人事档案信息化管理的原则

"原则"是"观察问题、处理问题的准绳"。人事档案信息化管理原则是指人事档案信息化管理中必须遵守的标准和基本准则,是从人事档案信息化管理实践中提炼出来的。归纳起来,这些原则主要包括如下方面。

1.实用性原则

实用性是指该人事档案信息化是为了解决实际问题,能够在实践中运用并且能够产生积极效果。具体说来,人事档案信息化的实用性既表现在个人方面,也表现在人事档案管理机构方面。个人方面,考虑到人事档案的安全性,哪些档案资料需要上网,何时上网,如何控制服务平台的信息安全,都必须考虑到;考虑到人事档案的隐私权,在人事档案信息化过程中,对于该保密的档案必须保密,尊重和保障人事当事人是隐私权;考虑到人事档案的重要性,对于每个人的信息必须做到准确无误;考虑到人事档案的知情权,信息化的人事档案需要向当事人开放。

机构方面,考虑到人事档案信息化尤其是系统设计的难度,人事档案信息系统设计过程时既

要利用 IT 行业的人才和技术,也要本行业的积极参与;考虑到本单位的财力与技术基础,人事档案信息化需要量力而行,分步骤实施,将人事档案信息化建设看作是一个长期的过程,逐步建设,持续发展;考虑到人事档案建设的相似性,人事档案管理信息化过程中可以采取合作开发或引进方式,避免走弯路和重复建设。

当然,人事档案信息化必须在实用性的原则上,以科学性为本,结合先进性、前瞻性,不仅将信息化看成是一项长期而艰巨的任务,而且需要实施可持续发展的政策,将人事档案信息化建设成为一项重要的人才信息管理平台。

2.规范性原则

规范性是指人事档案信息化建设所确立的行为标准,以规范当代人事档案信息化行为,指导当代人事档案信息化实践。

以《全国组织干部人事管理信息系统》《信息结构体系》为例,它是为实现干部信息的规范化及全国范围内的信息共享,按照人员管理及机构管理中科学的信息流程制订的,不仅具有较高的标准化、规范化程度,而且具有总揽全局的权威性。因此,各省开发的系统必须建立在该系统要求的《信息结构体系》基础上,否则会造成数据结构混乱,使上下级数据无法沟通与共享。不仅是信息结构体系,系统所涉及的其他应用项目也应当建立在相关的标准之上。

信息化过程中,必然涉及文本、图片等电子文件的格式问题。以文本格式为例,有.txt、.doc、.rtf、.pdf、.html、.xml 等多种,按照有关规范,存档的文本格式为.xml、.rtf、.txt 3 种形式,为此,其他格式的文本格式需要进行转化。事实上,文本文件、图像文件、扫描文件、声音文件等的采集与管理都应该遵循《电子文件归档与管理规范》(GB/T 18894-2002)所规定的格式,以减少转换与重新制作的难度,这也是人事档案信息化规范性的必然要求。

3.安全性原则

人事档案安全性是为了防止将人事档案信息泄露给无关用户,给用户信息造成不良影响从而采取的安全措施。

人事档案信息的安全性首先指人事档案信息的安全性。人事档案中有些隐私,在信息化过程中需要按照档案公开中公民隐私权保护的相关规定。以公证档案为例,1988 年司法部、国家档案局发布的《公证档案管理办法》(〔88〕司发公字第 062 号)第十七条规定:"凡涉及国家机密和个人隐私的公证密卷档案,以及当事人要求保密的公证档案,一般不得借调和查阅。特殊情况必须查阅的,须经当事人同意后,由公证处报同级司法行政机关批准。"为了保证人事档案的安全性起见,一方面人事档案管理部门需要认真鉴定、审核隐私方面记录的范围,对于那些需要保密的档案进行严格限制。

为了保证人事档案信息的安全性,在人事档案信息化过程中,需要加强对人事档案方面的电子文件的管理,并通过技术手段(如每个人的档案设置一个适度长度的个人密码),以达到保密的目的。

为了保证人事档案信息的安全性,还必须确保网络的安全性。提倡人事档案的开放性并不意味着完全的、无条件地开放人事档案信息,相反,开放是有条件的、有步骤的,这是保证网络化环境人事档案安全性的必然选择。为此,一旦条件成熟,能够建立人事档案专网则是保证人事档案安全的最好选择。在当前条件不允许建立专网的情况下,必须做到人事档案信息管理系统与互联网等公共信息网实行物理隔离的措施,涉密档案信息不得存储在与公共信息网相连的信息设备上,更不能存储在公共信息网的网络存储器上。

4.开放性原则

开放是人事档案信息化管理必须遵守的一条重要原则。建立人事档案信息管理系统,在很大程度上是为了科学管理和优质服务,这决定了人事档案信息开放的必然性。

长期以来,由于传统的人事档案管理的惯性,人们习惯性地认为人事档案属于保密的内容,除了负责收集和保管人事档案的管理者能接触到人事档案外,个人不可能知道自己的档案里有什么样的材料。显然,在当代条件下,人事劳动关系日益从行政隶属关系转变为平等的契约关系,人事档案的保管权、评价权、处置权也逐渐从完全交给用人单位到用人单位与个人共同管理的局面。这种情况下,人事档案的神秘面纱逐渐揭开。人事档案作为当事人个人经历和德、能、勤、绩的客观记录,也逐渐变得公开、透明,信息开放已经成为时代的必然趋势。

需要看到,人事档案开放性也是尊重当事人知情权的必然,既包括能直接识别本人的个人信息资料,如肖像、姓名、身份证等,又包括与其他资料相结合才能识别本人的间接信息资料,如职业、收入、学历、奖惩等。有时候,人事档案管理中知情权与管理的要求存在着冲突,这要求档案管理单位与个人能够正确地处理。对于档案管理单位而言,不能过分强调保密,需要树立人事档案开放意识,只有在一定范围内开放档案,满足公民知情权的需要,才能促进档案的完整、真实和透明。对个人而言,知情也是有限的,不可能享有无限的知情权,这是维护组织机构的利益,只有保障和其他有关人员权益,才能保障人事工作的正常开展。

需要注意的是,人事档案的开放并不意味着人事档案信息对所有人开放。人事档案信息开放是有程度和范围限制的。现阶段,人事档案管理部门适当地向当事人开放一些个人信息还是有必要的。

通过人事档案管理信息服务平台实现人事档案远程化查找和利用,既保证当事人对档案的知情权,也便于当事人利用档案,是人事档案开放的必然趋势。

5.双轨制原则

人事档案信息化过程中,由于电子文件的法律地位和证据作用还没有被普遍地认定,因此,具有重要保存价值的人事档案电子文件(尤其是办公自动化过程中的人事档案方面的、具有永久保存价值的电子文件)必须转化成纸质文件进行归档,以保证其法律地位。这一做法符合《电子文件归档与管理规范》(GB/T 18894-2002)的基本规定:"具有永久保存价值的文本或图形形式的电子文件,如没有纸质等拷贝件,必须制成纸质文件或缩微品等。归档时,应同时保存文件的电子版本、纸质版本或缩微品。"

对于重要的人事档案电子公文,鉴于当代电子信息载体的不稳定性,同一内容的人事档案电子公文往往需要采取两种不同质地存储介质进行存储,且采取异地保存的方法,这是保证人事档案文件长期存取的重要方法。

(二)人事档案信息化管理的任务

结合当前我国人事档案信息化管理的现状,人事档案信息化管理的任务主要包括如下方面。

1.人事档案管理信息系统的建立和完善

有些机构和单位采用独立的人事档案管理信息系统,有些单位采取综合性的管理信息系统,如人力资源管理信息系统,或者将党政干部管理、职工管理、财产管理等结合为一体,形成了不同的人事档案管理信息系统建设风格。采取独立的或者综合性的管理信息系统,应视各个单位的情况而定,关键在于设计该系统或者该部分功能时需要考虑到人事档案管理信息化建设的基本原则,并且在软件或系统设计过程中体现出这些基本原则。

针对目前人事档案系统开发缺乏统一协调的局面,某类人事档案管理部门,或者若干人事档案管理部门联合起来,与IT行业合作,集中开发一套人事档案管理软件,并不断优化和推广,这不仅能够降低重复开发的费用,而且有利于行业标准的执行,有利于数据的交换,减少今后数据异构带来的管理问题,对于推动人事档案管理信息化能起到积极的作用。

2.人事档案管理信息系统数据的录入与管理

根据人事档案管理的有关规定和《电子文件归档与管理规范》(GB/T 18894-2002)的基本规定,对于人事档案基本信息进行系统录入,对于人事档案文件进行系统管理,尤其是归档的电子化的人事档案进行系统整理,这是人事档案管理的基础工作。

人事档案信息系统的管理内容很多。现阶段,尤其是抓紧电子文件的收集和数字化的人事档案的系统整理,加强人事档案资源建设,建立领导干部数据库、职工数据库和特色数据库,全面建设全文数据库与目录数据库,为人事档案管理和利用提供基础。

还应该看到,人事档案信息系统作为证明个人身份与经历的权威的信息数据库,需要与市场经济条件下的个人信用体系联系起来。进入公共信用体系的档案,应以凭证部分和职业生涯、职业能力和信用记录为主要内容。从这个角度看,人事档案管理信息系统的任务之一,是和社会广泛范围内管理信息系统进行有效的衔接,从而为和谐社会的建设和发展服务。

3.人事档案管理信息系统的维护

人事档案信息系统建设过程中,从设计、管理到维护的各个阶段都需要注意到人事档案信息安全,将人事档案信息安全保障体系作为人事档案信息化贯彻始终的关键环节,加强维护人事档案信息安全,尤其是网络信息安全。

(李祎晗)

第四节　人事档案的规范化管理

人事档案规范化管理是实现人事档案标准化的前提和基础,也是提高人事档案管理效益的有效途径。

长期以来,我国人事档案在管理思想、管理办法、管理手段和条件等方面存在着许多无序现象,尤其是当今人事档案管理信息系统的无序开发和低端应用,制约着我国人事档案工作的发展。因此,在新的历史条件下,加强人事档案的规范化管理,对于历史地、全面地了解干部、实行党管干部,更好地开展组织人事工作,开发人事档案信息资源为社会主义现代化建设服务,具有十分重要的意义。

一、人事档案规范化管理的含义与特征

人事档案规范化管理是指根据组织、人事、劳动等部门的现实要求,科学地、系统地、动态地管理人事档案,使人事档案发挥效能,更好地为社会主义现代化建设服务。

科学地管理人事档案,就是按照人事档案形成的客观规律,在档案学理论和组织人事理论的指导下,通过建立人事档案管理的法规体系,对人事档案进行科学的组织和加工,保证人事档案的真实、完整、安全和实用,做到收集完整、鉴定准确、整理有序、保管安全、利用方便。

　　系统地管理人事档案,就是按照人事档案的类别、形式、性质和特点进行分类和整合,保持人事档案内容和形式之间的内在联系,做到层次分明,项目清楚,结构合理,体系完整。

　　动态地管理人事档案,就是采用电子计算机等高新技术和手段,形成人事档案的网络体系,积极开发人事档案信息资源,实现人事档案信息资源的共享。

　　由此可见,科学性、系统性、动态性是人事档案规范化管理的显著特征。

二、人事档案规范化管理的目标

　　人事档案规范化管理是一项理论性和实践性都很强的活动,内容很丰富,任务很繁重,就其整体而言,其总的目标主要有以下五项。

(一)收集完整

　　人事档案材料的来源具有多维性、广泛性和分散性的特点,只有完整、全面地收集人事档案材料,才能使人事档案浓缩为一个人的全貌,做到"档即其人",才能为各级组织、人事、劳动等部门了解人、选拔人和使用人提供重要依据。因此,完整地收集人事档案材料,必须做到:明确收集归档的范围;制定收集工作制度;采用先进科学的收集方法,如整理前收集和整理后收集、内部收集和外部收集、纵向和横向收集、经常和突击收集等。

(二)鉴别准确

　　鉴别是保证人事档案真实、完整、精练、实用四者有机统一的重要手段,只有内容真实、准确和完整的人事档案,才能正确反映人员的经历和德才表现,才能为组织人事劳动等部门提供正确可靠的依据,保证党的组织人事路线方针政策的贯彻执行。为此,鉴别工作必须始终坚持去伪存真、取之有据、舍之有理,具体问题具体分析的原则,采用"看"(归档材料是否准确)、"辨"(辨别材料是否真实)、"查"(材料是否完整)、"筛"(保持材料精练)、"审"(手续是否完备)等方法,使归档的材料能客观、准确地反映人员的情况。

(三)整理有序

　　整理是对收集并经过鉴别的人事档案材料以个人为单位加工成卷的过程。其目的是使人事档案材料系统化、条理化、规范化。其总要求是分类准确,编排(归档)有序,目录清楚,装订整齐。重点是分类和编排(归类),它是人事档案整理工作的关键。分类和编排(归类)必须坚持性质判断、内容判断和同一标准判断的原则。

(四)保管安全

　　人事档案的保管工作,就是根据党和国家有关档案工作、保密工作的法规和制度,按照人事档案管理和利用的要求,对人事档案所实施的安全、保密、保护和科学存放的活动。安全、保密、有效保护是人事档案保管工作的核心和宗旨。因此,人事档案的保管工作必须做到:①坚持集中统一、分级管理的原则。②实行科学保管、确保工作质量。③坚持"六防""十不准",加强安全保密工作。④改善保管条件,做好基础工作。在信息化条件下,不仅要注重人事档案实体安全,还要注意保障人事档案信息内容的安全。

(五)利用方便

　　开发人事档案信息资源并有效提供利用,是人事档案管理活动的根本目的。只有提供利用,为组织、人事、劳动等部门服务,才能发挥人事档案的作用,产生社会效益和经济效益。同时,也可使人事档案工作质量得到检验和提高。人事档案提供利用是一项政策性、业务性很强的工作,必须坚持保密原则、需要原则、有效原则和客观原则。因此,除了提供人事档案原件外,还需要利用人事档案管理系统建立个人档案信息,编制专题信息资源,开展多种形式的主动服务、联机检索、信息推送服务等。

三、人事档案规范化管理的途径

这里主要是从宏观的角度而言。

(一)加强人事档案法规体系和制度建设

人事档案的法规体系是指与之相关的法律、行政法规、行政规章及规范性文件等的总称。目前,我国已初步建立了一套人事档案管理的法规体系,如《中华人民共和国档案法》《中华人民共和国保密法》《中华人民共和国刑法》中都涉及人事档案的一些条款。《中华人民共和国档案法实施办法》(1990年)、《干部档案工作条例》(1991年)、《企业职工档案管理工作规定》(1992年)、《干部档案管理工作细则》(1991年)、《关于干部档案材料收集、归档的暂行规定》《关于加强流动人员人事档案管理工作的通知》及《补充通知》(1988—1989年)、《干部人事档案工作目标管理暂行办法》(1996年)、《干部人事档案工作目标管理考核标准》《关于进一步开展干部人事档案审核工作的通知》(2006年)、关于印发《干部人事档案材料收集归档规定》的通知(2009年)等,这些档案法规对我国人事档案的规范化管理工作起到了巨大的推动和促进作用。但是,现实工作中有法不依、执法不严的情况还时有发生,同时,由于人事档案材料的广泛性和分散性,许多类型的人事档案还处于无法可依的状况。另外,我国普遍存在重干部档案轻工人、学生、军人档案的现象,这些都需要加强人事档案法规体系的建设,加大人事档案管理的执法力度,依法治档,这是做好人事档案规范化管理工作的重要保证。除了法律、法规外,制度建设也是人事档案规范化管理的重要内容。建立健全规章制度是实现人事档案科学管理和规范化管理的重要举措,也是人事档案工作开展好坏的一个重要标志。为此必须建立以下人事档案工作的制度,即管理人员工作制度、档案编排存放制度、材料收集归档制度、查借阅制度、档案整理制度、档案转递制度、档案统计制度、安全保密制度、工作联系制度、死亡报告制度、档案销毁制度、检查核对制度、资料积累及工作移交制度等。各级组织人事劳动部门应结合本单位管档实际,对各项制度进行修改、补充和完善,使各项制度更加具有实用性和操作性。

(二)积极开展人事档案工作目标管理活动

人事档案工作目标管理是指根据党的组织路线、人事劳动工作政策和国家档案工作的方针、政策、法规及规定的要求,以及人事档案事业发展现状和近期发展规划,设计人事档案工作的基本内容和等级标准,按照规定的办法和程序进行考评,认定等级。它是人事档案实行规范化、科学化、现代化管理的有效措施。目前,我国文书档案、城建档案、机关档案等管理部门已经开展了目标管理工作,并取得了成功。实践证明,它对加强档案的规范化管理,提高服务质量,发挥档案的作用意义重大。因此,人事档案管理应借鉴其经验,积极开展目标管理活动,使我国人事档案管理尽快走上规范化、科学化、现代化的发展轨道人事档案工作目标管理应在其他部门档案目标管理基础上突出自身的特点,做到有针对性和可操作性。中组部1996年已制定了《干部人事档案工作目标管理暂行办法》《考评标准》及《检查验收细则》,全国部分省市也已着手进行干部人事档案的目标管理工作,这是我国干部人事档案向规范化、科学化、现代化管理方向迈出的一大步。

人事档案目标管理的主要内容有:①组织领导;②管理体制范围;③队伍建设;④档案收集与鉴别;⑤档案归档与整理;⑥保管与保护;⑦利用和传递;⑧制度建设和业务指导等。每一项内容细分为各个条款,每个条款都有明确具体的目标要求和量化指标,通过目标要求和量化指标对照检查人事档案部门的具体工作,然后给予准确的评分,根据总的评分认定其等级。开展人事档案目标管理活动,可以指导、监督、促进和规范人事档案部门的各项工作,极大地调动人事档案部门的工作积极性。提高人事档案部门的工作质量,使其更好地为组织人事劳动部门提供决策和依据,更好地为社会主义现代化建设服务。

(三)促进人事档案部门的干部队伍建设

人事档案要实现规范化管理的目标,需要建立一支政治素质高、业务能力强、知识面宽、德才兼备的干部队伍。加强人事档案的干部队伍建设,是人事档案规范化管理在新的历史条件下的客观要求和重要保证。为此,必须做到:①加强对人事档案工作人员的培训和继续教育,包括政治强化和业务学习,努力提高其政治和业务水平。②积极充实人事档案干部队伍,争取把一些政治素质好、有档案专业知识和组织人事工作经验的同志充实到人事档案工作岗位上,也可从高校档案专业、综合性档案馆等招录一些高素质的人员从事人事档案工作。③要保持人事档案干部队伍的连续性和稳定性。现在许多人事档案部门的工作人员多为兼职,有的地方频繁换人,有的地方人员走了没有及时补充,这样既不利于保密,也不利于人事档案工作的管理和干部队伍建设,更不利于人事档案事业的发展。因此,人事档案干部队伍应保持连续性和相对稳定性做到"先配后调",重在培养和建设,这是做好人事档案工作和进行规范化管理的关键和长远大计。

另外,人事档案管理规范化管理还可以从微观方面去考察,尤其是从本单位管理人事档案的实际出发,结合相关人事档案管理方面的要求,从具体的档案管理工作环节上进行规范化管理。

（李祎晗）

第五节　人事档案的管理方法

尽管人事档案类型多样,但各类人事档案都有共同之处,由此形成了人事档案管理的一般方法。如从档案管理的环节上看,各类人事档案都包含收集、鉴定、整理、管理、保管、提供利用等基本环节,这是人事档案管理方法的共性。

一、人事档案的收集

(一)人事档案收集的概念与地位

所谓人事档案收集工作,就是指人事档案管理部门通过各种渠道,将分散在有关部门所管人员已经形成的符合归档范围的人事档案材料收集起来,汇集成人事档案案卷的工作。

人事档案收集是人事档案部门取得和积累档案的一种手段,在人事档案工作中具有重要的地位与作用。

1.它是人事档案工作的基础

人事档案收集工作可以提供实际的管理对象,只有将人事档案材料完整齐全地收集起来,才能为科学地整理和鉴选等各项业务工作的开展准备了物质条件,打下坚实的基础。如果没有收集工作,人事档案工作将成为无源之水、无米之炊;如果收集工作不扎实,收集到的档案材料残缺不全,或者只收集到一些零散杂乱、价值不大的人事档案材料,人事档案整理和鉴别将会遇到无法克服的困难。可以说,收集工作的质量,制约着各项业务工作的开展和管理水平的提高。

2.它是实现人事档案集中统一管理的基本途径

由于人事档案来源的分散性和形成的零星性,而使用档案又要求相对集中,特别是一个人的材料必须集中一处,不应分散在不同地方,其分散性与集中使用就成为人事档案工作的矛盾之一,必须通过收集来解决这个矛盾。所以说,它是实现人事档案集中统一管理的基本途径。

3.它是人事档案发挥作用的前提

人事档案材料收集得齐全完整、内容充实,能全面真实地反映一个人的历史与现实全貌,做到"档如其人""档即其人",才能使其发挥应有的作用,才能帮助组织人事部门更好地了解人和正确地使用人,才能使贤者在职、能者在位;否则会产生"无档可查"或"查了不能解决问题"的现象,影响对人才的正确评价与使用,甚至导致错用人或埋没人。

(二)人事档案材料的收集范围

人事档案材料的收集必须有明确的范围。每个人在社会实践活动中形成的材料是多方面的,有的属于文书档案范围,有的属于专业档案范围,有的属于人事档案范围。根据各类档案的特点与属性,准确划分各自的收集范围,可以避免错收、漏收,是做好收集工作的先决条件。根据干部人事档案材料收集归档规定的精神,主要涉及以下范围。

1.从内容上看

各类人事档案需要收集的基本材料包括以下内容。

(1)履历、自传或鉴定材料:各种履历表、登记表、本人或组织写的个人经历材料、本人写的自传及各种鉴定表。

(2)政审材料:审查结论、复审结论、甄别平反结论或决定、通知、批复、组织批注意见、带结论性的调查报告、证明材料、本人交代和本人对组织结论签署的意见和对有关问题的主要申诉材料。

(3)纪检案件材料:处分决定、批复、通知、调查报告、复查、甄别、平反决定、本人决定、本人检讨、申诉、本人对处分决定签署的意见的复制件或打印件。

(4)职务任免、调级、出国人员审查材料、任免呈报表、调动登记表、调级审批表、出国人员审查表。

(5)入党入团材料:入党志愿书、入团志愿书、入党申请书、入团申请书(包括自传材料)、转正申请书、入党入团时组织上关于其本人历史和表现,以及家庭主要成员、社会关系情况的调查材料。

(6)司法案件材料:判决书复制件及撤销判决的通知书。

(7)晋升技术职称、学位、学衔审批表及工资、待遇、业务考绩资料:晋升技术职称、学位、学衔审批表、技术人员登记表、考试成绩表、业务自传、技术业务的个人小结,以及组织评定意见、创造发明和技术革新的评价材料、考核登记表、重要论文篇目和著作书目。

(8)奖励材料:授予先进模范称号的决定、通知、批复、授勋审批表、事迹材料。

(9)考核及考察材料:组织正式的考核、考察材料、考核登记表。

(10)招聘、录用、调动、任免、转业、退(离)休、辞职(退)材料:这些活动中形成的各种表格,退休、离休审批表和有关工龄、参加革命工作时间的调查审批材料,本人申请材料。此外,还有其他材料,包括出国(境)材料、各种代表会议代表登记表等材料、毕业生体检表、新录用人员体检表、个人写的思想、工作、学习总结、检查、近期的体检表、残疾登记表、死亡报告表、悼词等。

2.从载体形式上来看

随着多种载体的共存互补,人事档案载体类型越来越多。从现有的载体看,主要包括如下内容。

(1)纸质人事档案载体,即以纸张为载体记录个人信息的档案,这是目前各级各类人事档案管理机构收集和整理的主体。

(2)非纸质人事档案载体,包括记录人事档案或者人事档案信息的光盘(光盘塔)、磁盘、数据磁带等。这类载体主要记录如下两种类型的人事档案:①电子人事文件(档案),即以数字形式记录个人信息的档案。我国人事管理工作信息化的发展及相关的人事管理信息系统建立之后,生成了不少的电子文件材料,这些材料的数量越来越大。同时,原有移交纸质人事档案也在向移交纸质档案和电子文件的"双轨制"形式过渡,由此,人事档案管理工作必须对电子文件材料进行收集。电子文件的产生和运动规律有其特殊性,其生成归档、保存和维护等一系列活动,与纸质档案有较大的差别,因而必须在新的管理理论指导下做好其收集工作,尤其是应根据《电子文件归档与管理规范》(GB/T 18894-2002)及相关法规的规定,进行合理有效的管理。②声像人事档案,即以声音、形象形式等记录个人信息的档案,具有形意结合、形象逼真,能观其行、闻其声、知其情的特点,既能弥补纸质档案材料上静态了解人才的传统方式的不足,又对更直观、更动态、更全面地了解人才起到一定的作用。

(三)人事档案材料的收集来源

人事档案部门管理的人事档案材料不是自己产生的,也不是档案人员编写的,是人事档案管理部门通过各种渠道收集、积累而成。人事档案材料的收集来源,从产生活动看,主要是学历教育、招聘、录用、任免、调动、转业、考察考核、专业技术职务评聘、党和群众团体组织建设、干部审查、奖惩、工资变动、出国(境)、人员流动、离退休等活动中形成的人事档案材料;从其来源看,有个人形成的,也有组织上形成的;从材料形成过程来看,既有在现实工作中由组织和个人自然形成的,也有组织上为了解个人专门情况而专门布置填写的。弄清人事档案材料的收集来源,是做好收集工作的前提条件。只有掌握了从哪里收集,收集哪些方面的内容,才能在收集工作中心中有数,抓住重点。具体来讲,人事材料的收集来源主要有两大方面。

1.单位形成的人事档案材料

(1)组织、人事、劳动部门:这是形成人事档案材料的主要渠道,由其性质和档案内容决定。组织部门的主要职责之一就是贯彻执行党的干部路线与干部政策,搞好干部管理与培训,合理调整和使用干部,加强领导班子建设和干部队伍建设。人事部门是各级政府和企、事业单位综合管理干部的职能机构,承担人事工作的计划管理、工作人员的考试录用、教育培训、任免调动、工资福利、专业技术职称评聘、离休退休、军转安置、奖励惩戒、考察考核等工作任务。劳动部门是政府综合管理企业劳动工作的职能部门,承担企业劳力管理、工人录用聘用、调配培训、劳动工资、劳动安全、劳动保险和福利、劳动政策的贯彻执行和调查研究等。通过组织、人事、劳动部门收集个人的履历表、简历表、自传材料、考核考绩材料、政审材料、鉴定材料、培训、工资升级、出国、晋升技术职称、调动、任免、离休、退休等方面的材料。各单位组织、人事与劳动部门具体承担本部门或本单位在上述工作活动中形成的人事档案材料。

(2)党、团组织和政府机关:收集个人的入党志愿书、入团志愿书、入党申请书、入团申请书(包括自传材料),转正申请书及入党入团时组织上关于其本人历史和表现,以及家庭主要成员、社会关系情况的调查材料;入党、入团、党内外表彰等方面的材料,以及统一布置填写的各种履历表、自我鉴定、登记表等材料。

（3）纪检、监察、公安、检察院、法院、司法部门：收集个人违犯党纪国法而形成的党内、外处分，取消处分，甄别复查平反决定，判决书复制件及撤销判决的通知书；个人检查及判决书等方面的材料。

（4）人大常委、政协等有关部门：收集人大代表登记表、政协代表登记表等情况。

（5）科技、业务部门：收集反映个人业务能力、技术发明、技术职务评定和技术成果评定的材料，包括评聘专业技术职务（职称）的申报表、评审表、审批表，晋升技术职称、学位、学衔审批表，技术人员登记表，考试成绩表，业务自传，技术业务的个人小结及组织评定意见，创造发明和技术革新的评价材料，考核登记表，重要论文篇目和著作书目等材料。

（6）教育、培训机构：收集个人在校学习时形成的学历、学位、学衔、学习成绩、鉴定、奖励、处分等方面的材料。我国从高中生、中专生、技校学生就开始建立人事档案。大学、党校、技术学院、成人教育、自学考试、培训院校都会形成人事档案，主要包括学生登记表、考生登记表、毕业生登记表、授予学位的材料、培训结业登记表、培训证明等。

（7）部队有关部门和民政部门：收集地方干部兼任部队职务方面的审批材料，复员和转业军人的档案材料。

（8）审计部门（或行政管理部门）：收集干部个人任期经济责任审计报告或审计意见等材料。

（9）统战部门：收集干部参加民主党派的有关材料。

（10）卫生部门：收集健康检查和处理工伤事故中形成的有关材料。

此外，还可以通过各种代表大会，收集代表登记表、委员登记表等材料。通过老干部管理部门，收集一些有保存价值的材料。通过个人原工作单位，收集有关文件明确规定的应该归入个人人事档案的材料。

2.个人形成的人事档案材料

主要指人事档案相对人形成的档案。由于个人形成者的主体不同，材料内容也有差别。干部档案中，相对人形成的人事档案材料有自传及属于自传性质的材料、干部履历表、干部登记表、自我鉴定表、干部述职登记表、体格检查表、干部的创造发明、科研成果、著作和论文的目录、入党入团申请书、党员团员登记表等。工人档案中，相对人自己形成的人事档案材料有求职履历材料、招工登记表、体格检查表、职工岗位培训登记表、工会会员登记表、入党入团申请书、党员团员登记表等。学生档案中，相对人自己形成的人事档案材料有学生登记表、毕业生登记表、学习鉴定表、体格检查表、学历（学位）审批表、入党入团申请书、党员团员登记表等。在相对人形成的人事档案材料中，从形成的程序来看，有直接形成和组织审核认可或签署意见才最终形成的区别。相对人直接形成的材料，一般只要符合完整齐全、规范真实、文字清楚、对象明确等归档要求即可归入人事档案。

（四）收集人事档案材料的要求与方法

1.收集人事档案材料的要求

（1）保质保量：人事档案材料的归档范围，要有利于反映人的信息，要有利于领导的选才。

（2）客观公正：人事档案材料收集过程中必须以客观真实、变化发展、全面的思想为指导，符合事实、公正客观、准确无误，以达到信息的真正价值。

（3）主动及时：档案管理人员要明确自己的职责，主动联系，全面地、及时地收集人员的德、能、勤、绩等各方面现实表现的材料，鉴定、清理、充实档案的内容。归档时，注意到材料的准确性、可靠性和典型性。并将新的变化随时记入卡片,为查阅提供迅速、方便的服务,起到"开发人才的参谋部"作用。

(4)安全保密:人事档案材料收集过程中,要注意人事档案材料物质安全和信息内容安全,不丢失损坏,不失密泄密。人事档案材料丢失后很难补救,会造成相对人或某一事件上档案材料的空白,档案发挥作用会受到影响。人事档案信息内容泄密,既违反保守国家机密的原则,又可能侵犯个人的隐私权,对组织和相对人造成不应有的损害。

2.收集人事档案材料的方法

(1)针对性收集:掌握人事档案材料形成的源流和规律,把握收集工作的主动权,有针对性地收集有价值的人事档案材料。

(2)跟踪性收集:跟踪每一个干部或人才的活动及变化情况进行收集。

(3)经常性收集:人事档案的收集工作不是一劳永逸的,也不是突击性的活动,而是贯穿于人事档案工作始终的一项经常性的工作。应了解人事档案材料的形成时间与范围,指导形成单位与个人注重平时的经常性收集,始终保持收集渠道的畅通,促使他们主动做好人事档案材料的积累和归档工作。

(4)集中性收集:一是以时间为界限,实行按月、季、年终为集中收集时间;二是根据各个时期组织、人事部门的中心工作,以及时有效地集中收集人事档案材料,如党代会、人代会、政协会议换届、调整领导班子、考核干部、工作调整等活动结束时,就是集中收集人事档案的最佳时机。

(5)内部收集:对本单位组织、人事、劳动工作中形成的人事档案材料的收集。

(6)外部收集:对外单位形成的人事档案材料的收集。主要通过设置联络员、召开联席会议等方式收集。上述方法一般需要结合使用。如针对性与跟踪性相结合、经常性与集中性相结合、内部收集与外部收集相结合。

尤其需要提出的是,随着信息技术的普遍使用,利用网络收集电子人事档案和人事档案信息已经成为人事档案管理一个需要关注的方面。这不仅可以节约大量的人力,而且有助于人事档案信息的整理和提供利用。

(五)人事档案的收集制度

人事档案材料的收集,是一项贯彻始终的经常性工作,不能单纯依靠突击工作,应当建立起必要的收集工作制度。主要包括如下内容。

1.归档(移交)制度

归档(移交)制度是关于将办理完毕的人事档案材料归档移交到人事档案机构或档案专管人员保存的规定。其内容包括归档范围、归档时间、归档要求。归档范围与要求在前面已经讲过,这里主要讲归档时间。根据《干部人事档案材料收集归档规定》的精神,归档时间规定为形成干部人事档案材料的部门,在形成材料的 1 个月内,按要求将材料送交主管干部人事档案的部门归档。各单位与部门在日常工作活动中形成的,属于人事档案管辖范围的材料,都应当及时地移交给人事档案部门,以使人事档案能够及时地、源源不断地得到补充。如对各级单位的党、团组织、人事与业务部门,应当本着档案工作中分工管理的精神,对现已保管的档案进行检查,发现属于人事档案范围的文件材料,应及时移交给人事档案部门;对于各单位的保卫部门,应当在员工的政治问题得到妥善解决之后,将结论、决定及相关重要材料送交人事档案部门归档;纪律检查和行政监察部门应当将有关人员的奖惩决定及重要材料送人事档案一份以备案。

2.转递制度

主要指对于调动工作离开原单位人员档案转到新单位的规定。原单位的人事档案部门,应及时将本单位调入其他单位工作人员的人事档案材料,转递至新单位的人事档案部门,以防丢失和散乱。

3.清理制度

人事档案部门根据所管档案的情况,定期对人事档案进行清理核对,将所缺材料逐一登记下来,有计划、有步骤地进行收集。

4.催要制度

人事档案部门在日常工作中不能坐等有关部门主动送材料,也不能送多少就收多少,应当经常与有关单位进行联系,主动催促并索要应当归档的人事档案材料。如果有关单位迟迟不交,人事档案部门应当及时发函、打电话或者派人登门索要,一定要注意做到口勤、脚勤、手勤,以防漏下某些材料。

5.及时登记制度

为了避免在收集工作中人事档案材料的遗失和散落,人事档案部门一定要做好档案材料的收集登记制度。就目前情况看,主要存在两种登记制度:一种为收文登记,即将收到的材料在收文登记簿上逐份登记;二是移交清单,由送交单位填写,作为转送或接收的底账,以便检查核对。

6.检查制度

根据所管辖人事档案的数量状况,人事档案管理部门应在每季度、半年或一年对人事档案进行一次检查核对,将那些不符合归档要求的材料,立即退回形成机关或部门重新制作或补办手续;剔出不属人事档案归档范围的材料退回原单位处理。另外,根据人事档案之间的有机联系,如果发现缺少的材料,应当填写补充材料登记表,以便补齐收全。

7.随时补充材料制度

组织、人事及劳资部门为了了解员工各方面的情况,以及时补充人事档案的内容,应当根据工作需要和档案材料的短缺情况,不定期地统一布置填写履历表、登记表、自我鉴定、体检表等,以便随时补充人事档案材料,使组织上能比较完整地掌握一个人的情况。在利用信息系统时候,需要将收集到的材料及时补充到系统中,以及时更新系统信息,或者一旦系统收到重要的人事档案时,也需要将该电子档案制成纸质硬拷贝保存。这是一个双向的过程,其根本目的是在当前的"双套制"下,系统的信息管理与实体档案管理基本保持同步。

(六)人事档案材料收集与补充的重点

目前新形势下的人事工作需要的是人事档案内容新颖、能够全面地反映个人的现实状况,尤其需要反映业务水平、技术专长、兴趣、工作业绩及个人气质等方面的材料,而当前的人事档案收集工作恰恰不能满足这种需求。要改变这种状况,人事档案部门应当确定当前收集工作的重点,如应重点收集反映业务水平和技术专长、发明创造、科研成果的鉴定、评价、论著目录等材料,反映重大贡献或成就、工作成绩的考察和考核等材料,反映学历和专业培训的材料,出国、任免、调动等方面情况的材料等,都应算作收集的重点。在业绩方面,除了现在已归档的外语水平、科技成果,评审职称形成的业务自传材料,还可建立现实表现专册。专册包括专业人员每年的自我小结和组织上的全面考核,包括工作实绩、科技开发、思想修养等,这样便于在选拔优秀人才时,也注重工作业绩的考核,对人具有现实性的了解。兴趣爱好体现了人的知识的广度和深度。将兴趣融入工作中,可以充分发挥自己的能量。组织部门注意观察和记录人的兴趣爱好,可以全面地考察、认识干部,用人之所长。同时,人与人之间气质的合理配置对事业的发展也有较大影响。现代科学研究认为,人的气质有不同的类别,而不同的岗位需要具有不同气质的人员。了解人的气质有利于人才合理配置。当然,这项工作的收集要有个逐步形成的过程,经过一段时间的接触,多方摸底,才能了解人的气质特点。

二、人事档案的鉴定

(一)人事档案鉴定的概念与作用

1.概念

人事档案的鉴定是指依照一定的原则与规定,对收集起来的人事档案材料进行真伪的鉴别和价值的鉴定,再根据它们的真伪和价值进行取舍,将具有保存价值的材料归入档案、确定保存期限,把不应当归档的材料剔出销毁或转送其他部门予以处理的一项业务工作。收集的材料,必须经过认真的鉴别。属于归档的材料应真实,完整齐全,文字清楚,对象明确,手续完备。需经组织审查盖章或本人签字的,盖章签字后才能归入人事档案。不属于归档范围的材料不得擅自归档。

2.人事档案鉴定工作的作用

(1)人事档案材料的鉴定工作是归档前的最后一次审核。这项工作决定着人事档案文件材料的命运,关系到人事档案质量的优劣和能否正确的发挥作用,是保证人事档案完整、精练、真实、实用的重要手段。

(2)人事档案材料的鉴定工作是人事档案管理工作的首要环节。对于收集起来的杂而乱的人事档案材料进行清理和鉴别,确定和进行取舍,是人事档案系统整理工作的基础和前提。假如略去这一环节,不该归档的没有清理出去,该归档的又没有收进来,就会直接影响后面的诸环节,甚至造成整个工作的全部返工。

(3)人事档案材料的鉴定工作对其他各项业务工作具有积极的促进作用。鉴定工作与其他环节工作有着紧密的联系,通过鉴别工作,可以促使档案人员重视人事档案材料的质量,能发现哪些档案材料不齐全,以便及时收集,同时还可以提高收集工作在来源上的质量,不至于把一些不必要的、没有价值的材料都收集起来。再如鉴别工作的质量高低,直接关系到人事档案保管工作,通过鉴别,把那些不需要归档的材料从档案中剔除出去,减少档案的份数,可以节约馆库面积,有利于保管工作。此外,鉴别工作还可以促进人事档案利用工作的开展。鉴别工作中取舍恰当、合理,就能保证人事档案的真实性和精练性,否则一旦该归档的材料销毁了,就不可复得了,会给党的事业造成不必要的损失。

(4)人事档案材料的鉴定工作是正确贯彻人事政策的一项措施。通过鉴别,将已装入人事档案中的虚假不实材料剔除出去,可以为落实人事政策提供依据、消除隐患,保证党的组织人事路线、方针政策的贯彻执行。

(5)人事档案材料的鉴定工作有利于应对突然事变。突然事变是指战争、水灾、火灾、地震等天灾人祸,往往突发性强,难以预料。如果能对人事档案价值进行区分鉴别,遇到突发事变后,就有利于重要价值档案的抢救与保护,减少不必要的损失;反之,如果不对人事档案进行鉴定,不区分有无价值、不区分价值大小,遇到突然事变后就会束手无策,不能及时抢救珍贵和重要价值的人事档案,造成"玉石俱毁"。

(6)人事档案材料的鉴定工作有利于确定人事档案的保存期限,提高人事档案的质量和利用率,满足社会长远需要。因为人事档案不仅对现在有用,而且对今后还有查考利用价值,通过鉴定,使真正有价值的人事档案保存下来,可以造福子孙后代,让未来的研究者不必花更多的时间和精力去鉴别、挑选、考证有关人物的材料,可以为后人查询历史人物和历史事件提供依据和参考。

(二)人事档案鉴定工作的内容

从总的方面来看人事档案鉴定的内容,主要包括对收集起来的人事档案材料进行真伪的鉴别,将具有保存价值的材料归入档案;制定人事档案价值的鉴定标准,确定人事档案的保管期限;挑出有价值的档案继续保存,剔除无须保存的档案经过批准后销毁;为进行上述一系列工作所作的组织安排。从具体方面来看人事档案鉴定的内容,可分为两大部分,即人事档案真伪的鉴别内容与人事档案价值鉴定的内容。

1.人事档案真伪的鉴别内容

人事档案鉴别工作应当本着"取之有据,弃之有理"的原则来进行,即凡是确定有关材料应当归档就要符合有关规定;凡是确定要剔出处理某些材料,要有正当的理由,尤其是剔出应当销毁的材料,一定要非常谨慎;要严格按照有关政策和规定办事,不该归档的材料,一份也不能归档;应该归档的材料,一份也不能销毁。人事档案鉴别工作的内容范围大致包括以下几个方面。

(1)判断材料是否属于本人:鉴别这个问题的主要方法是辨认姓名的异同。下列3种情况比较容易混淆。①同姓同名:这是最容易混淆也最难发现的一种情况。对这种情况的辨认方法是逐份地核对同姓同名的材料,尤其是核对材料上的籍贯、年龄、家庭出身、本人成分、入党时间、参加工作时间、工资级别等情况是否相同、主要经历是否一致。为了达到互相印证的目的,要尽可能地多核对一些项目,使鉴别结论有可靠的依据和基础。②同姓异名或异姓同名:这是收集人事档案材料时造成的。鉴别时要特别留心材料上的姓名,对那些姓名有某些相同之字的材料,更要提高警惕。如果在鉴别材料时只注意看内容,而不大注意看姓名,就很容易让那些同姓异名或异姓同名的材料蒙混过去。③一人多名:有的人在不同时期有不同的名字,如儿童时期有乳名,上学时有学名,还有的人有字号、笔名、化名、别名等,如果不认真辨认,就很容易使一个人的档案材料身首异地。辨别这种情况的方法有3种:第一,核对后期材料姓名栏内曾用名,是否有与前期原名相同的名字;第二,清查档案内是否有更改姓名的报告和审批材料;第三,将不同姓名的材料内容进行核对,看看每份材料的年龄、籍贯、经历等情况是否相同。

(2)辨认材料的内容和作用:①看内容,即审核材料的内容是否与该人员的问题有关,如政审材料中所反映的内容与该人员的结论是否有内在联系,是不是结论的依据。②看用途,如对于证明材料,要详细审查,看此材料用于证明谁的问题,也就是被证明人是谁,如果被证明人不是该人员,那么这份材料一般也就不是该人员的。该人员所写的证明他人问题的材料,由于它的用途不是证明该人员的,所以不该归入该人员档案中。

(3)判断材料是否属于人事档案:一个人的档案材料包括人事档案内容的材料及非人事档案内容的材料两大部分。在非人事档案材料之中,有的是属于文书、业务考绩、案件等档案内容的材料,有的属于本人保存的材料,有的是应转送有关部门处理的材料,鉴别工作的任务就是将人事档案材料与非人事档案材料严格区分开来,择其前者归档,并将那些非人事档案内容的材料另加处理。常见的人事材料主要是前面讲的一些内容,在此不再赘述。

(4)判断材料是否真实、准确:做人事档案工作必须讲究实事求是,来不得半点虚假和含糊其词,由此要求,人事档案材料所记述的内容必须真实而且准确,不能前后矛盾,模棱两可。在鉴别

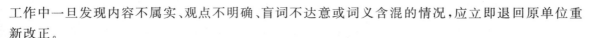

工作中一旦发现内容不属实、观点不明确、盲词不达意或词义含混的情况,应立即退回原单位重新改正。

要保持人事档案的精练,重份材料或内容重复的材料必须剔除。鉴别的时候,无论是正本还是副本,只需保留一份,多余的可以剔出。如有的人在入党之前写了许多份入党申请书,鉴别时可以只选取其中内容最完整、手续最齐全、字迹最清楚的归入本人档案的正本和副本中。近年来,各级组织人事部门非常重视个人出生日期的鉴别工作,中组部出台了《关于认真做好干部出生日期管理工作的通知》[组通字(2006)41号],要求各级组织人事部门认真做好干部出生日期的管理工作,认真核对干部的出生日期,这也是鉴定工作的一个很重要的方面。

2.人事档案价值鉴定的内容

(1)确定材料是否有保存价值:归档的材料要能反映个人的政治思想、业务能力、工作成绩、专长爱好等方面的情况。

(2)剔除无价值的人事档案材料:对于一些没有价值或价值不大的材料及似是而非、模棱两可、不能说明问题、没有定论、起不了说明作用的旁证材料,不要归档,尤其对内容不真实、不准确甚至诬蔑陷害等材料更不能归入。

(3)判定人事档案价值:根据一定的原则与标准确定什么样的档案需要保存多长时间,如短期、长期、永久,或者定期、永久。

(三)人事档案价值鉴定的方法

人事档案价值鉴定的方法主要以下几种。

1.内容鉴定法

人事档案内容是决定人事档案价值最重要、最核心的要素,也是最重要的方法。因为利用者对档案最普遍、最大量的利用需求,反映在对档案内容的要求上,即人事档案中记载了人们活动的事实、历程、数据、经验、结论等。所以,人事档案内容是人事档案鉴定最重要的方法。在对人事档案价值进行鉴定时,必须分析人事档案内容的重要性与信息量的丰富程度、真实性、独特性、典型性等因素。

2.来源鉴定法

人事档案来源是指人事档案的相对人和形成机构。由于相对人和形成机构在社会生活和国家政务活动中所处的地位、职务、职称等方面的不同,对国家和社会的贡献不同,因而其人事档案的价值也有大小之分和重要程度的区别,所以人事档案来源可以作为其价值鉴定的方法之一。主要从以下几个方面分析。

(1)看成就或贡献:凡是对党和国家或某一地区及某一学科研究做出了贡献的人员,包括发明创造者、新学科的创始人、领导人、某运动的首倡者,发表过重要论文和著作、作品者,以及具有一技之长的人,或者某一著名建筑工程的设计者等做出了各种贡献的人员,死亡之后,他们的档案应当由原管理单位保存若干年以后移交本机关档案部门,随同到期的其他档案移交给同级档案馆长久保存。

(2)看知名度:一个人在国内外、省(市)内外、县(市)内外享有较大的声誉和知名度,其人事档案的价值较大,人事档案管理部门应当对在社会上有一定威望的著名政治家、社会活动家、企业家、民主党派人士、作家、诗人、艺术家、专家、学者、各方面的英雄模范人物及其他社会名流的档案材料重点进行保管。这类人员死亡以后,在原单位保存若干年以后移本机关档案部门,随同到期的其他档案移交给同级档案馆长久保存。

（3）看影响力：影响力指的是在某一地区有重大影响的人员的影响能力。如各个方面的领袖人物、轰动一时的新闻人物、重大事件或案件的主要涉及者、重要讨论的发起者等，这些人的档案材料在其死亡后由原单位保存若干年以后移交本机关档案部门，随同到期的其他档案向同级档案馆移交并永久保存。

（4）看职务级别：也就是看该人在生前担任何种职务。一般来说，职务较高的，其人事档案材料的保存价值就较大，保管期限就长一些。如《干部档案工作条例》规定，中央和国务院管理干部死亡后，其干部档案由原管理单位保存 5 年后，移交中央档案馆永久保存。

（5）看技术职称、学位和学衔：技术职称、学位和学衔是一个人在学术界的地位和专业上的造诣的突出表现。中国科学院院士、中国工程院院士、教授、研究员、高级工程师等，都在某一学术或工程技术领域中做出了一定成就，他们的人事档案材料对生前从事的科学研究、参与的社会实践、发明创造等方面，有准确而又具体的记载，能提供较多的信息，具有历史研究和现实查考意义，档案的价值较大，其人事档案由原单位档案室保存若干年以后，移交档案馆保存。

上述 5 个方面的来源，不是孤立的，而是互有联系的，在鉴定档案价值时应综合分析研究、准确判断。

3.时间鉴定法

时间鉴定法是指根据人事档案形成时间作为鉴定依据。一般来讲，形成时间越久的人事档案，其保存价值越大。这主要是由于年代越久的档案，留存下来的很少、很珍贵，"物以稀为贵"，所以需要重点保存，这也符合德国档案学家迈斯奈尔"高龄案卷应当受到重视"的鉴定标准。

此外，还有主体鉴定法、效益鉴定法等。主体鉴定法是指在人事档案价值鉴定中，用主体需求程度与要求去评价。由于社会生活的丰富多彩，主体对人事档案的需求比较复杂。一方面，不同学历层次、不同文化素质、不同经历、不同年龄、不同历史条件下的人员，对人事档案会产生不同的要求，因而对人事档案价值的认识也是不同的。另一方面，即使同一主体，在不同时间、不同地点、不同条件下对人事档案的需求也是不同的，那么，对档案价值的认识也是有差异的。因此，在人事档案鉴定工作中也会根据主体的认知程度判断档案价值。效益鉴定法是指根据人事档案发挥的社会效益与经济效益判定档案价值。这两种方法带有很强的主观性，只能作为参考。

（四）人事档案保管期限

1.人事档案保管期限概念及档次

人事档案的价值不是一成不变的，具有一定的时效性。档案的时效性，决定了人事档案的保管期限。人事档案期限可分为永久、长期、短期 3 种，也可以分为永久与定期 2 种。

2.人事档案保管期限表

人事档案保管期限表是以表册形式列举档案的来源、内容和形式，并指明其保管期限的一种指导性文件。人事档案保管期限表的作用表现在 3 个方面：①人事档案鉴定的依据和标准；②可以避免个人认识上的局限性与片面性，保证人事档案鉴定工作的质量和提高鉴定工作的效率；③能够有效地防止任意销毁人事档案的现象发生。

（五）对不在归档范围内材料的处理

对不归档材料的处理主要有下列 4 种方法。

1.转

凡是经过鉴别，并不属于本人的材料，或者根本不在归档之列的材料，必须剔出，转给有关单位保存或处理。

2.退

对于近期形成的某些档案材料,手续不够完备,或者内容还需要查对核实的,需要提出具体的意见,退回有关单位,等到原单位修改补充后再行交回。如果材料应退回去的,必须经过领导批准退回本人,并办理相应的手续。

3.留

凡是不属于人事档案的范围,但很有保存价值的有关参考资料,经过整理以后,应由组织或人事部门作为业务资料保存。

4.毁

经人事档案部门鉴别后,确实没有保存价值的材料,应当按照有关规定作销毁处理。销毁的材料应当仔细检查,逐份登记,写清销毁理由,经主管领导批准后,才能销毁。

(六)人事档案材料的审核

人事档案材料的审核,是指对已归档和整理过的档案,进行认真细致的审查核定,以确保人事档案材料完整齐全、内容真实可靠、信息准确无误的工作。

1.审核的主要内容

主要审核档案材料中是否齐全完整,是否有缺失、遗漏,有无涂改伪造情况;审核档案材料是否手续完备,填写是否规范;审核档案材料中有无错装、混装的现象,审核档案材料归档整理是否符合要求。

2.审核要求

力求保证人事档案材料齐全完整、真实可靠;对档案中缺少的主要材料应逐一登记、补充收集归档;对人事档案材料中内容不真实的情况,应根据有关政策规定予以确认,确保档案中的信息真实可靠;对人事档案材料中前后不一致的材料,应进行更正。

(七)人事档案的销毁

人事档案的销毁是指对无保存价值的人事档案材料的销毁,是鉴定工作的必然结果。销毁档案,必须有严格的制度,非依规定的批准手续,不得随意销毁。凡是决定销毁的档案,必须详细登记造册,作为领导审核批准及日后查考档案销毁情况的依据。

三、人事档案的整理

人事档案的整理工作,就是依据一定的原则、方法和程序,对收集起来经过鉴别的人事材料,以个人为单位进行归类、排列、组合、编号、登记,使之条理化、系统化和组成有序体系的过程。

(一)人事档案整理工作的内容与范围

1.人事档案整理工作的内容

人事档案整理工作的内容主要包括分类、分本分册、复制、排列、编号、登记目录、技术加工、装订。

2.人事档案整理工作的范围

主要包括以下 2 个方面。

(1)对新建档案的系统整理:主要指对那些新吸收的人员的档案材料的整理,这部分档案材料原来没有系统整理,或者没有进行有规则地整理,材料零乱、庞杂,整理起来工作量大,比较复杂,而且随着各行业各单位新老人员的交替,这部分档案的整理工作将是连续不断的,因此必须从思想上提高对这一工作的重视程度,将其列入议事日程,以及时地做好新吸收人员的人事档案的整理工作,以适应人事工作的需要。

(2)对已整理档案的重新调整:由于人事档案具有动态性的特征,始终处于动态变化之中,因而对于每一个已经整理好的人事档案来说,其整理工作不是一劳永逸的,已整理好的人事档案有时需要增加或剔除一定数量的材料,这就有必要重新整理这部分档案材料,这种整理实际上是一种调整。对于那些零散材料的归档,只需随时补充,不必重新登记目录,只在原有目录上补登即可。

此外,有时根据社会的发展要求,还需对人事档案进行普遍整理。例如,为了落实党的干部政策,需要对过去形成的人事档案进行普遍的整理,清除历次政治运动中不真实的人事档案材料。

(二)人事档案整理工作的基本要求

整理人事档案时,必须按照因"人"立卷、分"类"整理。具体整理过程中,需要做到以下内容。

1.分类准确,编排有序,目录清楚

不同类型的人事档案具有不同的整理要求,但不论是何种人事档案,都需要在科学分类的基础上进行准确整理和编排;同时,随着时间的推移,新的人事档案材料不断加入,这就需要在原有的整理的基础上进行再整理,直到符合当事人最新的、最客观的记录。

2.整理设备齐全,安全可靠

整理人事档案,事先要备齐卷皮、目录纸、衬纸、切纸刀、打孔机、缝纫机等必需的物品和设备;同时,整理人事档案的工作人员,必须努力学习党的干部工作方针、政策和档案工作的专门知识,熟悉整理人事档案的有关规定,掌握整理工作的基本方法和技能,认真负责做好整理工作,使人事档案工作做到安全可靠。

(三)人事档案的正本和副本

1.概念及其差别

根据人事档案管理和利用需要,一个人的全部人事档案材料可分别建立正本和副本。正本和副本都是人事档案材料的内容,但是两者存在不少差别:一是管理范围不同。正本是由全面反映一个人的历史和现实情况的材料构成的;副本是正本的浓缩,是一个人的部分材料,由正本中的部分材料构成,为重份材料或复制件。二是管理单位不同。正本由主管部门保管,副本由主管部门或协管部门保管。军队干部兼任地方职务的,其档案正本由军队保管;地方干部兼任军队职务的,其档案正本由地方保管。正本与副本的建档对象不同,正本是所有员工都必须建立的,副本一般来说是县级及县级以上领导干部等双重管理干部,由于主管与协管单位管人的需要,才建立副本,供协管单位使用,对于一般员工,只需要建立正本即可。三是价值不同。正本是相对人的全部原件材料,具有较高的保存价值,其中双重管理的领导干部的档案,一般都要长久保存。副本是正本主要材料的复制件,一般在相对人死亡后,副本材料经过批准可以销毁,正本则需移交档案馆永久保存。

2.意 义

人事档案分建正本和副本,对人事档案管理与利用具有重要的意义。

(1)有利于干部人事档案材料的分级管理:我国现行的人事管理制度,特别是对领导干部的管理,实行的是主管和协管的双重管理体制,即上级主管和本级协管。干部档案为了与干部工作相适应,必须实行分级管理的体制。双重管理人员的干部档案建立正本与副本,正本由上级组织、人事部门保管,副本由本级组织、人事部门保管。可以说,人事档案正本副本制度的建立,不

仅有利于干部分级管理,而且可以解决干部主管和协管部门日常利用干部档案的矛盾。

(2)有利于人事档案的保护:对于领导干部,建立正本和副本的"两套制"档案,分别保存在不同的地方,若遇战争、天灾人祸等不可预测的事变,档案不可能全部毁灭,一套损毁了,还有另一套被保存下来继续提供利用。

(3)有利于提供利用:建立正本和副本,可以同时满足主管和协管单位利用档案的要求,大大方便了利用者。可以根据情况提供正本或副本,如果只需要查阅副本时,人事档案人员可以只提供副本,这样既便于保密,又提高了利用效率。

(4)有利于延长档案的寿命:建立正本和副本两套制后,在提供利用时,可尽量使用副本,以减少正本的查阅频率,减少磨损、延长寿命。

(四)人事档案的分类

目前,各类人事档案实体分类体系基本稳定,基本根据《干部档案工作条例》《干部档案整理工作细则》《企业职工档案管理工作规定》的内容分类。人事档案一般分为正本和副本,再对正本和副本进行分类。

1.人事档案正本的分类

主要分为10类。

第一类,履历材料。履历表(书)、简历表,干部、职工、教师、医务人员、军人、学生等各类人员登记表、个人简历材料,更改姓名的材料。

第二类,自传材料。个人自传及属于自传性质的材料。

第三类,鉴定、考核、考察材料。以鉴定为主要内容的各类人员登记表,组织正式出具的鉴定性的干部表现情况材料;作为干部任免、调动依据的正式考察综合材料;考核登记表、干部考核和民主评议的综合材料。

第四类,学历、学位、学绩培训和评聘专业技术职务材料。报考高等学校学生登记表、审查表,毕业登记证,学习(培训结业)成绩表,学历证明材料,选拔留学生审查登记表;专业技术职务任职资格申报表,专业技术职务考绩材料,聘任专业技术职务的审批表,套改和晋升专业技术职务(职称)审批表;干部的创造发明、科研成果、著作及有重大影响的论文(如获奖或在全国性报刊上发表的)等目录。

第五类,政治历史情况的审查材料,包括甄别、复查材料和依据材料,有关党籍、参加工作时间等问题的审查材料。

第六类,参加中国共产党、共青团及民主党派的有关材料。

第七类,奖励材料,包括科学技术和业务奖励、英雄模范先进事迹材料,各种先进人物登记表、先进模范事迹、嘉奖、通报表扬等材料。

第八类,处分材料(包括甄别、复查材料,免于处分的处理意见),干部违犯党纪、政纪、国法的材料,查证核实报告上级批复,本人对处分的意见和检查材料,通报批评材料等。

第九类,录用、任免、聘用、专业、工资、待遇、出国、退(离)休、退职材料及各种代表会代表登记表等材料。

第十类,其他可供组织上参考的材料。人员死亡后,组织上写的悼词,非正常死亡的调查处理材料,最后处理意见,可集中放在第十类里面。

2.人事档案副本的分类

人事档案副本由正本中以下类别主要材料的重复件或复制件构成。

第一类的近期履历材料。

第三类的主要鉴定、干部考核材料。

第四类的学历、学位、评聘专业技术职务的材料。

第五类的政治历史情况的审查结论(包括甄别、复查结论)材料。

第七类的奖励材料。

第八类的处分决定(包括甄别复查结论)材料。

第九类的任免呈报表和工资、待遇的审批材料。

其他类别多余的重要材料,也可归入副本。

(五)人事档案的归类

人事档案材料分为十大类之后,应当把每份材料归入相应的类中去。归类的方法主要有2种。

1.按文件材料的名称归类

凡是文件材料上有准确名称的,就可以按名称归入所属的类别中。如履历表、简历表归入第一类,自传归入第二类,鉴定表归入第三类。

2.按内容归类

对于只看名称而无法确定类目归属的材料,应当根据其内容归入相应的类别。如果材料内容涉及几个类目时,就应当根据主要内容归入相应类目。

(六)人事档案材料的排列与编目

1.人事档案材料的排列

在人事档案归类后,每类中的档案材料应当按一定的顺序排列起来,排列的原则是依据人事档案在了解人、使用人的过程中相互之间固有的联系,必须保持材料本身的系统性、连贯性,以便于使用和不断补充新的档案材料。人事档案的排列顺序有3种。

(1)按问题结合重要程度排列:将该类档案材料按其内容所反映的不同问题分开,同一问题的有关材料,再按重要程度排列。如对于入党、入团材料,先按入党、入团的不同问题分开,入党的材料按入党志愿书、组织转正意见、组织员谈话登记表、入党申请书、入党调查材料这一顺序排列。

(2)按时间顺序排列:依照人事档案形成时间的先后顺序,从远到近,依次排列。采用这种方法,可以比较详细地了解事物的来龙去脉,掌握员工的成长和发展变化情况,同时也有利于新材料的继续补充。运用这种方法排列的有履历类、自传类、鉴定考核类和其他类。

(3)按问题结合时间顺序排列:先将这类材料按其内容反映的不同问题分开,再将同一问题的有关材料按时间顺序排列。这种方法适用于反映职务、工资等方面的材料。排列时先分为职务、职称、出国、工资、离退休、退职等问题,每一问题内按材料形成时间由远到近排列。

2.人事档案的编目

人事档案的编目,是指填写人事档案案卷封面,保管单位内的人事档案目录、件、页号等。

人事档案目录具有重要作用,可以固定案卷内各类档案的分类体系和类内每份材料的排列顺序及其位置,避免次序混乱,巩固整理工作成果。编目是帮助利用者及时准确查阅所需材料的工具,是人事档案材料登记和统计的基本形式,是人事档案管理和控制工具,有助于人事档案的完整与安全。人事档案卷内目录一般应设置类号、文件题名(材料名称)、材料形成时间、份数、页数、备注等著录项目。

（七）人事档案的复制与技术加工

1.人事档案材料的复制

人事档案材料的复制，就是采用复印、摄影、缩微摄影、临摹等方法，制成与档案材料原件内容与外形相一致的复制件的技术。复制的主要作用：一是为了方便利用；二是为了保护档案原件，使其能长期或永久保存，延长档案材料的寿命。

人事档案材料的复制，应该符合一定的要求，忠实于人事档案原件，字迹清晰，手续完备。

人事档案材料的复制范围，主要指建立副本所需的材料，如圆珠笔、铅笔、复写纸书写的材料、字迹不清的材料、利用较频繁的材料。

2.人事档案材料的技术加工

人事档案材料的技术加工，就是为便于装订、保管和利用，延长档案寿命，对于纸张不规则、破损、卷角、折皱的材料，在不损伤档案历史原貌的情况下，对其外形进行一些技术性的处理。

人事档案材料的技术加工的方法，包括档案修裱、档案修复、加边、折叠与剪裁。

3.人事档案材料的装订

人事档案材料的装订，是指将零散的档案材料加工成册。经过装订，能巩固整理工作中分类、排列、技术加工、登记目录等工序的成果。

4.验收

验收是对装订后的人事档案按照一定的标准，全面系统地检验是否合格的一项工作。其方法包括自验、互验、最后验收。

四、人事档案的统计

人事档案的统计是指通过特定的人事档案项目的数量统计，为人事管理部门提供科学参考。利用信息系统，尤其是网络化的人事档案管理信息系统，其中的"移交"或者 Excel 统计功能，可以方便地进行统计。

（一）人事档案管理各环节的数量状况统计

1.人事档案总量统计

（1）外部形式上：正本有多少，副本有多少。

（2）种类上：国家公务员档案有多少，教师档案有多少，科技人员档案有多少，新闻工作者档案有多少，一般职工档案有多少，流动人员档案有多少，军人档案有多少，学生档案有多少，每类还可以往下细分。

（3）保管期限上：永久的有多少，长期的有多少，短期的有多少。

2.人事档案收集情况的统计

人事档案收集情况的统计包括共收集人事档案有多少。其中属于归档的材料有多少，转给有关部门的有多少，销毁的有多少，在材料来源上，各是通过哪些途径收集的，各途径收集的有多少。

3.人事档案整理情况的统计

已经整理和尚未整理的数量有多少。通过整理需要销毁的档案材料有多少，复制的有多少，以及其他整理过程中的具体数字。

4.人事档案保管情况统计

人事档案保管情况统计包括统计档案的流动情况和档案遭受损失的情况。

5.人事档案提供利用工作情况的统计

人事档案提供利用工作情况的统计包括统计查阅人次,有哪几类利用者,在档案室阅览的有多少,外借的有多少。

(二)档案库房和人员情况的统计

1.档案库房设备情况的统计

统计库房设备的个数,其面积有多大,各类设备有多少,设备的保养情况等。

2.人事档案工作人员情况的统计

应定编人数、实定编人数、实有人数、与所管档案数量的比例、工作人员的年龄状况、文化程度、从事此工作的年限、是否受过训练等情况。

五、人事档案保管

人事档案保管是采取一定的制度和物资设备及方法,保存人事档案实体和人事档案信息。

(一)人事档案保管的范围

人事档案保管范围主要分为以下几种情况。

(1)分级管理的人员,其全套人事档案应由主管部门保管,主要协管的部门只保管档案副本,非主要协管和监管的单位不保管人事档案,根据工作需要可以建立卡片。

(2)军队和地方互兼职务的人员,主要职务在军队的,其人事档案则由军队保管;主要职务在地方的,其人事档案则由地方保管。

(3)人员离休、退休和退职后,就地安置的,由原管理单位或工作单位保管;易地安置的,则可以转至负责管理该人员的组织、人事部门保管。

(4)人员被开除公职以后,其档案转至该人员所在地方人事部门或管理部门保管,其中干部必须由当地县或相当县级的人事部门保管。

(5)人员在受刑事处分或劳动教养期间,其档案由原单位保管。刑满释放和解除劳教后,重新安置的,其档案应当转至主管单位保管。

(6)人员出国不归、失踪、逃亡以后,其档案由原主管单位保管。

(二)人事档案的存放与编号方法

人事档案的存放与编号方法主要有以下几种。

1.姓氏编号法

将同姓的人的档案集中在一起,再按照姓氏笔画的多少为序进行编号的方法叫姓氏编号法。具体方法如下。

(1)摘录所保管的一切人事档案中的姓名,将同姓的人的档案集中在一起。

(2)按照姓氏笔画的多少,将集中起来的人事档案由少到多的顺序排列起来。

(3)把同一姓内的姓名再进行排列。先按姓名的第二个字的笔画多少进行排列,如果第二个字的笔画相同,可以继续比较第三个字的笔画多少。

(4)将所排列的姓名顺序编制索引,统一进行编号。

(5)将索引名册的统一编号标注在档案袋上。

(6)按统一编号的次序排列档案,并对照索引名册进行一次全面的清点。

编号时需要注意几个问题:①每一姓的后面要根据档案递增的趋势留下一定数量的空号,以备增加档案之用。②姓名需用统一的规范简化字,不得用同音字代替。③档案的存放位置要经常保持与索引名册相一致。

2.四角号码法

所谓四角号码法就是按照姓名的笔形取其四个角来进行编号的方法。它的优点是比较简便易学,且因为按这种方法是根据姓名的笔形来编号存放的,所以查取时就不必像按姓名笔画顺序编号法和按单位、职务顺序编号法查找那样,一定要通过索引登记来找到档案号再取材料,而是根据姓名的笔形得出档案号直接查取。

人事档案的四角号码编号法,同四角号码字典的编写原理基本相同,只要掌握了四角号码字典的查字方法,再学习人事档案的这种编号法,就比较容易了。但是这种人事档案四角号编号法同四角号编号字典的方法也有某些不同之处。它有自己特殊的规律,所以不能完全等同于四角号码编号法。

3.组织编号法

将人事档案按照该人员所在的组织或单位进行编号存放的方法称为组织编号法。它适用于人事档案数量较少的单位,做起来比较简便。但是它也有一些弊病:一是位置不能固定,一旦该人员调离了该单位,就得改变其人事档案原来的存放位置;二是在档案增多超过了一定的限量时,就会给查找带来困难,因此使用这种方法的档案数量一般不得超过 300 个。

这种编号方法的具体过程是:①将各个组织机构或单位的全部人员的名单进行集中,并按照一定的规律(例如,按照职务、职称、姓氏等)将各个组织的名单进行系统排列。②依据常用名册人员或编制配备表的顺序排列单位次序,并统一编号,登记索引名册。③将索引名册上的统一编号标注在档案袋上,按编号顺序统一存放档案。

此外,还必须注意以下两个问题:①要根据人员增长的趋势预留出一定数量的空号,以备增加档案之用。②各个组织或单位不能分得太细,一般以直属单位为单位,如果有二、三级单位,只能作为直属单位所属的层次,而不能与直属单位并列起来。

4.拼音字母编号法

拼音字母编号法是按照人事档案中姓名的拼音字母的次序排列的编号方法,其基本原理就是"音序检字法",这种方法的优点是比较简便。

拼音字母编号法的排列次序一般有 3 个层次。

(1)先排姓,按姓的拼音字母的顺序排列。

(2)同姓之内,再按其名字的第一个字的拼音字母的次序排列。

(3)如果名字的第一个字母相同,再按这个名字的第二个字的首字母进行排列。

5.职称级别编号法

职称级别编号法是将不同的职称级别和职位高低进行顺序排列,然后依次存放的编号方法。这种编号存放的方法,将高级干部、高级知识分子和其他特殊人员的档案同一般人员的档案区分开来单独存放,便于进行重点保护,特别是发生在突发事件时便于及时转移。这种编号方法的具体操作过程与第三种编号方法基本相同。

(三)人事档案保管设施与要求

根据安全保密、便于查找的原则要求,对人事档案应严密、科学地保管。人事档案部门应建立坚固的、防火、防潮的专用档案库房,配置铁质的档案柜。库房面积每千卷需 2 030 m^2。库房内应设立空调、去湿、灭火等设备;库房的防火、防潮、防蛀、防盗、防光、防高温等设施和安全措施应经常检查;要保持库房的清洁和库内适宜的温、湿度(要求:温度 14～24 ℃,相对湿度 45％～

60％）；人事档案管理部门，要设置专门的档案查阅室和档案管理人员办公室。档案库房、查档室和档案人员办公室应三室分开。

六、人事档案的转递

由于当前新的劳动管理制度和用工制度的变化，人员的主管单位也不是永远不变的，人事档案管理部门必须随着该人员主管单位的变化及时将其人事档案转至新的主管或协管单位，做到人由哪里管理，档案也就在哪里管理，档案随人走，使人事档案管理的范围与人员管理的范围相一致，这就是人事档案的转递工作。如果人事档案的转递工作做得好，该转的及时送转，就不会造成人员的管理与人事档案的管理相脱节，原管单位有档无人，形成"无头档案"，新的主管单位则"有人无档"，这就很大程度地影响了人事档案作用的发挥。因此可以说人事档案的转递工作是人事档案管理部门接收档案的一个主要途径，也是一项基础性的工作。

(一)转递工作的基本要求

(1)安全人事档案转递过程中必须注意档案的安全，谨防丢失和泄密现象的发生。转递人事档案，不允许用平信、挂号、包裹等公开邮寄方式，必须经过严格密封以机密件通过机要交通转递或由转出单位选择政治可靠的人员专门递送。人事档案一般不允许本人自己转递。凡是转出的档案要密封且加盖密封章，严格手续，健全制度，保证绝对安全。

(2)必须在确知有关人员新的主管或协管单位之后才能办理人事档案转递手续。依照县及相当于县以上的各级党组织、人事部门可以直接相互转递人事档案的规定，尽量直接把人事档案转递至某人的新的主管单位，不要转递给某人的主管或协管单位的上级机关或下级机关，更不能盲目转递。

(3)及时要求人事档案的转递应随着人员的调动而迅速地转递，避免档案与人员管理脱节和"无人有档""有档无人"现象的发生。《干部档案工作条例》规定："干部工作调动或职务变动后应及时将档案转给新的主管单位。"根据这一规定，人事档案部门发出调动和任免的通知时，应抄送给人事档案管理部门，以便及时将有关人员的档案转至新的主管部门；如果新的主管部门在这个人报到后仍未收到档案，应向其主管单位催要。

(二)转递工作的方式

人事档案转递工作的方式分为转入和转出2种。

1.转入

转入是指某一人员在调到新的主管单位后，该单位的人事档案部门接收其原来单位转来或转送的人事档案材料，这是人员调动过程中一个不可缺少的环节。转入的手续一般规定为如下内容。

(1)审查转递人事档案材料通知单，看其转递理由是否充分，是否符合转递规定。

(2)审查档案材料是否本单位所管的干部或工人的，以防收入同名同姓之人的档案材料。

(3)审查清点档案的数量，看档案材料是否符合档案转递单开列的项目，是否符合转入要求，有无破损。

(4)经上述3个步骤后，确认无误，在转递人事档案材料通知单的回执上盖章，并将通知单退回寄出单位，同时将转进档案在登记簿上详细登记。

2.转出

一个人将其人事档案转出的原因不外乎以下几种：此人转单位或跨系统调动；此人的职务或

职位(包括提拔和免职、降职)发生变化;此人所在单位撤销或合并了,此人离退休以后易地安置;此人离职、退职或被开除公职;此人因犯罪而劳改,刑满释放后易地安置,或到其他单位工作;此人死亡;外单位要求转递;新近收到的不属于人事档案部门管理的档案材料;经鉴别应当退回形成单位重新加工或补办手续的材料。

转出的方式主要有两种,即零散转出和整批转出。零散转出即指日常工作中经常性的数量并不很大的人事档案材料的转出,这是转出的主要方式,一般通过机要交通来完成。整批转出是指向某个单位或部门同时转出大批人事档案材料,经过交接双方协商,一般由专人或专车取送。

转出的手续。对于零散转出的档案材料必须在转出材料登记簿上登记,注明转出时间、材料名称、数量、转出原因、机要交通发文号或请接收人签字;在档案底册上注销并且详细注明何时何原因转至何处,以及转递的发文号;填写转递人事档案通知单并按发文要求包装、密封,加盖密封章后寄出。对于整批转出的档案材料,其移交手续是首先将人事档案材料全部取出,在转出材料登记簿上进行详细登记,并在底册上注明以后,还要编制移交收据,一式 2 份。收据上应当注明移交原因、移交时间、移交数量、移交单位和经办人等,收据后要附上移交清单,注明移交人姓名、职务、材料名称、数量等栏目,以备查考。

(李祎晗)

第六节　人事档案工作的基本概况

人事档案工作是运用科学的原则与方法管理人事档案,为组织、人事及其他工作提供人事档案信息服务的工作。

一、人事档案工作的内容

人事档案工作具体包括人事档案实体管理、人事档案信息管理、人事档案业务指导等方面的内容。

(一)人事档案实体管理工作

人事档案实体管理工作是管理记录有人事档案信息的档案原件本身,它是相对于人事档案信息管理工作而言的。人事档案实体包括载体与内容信息两个方面,其中,载体是指记录人事档案内容的纸质、磁质、光盘等物质材料,内容信息包括这些载体上记录的档案信息。人事档案实体管理工作就是指对上述档案的收集与补充、鉴别与鉴定、整理与保管、变动登记与转递、提供利用服务等。

(二)人事档案信息管理工作

人事档案信息管理工作是指管理人事档案原件实体上记录的信息。显然,随着各种人事档案管理信息系统的开发与应用,人事档案信息便脱离了人事档案原件而存在,并以此为依据对个人的基本情况、培训情况、证照情况、学习培训情况等进行综合管理。随着现代信息管理理论与信息技术的发展,人事档案工作中也越来越多的需要对人事档案实行信息化管理,对人事档案实体上的各类信息可以根据不同需要进行重新组织,便于从不同角度进行检索利用,这已成为人事档案工作的重要内容之一。

(三)人事档案工作业务指导与研究

人事档案业务指导工作是指上级组织、人事档案部门根据党和国家管理人事档案工作的方针政策、法规、制度和办法,对下级组织、人事档案部门的工作提出任务和具体要求,对下属单位的人事档案工作进行监督、检查、督促,发现问题,以及时解决问题,处理人事工作与其他工作的关系,推进人事档案工作发展。

人事档案业务研究工作是指组织、人事部门根据社会发展和人事制度改革的进程,对人事档案工作面临的新情况、新问题,进行深入研究,提出解决方案的工作。人事档案工作中的矛盾,管理体制改革,如何实现人事档案现代化管理,如何开发与利用人事档案信息资源,如何使人事档案管理工作逐步走向科学化、规范化、法制化道路等问题都是人事档案工作中亟待研究的问题。而且这些问题与矛盾是需要长期研究的,旧的问题与矛盾解决了,新的问题与矛盾又会产生,人事档案工作就是在这种矛盾运动中不断得到发展。

(四)人事档案规章制度建设

人事档案规章制度建设是指根据《中华人民共和国档案法》及其他法律、法规的精神,建立、健全适合本单位人事档案工作发展的规章制度,包括管理人员工作制度,人事档案材料收集归档制度,人事档案整理、转递、统计制度,人事档案安全保密与销毁制度,人事档案开发利用与借阅制度等。

(五)人事档案人员教育与培训工作

人事档案人员教育与培训工作是对从事档案管理人员进行各种形式的培训,包括全面教育、上岗培训、在职培训等,以帮助人事档案从业人员提高人事档案业务水平和服务质量的重要工作。

二、人事档案工作的性质

弄清人事档案工作的性质是做好人事档案工作的基础。归纳起来,人事档案工作主要具有专业性、依附性、政治性、保密性、管理性、服务性等性质。

(一)专业性

人事档案属于一种专门档案,以特殊的文件形式、单一的人员内容等特征区别于其他门类档案。人事档案工作就是管理这一专门档案,是一项专业性较强的工作,它有专门的业务理论知识,独立的体系和客观规律,必须遵循人事档案的运动规律和一定的科学原则进行,有专门的法规和方法,有独特的范围、任务和程序,有专门的管理人员。在理论上、实践上、组织上都自成体系而独立存在,没有任何工作可以代替它。

(二)依附性

人事档案工作虽具有一定的独立性,但同时又依附于组织、人事工作和档案工作,这种依附性是双重的。因为人事档案工作是为适应组织、人事工作的需要而产生、存在和发展的。人事工作中产生的大量人事档案必须进行收集、整理和管理,以适应组织、人事工作的需要,这就形成人事档案工作,并构成人事档案工作的内容和范围。人事档案工作是从属于组织、人事工作的,是组织、人事工作的重要组成部分,因此人事档案工作应与组织人事工作政策、法规相结合,与组织人事工作同步一致。同时,人事档案工作又是档案工作的重要内容之一,因为人事档案与其他档案一样,同属档案范畴,是国家档案资源的组成部分,明确人事档案工作与档案工作之间的关系,对于做好人事档案工作,具有重要意义。

（三）政治性

人事档案工作的政治性，首先表现在它与党的方针、政策、政治路线有着密切的联系，人事工作是为党和国家政治路线和经济建设服务的。党的政治路线是通过组织路线、人事工作来实现的，人事档案工作做得好坏，直接关系到组织、人事工作的开展，影响到组织、人事政策的贯彻落实，影响到干部路线、人才选拔使用等工作的开展。人事档案工作的政治性，还表现在人事档案工作本身是一项政策性很强的工作，人事档案是了解人使用人的重要依据，人事档案的收集、鉴别、取舍、清理和利用等工作，都涉及党和国家关于知识分子的政策，关于人才的改革，关于干部看法与使用的问题，直接关系到人的工作与生活，如果人事档案工作做得好，充分体现与落实党的政治、组织路线和人才政策，就能充分调动人的积极性；反之，则会挫伤人们的积极性，影响党和国家政治路线改革的贯彻执行。

（四）管理性

人事档案工作有着独特的管理对象，即人事档案。人事档案工作的任务就是集中统一的管理人事档案，为组织、人事、劳动等工作服务。管理人事档案是其最核心的工作，在从事该项工作活动中，必须正确认识与把握这一性质。应充分认识到人事档案工作不是随意的无规可循的简单劳动，也不仅仅是收收发发、取取放放、装装订订的纯事务性工作，而是需要采用一套科学理论、原则与方法进行的工作，它的收集、整理、鉴别、保管、利用等工作环节都涉及科学理论与管理方法，如怎样及时完整的收集与系统整理，如何正确鉴别人事档案内容，保管方法的适用，利用原则的制定等，都需要充分掌握一些科学管理知识，才能做好。

（五）服务性

人事档案工作的服务性是人事档案赖以生存和发展的基础，是人事档案工作的出发点和根本目的，人事档案工作的服务性表现在它是为党和国家人事工作及其他工作服务的，它是通过提供档案材料为制定政策、发布命令、录用选拔人才等工作服务的。充分认识人事档案工作的服务性，树立正确的服务思想、明确服务方向、提高服务质量、端正服务态度，是做好人事档案工作的基本条件。

（六）保密性

人事档案的保密性是由人事档案的机密性决定的，正因为人事档案中有些属机密内容，所以人事档案工作就具有保密的性质，从事此项工作应坚持保密原则、遵守保密制度，保证人事档案机密的绝对安全。同时，对人事档案机密性应正确认识，它有一定的时空性，即在一定的时间或一定的范围内是需要保密的，但它不是一成不变的，也不是绝对的，它是可以解密的。因此，不能对此采取绝对化的态度，而是要正确地、适当地保密，一方面要认识到人事档案工作具有保密性，对需要保密的人事档案一定要保密；另一方面，要正确处理保密与解密，保密与利用之间的辩证关系，到了保密期限或不需要保密的人事档案应积极提供利用。

综上所述，人事档案工作具有多重性质，在实际工作中应了解和正确掌握这些性质，处理好各种性质之间的关系，认真做好人事档案管理工作。

三、人事档案管理工作的原则

人事档案管理原则是在人事档案工作实践中逐步形成起来的。根据《中华人民共和国档案法》《干部档案工作条例》《企业职工档案管理工作规定》的精神，可以将我国人事档案管理工作的原则归结为集中统一、分级管理，维护人事档案真实、完整与安全，便于组织、人事工作及其他工作利用。在市场经济条件下,人事档案管理还是应坚持这些原则,只是在具体内涵上有所差异。

(一)集中统一、分级负责管理人事档案

集中统一、分级负责管理人事档案既是人事档案的管理原则也是人事档案的管理体制。"集中统一"是指人事档案必须集中由组织、人事、劳动部门统一管理,具体业务工作由直属的人事档案部门负责,其他任何部门或个人不得私自保存人事档案,严禁任何个人保存他人的人事档案材料,违反者要受到追责。《干部档案工作条例》指出:干部档案管理实行集中统一和分级负责的管理体制。《干部档案工作条例》第30条还明确规定:严禁任何个人私自保存他人的档案。对利用档案材料营私舞弊的,应视情节轻重,予以严肃处理。对违反《中华人民共和国档案法》《中华人民共和国保密法》的,要依法处理。这就明确规定了公共部门人事档案材料的所有权属于国家,并由国家授权由组织、人事、劳动部门统一管理。这一管理原则便于加强对人事档案工作的领导,促进这些单位的领导人把人事档案工作纳入议事日程。"分级管理"是指全国人事档案工作,由各级组织人事部门根据其管理权限负责某一级人员的人事档案材料,并对人事档案工作进行指导、检查与监督。一般来讲,工人档案由所在单位的劳动(人力资源)部门管理,学生档案由所在学校的教务或学生工作部门管理,干部档案是按干部管理权限由各级组织、人事部门分级管理,即管哪级干部,就管哪一级干部档案,使人员管理与档案管理的范围一致。这种管人与管档案相统一的管理体制,使人事档案工作与人事工作的关系非常密切,有利于各级组织、人事部门对人事工作的领导,也可以为人事档案的管理与利用提供组织保障。

在市场经济条件下,应注意级别不要分得太细。一旦级别分级过细,过分强调管人与管档完全一致,势必导致分散多头管理、管档单位与兼职人员过多等问题,因而实行适度分级即可。由于党政机构与企事业单位及其他机构的工作性质、职能任务不同,其人事档案的管理级别应区别对待。首先,党政机构人事档案管理应适度分级。由于我国传统上把人才人为地分成中央、部委、市属、部门和民营等几大块管理,所以我国人事档案所在机构和人事档案形成者历来存在级别之差,且分得过细。从人事档案所在行政机构的级别上说,有中央级、省级、市级、县级、乡镇级等;从党政机构人事档案形成者的行政级别来说,有一般科员级、副科级、正科级、副处级、正处级、副厅级、正厅级、副省级、正省级、副部级、正部级等。由于各级别的人事档案形成者所处的地位与身份不同,从事的工作性质不同,对国家所作贡献有大小之分,其档案的保存价值、保密范围也必然存在一定差异,因此,过去人事档案管理所分的级别很细,不同级别由不同机构保存,这对于重要人物档案的保管和保密具有有利的一面,但分得过细,则不便保管和利用。特别是社会主义市场经济条件下,民主化程度提高、透明度增强、各类人员级别变化较大,各类人员工作单位和工作性质不像计划经济时期那样稳定,而是具有较大的灵活性,可以进行合理流动和自由择业,政府机构人员也面临着分流、下岗的问题,现有近一半的机关干部将被精简,被精简下来的机关干部将向企业集团、监督机构中介组织、个体企业等领域分流,一些国家公务员可能转化为企业干部或职工,一些普通干部也有可能被提拔为官员。因此,人事档案管理的级别不宜像过去那样实行过细过严的等级体制,而采取适度分级较为合理。如省级党政机构的人事档案分为两个级别即可,副厅级以上官员的人事档案由省委组织部档案机构管理,副厅级以下官员及国家公务员由人事档案部门管理。市县级党政机构更不宜分级过细。

其次,企事业单位人事档案管理可以不分级。对于企业事业单位的人事档案来说,可以不分级别,由各单位人事档案部门、人力资源部或综合性档案机构集中统一管理。因为这类机构的人员中从事党政领导工作的人数较少,大多从事科研、教学、生产、开发等工作,了解、使用这类人员主要看业绩和贡献,各种级别的人事档案内容大体相同,其保密程度不存在大的差别,不需要像党政机关分级别分别保管,完全可以由所在单位人事部门或综合性档案机构统一管理,这样可以防止一个单位的人事档案分散在几个部门保管或一个人的档案分别由不同部门保管。同时,此类机构的"干部本位"观念将逐渐淡薄,如国有企业同行政级别逐渐脱钩,企业厂长经理实行自我推荐民主选举,企业干部处于动态之中,企业干部级别变动频繁,企业干部级别不像党政机构官员和国家公务员相对稳定,企业干部级别有时很难确定,所以企业的人事档案没有必要实行严格的等级管理。高校的校长、书记及有关领导也大多是专业人才、专家,校长一职并不是终身制,不当校长后仍从事自己的专业教学与科研活动。至于普通教师虽然有讲师、副教授、教授等各种等级,但每个人处于变化之中,现在是讲师,一段时间后可能是副教授、教授,而且这些职称在聘任制下也不是终身制,因此更没有必要分级别管理其人事档案。

(二)维护人事档案真实完整与安全

维护人事档案真实、完整与安全,既是人事档案管理中需坚持的基本原则之一,也是对人事档案管理工作最基本的要求。所谓"真实",是指人事档案管理中不允许不实和虚假人事材料转入人事档案。应注意鉴别挑选真实内容的人事档案材料,这是能否发挥人事档案作用的前提,假如人事档案材料不真实,是不能用来作为凭证的;否则,会给工作和有关人员带来损失。人事档案材料形成于不同的历史时期,它的产生与一定的历史条件相联系,不可避免地带有时代色彩。特别是在历次政治运动中形成的人事档案材料,确实具有某些局限性,有些内容现在看来是不妥甚至是错误的。为了确保人事档案的真实性,从1980年以来,根据中央组织部的有关规定,在全国范围内,对每个干部的档案进行了认真的复查、鉴别和审核,将那些在历史上形成的已经失实的干部档案材料和丧失利用价值的干部档案材料,经过清理鉴别,以及时剔除出去。干部违心写的与事实不符的检查交代材料,应退还给本人。只有经过复查做出的组织结论、与结论有关的证明材料和确实能反映干部实际情况又有保存价值的材料,才归入干部档案,以维护干部档案的真实性,使干部档案准确可靠,符合本人的实际情况,体现党的实事求是的思想路线。

所谓"完整",是指保证人事档案材料在数量上和内容上的完整无缺。数量上的完整,是要求人事档案材料齐全,凡是一个人的档案材料应该收集集中保存在一起,不能残缺和短少,才能反映一个人的历史和现实面貌;内容上的完整,是要求随时将新的人事档案材料补充进去,一个人的档案材料中应能反映各个时期的情况,不能留下空白。从干部管理制度看,更改干部档案各类材料内容都属于干部审查工作范围,也是干部档案鉴别工作的重要内容,要求必须真实、准确、材料完整、手续齐备,这是一项十分严肃的工作。无论是干部本人还是组织部门都必须尊重,根据干部档案产生的时间、历史背景,客观分析其所起的历史作用,以确定干部档案的可靠程度。值得注意的是,近年来在落实中央组织部制定的有关干部政策工作中,特别是在关于干部待遇、干部选拔方面出现了一些问题。从干部档案管理角度来看,有些干部在申请更改干部档案有关材料时,年龄越改越小,参加工作时间越改越早,学历越改越高,甚至有人要求更改各类政审结果……因而给干部管理和干部档案管理造成一定的难度。尤其在部分履历情况基本相似的干部中引起不良影响,表现为在待遇上攀比,在职务、职级、职称晋升上计较,甚至发展为个人之间相互不信任。实际工作中,有的单位由于档案转递制度不健全,一个人的档案材料分散在不同的地方,支离破碎,无法看到一个人的全貌。有的由于长期不补充新材料,致使人事档案内容老化、陈旧,不能反映现实面貌。

所谓"安全",是指人事档案实体安全与信息内容的安全。实体安全就是要妥善保管,力求避免人事档案材料遭受不应有的损坏,如丢失、破损、调换、涂改等。人事档案材料是一定的物质载体,以一定的物质形式存在,由于受自然和人为因素的影响,永远不遭受损坏是不可能的,因此,人事档案工作者应尽一切可能最大限度地延长档案寿命。信息内容安全,就是要建立健全人事档案的保管制度和保密制度,从内容上保证人事档案不失密、不泄密,不对人的个人隐私和权益造成损害。

总之,维护人事档案的真实、完整、准确与安全是互相联系、相互依存的统一体,是组织部门和每个干部的共同责任。真实准确是人事档案能否正确发挥作用的前提,离开了真实准确,维护人事档案的完整与安全就失去了意义。真实准确又必须以完整和安全为基础,仅有单份材料的准确,仍无法完整反映一个人的全貌。如果只考虑到人事档案的现实效用而热衷于更改人事档案有关内容,却忽视维护其真实、完整与准确,这不仅违反了历史实际和客观实际,背离了党的实事求是的思想路线,而且会给人事档案管理工作带来一定的难度,也会对个人的培养和使用起一定的不良反应,因而是不可取的。

应该指出,党和国家对组织、人事工作历来十分重视,为了确保人事档案的真实性,中央组织部作出了一系列规定,从制度上保证人事档案的真实性。中央组织部明确规定:凡是归入干部档案的材料,必须是经过组织程序、由组织审查认可的真实材料。这些归档材料一般是和干部本人见面的,内容准确、实事求是、手续完备,符合归档要求。因此,只有既维护了人事档案的真实准确,又保证了人事档案的完整与安全,才能发挥人事档案应有的作用。

(三)便于人事工作和其他工作利用

人事档案工作的目的是为了提供利用,这也是衡量和检验人事档案工作的重要标准。必须将这一原则贯彻到人事档案工作的各个环节中去,成为制定方针措施和安排部署工作的依据和指南。在收集、鉴别、整理等方面都要考虑这一原则,现在更应结合人事政策、制度及改革进程,积极主动为人事工作和其他工作服务。

现代社会,除上述三项基本原则之外,还应坚持人、档统一和适度分离的原则。

人、档统一是指个人的管理单位和人事档案的管理单位必须相一致,这样做有利于个人的有关材料及时收集、整理归档,也便于档案的利用,这就要求人事调动或管理权限变更时,档案应及时转递,做到人档一致。现代社会,人才市场的建立,辞职、辞退等一系列新的人事制度的实施,使工作人员与工作单位之间的关系由原有的超稳定状态逐步向具有一定程度的自由度方向发展。同时,市场经济在追求效益的前提下,对人才的使用越来越强调其现实业绩与能力,客观上要求改变传统的人事档案管理体制,建立与新的人事管理制度相适应的人事档案管理体制,在统一制度指导下,人事档案也应进行改革,大部分人事档案仍然需要坚持"档随人走"这一原则,而在特定条件下也可以分离,但一定要适度。管理者可以借助现代管理手段而非档案保管处所来实现对人的全面了解与把握。如借助计算机技术和网络通信技术将分管于不同处所的某人的人事档案在信息的查询与利用实现集中,这样既可满足人事工作对人事档案的需求,同时又可解决现代社会条件下人们对保管人事档案实体的要求。

上述原则,是一个辩证统一的有机整体,是完成人事档案工作各项任务的基本保证。它决定和制约着人事档案工作的各个环节决定和制约着人事档案的一切具体原则、要求和方法。

四、人事档案工作的特点

人事档案工作者除应认识到上述性质之外,还应了解现代人事档案工作的特点,主要有以下几点。

（一）人事档案收集归档整理工作难度增大

由于市场经济条件下，人事档案涉及的范围更广，内容更丰富，结构更复杂，特别是流动人员等人事档案的特殊性，更增加了人事档案归档的难度，如流动人员从原单位进入人才市场或调动其他单位之前，有些原单位对已调走人员不重视，没按规定将其档案移交人才交流机构保管，而是让本人自带，有些高等院校将未找到工作单位的学生档案让学生自己保管；同时，又由于社会上各种人才中介服务机构如职业介绍所、技能测试中心、猎头公司、人才交易所较多较杂，有些受利益原则驱使，根本没有按流动人员人事档案管理条例执行，流动人员人事档案转递制度不健全、移交不及时。这些原因都导致了流动人员档案管理中难以按时归档并使之齐全完整，使得档案丢失、短缺、涂改、不真实等情况出现，增加了人事档案管理的难度。

此外，信息化条件下，既要收集纸质的人事档案信息又要收集办公自动化过程形成的人事档案，以及网上的数字化人事档案信息的收集和归档整理。

（二）人事档案工作的政治机密性减弱，科学服务性增强

在市场经济条件下，党和国家整体工作是以经济建设为中心。个人在重新择业过程中追求体现自身价值，人事档案中记载的是个人德能勤绩各方面的情况，不仅仅局限于政治历史材料，它不是组织政治化、神秘化的产物，而且人事档案在现代社会与个人生活有着千丝万缕的联系，不仅仅局限于组织机构使用，因此其机密性有所减弱。人事档案在市场经济条件下虽然还是有政治性、机密性的特点，它体现党的人事工作改革，掌管党和国家的人事机密，必须执行党和国家有关保密规定，保证人事档案的安全。但相对于计划经济时代，这种特点有所减弱。相反，如何开放人事档案信息，通过信息化提供人事档案成为当今人事档案需要重点思考的问题之一。人事档案服务性必须增强，因为市场经济条件下的人事档案范围广泛、内容丰富，因而其工作比较复杂，是一项专业性很强的工作，有很多学问，必须具有一定的专业知识和科学管理方法。随着现代科学技术的飞速发展，电子计算机等现代化手段在人事档案工作中的运用尤为突出。同时，人事档案在市场经济条件下，必须为市场经济建设服务，必须强调人事档案工作的服务性，端正服务态度，树立服务思想，提高服务质量。

（三）对人事档案查阅利用更频繁，快、精、准

要求便于社会利用档案，是一切档案工作的根本出发点和目的所在，人事档案也不例外。在市场经济条件下，由于人员变动大、流动频繁，因此对人事档案的查阅利用也更加频繁，而且要求快、精、准地利用自己的档案，希望在较短的时间内，快速查阅到自己所需的档案。

（四）对人事档案管理人员素质要求更高

人事档案工作是一项政策性、专业性很强的工作，特别是在市场经济条件下，人员转岗、下岗、招聘、调动等很频繁，人事档案查阅利用需求更多更广，要求档案人员不仅应当具备较好的政治素质，还应具有过硬的业务水平。对档案工作者应当进行严格的业务培训，不断提高其政策水平和业务能力，使他们不但熟悉本单位的人员结构、素质特长、历史背景及现实表现，还要懂档案专业知识，学会运用计算机输入、存储、加工、传递档案信息，应用多媒体技术、网络技术等一系列现代化管理手段，才能及时有效地在更大范围内为开发人才提供科学、全面、及时的服务，真正成为"开发人才的参谋部"。

（五）对人事档案现代化管理要求更高

任何一项事业的发展都需要有一批优秀的人才，人事档案管理也需要优秀的人才。因此，以及时获取人才信息,了解市场人才状况,挑选优秀人才至关重要。如果按传统手工检索人事档案信息、摘录人事档案材料,则费时费工费力,且很难及时准确地提供有用的人事档案。现代社会的各级领导部门及各类企业、公司等用人单位,在进行员工人事安排、挑选优秀人才、干部配备等工作时,已经开始认识并重视人事档案现代化管理方式与手段,提出了人事档案现代化管理的各种要求,而且这种要求会越来越高。各级各类人事档案管理部门的人员必须充分认识到这一特点,尽力满足社会对人事档案现代化和信息化管理的要求,以适应当代社会发展的要求。

五、人事档案工作的任务与组织领导

(一)人事档案工作的任务

人事档案工作的任务概括起来包括如下 5 个方面。

(1)收集、鉴别和整理人事档案材料。

(2)登记本单位员工的职务、职位变动情况。

(3)通过员工的人事档案熟悉各员工的历史和现状,为人事工作提供丰富、翔实的人才信息。

(4)负责办理人事档案的查阅、借用转递。

(5)负责调查研究和改进人事档案工作的方式方法,推进人事档案工作的现代化和科学化。

(二)人事档案的组织领导

在人事档案的组织领导方面,建立和完善人事档案工作的组织体系,加强党对人事档案工作的领导,是搞好人事档案管理和人事档案建设工作的关键。人事档案工作范围覆盖面广、工作量大,业务性、政策性、机密性强,必须有相应的管理机关,可喜的是我国目前已经组建了一整套人事档案工作组织体系,即各级组织、人事、劳资部门同时又是人事档案管理部门,按照统一领导,分级管理的原则,一般在这些部门内设立处、科、室等内部机构,负责人事档案的具体工作。各级党、政机关的组织、人事部门,对下级的人事档案工作,在业务上负有检查和指导责任,它们的具体任务。

(1)制定人事档案工作的有关方针、政策、规划、制度、法和贯彻的措施。

(2)对人事档案工作业务进行指导,组织业务学习活动,采取各种形式帮助人事档案管理人员提高业务水平。

(3)了解和检查贯彻执行人事档案工作的有关方针、政策、规章制度的情况,研究解决工作中存在的问题。

(4)总结、发现、交流并推广人事档案工作的先进经验,表彰先进工作者。

(5)召开人事档案工作的专门会议。

(6)办理党委或上级部门交办的有关人事档案工作的其他事 4 人事档案工作管理体制与模式。

(李祎晗)

第七节　人事档案工作的管理体制与模式

一、人事档案工作管理体制

从广义上说,人事档案工作的管理体制是指党和国家管理人事档案工作的组织体系与制度。主要包括:其一,人事档案管理的领导体制。这是增强人事档案工作发展宏观调控能力和对人事档案管理导向作用保障。根据我国国情和人事档案的特殊性,对这种专门档案的管理,应由中央组织部、人事部和国家档案局联合组成领导机构。具体讲应是建立以组织部门为主导、人事部门为主体,档案部门为指导的领导体制,共同商定我国人事档案管理工作方针政策等重大事宜,对我国人事档案管理工作从宏观上予以指导。其二,人事档案管理的专门机构。主要是为了确保相对集中统一的管理人事档案。《干部档案工作条例》明确要求干部档案管理实行集中统一和分级负责的管理体制。干部档案按照干部管理权限由组织、人事部门管理。企业职工档案根据《企业职工档案管理工作规定》的精神,由劳动主管部门领导与指导,实行分级管理。学生档案由学生工作部门管理。军队系统的档案由军队政治部干部部门管理。

从狭义上说,人事档案管理工作的管理体制是指各单位人事档案管理工作的组织体系与制度,主要分为集中型和分散型两种。本节主要从狭义的角度来阐述。

(一)集中型人事档案管理体制

集中型人事档案管理体制是指各单位人事档案集中由本单位组织、人事部门管理。

中央、省级各机关,都应有专门的组织、人事档案部门,实行相对集中管理本单位人事档案。对于高校和大型企业来说,无论其职位高低,无论从事何种工作,其所有在职员工的人事档案应由该机构人事档案机构或综合性档案机构统一集中管理,而不应分散在各科室部门,离退休人员档案应由该机构档案馆统一管理,因为人事档案的归宿与其他档案一样,其最后的归宿完全可以进入永久性保管档案的机构,只是在利用范围、时间、内容等方面比其他档案要求更严、保密程度高一些。

县及县级以下机构的人事档案应按行政区域集中统一管理,凡该行政区域内工作的任何人员、无论职位、年龄、专业、工作单位等情况有什么不同,但其人事档案均由一个档案机构管理,如一个县所有单位的人事档案完全可以由这个县人事局或县档案馆统管理,不必分散在县直各机关保管。这样既可节省人力、物力,提高人员素质,防止部门单位之间互相推诿扯皮,而且可以方便利用者利用档案,提高利用效率,也有利于实现人事档案标准化、现代化管理。对于县级以下基层单位的人事档案,更不必由各单位自行管理。如区级机关的所有人事档案,应由区档案馆或人事局统一管理。因为区级机关及基层单位人员住地集中、数量不多,各单位自行管理浪费人财物,管理条件得不到保障。加之,随着机构精简人员变动频繁,更不宜每个单位自行管理。人事档案过去分两块组织部管领导干部,人事局管一般干部,现在人事档案统一归于组织部合署办公的人事局管理,已经取得了一定成效,代表着人事档案管理的方向。有条件的县(市)可以建立干部人事档案管理中心,有利于配足干部人事档案管理人员,有利于加强对干部人事档案的管理和对干部人事档案工作的研究,有利于根据不同行业、不同地域、不同职级固定干部人事档案管理人员,实行专人统一管理,有利于提高干部人事档案管理质量和使用效率,更好地为党的干部人事工作和人事决策工作服务,为经济建设服务。

对于中小型企业的人事档案,更应该实行集中统一管理。这里是指应集中在该行政区域人事档案管理中心或该企业所属管理部门,而不是中小型企业机构单独集中管理。因为在"抓大放小"搞活大型国有企业的过程中,必然有许多中小企业被收购、兼并,即使能够独立存在,也普遍存在缺乏专用档案装具、库房和人员的问题。实行较大范围的集中,可以减轻中小企业负担,使企业人事件得到科学化和现代化管理,避免或减少因中小企业条件人事档案损毁或者丢失等事件发生。

(二)分散型人事档案管理体制

分散型人事档案管理体制是指各单位人事档案分别由组织、人事、行政、劳动、学生工作处、科研处等机构管理。

目前,我国人事档案实行分散型管理体制主要有3种情况:一是县级以下机构的人事档案归多头管理,求属混乱,参加主管人事档案的部门有组织、人事、劳动、民政等,兼管人事档案的部门有教育、医疗卫生甚至每一个部门。二是有些高校人事档案实行分散管理,分别存放于组织、人事、劳资、办公室、科研处、教务处等部门。三是人事档案管理与档案业务指导机构关系疏远,处于分离状态,各级档案机构对其他专门档案具有业务指导作用,而对人事档案管理缺乏业务指导,管理人事档案的人员很少甚至根本不参与档案部门的业务活动

上述3种情况与社会主义市场经济体制条件件下人事政策、人事制度改革要求是不相适应的。第一,为适应以公平竞争为主要特征的社会主义市场经济体制发展的需要,国家正在精简机构,实行干部分流,不可能也不必要将人事档案分散于各部门,由很多人来从事这项工作,而是需要相对集中,选派少而精的人员管理。而人事档案分散于各个部门,每个部门都需要人从事人事档案管理工作,这样看起来数量较大,而真正精通档案业务,专门从事人事档案管理的人很少,致使人员素质低下,管理水平落后,造成人力物力浪费。第二,每一个部门都管人事档案,很难保证必要的库房设施和保护条件,大多存放于普通办公用房,致使不少人事档案丢失、霉烂,更难对其实行标准化、现代化管理。第三,人事档案属多头管理,易造成职责不清,互相推诿扯皮现象发生。第四,不便于查找利用,因为分散多头的管理体制人为地破坏了人事档案及相关内容的有机联系,致使人事档案孤立分散和不完整,很难及时全面地为人才市场和人事部门提供人事档案信息,甚至造成人才选拔的失误。

二、人事档案管理模式

在计划经济体制下,我国人事档案工作只有封闭式这一种管理模式。随着社会主义市场经济体制的建立与发展,国家人事制度的改革,国家公务员制度的推行,流动人员的大量产生,使得开放式这种新管理模式应运而生。所以,现在我国人事档案管理中主要有机构内部封闭式和社会化开放式两种管理模式。

(一)封闭式人事档案管理模式

封闭式人事档案管理模式是指人事档案由单位内部设置的人事档案室(处、科)按照干部管理权限集中统一管理。主要是领导或组织上使用,一般不对外使用。目前,我国党、政、军机关、企事业单位在岗和离退休的国家干部、教师、科研人员等人事档案大多实行这种管理模式。这种模式具有一定的特点与长处。其特点长处主要表现在以下几个方面。

1.有利于本单位人事档案的收集和管理

本单位内部人事机构对本机构人员、工作内容非常熟悉与了解,人事档案来源单一,仅限于本机构人员,因此在收集工作中可以较全面系统地收集。又由于本单位工作内容大体相同,因此,对其人事档案的分类、排列、鉴定可采用比较一致的标准,便于管理。

2.便于本单位领导及时使用其人事档案

由于本单位保管案,领导需要了解人员经历、成果等状况时,很快就能从本事档案机构查阅到,不必跑路,也不费时费力。

3.有利于人事档案的保密

因为人事档案材料是组织上在考察了解和使用人的过程中产生、形成的,它记载着有关知情人为组织提供的情况,这些材料上记载的内容,由组织上统一掌握和使用,对人事档案的保密具有较大作用。

封闭式人事档案管理模式也有一定缺点:利用服务面较小,档案信息资开发与发挥作用受一定的局限,比较封闭和内向。

(二)开放式人事档案管理模式

现代市场经济社会越来越成为一个开放的世界。1999 年 5 月 17 日,中国政府上网工程主网站正式开通,许多省级、县级地方政府也都相继上网,这不仅有利于降低办公费用,提高政府的工作效率和透明度,减少腐败,而且公民能公开查阅行政机关的有关电子文件,也能积极参与决策。在欧洲、美洲等一些国家,近年来颁布的一系列法令也是朝这个方向努力的,透明化与公民参与决策之间存在着密切关系。只有透明化,只有得到充分信息,才可能真正参与决策。世纪风迎面而来,人事档案管理正以一种更积极、更开放的姿态去面对,人事档案开放式管理模式正是在这种环境下建立与发展起来的。

1.开放式人事档案管理模式的概念及其含义

开放式人事档案管理模式是指人事档案不是由本机构管理,而是由人才交流中心和社会上的有关机构管理。其含义有以下 4 点。

(1)人事档案管理机构、管理与服务对象的社会性。市场经济的建立,产生了许多经济组织形式,这对人才的吸纳、流动与旧的人事制度发生了巨大的碰撞,新型的人事管理制度如人事代理制度应运而生,使人事管理变成了一种社会化的活动,因此,作为人事管理重要组成部分的人事档案工作,也必然具有这种社会化的性质。从管理机构来说,不像计划经济时代仅有各单位内部人事档案管理机构,只收集管理本单位人事档案,市场经济条件下已建立具有较强社会性的人事档案管理机构,如各省市人才市场建立的人事档案管理机构,这种机构不是管理本单位人事档案的机构,而是面向社会,其管理对象包括该社区范围内所有流动人员人事档案,其服务对象更具有社会性,可以为整个社会提供人事档案服务。

(2)人事档案来源的广泛性和内容的复杂性。人事档案管理机构、管理对象和服务对象的社会性,决定了人事档案来源的广泛性和内容结构的复杂性。在传统的人事档案管理中,人事档案的收集、处理和提供利用往往由各单位内部人事机构行使,该机构人事档案来源单一,仅限于本机构人员,内容也较简单;而社会化的人事档案管理机构,其来源要广泛得多,可以来自该社区范围内各类人员,由于每类人员身份不同,集中起来显得人员复杂,其档案内容也是丰富多样。

(3)利用者对人事档案需求的多样性。市场经济的发展离不开人才,无论是外资、合资、国有企业招聘新的管理人才、技术人才、选拔合格或优秀人才,还是考核、任免、招聘国家公务员及大中专毕业生社会就业,都不会忽略人事档案的利用。利用者类型、利用者用途的多样性,导致对人事档案内容、载体、传递方式等方面的多样性,也使得人事档案不可能局限于单位组织部门使用的狭窄范围,不仅组织上需要,许多个人也需要,那些与个人生活和切身利益密切相关的人事档案,经常会被组织和个人查阅利用,但人们的要求不完全一样,呈现出多种多样的需求。

(4)人事档案管理与服务方式的开放性。市场经济的建立减弱了人事档案政治化、神秘化的程度;与此同时,信息技术和因特网的飞速发展,改变了人事档案管理和服务方式,可以采用现代化管理手段与方式管理人事档案,还可以将不属于个人隐私内容的人事档案上网,采用网络化管理和服务的方式,使人事档案管理部门与外界的人才信息交流,由单一的途径变为开放式的交流模式。

2.开放式人事档案管理模式的意义

在中国,人事档案与户籍对人才的流动具有极大的制约作用。如果某人想调到更适合发挥自己专长特点的地方和单位工作,原单位领导不同意调走,其人事档案和户口就不能转走,那么,即便是这个人调走了,但在工作、家庭、婚姻、住房等方面都会遇到很多麻烦。如果建立人事档案社会化开放式管理模式,个人是社会人而不只是单位人,个人的人事档案由社会化的人才机构集中统一管理,与户籍制度、人事代理制度协调运行,那么许多问题都会迎刃而解。可见,社会主义市场经济条件下,建立一种社会化和开放式人事档案管理模式是非常必要的。

(李红艳)

第八节　人事档案管理对人力资源开发的作用

一、人力资源开发的要性

人力资源是无形资源和有形资源的结合。人力资源的开发是把人的智慧、知识、经验、技能、创造性作为资源加以发掘、培养、发展和利用的一系列活动,主要包括人才的发现、人才的培养、人才的使用、人才的调剂。为什么一些在战争中实物资本遭到巨大破坏的国家如德国、日本,战后能从废墟中奇迹般地迅速恢复和发展起来?为什么一些资源条件很差的国家如新加坡、瑞士同样在经济发展方面取得很大成功?这是由于他们都非常重视人力资源的开发。人力资源开发对现代社会发展起着非常重要的作用:其一,人力资源是创造社会财富的第一位的资源。其二,人力资源的开发对经济增长有重大促进作用,人力资源的开发能促进劳动生产率的提高,人力资源的开发能够促进科学技术水平的提高,人力资源的开发为经济的持续发展创造了有利的环境。其三,竞争的优势归根结底取决于人力资源的优势。

二、人事档案管理对人力资源开发的作用

人事档案是进行人力资源管理的重要依据及手段。合理、高效的人事档案管理能极大地促进人力资源开发。

(一)有利于制订科学、规范、合理的人力资源开发方案

组织内部进行人力资源开发,首先必须制订一个科学、合理的方案。有效的人事档案管理能

帮助人力资源管理部门分析组织内人力资源状况是否适应组织变革与发展的要求,从而制订出科学、合理的人力资源开发方案,脱离人事档案而制订的人力资源开发方案,很难保证其科学性、规范性及全面性。

(二)有助于对人力资源进行日常管理

对人力资源进行日常管理是进行人力资源开发的一项很重要的基础性工作,要做到人尽其才,使每个人在各自岗位上发挥最大作用,就必须做到知人善任,对其进行日常管理。不仅要看其现实表现,而且要看他的全部历史及工作情况,这就需要通过查阅、分析其人事档案,对其经历、品德、学识、专长等一贯表现和优缺点进行立体考察。

(三)有助于及时发掘引进人才

及时发掘人才是单位、社会不断取得进步的前提。利用人事档案有助于动态分析员工的人生轨迹,从记载中发现其闪光点,从而预测其发展潜力,以及时发现新人,避免压制人才,埋没人才。而在引进人才时,也要利用人事档案,分析组织内部的人才结构,合理引进所需人才。

(四)有助于合理培养人才

合理培养人才是单位、社会不断发展的重要条件。每个单位都要不断培养所需人才,以保证其人力资源在能力结构、年龄结构等方面的平衡。充分利用人事档案,全面把握每个人的素质,并对其做出准确评价,以确定重点培养对象,有利于人才的合理培养。

(五)有助于合理配置人力资源

人力资源的合理配置是单位、社会不断发展的重要保证,只有合理配置人才,使其整体效果达到最优,才能充分发挥人力资源的效力。通过查阅人事档案,可进一步了解每个人的社会关系、岗位经历、专业特长、健康状况等基本信息,根据不同人才的能力和各类人才的不同特点,在单位内部进行合理配置,把人才配置到能充分展现其才华的岗位上,从而最大限度地发挥组织内人力资源的效力。

三、完善人事档案管理工作,发挥其对人力资源开发的作用

在新形势下,人事档案管理工作应不断发展、创新,以充分发挥对人力资源管理和开发的作用。应从以下方面发展、完善人事档案管理工作。

(一)切实加强人事档案的业务管理工作

这是一项基础性工作,只有做好这项工作,将每个人在各个时期各个单位形成的有关经历和德、才、能的材料集中起来形成整体信息,人事档案信息资源才能得到充分开发利用。

1.要按职能特点做好收集工作

在职能部门确定专人制订相应措施,以及时将人事变动、晋级、奖惩、任免、教育培训、职称评定、工资等材料,按其形成规律做好收集工作。收集时要力求材料齐全完整。

2.要认真、仔细地做好鉴定工作

对收来的人事材料要进行认真鉴定,剔除无用材料。由于鉴定工作关系到人事档案材料的生死存亡,鉴定时一定要细致,销毁时一定要谨慎。

3.规范地进行归档整理

首先要对人事档案进行明确的分类,然后要对这些材料限期整理、及时归档。

(二)提高人事档案管理的现代化水平

随着现代信息技术、计算机技术、网络技术的发展,传统的人事档案管理逐渐暴露出弊端。

建立现代化、高效率的人事档案管理系统已成为非常现实的要求。在做好人事档案管理的基本业务工作基础上，还必须建立人事档案管理系统，进行动态管理，实现个人基本信息的微机检索和联网查询，扩大人事档案信息的内涵。充分利用现代手段，通过人事档案信息资源开发，将人事档案从实体管理向信息化管理转移。

（三）在做好日常传统的利用工作的基础上，不断创新利用服务方式

人事档案工作的根本目的是提供利用，服务质量的高低，是检验和衡量人事档案工作好坏的基本尺度，要真正把提供优质服务看成是人事档案工作的"生命线"。人事档案利用工作量很大，也十分繁杂，每天都有查阅利用者，所以档案工作人员要在提高服务水平上下功夫，经常进行研讨学习，不断提高自身业务素质，树立服务意识。同时要不断创新利用服务方式，"创新是一个民族进步的灵魂，是一个国家兴旺发达的不竭动力"。由于人事档案具有保密性，所以多年来它的利用一直限定在较小的范围内。在新形势下，人事档案利用服务工作既要严格遵守档案工作的政策法规，又要更新服务观念，变革并积极探索新的服务方式，拓宽服务范围，勇于创新，以适应时代发展的需求。传统人事档案管理强调人事档案的保密性，追溯其历史渊源，有其深刻的社会背景。在越来越强调诚信的现代法制社会里，为适应人才工作的开放性，应当揭去人事档案的神秘面纱，除了牵涉到国家和社会公共利益的少数人的人事档案，大部分人的人事档案应在一定条件下适度开放。在严格规范人事档案管理机构职能和服务行为的前提下，将人事档案使用权限有条件地开放，适当允许有使用权限的用人单位和个人通过网络查询人事档案，充分提高人事档案的利用效益。

（四）健全和完善人事档案制度

制度是做好工作的前提和保证。制度不全，有章不循会造成工作混乱，这点在人事档案工作中尤为重要。人事档案工作是一项头绪多、琐碎繁杂的工作，如果没有一定的制度来制约，就会无章可循，无所适从。应结合人事档案管理工作的实际和社会现实需要，进一步完善各项档案管理制度，并在抓落实上下功夫。对档案材料收集归档和转进转出档案的管理制度要进一步严格要求，严格阻止虚假材料进档。要不断完善人事档案整理工作细则，使档案更加科学、全面、完整，为干部考察任用提供真实、准确、实用的个人信息。要规范人事档案利用制度，使其更好地为人力资源管理服务。

人事档案管理工作大有可为，努力将它做好，一定能为组织内部人力资源管理做出巨大贡献。

（李红艳）

第六章

教研室、病理科与临床实验室档案管理

第一节　教研室档案管理

教学、科研档案是教研室必须存档的重要资料。随着信息时代的到来,信息在人们的生活、工作中发挥着越来越重要的作用,如何做好教研室档案管理工作,使其更好地促进和指导教学、科研等活动就显得非常迫切和必要了。

一、档案内容

(一)教学档案

教学档案是指在教学活动中直接形成的,具有考查利用价值,按照一定规律集中保存起来的各种文字、图表、声像等不同载体形式的文件材料,是教学内容、方法、途径和效果的真实记录,是进行教学活动和教学研究不可缺少的依据和参考,是改进教学工作、提高教学质量、促进学术交流的信息资源,包括载有下列信息的文本、声像资料、磁盘及必要实物。

(1)上级文件,教学相关的规章制度。

(2)教学大纲,年度工作计划,教研室教学实验计划。

(3)典型教案、讲稿。

(4)教材,重要补充教材,参考资料。

(5)学员课程考试,考查成绩,试卷,试题,标准答案和质量分析,教学日志等。

(6)教研室学年教学工作总结,教学经验总结。

(7)教研室重要教学活动材料。

(8)教学成果及教学论文材料。

(9)教学改革与研究有关材料。

(10)教研室教师获奖、受表彰及在学术团体任职情况。

(二)科研档案

科研档案是指在科学研究、技术革新、科研成果的推广使用中所形成的,具有保存和利用价值的,按一定的归档制度集中保管起来的科学研究文件材料。科研档案包括以下几种。

(1)科技文件资料。

(2)科研课题开题立项、研究、结题资料。

(3)科研成果资料。

(4)专利项目材料,如发明专利、实用新型专利和外观设计专利的请求书、说明书、设计图、照片、权利要求书、代理人委托书、专利证书及国家发明奖的申报书及审批文件等。

(5)科研经费使用、消耗材料。

(6)科技学术交流、外事活动资料。

(三)其他档案

(1)教研室发展史,大事记。

(2)教学效果调查和质量分析。

(3)师资培养规划、计划及实施、检查结果等。

(4)学术论文(复本)资料,学员在学期间撰写的本专业文章及与教学相关的其他材料。

(5)经费开支材料。

(6)仪器设备基本情况。

二、档案管理

(一)分工负责,以及时沟通

档案管理是全体教师的共同教学活动,要在档案管理上采取分工负责、定期汇总的管理模式。例如,由理论课教师、实验课教师及实验准备教师,分别承担理论课、实验课及实验准备的档案收集,各负责教师还可将更细的分工落实到每一个教师。大家都参加档案的收集整理工作,集中群体的智慧,以使教研室档案的种类更加丰富,质量更高。同时,大家都了解档案的形成、管理过程及内容,也就为在教学科研中更好地利用档案提供了可能。

在收集教学、科研档案的同时,也可按教学组和教研组分工,分门别类地收集国内外的相关教学科研资料。

(二)及时装订,定期交流

档案管理要逐渐形成制度,档案及时装订,定期在业务会上交流各自收集的档案及资料,年终或学期末,评出档案收集先进个人或小组,给予奖励。这样做一方面确保完整地保存教研室的档案资料,另一方面确保各种资源在教研室范围内得到最大限度的共享。

归档的材料应手续完备,质地优良,格式统一,书写工整,声像清晰,装订规范。教学、科研档案的整理,一般按年度、问题分类,按年级、专业、班次组卷,并进行编目。

科研档案的组卷:一个研究课题档案一般由1~2卷组成。第一卷为主卷,包括开题报告、研究计划、原始记录、总结论文等;第二卷包括查新报告、鉴定证书、评议意见、使用情况等。

几个单位协作研究的项目,由牵头单位统一收集、整理、归档。各协作单位必须提供全部研究结果。

(三)利用计算机,逐步标准化

随着计算机的普及,档案的自动化管理势在必行,一方面可简化管理程序,另一方面可使档案材料更好地服务于教学科研工作。如将考试试题输入计算机,试卷全部由计算机排版打印,既防止了手抄存在的易出错且修改困难的弊病,又使试卷卷面整洁美观,易于标准化。由于各期试题全部存于计算机,经过多年的积累,将逐步形成小题库;并且,可在每年出题时,通过计算机编排功能实现互相填补和完善;同时,也可将各种教学总结材料输入计算机,逐步实现计算机对教学档案的全面管理,方便资料的提取、检索和使用。今后,希望能够将所有教学科研资料输入计算机,如教师授课情况、考试试题分析、科研项目及成果等,以充分发挥计算机在档案管理中的作用,更好地发挥档案在教学科研中的指导作用,使档案管理提高到一个新的水平。

三、档案使用

档案管理不应仅仅是一种保存手段,更应该服务于教学科研活动。因此,在教学过程中要注意利用和发挥档案的指导服务作用,如将各期试题单独装订成册,使之成为课程结束后考试命题的重要参考资料。某些资料从收集到保存都从教学的实用性出发,如实验课实行授课登记制度,将授课内容及仪器使用情况按时登记,积累档案资料,完善实验室仪器管理,更便于教师之间的互相沟通和监督。教学档案可定点保存,像实验室器材管理册即由实验室人员保管,人员更换,则档案易主,便于接管人员之间的互相监督,成为教学科研管理的一部分,一方面发挥了档案效能,另一方面促进了教学。由于档案收集整理工作从授课之前即已开始布置和安排,使大家在授课之前对将要进行的教学活动做到了心中有数,授课过程中增加了计划性,使整个教学科研秩序有条不紊,目标明确,真正做到档案收集工作与教学科研活动的密切结合和相互促进。

档案管理作为教学科研活动的重要组成部分,应从实际出发,充分利用其直接来源于教学科研、贴近具体教学科研活动的特点,使其渗透到教学科研过程的各个环节,这样才能充分发挥它的实用性。为此,档案管理部门应充分发挥档案在教学科研管理和院校建设中的作用,努力提高档案开放效益和利用率,直接为教学科研工作服务。档案管理人员应当熟悉所保管的档案,编制目录、卡片、索引等检索工具和参考资料,逐步实行计算机管理,为档案利用部门提供高效率的服务。同时,建立严格的档案使用制度。档案一般在教研室阅读;复印、外借或借阅不便公开的档案,必须按照管理制度,严格手续,对借出的档案应当适时催还;对退还的档案应当严格清点、入库。利用教学档案的单位和个人,应当遵守有关档案管理规定,不得涂改、勾画、批注、剪裁、转借和私自复印;对借出的档案,应妥善保管,按时归还;对遗失、损坏教学档案的视情节轻重,按照有关规定,追究其责任。

(杜海鲭)

第二节　病理科档案管理

一、病理科在医院中的地位和作用

病理学是医学科学中的基础学科之一,它是基础医学与临床医学之间的桥梁。病理科是我国医院主要科室之一,直接为临床服务,主要职责为对人体切取的组织和细胞等进行观察,以确定疾病的类型,为临床决定治疗方案、确定手术范围提供依据,从而提高临床诊断及处理水平。

在医院科研工作中,实验动物的形态学观察是实验教学中一个重要的可以重复对比的组成部分。在临床病例分析、个案报告、经验体会等文献中,没有确定的病理诊断作依据的文章是没有价值的。

国外临床病理科包括我们国内的临床病理科和检验。临床病理科的主任由具有 MD、PhD

学位的病理学家担任。

二、病理科工作范围

(一)医疗方面

(1)临床各科送检的活检、手术标本及冰冻诊断。

(2)脱落细胞学检查。

(3)尸体解剖。

(4)参加院内疑难病例会诊及死亡病例讨论。

(5)院外切片会诊。

(6)法医委托会诊。

(二)教学方面

(1)病理专题报告。

(2)临床课中有关病理部分的讲课。

(3)召开临床病理讨论会。

(4)培训本院各科年轻医师,研究生,外院进修的医技人员。

(5)提供教学需用的大体标本、照片、幻灯片等。

(6)储备材料供作手术前练习。

(三)科研方面

(1)本院病理资料的统计分析。

(2)临床科研课题及研究生课题中有关病理及动物实验观察。

(3)保存记录玻片,蜡块资料,编写病理诊断索引。

三、送检标本注意事项及估价

(一)送检活体组织检查的规定

(1)凡在本院手术切除、钳取、穿刺的标本均应送病理科检查。

(2)标本采取时要避免机械性夹挤,手指揉捏,尽快加固定液后送检,不能在空气中暴露过久。

(3)固定液采用 10％甲醛溶液,不能用酒精、生理盐水代替,亦不能放入冰箱保存。瓶口宜大以避免将标本强行塞入,标本上可以覆盖棉花,但不能用纱布覆盖,固定液量以能将标本完全盖过为宜。

(4)送检单项目应填写无误,手术所见,标本来源,左右位置,以及术中诊断意见尤应填写清楚。

(5)病理报告可在接到标本后 3 天发出,但遇到个别情况即将后延。如标本需脱钙处理,再切片;需重切复染,加作免疫组化,特殊染色等;需保留标本作教学科研资料;需请专家会诊时。

(6)临床医师对诊断有不同意见,应在接到正式报告后及时提出,如非教学科研需要,标本将在报告发出一个月后处理。

(二)送检冰冻切片规定

(1)冰冻切片应在手术前一天通知病理科。

(2)冰冻标本必须新鲜立即送检。

（3）送检单应与冰冻标本同时送到病理科，并注明手术所见取材部位及手术诊断。

（4）碎渣、液体、坏死物、脂肪、骨及钙化组织均不适宜冰冻。

（5）冰冻结果以电话或对讲机口头通知术者。

活检结果可以作为临床诊断确诊依据。冰冻切片可以作为决定手术范围参考，但正式确定诊断仍以石蜡切片为准。

（三）送检脱落细胞学检查规定

（1）脱落细胞学检查主要包括痰、尿、胸腔积液、腹水、乳头溢液及肿物穿刺、宫颈及阴道涂片等。

（2）必须使用病理科送检单，不能用检验科化验条替代。有关标本来源，临床诊断及重要的检查均应填写清楚。

（3）送检脱落细胞标本，总的原则是标本采取后尽快送到病理科，容器应清洁无污物，不能加固定液，放入冰箱或久置过夜均不适于检查。

（4）痰应为晨起洗漱后第二口痰，不可将唾液鼻涕混入，血痰例外。胸腹水抽取后送检 500 mL 为宜。尿也应为刚排出者，不能放置过久，并应注明是否导尿。乳头溢液、胃冲洗液及食管拉网一般由临床医师或细胞学室涂片送检。肿物穿刺物少许液体可以涂片送检，如有小块组织可加 10％甲醛溶液固定后，送做活体检查。

（5）涂片检查可在 3 天内发报告。

脱落细胞学不能显示病变组织结构，只能确定细胞的良恶性，必须进一步活检确诊，单独细胞学诊断不能作为手术依据。

（四）送检尸体解剖的规定

（1）凡在本院死亡病例，均应尽力争取尸体解剖，不能争取全部时亦可争取部分解剖。

（2）尸检必须由家属或单位负责人同意，（病理科备有专用同意尸检单）。患者遗嘱或家属提出自愿捐献遗体时，必须澄清是做尸体解剖或只是为送大学生实习捐献遗体，如为后者必须由医务部门向相关单位联系，并非病理科工作范围。

（3）尸检请求单必须填写清楚，尤其是主要疾病及死亡前病情变化，有无特殊要求等。

（4）尸检日期由病理科决定，但应与临床争取尸检医师取得联系，要求临场观察，提供临床资料以期澄清疑问，这样双方均可提高水平互相促进。

（5）死因不明的急诊病例，或有他杀被害可能出现法律纠纷时，应由家属报请公安部门由法医解剖，病理科可协助。

（6）尸检时本院医务人员及学员均可参观提问，但非正式结果不应向外界随意传告。

（7）正式报告可于 1 个月内发出，确定诊断以此为准。家属或机关负责人提问，统一由负责临床医师解答，谈话内容应事先与病理科联系，取得一致意见。

（五）有关送检实验动物的规定

（1）本科接受各临床科室或研究生送检的实验动物形态学观察，凡未经病理科主任同意私自找病理科技术员联系制片涂片，对其质量结论后果概不负责。

（2）必须由执行科研计划的医师介绍研究内容、预期时间、要求病理科协助目的，再由科主任指派病理科主治医师及主管技师负责保证完成。

（3）有关处死动物、取材方法、特殊要求及污物处理均需双方预先商定。切片制成后尽快进行镜下描写、讨论，可代照相和制作幻灯片。

（4）病理结果起重要作用，或描写讨论比例较大的论文，在上报或公开发表前必须经病理科同意，有关署名、获奖问题事前应解决。病理科在此方面不是主导，只处在协助地位。承担实验动物的病理观察，对病理科日常工作来说并非轻而易举，原因如下：①实验动物品种纯系要求严格，解剖组织学与人并不相同，病理学家必须具有此方面知识。②实验动物脏器进行脱水浸蜡时间不能与人体活检共用一套程序。③实验动物常为同一脏器大量成批送检，切片制成后很少只作常规 HE 染色，病理科必须由专人查对，并预做重切特染准备工作。④用的是病理科器材、试剂及技术力量，但没有用科研经费，作为劳务补偿。看来科研处、研究生导师及病理科领导之间协调合作，还应进一步加强。

四、病理检查报告的规范用语

（1）病理报告书写应字迹清楚、规范，需经认真核实无误后再签名。

（2）按照最新国际通用的病理分类命名的中文全称书写。

（3）不使用简称（如将恶性黑色素瘤报告为恶黑）或英文缩写（如将系统性红斑狼疮报告为 SLE）。

（4）对新发现的罕见病，或以人名命名的疾病，应注明原文写法或文献出处。

（5）对诊断起决定性的特殊技术，如免疫组化、超微结构等结果，可简要注明。可以提出建议进一步检查，但不能涉及治疗。请专家会诊应注明。

（6）不能肯定诊断可用"考虑""疑为""不能排除"。缺少典型特异病变但不能否定临床诊断时，可用"符合"，请结合临床。淋巴结转移以分数表示，分母为总检查数，分子为淋巴转移（＋）数，（0）为无转移。

（7）病理报告是诊断性报告，不必描述与诊断无关的形态结构。

（8）如以前曾在本院或外院做过有关的病理检查，应注明对比检查结果。

五、病理科质量评估标准

病理科虽然只是一个辅助科室，但在医教研方面却是一个不可缺少的关键部门。对于一个医院的整体水平、声誉和业绩都具有一定影响。

21 世纪国际间的经济竞争和技术革命的挑战，人才资源的开发利用，各年龄阶段的衔接，是各级领导必须重视的首要问题。因此，医院领导除检查病理科的业务成绩之外，还应重视其管理水平。

鉴于目前评比标准尚有不够完善之处，我们建议分五个部分检查，即诊断水平、技术水平、教学水平、科研水平及管理水平。基本按照三级甲等医院标准规定的内容加以修订增补。

（一）诊断水平

可以反映病理科日常工作的基本情况。我们认为，与其每月收集上报统计数字，不如亲自检查其登记表册和记录。

1.活体组织检查

（1）本年度平均每月收到标本件数与各科送检的百分比。

（2）收到标本至发出报告时间及迟延原因的分析。

（3）冰冻切片诊断与石蜡切片的符合率（95％），送来标本到电话报告时间能否在半小时左右，能自切、自染、独立发报告的人数及职称。

（4）特殊标本取材、描写和决定保留标本照相，负责指导的人数及职称。

（5）误诊、漏诊、丢失、错号、漏切、漏描写的原因分析和处理方法记录。

（6）住院医师独立发报告的年限及考核标准。

（7）外院送检的标本件数与收费规定。

（8）每月需请外院专家会诊件数，病名分析。

（9）具有诊断法定传染病能力的人数及职称。

2.细胞学检查

（1）本年度平均每月收到标本件数和来源分类。

（2）与切片对照符合率及与临床诊断符合率。

（3）穿刺细胞学检查项目、件数及操作者；手术切片与临床诊断对照符合率。

（4）专职负责细胞学诊断的人数及职称。

3.尸体解剖检查

（1）本年度月尸检例数，占当月全院死亡总数的百分比；各科送检数占该科死亡总数的百分比及病种分析。近10年来的比较。

（2）本院尸检例数上不去的原因分析，要求达到15%是否太高，病理科方面的原因及解决建议。

（3）临床通知至尸检时间；尸检至发出报告时间；发出报告至召开临床病理讨论的时间；及未能召开的原因。

（4）能独立尸检的医师人数、年限及考核标准；能协助尸检技术人员的年限及考核标准。能否与观看尸检的临床医师展开讨论。

（5）有无随时照相或录像设备，需保留的教学或科研标本是否已及时制成、存档并已使用。特殊病例是否已与临床协作总结成文。

（6）本年度科主任亲自主刀、现场指导、复查标本切片及改正报告的尸检例数。

（7）解决医疗纠纷事件水平的自我评估。

（二）技术水平

技术员担负的工作占科内总工作量的比例及对病理科质量的影响。

（1）由谁负责技术室领导工作，权限范围，专业工作的时间及职称。

（2）技术室（包括登记收发、切片制作、常规及特殊染色、免疫组化、细胞穿刺、尸检、标本、资料、库房等）总的要求应做到：①整洁有序；②消毒完善；③维修及时；④勤俭节约；⑤资料完整；⑥不出差错；⑦禁烟防火；⑧绝不因技术室原因而延误发报告。

（3）切片质量优良率达到85%的标准即：①组织完整、薄厚均匀、平铺无折、无刀痕。②着色对比鲜明、背景清晰、透明度好。③封胶不溢，无气泡。④标签无误，字迹清楚。

（4）能开展特殊染色的种类名称，能否立即应用或需请购试药再行配置。

（5）免疫组化染色能开展的项目、质量及可靠程度，占每月常规诊断的百分比。

（6）是否已将超微结构列入诊断方法中，本年度例数；医技人员中已掌握取材、送检、操作程序及描写诊断的人数与职称。

（7）能制作大体标本、黑白或彩色照片、显微镜照相、幻灯片及录像的人数与职称。

（8）将新技术、新方法、闭路电视和电脑操作，实际应用于具体病例或科研协作中的人数与职称。

(三)教学水平

衡量医院病理科教学水平,应有别于基础医学院病理系教学要求。重点应是明确概念、诊断依据,并能结合临床联系实际。

1.病理学讲授安排

(1)能为医大、护校、卫校学生讲授病理课的人数、职称、内容、学时、效果。

(2)能为研究生开高级病理课的人数、职称、题目、效果。

(3)应邀外出讲课的人数、职称、题目、地点、机构名称。

2.开展临床病理讨论

(1)年召开次数与之共同召开的科室与内容:病理部分主讲人的职称及效果;科主任参加次数及总结性发言的记录本,总结文章的底稿等。

(2)未能及时召开的原因分析,病理方面的责任及解决方法。

(3)本年度参加疑难病例、死亡讨论及医疗纠纷会议次数。

3.积累教学资料

(1)病理诊断索引和相应切片。

(2)尸检记录、大体标本、照相或幻灯片。

(3)国内、国外专业论文及内部交流资料。

4.医技业务水平提高计划

(1)本科医技人员各年龄段业务提高总设想。

(2)每人的具体计划内容、落实程度、指导与检查的负责人。本科的中心任务与个人兴趣特长相结合的情况,可以实例说明。

(3)本科定期业务学习次数、题目、主持人、参加人员、约请基层和挂钩医院参加的次数、人数及单位名称。

(4)临床轮转、外语培训、仪器操作、专业定向的安排。

(5)外出参加学术会议或培训班的规定。

5.对来科进修的安排

(1)近五年来接受外院进修及人员数目、来源、双方满意程度、回去以后信息交流情况。

(2)接受本院临床各科室医技人员及研究生来科短期研修的人数、计划与辅导安排。

(四)科研水平

病理科只有长期不断地开展科研工作,方能提高自己的业务水平。而临床科室的科研工作,无论是结合临床或是实验室研究,也必须有病理科的参与协作。

(1)正在进行的科研工作。①科研选题:独立进行的理论性实验研究;与临床协作结合实验室工作的研究;总结病理诊断经验的研究和进展情况。②病理方面的主要负责人、助手、职称及承担比例。③经费来源和在该项研究中的使用情况。④有关成果分享、署名前后、经济效益、专利或版权等有关协定或法律约束力。

(2)已毕业或正在培养的硕士、博士研究生人数,研究方向、进展情况、导师职称、代培或联合培养、毕业后流向。

(3)近五年来发表论文统计:①本科与临床科室或外院协作发表的论文或专著题目、期刊名称、出版社名称、卷页与年份、中文或外文。②论文内容分析,包括实验性研究、病例分析、个案报告、文献综述、经验介绍、技术交流、临床病理讨论、译文等。在国外或国内期刊发表篇数,收录在会议论文汇编或内部交流资料中篇数。③年内已发表、待发表、已送出、待完成的论文篇数、题目和期刊名称。

(五)管理水平

科主任既是行政领导,又是学科带头人。因此,除检查其业务能力外,还要考核其管理水平,即工作能力应成为检查评比重点。

(1)本科各层次人员数目与编制人数比较,并逐一分析其最后学历、毕业后原在何处工作、性质、时间、调来原因;在本科工作年限、表现与其技术职称及职责范围是否相称;外语水平;是否曾到国外访问进修或短期参观开会。

(2)医院下发的规章制度、通知、文件、是否齐全;是否做到人人均知并自觉遵守;科主任会议及早会内容是否及时传达;有无工作日志。

(3)科主任每月用在诊断、教学、科研、行政事务、外出开会等各项工作的时间,约占百分比。主任外出是否安排代理人,允许代行解决的权限范围。

(4)对梯队长远规划的设想:为保证后继有人,不致断档所采取的措施办法、自己干部的业务能力、思想状况、家庭影响、群众关系等是否有充分了解;如拟向科领导方面培养时;尤其要对其是否责任心强、乐于助人、工作细致、知识面广、业务、外语有一定水平,在本科工作时间不少于三年,以及有无出国定居倾向等,要认真考虑。

(5)本科经济效益、奖金分配比例及群众满意程度。

(6)对考勤考绩、清洁卫生、防火防盗、库房保管、奖金分配及易燃易爆、剧毒药品管理等有无专人负责?可与相应有关人员会谈,了解其负责程度及工作上有无困难。

(7)库房有无积压及待处理物资?对大型进口贵重仪器长期未能开箱使用原因分析:型号不对、机型设计过时、试剂未到、零配件不全或不会组装,房屋不够或人员待培训,谁应负主要责任?

上述诊断水平、技术水平、教学水平及科研水平,可采取事先填表,实际考查,同时征求本院其他医技及临床科室意见综合得出。

(杜海鲭)

第三节　临床实验室档案管理

为了了解人体结构和疾病产生的原因,古代的埃及人、罗马人和希腊人建立了解剖实验室,并在尸体解剖的基础上逐渐形成了病理学。尸体解剖的目的在于了解患者的死因,但除此之外,人类还需要了解疾病的起因和发展,需要了解组织细胞变化与疾病发展之间的关系,以便采取相应的预防和治疗措施,这些未知数是形成现代检验医学的基础。

检验医学是在基础科学的理论上发展形成的,早期的检验医学是由医师或医师指导下的技术人员利用手工方法开展一些简单的实验,这种方式耗时、变异大、易受技术和人为因素的影响。随着科学的进步,当实验过程变得越来越复杂,一些熟知检验技术的医师开始培训一些专门的人员帮助他们执行复杂而众多的实验。这些不同学科的医师对检验医学这门新兴学科的建立起到了至关重要的作用,检验医学逐步形成了自己的实验标准和规范。1928年,美国临床病理家学会(ASCP)成立了国家注册委员会,专门教育培训非医师的实验室工作人员。这里需要说明的是在美国等西方一些发达国家,病理学包括解剖病理学和临床病理学两部分内容,解剖病理学即为目前我国医院病理科所从事的工作,临床病理学即为本书所指的检验医学,它包括临床化学、临床免疫学、临床血液学、临床微生物学等专业,通常由医院检验科承担相关工作。

20世纪40年代以前,临床实验室(以下简称实验室)规模很小,只有显微镜、目测比色计、温箱等简单的仪器。到了50年代末期,生化分析仪、血液分析仪等自动化设备进入了实验室,大大增加了实验室可检测的项目,同时大大缩短了检测所需要的时间。20世纪80年代以来,特别是近十几年,我国许多医疗卫生机构的实验室改善了工作环境,更新了仪器设备,增加了检验项目,检验医学在疾病的预防、诊断、治疗、健康检查方面发挥着越来越重要的作用。仪器设备的引进和更新大大促进了我国检验医学的发展,但是我们也必须清醒地认识到,仅仅拥有好的自动化仪器并不是解决检验质量问题的根本所在。实验室手工操作被自动化仪器替代后,影响检验质量的主要因素就由检验人员个体技术水平转变为实验室整体管理水平。实验室要想取得成功,其管理人员就必须具备领导和管理才能,领导才能表现为对实验室准确的定位和掌握实验室的发展方向,管理才能则侧重于为了达到工作目标采取的具体步骤上。一个好的实验室管理者必须拥有良好的洞察力,建立适当的工作目标,最大限度满足患者、医师、实验室工作人员和医院管理层的需求。为了满足实验室用户的期待和要求,实验室的管理者应对面临的环境变化、检验医学的技术进步、临床实验室管理理论的发展有充分的认识,加强实验室硬件和软件两方面的建设以应对挑战。

一、概述

(一)环境变化对临床实验室产生的影响

随着经济的发展、社会的进步、医疗卫生体制和医疗保险制度改革的不断深入,实验室不可避免要受到一些影响。

1.人口素质变化的影响

我国教育事业的不断普及和深入使公众自身素质得到了极大提高,良好的健康教育和广泛通畅的信息来源使其对医学科学能力和医疗机构应提供的医疗服务有了比较深入的了解,床旁实验和家用试剂盒的开发与普及又使得公众对检验医学有了更多的认识,因此公众对自身健康水平会予以越来越多的关注,对临床实验室的检验质量和服务水平会提出新的、更高的要求。

2.医疗保障制度的影响

美国20世纪90年代医疗费用已占到国内生产总值(GDP)的12%,且每年仍以2.4%的速度增长。我国正在实施的医疗保障制度改革强调医疗资源和费用的合理应用,通过新的医疗保障制度的实施,政府希望在保障公民健康水平的基础上更有效和更经济地利用实验室服务,因此引入循证医学的概念对实验室现行的检验项目重新进行评估和管理,对新的检验技术和项目实行准入,合理利用实验室资源、限制检验费用支出势在必行。提高医疗卫生资源利用的合理性会引发对实验室现有资源布局的重新定位。

3."防御意识"的影响

2002年9月1日实施的国务院《医疗事故处理条例》和检验医学的进步将会促使临床医师更多应用实验室的检验结果,临床医师和患者对检验结果的有效性、准确性和时效性将会提出更高的要求,更多的医疗卫生资源将应用到实验室,实验室的工作量将会增加。美国政府已经要求医师在开化验单时要更加理智和谨慎,而实验室有责任为医师提供更有针对性的检验项目,1997年的美国平衡预算法案为了减少不必要的检验,强调要对医师的化验单进行详细审核。美国政府1998年发布的《临床实验室依从导则》要求实验室在检验应用失误和正确使用检验项目方面承担更多的责任,所有申请检验的医师必须提供相关信息以证明每一个化验单的必要性。

4.人口结构变化的影响

社会、经济和医学技术的迅速发展使我国人口的寿命越来越长,据估计到2050年,我国60岁以上的人口比现在要增加三倍,加之人口出生率的相应降低,老年和中年人口将逐年增加,中、老年人易患的心脑血管、神经系统等疾病也会相应增加,实验室会增加相关疾病的检测以反映出这一趋势,实验室的检验项目及工作内容会发生相应的变化。

5.先进技术的影响

生物技术的迅猛发展,计算机和检验医学的紧密结合大大促进了检验医学的发展,极大提高了实验室处理大量复杂分析实验的能力。随着对人类基因图谱认识的不断深入,新的基因诊断技术逐步形成。数据或图像如细胞和组织的三维图像可以通过数字化形式高速度网上传递,实验室和医师可以得到远程快速咨询服务。小型化的床旁实验和大型的实验室全自动化都将对临床实验室未来的工作模式和学科划分产生根本性的影响。

6.医学伦理学的影响

先进的实验室检验技术特别是基因检测技术能发现受试者健康状况表现异常,基因检测可预测某种疾病的产生概率,这就给受试者参军、上学、就业、结婚及购置健康保险产生影响,临床实验室的检验报告会涉及受试者及其后代就业、结婚、生育、健康保险等诸多问题,如何适当应用实验室检验技术服务于社会也成为我们面临的课题。

(二)检验医学的变化

我们习惯于根据方法学的不同将实验室分为临床生化、临床免疫、临床血液体液、临床微生物和分子生物学等不同的专业实验室。目前新的技术已使主要检验分析仪器的组合成为现实,一份血样在自动化的分析系统可以完成对生化、免疫和血液等多项检查,同时也实现了标本分析、标本处理和标本储存的一体化。当模块式的全自动化分析仪引进以后,实验室可以在较短的时间内以组合的方式完成大量的多专业的实验,这必将引发实验室内部组织结构的变化,专业实验室的合并能促进实验室人力、设备和空间等资源的有效利用,减少费用支出。据估算,在发达国家一个临床实验室自动化系统的建立可以节省30%~35%的劳务费用,特别是规模大、标本量多的实验室可以通过实验室自动化系统提高生产效率、缩短检验时间。实验室全自动化有效运行的前提是实验室具备使用真空采血管、条码系统、模块化智能设备等条件,医院信息系统(HIS)和实验室信息系统(HIS)的完成也对实验室全自动化系统的使用有积极的作用。实验室自动化系统减少了人工操作,强化了工作流程,降低了对实验室工作人员数量上的需求。

床旁实验(POCT)将会成为检验医学的另一发展趋势。在医疗工作中及时对患者实行诊治,可防止其病情恶化,减少住院天数,降低医疗成本,因此缩短检验周转时间(ATA)就显得尤为重要。床旁实验简便、易行,可在标本采集后几分钟内得出结果,已成为缩短检验周转时间的最有效的方法之一。简便快速的检验方法和便携式的小型仪器是实施床旁实验的必要条件。目前临床化学、免疫学、血液学和微生物学均有适用于床旁实验的仪器和试剂。虽然有客观的数据表明床旁实验有增长的趋势,但是也有部分专家对于床旁实验的未来发展持谨慎态度,床旁实验的质量保证措施目前尚不完善,操作一般由非检验专业人员执行,检验结果的稳定性和可靠性受到一定影响。加之所用仪器和试剂的特性,床旁实验的成本一般高于实验室的集中检测,这些因素都有可能制约这一服务方式的发展。

检验技术的不断创新和进步对实验室工作人员的技术能力要求产生了重大影响,过去实验室一些技术要求不高的、重复性的工作如标本采取、标本处理可以由非检验人员负责,检验技师负责维护设备的正常运行,控制实验过程的质量,分析和解决可能出现的问题。未来随着高新技术的逐步应用,实验室的自动化程度不断增强,实验室对非技术人员的需求将明显降低,对高级检验技师的需求将有所增加,同时对熟知实验诊断学,并具备一定临床经验的检验医师的需求将大大增加。可以预测,在未来的一个时期内,我国实验室的咨询服务能力将难以满足临床医师的需求。

近年来检验技术的进步和仪器、试剂的开发已经大大促进了检验医学的发展,检验项目也在逐年增加。随着对人类基因图谱认识的不断深入,新的对疾病诊断和预后诊断的技术还会不断形成。

二、临床实验室的定义、作用和功能

(一)临床实验室的定义

根据国际标准化组织 ISO/DIS 15189·2-2002《医学实验室-质量和能力的具体要求》中的定义,凡是以提供预防、诊断、治疗人体疾病或评价人体健康信息为目的,对取自人体的物质进行生物、微生物、免疫、化学、免疫血液、血液、生物物理、细胞、病理或其他类型检验的实验室统称为临床实验室。在法国,此类实验室被称为"生物医学分析实验室";也有人称为医学实验室。

上述的检验还包括那些用于判定、测量或描述各种物质或微生物存在与否的操作。而仅仅收集或制备样本的机构,或作为邮寄或分发中心的机构,尽管可以作为大型实验室网络体系的一个部分,却不能称为实验室。

实验室应对临床的诊断和治疗提供咨询服务,包括对检验结果的解释,以及对下一步应进行的检查的建议。

美国国会 1988 年通过的《临床实验室改进法案修正案》(Clinical Laboratory Improvement Amendment 1988,以下简称 CLIA 88)对临床实验室的定义与国际标准化组织的定义基本一致。为了便于管理,CLIA 88 指出下列实验室不属于临床实验室的范畴,不需遵守 CLIA 88 的规定,如从事法医检验的实验室、检验结果不用于临床诊治的科研实验室、由国家药物滥用研究所(NIDA)发证的从事尿液药物检验的部分实验室、由保健经费管理局(HCFA)批准的由某些州自行发证的实验室。

根据以上所提到的临床实验室的定义,如果不考虑行政隶属的关系,就实验技术而言,我国临床实验室目前主要存在形式为:①医院内的检验科和部分临床科室所属的实验室;②门诊部、诊所所属的实验室;③妇幼保健院(所)所属的实验室;④性病、结核病防治院(所)所属的实验室;⑤采供血机构所属的实验室;⑥卫生防疫部门从事人体健康检查的实验室;⑦卫生检疫部门对出入境人员进行健康检查的实验室;⑧独立的临床检验所;⑨疗养院等机构所属的实验室。

(二)临床实验室提供的服务

实验室应以采用对患者伤害最小的方式,以及时、准确地提供临床所需的诊断和治疗信息为服务宗旨。实验室的最终服务对象是患者,直接服务对象是临床医师。近年来实验室的服务范围有逐渐扩大的趋势,在美国等一些发达国家,医院的实验室服务通常包括临床病理和解剖病理两种形式,临床病理等同于我国的检验科工作,解剖病理即指医院病理科的工作。据统计,美国临床病理和解剖病理提供的信息总和约占临床诊疗所需辅助信息量的80%，其中临床病理，也就是本书所指的临床实验室信息又占到80%信息量中的绝大多数。尽管国内外实验室的组织结构有一些不同，但实验室服务还是可以概括为几种类型。①临床化学：对人体不同成分浓度的检测。②临床血液学：对血液及其组成成分进行研究，如白血病、贫血和凝血异常的诊断。③临床免疫学：免疫反应相关因素的评价，包括正常免疫反应（如对病毒）、异常免疫反应（如AIDS）、自身免疫反应（如风湿性关节炎）的评价。④临床微生物学：研究人体内的微生物，如细菌、真菌、病毒、寄生虫等。⑤临床输血：研究血液收集、匹配性和安全性检测、血液发放等。⑥结果解释：为临床医师就检验结果的临床意义进行咨询，也可以就下一步的实验选择和治疗方案进行讨论。

实验室的服务不能仅仅局限于提供一个定量或定性的检验报告，其技术含量应重点体现在对检验项目的选择和检验结果的解释上，在这个方面我国的检验医学与发达国家相比还存在较大的差距，应该引起医院管理者足够的重视。

（三）临床实验室的作用和功能

实验室的作用体现在利用必要的实验室技术在建立或确认对疾病的诊断、筛查，监测疾病的发展过程和观察患者对治疗的反应等方面提供参谋作用。

1.诊断方面

医师可以根据检验结果并结合患者的症状、体征和其他物理学检查综合对患者所患疾病进行诊断，如乙肝两对半可帮助对乙型肝炎的诊断。另外，检验结果虽不能帮助对病因进行诊断，但可以建立初步诊断以帮助治疗，如对不明原因低血糖症的诊断。

2.治疗方面

检验结果可用于追踪疾病发展过程，监测治疗效果，指导治疗用药，如乙肝DNA的定量检测可帮助对乙肝患者的治疗。同时监测治疗可能引发的并发症，如监测使用利尿剂治疗心力衰竭时可能出现的低钾血症。

3.筛查方面

首先可对健康人群如献血员、从事餐饮业工作人员及新生儿相关疾病进行筛查；也可对处于已知危险人群进行筛查，如对表面抗原携带者的亲属进行乙肝项目的筛查、对有心血管病家族史成员进行血脂的检查。

4.预后方面

检验结果也可提供预后信息，如血清肌酐水平可以提示患者的预后及何时需要进行透析治疗。

临床实验室的功能为在受控的情况下，以科学的方式收集、处理、分析血液、体液和其他组织标本并将结果提供给申请者，以便其采取进一步的措施，实验室同时应提供对诊断和治疗有益的参考信息。

虽然随着科学技术的进步，检验医学在疾病的预防、诊断和治疗中发挥着越来越重要的作用，但实验室工作人员应切记检验结果多数情况下只是医师在实施诊断和治疗过程中的一个参考信息，不是决定性因素。但是，在某些特定条件下，检验结果也可能成为决定性信息，如血型检验结果对输入哪种血型的血液就是决定性信息，表面抗原阳性对欲从事餐饮服务业人员即为决定性信息。实验室工作不是将自动化仪器打印出的结果告知临床医师或患者这么简单，检验人员也不能仅仅满足于提供准确、及时的检验结果，实验室的技术含量还体现在检验医师分析前对临床医师在检验项目选择上提供咨询意见，对分析后检验结果进行解释，帮助临床医师的进一步诊断和治疗。

在实验室功能的解释中"受控""科学"和"参考信息"这三个关键词组非常重要,"受控"和"科学"引导出了多个实验室管理的理论和法规,如国际标准化组织推荐的 ISO/DIS15189·2-2002《医学实验室-质量和能力的具体要求》、1988 年美国国会通过的法律文件《临床实验室改进法案修正案》、1999 年法国通过的《关于正确实施医学生物分析实验的决议》等。提供"参考信息"则对实验室检验医师的存在提出了明确要求。因此,临床实验室的检验质量不仅仅是购置先进的仪器设备就可以解决的,建立完整的质量体系才是实验室作用和功能充分体现的根本保证。

三、管理及管理特性

(一)管理的定义

管理作为一种普遍的社会活动,其产生已有久远的历史。尽管人类社会已对管理进行了长时间的研究和利用,但至今对于管理的定义尚无完全统一的认识。有专家认为管理"是一种特殊的社会实践,它是协调集体活动以达到预定目的的过程。"国际标准化组织将管理定义为"指挥和控制组织的协调的活动。"以上定义对于实验室管理人员显然过于简单和抽象,不易理解。芮明杰认为:"管理是对组织的资源进行有效整合以达到组织既定目标与责任的动态创造性活动。计划、组织、领导、控制等行为活动是有效整合资源的部分手段或方式,因而它们本身并不等于管理,管理的核心在于对现实资源的有效整合。"

实验室有技术人员、检验设备、财力投入和检验信息等资源,如何将以上的资源有效整合利用是实验室管理工作的核心。管理的第一要素是集体活动,只有集体活动才需要协调,集体活动的参与者可以是几个人,也可以成千上万。管理的基本对象是人,尽管管理还涉及财、物、信息等内容,但仅仅针对后者的管理不能称为真正的管理。管理作为一门学科受到重视始于工业革命时期,要想使实验室工作获得医院管理者、医护人员和患者的认可,实验室的管理人员接受过专门的管理技能培训就显得尤为重要。

管理是一种特殊类型的社会实践活动。在现实生活和工作中,存在着两种类型的社会实践活动:一类是人们亲自动手,作用于客体,产生直接效果,比如实验室的技术人员利用手工或自动化仪器,按照一定的操作程序进行临床检验活动,获得检验结果,此类活动通常称为"作业"。另一类是通过作用于作业者,对改造客观世界产生间接效果,通过计划、组织、控制、指导等手段,整合资源达到预期目的,这就是管理。实验室的工作目标是尽最大可能为临床医师和患者提供优质的检验技术服务,实验室的工作人员、设备、设施、资金等均为实验室的资源,如何有效整合利用这些资源对能否实现自己的工作目标满足临床需求至关重要,因此实验室的工作完全符合管理工作的一些基本特性。只有医院领导和实验室管理者认识到管理工作对于实验室的重要性,才会促使实验室服务水平得到质的提高。实验室的主任、班组长在一定程度上都扮演着管理者的角色。当然,实验室的管理者有时会同时扮演管理者和作业者的双重角色。

(二)成功的实验室管理必须具备的条件

管理渗透到现代社会生活的各个方面,凡是存在组织的地方就存在管理工作。成功的实验室管理至少必须具备以下 5 个条件。

1.实验室希望达到的目的或目标

实验室的工作目标是以经济的和对患者伤害最小的方式,提供有效、及时、准确的检验信息,满足临床医师对患者在疾病预防、诊断、治疗方面的需求。当然,不同实验室的工作目标也可有所不同。如有的实验室可将目标瞄准国际一流,参加国际上统一标准的实验室认可,争取与国际接轨,有的可定位为地区内检测项目和水平领先的实验室,也可以将目标定位于主要满足本院临床医师和患者的需求。目标确定以后,实验室应进一步确定分目标以保证总目标的实现,这些分目标应紧紧围绕总目标而制定,如检验质量水平的分目标、检验周转时间的分目标、盈利水平的分目标、检验覆盖水平的分目标等。总目标是长远计划,分目标为近期计划。

2.管理者必须具备领导团队达到目标的权利

要达到实验室设定的目标,实验室管理者必须具有相应的权利,如实验室内部组织结构的设定权、人事安排权、财务分配权等。医院领导只有授予实验室管理者这样的权利,才能保证实验室管理者在实验室中的领导地位和权威,有利于实验室工作目标的实现,有利于医院工作总目标的实现。目前多数实验室的管理者在实验室内部没有相应的人事权和财务权,这些因素造成对实验室管理工作深入开展、实现实验室工作目标的最大制约。

3.必需的人力、设备、资金等资源

资源是实现实验室工作目标的基础,没有资源作为保证,任何形式的组织目标都会成为空中楼阁。如实验室的检验周转时间工作目标非常明确,但如果没有足够的技术人员、没有自动化的仪器,就不可能满足临床尽快返回报告的要求;如果没有既了解实验技术又熟知临床医学的检验医师,就不可能达到对临床提供咨询服务的工作目标。没有相应的仪器设备,就无法开展相关的检测项目。没有人、财、物等资源保证,实验室就失去了实现其工作目标的基础。

4.个人工作岗位描述和工作目标

实验室管理者应该有效整合实验室工作目标和个人工作目标,每个岗位的工作内容都应该围绕完成实验室的总体工作目标而设定。因此,要对每一个工作岗位包括领导岗位进行详细描述并明确其职责,同时明确专业组之间、工作人员之间的关系。切忌一个工作岗位受多人领导的情况,对每个岗位的工作描述最好能有量化指标,这样便于了解和评价工作人员的具体表现。

5.评估与改进

实验室应定期(通常为半年或一年)对工作情况进行评估,这种评估要紧密结合实验室制定的目标是否能够实现、实验室在资源的整合上是否存在缺陷、实验室工作人员是否能够达到该岗位的需求等开展。评估的结果主要为了改正工作中存在的不足,有利于工作目标的顺利实现。当然,如果目标制定过高,无法达到,也可以对工作目标进行修正。

(三)实验室管理者

管理者是指在一定组织中担负着对整个组织及其成员的工作进行决策、筹划、组织和控制等职责的人。管理者在管理活动中起着决定性的作用。管理者的素质如何,管理机构的设置是否科学,管理职能的确定和运用是否合理等,直接影响管理的效果。

实验室管理者要在管理活动中有效地发挥作用必须要有一定的权利和能力,实验室管理者的权利通常是通过医院领导任命和授权取得的,但我们不应忽略实验室管理者本人的威信和声望所获得的影响力也是权利的一个重要组成部分。实验室管理者的能力主要是指组织、指挥能力,技术、业务能力,影响、号召能力,作为一个实验室管理者,要尽量满足这三种能力要求,但是在不能求全的情况下,对于管理者而言,最主要的能力应该是组织和指挥能力。因为实验室管理大量的是组织、指挥、协调工作,而不是单纯的技术、业务工作。设计每一个检验项目的工作流程,组织实验所需资金和设备等资源,提供检验结果和服务,努力满足医师、患者和医院领导的需求是实验室管理者必须掌握的技能。目前我国的现状是实验室管理者多为生化、血液、免疫、微生物中某个专业的技术专家,技术和业务能力较强,影响、号召力也有,但唯独缺乏组织和管理能力,缺乏在此方面的系统培训。医院领导和实验室负责人一定要认识到组织管理工作对实验室的重要性,中华医院管理学会临床检验管理专业委员会也应组织相应的培训,帮助实验室管理者尽快提高自己的管理水平。

实验室要想取得成功,就必须要有具有领导和管理才能的人员承担起实验室的管理工作。实验室管理者要有清晰的管理思路和工作方式,必须拥有敏锐的洞察力,善于发现检验技术的发展方向,接受过良好的教育并具备相应的管理能力,有良好的身体条件,精力充沛,反应敏捷,思路开阔,勇于开拓,愿意承担责任,有从事检验工作的知识、经验和教训,对经营、财务管理等专业知识有一定的了解。

(四)实验室管理人员工作方式

现今的医疗环境要求实验室的工作应具有有效性、准确性、时效性、经济性和安全性,而实验室的检验项目、检验技术、分析仪器、实验人员等工作环境总是处在不断地变化之中,这就对实验室管理提出了很高的要求。尽管实验室的工作环境在不断变化,实验室管理的工作模式可以相对稳定,现就实验室管理人员的工作方式建议如下。

(1)在与医院领导、临床科室及医院有关部门商议后,明确实验室能够提供的检验服务和水平。

(2)配备足够的设备和人员等资源,满足医师、患者等实验室用户的需求。

(3)实验室工作人员必须接受过专业和管理的双重教育和培训,并达到国家规定的相应资格要求。

(4)建立实验室质量保证体系,制定实验室管理文件,定期审核和修订,以保证质量体系的正常运转和不断改善。

(5)对实验室的收入和支出应实行有效的管理和控制。

(6)积极参加临床实验室认可活动,从管理和技术两方面对实验过程实施从分析前、分析中到分析后的全面质量控制。

(7)建立实验室内部和外部的沟通制度,沟通必须是双向的和开放的。

(8)实验室应有发展规划,要对实验室有明确的定位、未来希望达到的目标及在现有的环境下通过采取什么样的措施才能达到目标。制定短期应达到的分目标应是整个战略发展规划的一部分。

(9)检验结果必须以准确、完整、易于理解的方式迅速送达医师等用户手中。

(10)实验室有责任就检验报告为临床医师提供科学的解释和参考意见。

(杜海鲭)

第四节　医学科研与科技转化档案管理

医学科研的目标是获得医学科技成果,而获得医学科技成果(尤其是临床医学科研成果)的目的则主要是为了推广应用。所谓对医学科技成果的推广应用,就是医学科技成果的转化。只有当所获得的医学科技成果得到转化以后,才会产生科研效益,否则,就不会有。因此,转化医学科技成果是现代医院院长管理科研的最后一个任务,也是一个极其重要的任务。

一、医学科技成果管理的概念

医学科技成果管理是医院院长管理医学科研的最后一步,医学科技成果的转化是医学科技成果管理的核心。医院院长要转化医学科技成果,就先要弄清楚医学科技成果管理的几个概念。

(一)医学科技成果的一般分类

医学科技成果是科技成果的一部分,其分类方法和其他成果一样也有两种。

1.直接分类(共分为 4 类)

(1)基础理论性成果:主要指认识人的生命活动的基本规律和疾病的发生、发展、转归的一般规律及与环境因素的关系规律,对医疗、预防的技术提出的新发现和新认识等理论依据。这种成果并不一定针对某一特定的目标。

(2)应用研究性成果:主要是指为了解决医疗、预防工作中某一特定的实际问题而研究出来具有一定学术水平和应用价值的新技术、新方法和新材料,包括新药物、新仪器等。

(3)发展研究性成果:主要是指运用基础理论性成果和应用研究性成果的知识,为了推广新材料、新方法、新技术而进行的重大、实质性改造,或独创、特殊的新技术经验和发明。

(4)研究阶段性成果:主要是指在一些重大的科学研究项目中虽未得出最后的结论,但对于该项目的基础理论研究有较大的推动作用。此时的研究结论仍然可以作为科技成果。

2.科技进步奖分类包括国家科技进步奖和军队科技进步奖,共分为七类

(1)新成果类:指用于医学领域内新的医学科技成果。主要是看先进性。

(2)推广应用类:指对已有的医学科技成果进行推广应用取得了一定效益。主要是看效益、实用情况。

(3)采用新技术类:指在大的项目中,采用新技术所获得的成果。主要是看效益、技术难度、应用的作用和意义。

(4)移植开发类:指对引进的国外先进技术进行移植并开发所取得的成果。主要是看效益、推广程度、应用的作用和意义。

(5)基础技术类:指在医学基础技术方面的研究成果。主要是看先进性。

(6)基础理论类:指在医学基础理论方面的研究成果。主要是看先进性。

(7)软科学类:指管理科学领域里的研究成果。主要是看推广程度、实用性、应用的作用和意义。

(二)医学科技成果管理的功能

医学科技成果管理是医学科研管理的最后一个步骤,也是很重要的一个步骤。之所以说成果管理非常重要,主要是由其功能所决定的。医学科技成果管理的功能依据管理的次序主要有以下几点。

1.整理-鉴定-评价功能

医学科技成果在被公认、授奖和推广前,首先要对其进行整理、鉴定和评价。

(1)整理:对医学科研课题研究的成果资料进行收集整理,生成一个系统、全面、简明的鉴定或评审材料。对于新产品也要进行整理。

(2)鉴定:将整理好的成果材料或产品通过专家评审和鉴定,可以送/寄出请专家函审,也可以现场会的形式请专家前来鉴定。

（3）评价：不论是通过专家函审，还是通过现场会鉴定，对其成果均要作出评价，以作为评奖、推广的依据。

2.评奖-奖励功能

医学科技成果经过专家的评价后，对于赞同意见比较集中的项目即可进行上报评奖。奖励由卫生行政部门组织并由相应的机构审批，奖励的等级不同受理部门的级别亦不同。国家级科技进步奖分为一等、二等、三等共三个级别，医药卫生类由国家卫生部审批。军队科技进步奖分为一等、二等、三等、四等共四个级别，其中一等和二等由总部科技进步奖评审委员会审批，三等、四等由大军区、军兵种及总部业务部门审批。

3.成果物化功能

医学科技成果管理的最终目的是使成果物化为生产力，而医学科技成果只有物化为生产力，才能更好地发挥作用，造福人类的健康事业。这就要通过对成果进行多形式、多渠道、多方位的交流、推广和应用，使其物化为生产力。

4.信息反馈功能

医学科技成果在推广应用的过程中，对于成果的使用情况能产生新的信息，这种信息不论是正面的还是反面的，都能反馈到科研管理部门，为科研工作的调整、深化提供依据，以促进科研技术人员对课题的进一步深入研究，有利于再产出新的医学科技成果。

(三)医学科技成果管理的内容

医学科技成果管理的内容较多，主要有以下 3 个方面。

1.成果的评审、鉴定和奖励

医学科技成果的评审、鉴定和奖励是医学科研工作的最终结果，都是管理人员的工作，是医学科技成果管理的内容之一。

2.成果的转化

转化其实就是物化，也就是把医学科技成果物化为生产力。医学科技成果的转化是医学科研工作的最终目的，如果医学科技成果没有得到转化或转化得不好，就不产生科研效益或产生的科研效益不高，医学科研工作就没有达到目的。因此，医学科技成果转化是医学科技成果管理的一个重点内容。转化的内容很多，主要有推广应用、有偿转让、获得专利、中试、扩试等。

3.成果的建档和归档

医学科技成果无论是否获得奖励，对其材料都要认真地建立档案并归档。对于原始实验记录、文字图表、统计资料、影像材料等进行归档，以保证科技成果档案完整系统、准确规范、保存良好和便于利用等。

(四)医学科技成果管理的意义

随着科学的发展，科技成果管理已经成为一门学科，医学科技成果管理也是如此。医学科技成果的获得既要靠医学科技工作人员，也离不开医学科技管理人员。

1.医学科技成果的产生离不开成果管理工作

医学科技成果的产生离不开成果管理工作。医学科研管理工作贯穿于医学科研工作的全过程，而成果管理工作正处于科研工作的"冲刺"阶段——结题后工作。此时的工作主要是靠科研管理人员来完成，工作的任务主要是围绕成果来进行管理。从结题后的资料材料整理、归纳到要求评审鉴定材料产品的准备，从送出去函审到请进来现场会鉴定，从上报评奖的文件到获得科技进步奖项，从成果的推广应用到建档归档，都是科技成果的管理任务和内容。如果没有科技成果管理,要获得成果是不可能的。

2.医学科技成果的发展对成果管理提出了更高的要求

医学科学技术的发展,促使了医学科技成果的产生和发展。尤其是高科技在医学科研领域和科研管理专业上的应用,使医学科技成果不论是从数量上还是质量上,不论是从范围上还是层次上,都有了一个极大的飞跃。使科技成果管理不论是从形式上还是内容上,不论是从方法上还是手段上,也都有了一个明显的改进。这就不仅对医学科研工作提出了更高的要求,而且对科技成果管理水平提出了更高的要求。因此,医学科技成果的发展,就要求成果管理水平也应有相应的提高。

3.医学科技成果与成果管理相互促进

医学科技成果与科技成果管理相互依赖、相互促进。一方面,医学科技成果的发展,对科技成果管理提出了更高的要求,也就是促进了科技成果管理水平的发展。如果科技成果的水平上不去,医学科技成果管理的层次和水平也就提不高。另一方面,医学科技成果需要高水平的科技成果管理水平。如果没有高水平的科技成果管理水平,医学科技成果的层次和效益就不会高。

(五)医学科技成果转化的概念

从以上我们知道,医学科技成果转化是医学科技成果管理内容的一个部分,而且是一个重要的部分。从医学科研的目的上来说,就是为了获得相应的科研效益。而科研效益的获得,又必须靠医学科技成果的转化。因此上说,转化医学科技成果是科技成果管理的核心,也是科研管理的重点。

1.医学科技成果转化的定义

所谓医学科技成果转化,就是医学科技成果的推广和应用。医学科技成果转化是指为了实现医学科技成果的价值而采用一定的方法和措施使其普及、实用和商品化。在这里所采取的方法和措施可以是学术性的,可以是技术性的,也可以是经济性的,还可以是行政性的。转化的过程就是变无偿为有偿,变行政干预为商品关系。转化的目的是使医学科技成果尽快地进入生产领域而变成产品。

2.医学科技成果转化的方式

医学科技成果转化的方式很多,可依据不同的内容而转化成不同的方式。归纳起来主要有以下几种。

(1)学术交流:对于基础理论性的成果或研究阶段性成果的转化,多采取通过学术会议报告、在专业期刊上发表、出版技术专著等方式进行推广。

(2)办班培训:对于新技术、新方法、新材料等应用研究性成果或发展研究性成果的转化,多采取办学习班培训的方式进行推广应用。

(3)扩大试用:对于实物性成果或新技术、新方法、新材料等成果的转化,在鉴定通过后,可以由自己自行组织或报请上级业务部门组织扩大试用。

(4)有偿转让:对于实物性成果的转让,多采取有偿转让的转让方式。有偿转让的方式有多种,一般采用专利的形式。专利管理可参照《中华人民共和国专利法》和《中华人民共和国专利法实施细则》执行。

(5)技术投资:就像股份制的道理一样,把医学科技成果作为投资与有关企业形成联合体进行合作,共同进行技术开发。

(6)市场交易:组织有关医学科技成果进入科技成果展览会、交易会、展销会等来宣传成果,以扩大影响和提高知名度的形式来进行推广。对于有条件的单位,可将成果自己生产成产品,以商品的形式进入市场交易。

3.医学科技成果转化的条件

医学科技成果最终要用于人体,关系到人的生死存亡。因此,医学科技成果的转化,必须有严格的条件。在转化时主要应该具备以下几个方面。

(1)有实验研究和试制试用的可靠数据,技术资料齐全,包括实验报告、药检报告、临床验证报告、鉴定书等。

(2)有一定的先进性、实用性和绝对的安全性,有较高的推广应用价值。

(3)有试生产的条件,如技术、人才、资金、设备、设施等。

(4)有相应的管理机构审批。

4.医学科技成果转化的意义

医学科技成果转化的意义非常明确。成果没有转化,只不过是成果,是一种摆设,是一个名誉,并不产生价值,没有效益。而只有当成果得到转化以后,才能发挥出来科研效益。用医学上的许多理论都可以说明这个道理。以我们身体内的葡萄糖为例,葡萄糖是供给人体能量的物质,但只有当葡萄经过有氧氧化和酵解生成三磷酸腺苷时,才能供给人体能量。如果葡萄糖不转化为三磷酸腺苷,是不能直接产生能量的。回到科技成果转化上来,我们获得科技成果的目的是要其产生科研效益,而要产生科研效益就必须对成果进行转化。这也像人体内的葡萄糖不经过转化不能直接提供能量一样,医学科技成果不经过转化,是不能产生科研效益的。因此,要使科技成果产生科研效益,就必须对其进行转化。

二、医院院长转化医学科研的观念

转化医学科研是医院院长对医学科技成果管理的核心,转化的情况关系到医学科研效益的发挥。因此,作为现代医院院长,对于医学科研管理的重点是要放在医学科研转化的问题上。这就必然地涉及了关于转化的观念问题。

对于转化医学科研的观念,完全依据医院的状况、院长本人的管理思路和具体科技成果的性质。但无论如何,在转化时,应该树立以下几个观念。

(一)注重效益,以社会效益为主导

医学科研是科研的一个领域,与其他科研一样,科研效益是医学科研工作的生命。但医学科研又有其特殊性,是为人服务的,是社会的公益性事业,在众多效益中,社会效益应该是第一位的。

1.科研效益是医学科研工作的目的

效益是企业的生命,也是科研工作的生命。追求科研效益是科研工作的目的,也是医学科研工作的目的。医学科技成果的本身并没有效益,而只有当成果经过转化以后,才能产生效益。如果转化后没有效益,对医学科技成果的转化就是一句空话。因此,在转化医学科技成果时,作为医院院长,首先要树立效益观念。所谓医学科技成果转化时的效益观念,应该有两层含义:一是被转化的成果转化后要能够产生效益;二是对可产生效益的成果能转化为效益。从这个观念的两层含义,就要求医院院长在对医学科技成果的转化时,一是要看准能产生效益的医学科技成果;二是要选准能产生效益的转化方式。

2.科研效益必须以社会效益为重点

科研效益包括社会效益、技术效益、经济效益，军事医学科研还有军事效益。作为商业性的成果转化，当然必须讲求个经济效益，而对于医学科研来说，却必须把社会效益放在首位。如果是军事医学科研，则应该把军事效益放在首位。医学科学是造福人类的事业，医学科研也是为了人类的健康。医学工作的社会福利性，就决定了医学科研的社会效益性。市场经济机制引入卫生领域，并不是将医院完全推向市场化。"救死扶伤，实行社会主义的人道主义"仍然是医院的建院宗旨。因此，医院院长不论在什么时候，都应该把社会效益作为医学科技成果转化的重点。

（二）诚守合同，以国家法律为保证

医学科技成果的转化问题，不仅是个管理问题，也不仅是个方法问题，而且还是个法律问题。随着社会的进步和发展，人们的观念更新和法纪观念的增强，医学科技成果的转化越来越涉及法律问题。由于不诚守合同，没有以法律作为保证而引起转化工作失误的教训并不少见。因此，作为现代医院院长，在医学科技成果的转化过程中，一定要树立以法律作为保证的观念。

1.成果转化的双方必须诚守合同

成果的转化是把成果的价值以商品化的形式来得到体现。这就形成了卖方与买方的商品关系。不论是成果一方还是生产一方，也不论是有偿转让还是技术投资，都必须有合同，也应该诚守合同。这是医学科技成果转化的基础，也是医学科技成果转化的条件，既是个转化水平问题，又是个科研道德问题，医院院长在这个问题上一定要清醒。如果在转化过程中，任何一方心怀叵测，投机取巧，不诚守合同，所谓的医学科技成果的转化就不会产生好的效益。

2.成果转化必须以法律作为保证

法律是社会制度的保证，也是科技成果转化的保证。医学科技成果的转化必须有合同，有合同就必须经过法律认可。因此，对于转化合同双方法人代表要签字，要到有关机构去公证。在医学科技成果转化时，必须把账算清楚。新闻媒体经常披露的版权之争、专利之争等，一方面是道德上的问题，而更主要的则是没有法律观念，没有能以法律作为保护的问题。

（三）公平合理，以互惠互利为基础

和其他科技成果转化一样，在医学科技成果的转化中，必然要形成卖方和买方的协作关系。卖方就是医院或科技成果的所有者，买方就是生产的一方。在转化过程中，不论是对于卖方还是买方，都应该公平合理，以互惠互利作为成果转化的基础。

1.转化时协作的条件要公平合理

对于医学科技成果的转化的协作双方来说，协作条件的根本是个利益问题。所谓利益，作为卖方（医院）主要考虑的是应用价值，而作为买方（产生厂家）则主要考虑的是经济利益。因此，在协作的过程中，双方一定要处在平等地位，公平合理地进行成果转化方面的协商，继而进行协作，这是成果转化的基础。

2.转化的效益必须做到互惠互利

在医学科技成果的转化过程中，必须考虑到在成果转化效益上的互惠互利。用市场经济的观点来看，医学科技成果的转化也是商品的生产和交换，也涉及效益的分配问题，牵涉到单位之间的利益。因此，通过对医学科技成果转化，不论是在技术效益上，还是经济效益上，或是社会效益上，必须是双方都能得到实惠。如果做不到这一点，科技成果就转化不了。就算是能转化，成效也不会大。

三、医院院长转化医学科研的要点

获得医学科技成果是一门学问，需要较高的专业水平。转化医学科技成果仍然是一门学问，同样需要较高的管理水平。医学科学的发展，科技成果的层次提高，对于成果的转化增加了难度，这也就对成果的转化提出了更高的要求。作为现代医院院长，在医学科技成果转化时，应该注意的要点如下。

（一）转化则兴，自封则废

所谓"转化则兴、自封则废"，是对医学科技成果转化从观念上的认识。

1.何谓"转化则兴、自封则废"

"转化"是指对医学科技成果的推广应用，"兴"指兴旺；"自封"取成语"固步自封"之意，是指将医学科技成果存档而不进行推广应用，"废"指作废、废弃。"转化则兴、自封则废"，就是指医学科技成果只有经过转化才能兴旺发达——产生效益，而如果不进行转化则将会废弃——没有效益。作为医院院长，要转化医学科技成果，首先就要树立对成果"转化则兴、自封则废"的思想观念。

2.为何提出"转化则兴、自封则废"

在医院院长转化医学科研时，之所以提出"转化则兴、自封则废"的要点，主要是由于目前科研管理存在的主要问题是成果的转化率不高。在说明这个问题前，我们先列举一个真实的例子：有位医师发明了一个成果，但不去申请专利。问其原因，答："申请专利需要费用，就是得到专利如果找不到生产商，每年还要交费用，得不偿失。"当然，目前我国的科技成果转化率很低的原因是多方面的，但有些主要还是观念上的问题，只重视获得科技成果，而忽视转化成果。医学科技成果也是如此，获得的成果多，但最后得到转化的少，据统计还不到50%。我们在医院也经常可以看到这么一个现象：医学科技获得成果，并不见应用，这对于科研资源的本身就是一种浪费。因此，作为现代医院院长，在医学科技成果转化时，一定要完全纠正这种现象。

3.如何认识"转化则兴、自封则废"

在医院，院长对医学科技成果要做到更好地转化，首先要认识到"转化则兴、自封则废"是完全符合事物发展规律的。记得有一个维修仪器的专家说过："电子医疗仪器是用不坏但可以放坏的"。起初还觉得这句话未免有点太玄乎了，但在实际当中认真看一下，也不能说没有道理。世界上的事情就是很有意思，"流水不腐，户枢不蠹"，人的生命在于运动。对于医学科技成果也是如此，必须进行转化，才会有生命力，才会不"腐"不"蠹"，才会产生效益。例如，我们获得了一个实用性非常强的医学科技成果，如果不转化，那这个成果永远也就是这么个成果，是不产生什么效益的。而如果把这个成果进行转化，情况则就不同了，要么可以取得经济效益，要么可以取得社会效益。

（二）选准对象，有的放矢

所谓"选准对象、有的放矢"，是对医学科技成果转化从方法上的要求。

1.何谓"选准对象、有的放矢"

"选准"是指在众多成果中挑中有转化价值的项目，"对象"指被转化的成果项目；"有的"指转化的市场和转化的目标，"放矢"指转化，即推广应用。"选准对象、有的放矢"，就是指在转化医学科技成果时，要选好被转化的成果项目，有市场、有目标的进行转化。如果没有选准转化的成果项目，或没有合适的转化市场，或没有明确的转化目标，医学科技成果的转化都是不容易取得较好效益的。作为医院院长,在转化医学科技成果时,一定要做到"选准对象、有的放矢"。

2.为何要"选准对象、有的放矢"

提出"选准对象、有的放矢"方法要求,对于医学科技成果的转化是非常重要的。这是因为:一是医学科技成果的类型很多,在性质、内容、目的、层次、应用和用途等方面的差别非常大,并不是每项成果都能转化,也并不是每项转化的成果都有价值;二是转化医学科技成果的方式和方法很多,就是对于有转化价值的成果,也并不是所有的转化方式方法都能够适合。因此,在转化成果时必须选准对象,有的放矢。在转化医学科技成果时,选准"对象"是为了"有的放矢",也只有选准了"对象"才能"有的放矢";要"有的放矢"就必须先要选准"对象",如果选不准"对象"是无法做到"有的放矢"的。

3.如何做到"选准对象、有的放矢"

总结以往在转化时有些成果之所以没有转化成功,有些成果之所以转化的效果不好,主要的原因就是没有做到"选准对象、有的放矢"。有些是挑选了没有转化前景的成果项目,有些是没有找上合适的转化单位,有些则是没有明确的转化目标。因此,要做到"选准对象、有的放矢",应该做到以下几点。

(1)挑选有转化价值的成果。这一点对医学科技成果转化的意义很大。作为医院院长,应该把转化成果的重点放在应用性研究成果和发展性研究成果上来。只要多在新技术、新产品和新材料的成果上下功夫转化,无疑是能够取得显著科研效益的。

(2)要选择合适的转化单位。这对于医学科技成果的转化也很重要。随着改革开放,市场经济机制在各个领域的引入,科研转化开发的市场繁荣兴旺,而有些单位或个人,为了种种目的,在不具备转化条件的情况下打着"开发"的幌子。因此,医院院长对于转化的协作单位一定要认真考察,谨防上当。

(3)要确立明确的转化目标。对于医学科技成果的转化来说,明确的转化目标仍然是很重要的。医学科技成果的类型不同、用途不同,产生的效益不论是种类上还是程度上也可以不同。作为医院院长在对于医学科技成果转化时,一定要有明确的目标。例如,产生社会效益的成果,就不能以经济效益为目标;只能产生低效益的就不能非要产生出高效益。如果脱离实际,没有目标地去转化,就不会产生出满意的转化效益。

(三)百年大计,人才第一

所谓"百年大计、人才第一",是对医学科技成果转化在战略上的要求。

1.何谓"百年大计、人才第一"

"百年大计"是我国的一个成语,是指关系到长远利益的重要计划和措施;"人才第一"是指人才建设是第一位的,包括医学科研技术人才和医学科研管理人才。"百年大计、人才第一",就是指在转化医学科技成果时,注重人才建设,是科技成果转化的长远利益。也就是说,从长远的观念看,提高医学科技成果转化效果的根本方法是加强医学科研技术人才和医学科研管理人才的培养。因此,作为医院院长在转化医学科技成果时,一定要有"百年大计、人才第一"的科研战略思想。

2.为何要提出"百年大计、人才第一"

在当今这个充满着竞争的社会,"优胜劣汰"是事物存在和发展的必然结果。科研成果的获得要靠竞争,科研成果的转化仍然要靠竞争。其他科技成果的转化要靠竞争,医学科技成果的转化仍然要靠竞争。不竞争医学科研工作就没有生命力,不竞争医学科研成果就不可能发展。要竞争就必须"优胜劣汰",而没有"优胜劣汰"也就不叫竞争。但无论如何,竞争的实质是人才的竞争,竞争力的强弱取决于人才的优劣。一个有远识的医院院长,不论是在医学科技成果的获得中,还是在医学科技成果的转化上,都会也必然地始终把人才建设放在第一位。在现实工作中可以看到:同样的科技成果,有些人可以把它顺利地转化为效益,而有些人却不行;有些人可以转化得很好,而有些人却转化得很差。这就充分地说明了人才对于科技成果转化的作用。

3.如何落实"百年大计、人才第一"的要求

关于人才建设的问题,在前面已经多次探讨过,就不再多说了。在这里仅就医院院长在转化医学科技成果的问题上,如何落实"百年大计、人才第一"的要求提几点看法。

(1)在医学科技成果的获得时,要树立"百年大计,人才第一"的战略思想。必须看到,医院院长要进行医学科技成果转化,首先就要有可以转化的医学科技成果;医院院长要使科技成果转化产生高效益,就要求被转化的科技成果有高层次。而医学科技成果的获得,就要靠科研技术人才和科研管理人才,高层次的医学科技成果的获得,就需要高专业技术的科研技术人才和高管理水平的科研管理人才。因此上可以这么讲:医学科技成果获得时的人才建设,就是医学科技成果转化时的长远建设,即"百年大计"。

(2)在医学科技成果的转化时,也要树立"百年大计,人才第一"的战略思想。在排除其他因素的情况下,医学科技成果的转化主要是靠科研管理,而科研管理是由科研管理人员来实现的;医学科技成果转化的效益好坏取决于科研管理的水平高低,而科研管理的水平高低又完全取决于科研管理人员的水平优劣。在同等条件下,医学科研管理人员的水平高,科技成果转化的效益就好;而科研管理人员的水平低,科技成果转化的效益就差。因此,在医学科研转化时,"人才第一"的思想仍然是一个长远的战略思想,即"百年大计"问题。

(杜海鲭)

第七章

病案基础管理

第一节　患者姓名的索引

索引是加速资料检索的方法。通常索引需要将资料归纳成类、列成目录，并按特定的标记和一定顺序排列。病案中包含了很多有关患者、医师和医疗的信息，为了加速查找，都可以制成索引，如患者姓名索引、疾病索引、手术操作索引、医师索引等。

医院的工作是以患者为中心，接待着成千上万的患者。在每位就诊患者建立病案的同时为其建立姓名索引，这就标示着医院与患者建立了医疗关系。患者的姓名索引也就关联着患者和他的病案。任何医院、诊所及初级卫生保健中心都必须建立患者姓名索引，它可以是列表式的、卷宗式的或卡片形式。患者姓名索引是医疗信息系统中最重要的索引，通过它可以链接所有的医疗信息，患者姓名索引是通过识别患者身份来查找病案的，因此被称为患者主索引（patient master index，PMI）。在建立医院电子信息系统时，它将是最基础，也是应当首先考虑建立的索引。有条件的医院，应当使用计算机管理患者姓名索引。

在病案管理过程中，超过一定年限的病案可予以处理甚至销毁。但患者姓名索引不可以也不应该被销毁，它是永久性保存的资料。

一、患者姓名索引的内容

患者姓名索引中的内容可根据各医院或诊所的需要而设计。通常姓名索引中仅记载那些可以迅速查找某一病案的鉴别性资料。因此没有必要将医疗信息，如疾病诊断及手术操作等内容记录在患者姓名索引上。患者姓名索引的主要内容如下。

（1）患者的姓名（包括曾用名）。

（2）患者的联系地址（包括工作及家庭住址）。

（3）病案号。

（4）患者的身份证号。

（5）患者的出生日期（年、月、日）及年龄（也是鉴别患者可靠的信息）。

（6）国籍、民族、籍贯、职业。

（7）其他有助于鉴别患者身份的唯一性资料，如未成年人父母亲的姓名等。

（8）可附加的资料：住院和初诊科别、出院日期；治疗结果（出院或死亡）；国外有些国家还要记录负责医师的姓名及患者母亲的未婚姓名。

由于姓名索引是在患者初次来院时建立的，因此比较费时，有一些资料可以在后期采集。如身份证号，它是鉴别患者最可靠的信息，理论上讲公安部门发出的居民身份证号码不存在重号，如果有可能应该让患者出示身份证，甚至采用二代身份证扫描的办法将照片信息采集下来。

姓名索引的内容也需要更新，如地址、年龄等。

二、患者姓名索引的作用

（一）查找病案
通过患者姓名索引查找病案号是它的基本功能和主要作用。

（二）支持医院信息系统主索引
患者姓名索引的内容也是医院信息系统的基本内容，其作用不只限于识别病案，还可以识别患者，联系患者所有的资料。

（三）支持患者随诊
在临床研究中，随诊是重要的环节。患者的个人信息和住址使医师可以与患者保持联系，获得患者出院后的信息。

（四）支持某些统计研究
可为某一目的的统计提供数据，如人口统计、流行病学统计等。

三、建立患者姓名索引的流程

（一）患者信息的采集
在门诊患者建立病案和住院患者办理住院手续时，应由患者填写身份证明资料，工作人员认真审核，要求每个项目填写完整、正确。

（二）核对患者身份证明资料
由病案科工作人员对患者填写的身份证明资料进行查重，以鉴别患者是否建有病案。

（三）填写患者姓名索引卡
如果患者以前没建立病案，患者姓名索引中就不会有他（她）的记录，应为其建立患者姓名索引卡（手工操作），并录入到计算机患者姓名索引系统的数据库中。

（四）患者姓名索引的保存
使用手工方法建立的患者姓名索引卡，应对患者姓名标注汉语拼音，按拼音顺序排列归入卡片柜内。也可以利用现代化的手段建立计算机患者姓名索引系统数据库，并编排储存。

由于目前不是每个医院都建立了门诊病案，因此凡有门诊信息系统的医院，均应为患者建立磁卡，磁卡的信息可以作为患者姓名索引的共享信息，只需要加入病案号，就可以成为患者姓名索引。

四、患者姓名索引的排列方法

患者姓名索引的最常见、最有效的编排方式是使用字母顺序进行排列，这在使用英文文字的国家做起来是很容易的。我国使用的是象形方块字，使用字母顺序编排索引是在有了注音字母以后才开始的，在这以前的索引是按方块字的特点采取偏旁部首和数笔画的方法。如字词典的索引、某种情况下人名单公布的顺序等。下面分别按我国及国外的不同的患者姓名索引的排列方法进行介绍。

(一)我国的患者姓名索引的排列方法

随着我国文化历史的发展,曾使用过的索引方法有偏旁部首法、笔画法、五笔检字法、四角号码法、罗马拼音法、注音字母法、汉语拼音法、四角号码与汉语拼音合用的编排法等。现常用的主要方法如下。

1.汉语拼音法

汉语拼音方法在总结了以往各种拼音方案的基础上,吸收了各种方法的优点和精华编排而成。索引的编排皆以汉字的拼音字母(即英文字母)为排列顺序。

(1)姓名索引的编排方法:①用汉语拼音拼写患者的姓名,若为手工操作则在每张姓名索引卡片患者姓名的上方标注汉语拼音。②编排顺序,将拼写好汉语拼音的姓名索引卡按英文字母的顺序排列。计算机患者姓名索引系统应能完成自动排序。排列方法:将拼写相同的姓分别按笔画的多少顺序排列,如 Wang Wang,王(排在前)汪(排在后);Zhang Zhang,张(排在前)章(排在后)。按字母顺序排出先后,如张 Zhang、王 Wang、赵 Zhao、李 Li、刘 Liu 的正确排列顺序应为李 Li、刘 Liu、王 Wang、张 Zhang、赵 Zhao。拼写相同的姓再按姓名的第 2 个字的字母顺序排列,如 Zhang Hua Zhang Yan Zhang Ying,张华、张艳、张英。若姓名的第 2 个字也相同,再按第 3 个字的拼写顺序排列,如 Zhang hua li Zhang hua ping Zhang hua yun,张华利、张华平、张华云。不同的名字拼写出的第 1 个字母相同时,应按第 2 个字母排,以此类推。例如,Li Xiao yan Li Xiao yang Li Xiao ying Li xiao yun,李小艳、李小阳、李小英、李小云。

(2)设立导卡:导卡用于手工管理患者姓名索引系统,目的便于快速检索姓名索引。导卡可用于每个字母或每个姓的开始,如字母 A、B、C、D……Z 为字头,可设一级导卡;在每个字头的后面又包含很多不同的姓,将这些不同的姓再分别设立二级导卡;必要时还可根据索引的发展情况,在名字中设立三级导卡。

(3)运用标签:当采用手工操作时,由于日积月累使索引卡片被存放于多个抽屉,为便于迅速检索可在每个抽屉的外面粘贴标签,在此注明该抽屉内起始的字母和最后的字母。

(4)操作要求:①工作人员必须掌握正确的汉字读音及熟练掌握汉语拼音的拼写方法。②对多音字的拼写按日常习惯读法固定拼写,并记录备案,以便查询。③认真对待每一个字的读音及拼写,杜绝拼写错误。

2.四角号码法

四角号码是以中国汉字的笔形,给每一个字形的四个角按规定编号,常规用于辞典索引,便于查找汉字。四角号码克服了对汉字的认识和读音的困难;克服了对汉字用普通话读音的困难。由于有这些特点,为编制姓名索引提供了方便条件,特别是我国南方地区使用四角号码编制姓名索引较为普遍。

3.汉语拼音与四角号码法合用的编制方法

当单纯使用汉语拼音或四角号码法进行手工排列时,常会出现很多相同的姓名被编排在一起的现象,给检索带来不便,影响检索的速度。汉语拼音与四角号码法合用的编排方法,较好地解决了这一问题。

(1)编制方法:①对汉语拼音的要求,只编姓名中每个字汉语拼音的第一个字母。②对四角号码的要求,只编姓名中每个字上方两角的码或下方两角的码。③在姓名的每个字的上方,同时标出汉语拼音字母和四角号码中的两个码。

(2)排列方法:①姓的排列,首先按姓的第 1 个拼音字母排列,将拼写相同的字母排在一起,字母相同姓不同时按四角号码由小到大的顺序排列;拼写字母不同的姓,按字母的顺序排列。②名字的排列,在拼写字母相同的姓的后面,按第 2 个字的拼音字母顺序排列;如果名字的第 2 个字母也相同,再按第 3 个字母顺序排列;如果名字的字母均相同,按第 2 个字的四角号码顺序排列,若仍相同再按第 3 个字的四角号码顺序排列。③汉语拼音的声调排列,如果姓名 3 个字的汉语拼音及四角号码均相同,可再按汉语拼音的声调符号排列姓名的前后顺序。

(3)导卡的设立:①一级导卡,以汉语拼音的拼写法按英文字母的顺序排列,标出姓的第 1 个字母。②二级导卡,以四角号码的顺序标出字母中的不同的姓。③三级导卡,可根据名字排列的需要设立。

上述姓名索引编排方法中,汉语拼音方法适用于普通话的发音,正确的读音是快速、准确编排和检索姓名索引的保证,有利于用于计算机管理。四角号码方法则适用于我国南方地区的医院手工编排姓名索引,若将此种方法用于计算机管理,在程序编制上较汉语拼音法要复杂。汉语拼音与四角号码法合用编排姓名索引的方法,在手工操作上解决了单独使用某一方法的不足。另外,过去有些医院也曾经使用过五笔检字法、注音字母法作为姓名索引的排列方法。

(二)外宾患者姓名索引排列方法

根据国际病案协会(IFHRO)教育委员会编写的病案管理教程,有如下 3 种方法。

(1)字母顺序排列法:患者姓名索引的排列方式同一般词典中的字母排列顺序相同。

(2)语音顺序排列法:语音顺序排列法即按语音发音的顺序排列。采用这一方法排列患者姓名索引,关键在于正确的发音。

(3)语音索引系统:在这个排列系统是将 26 个英文字母除元音字母 a、e、i、o、u 和辅音字母 w、h、y 不编码外,其余的字母中,将 b、c、d、l、m、r 等 6 个字母分别编号为 1、2、3、4、5、6,其他字母作为这 6 个字母的相等字母,然后将患者姓名按照一定的编码规则给予编码后再进行排列。

语音索引系统适宜于计算机操作系统运用。

若要将该系统用于汉字的患者姓名索引,应先将姓名拼写出汉语拼音字母,然后再按该系统的编码要求进行编排。

上述 3 种方法适合于负有外宾人员医疗任务的医院使用。

(三)患者姓名索引卡的一般排列规则

1.使用规定

只有被授权的工作人员可以排列和使用患者姓名索引卡,并应定期进行检查,确保其排列的准确性。

2.连续编排

患者姓名索引要连续编排,即不要将其按年度分开。

3.规范检索

在使用患者姓名索引时,最好不要将其从索引存储器中取出,如果必须取出,应有一个不同颜色的替代卡插到原来的位置上,这样便于快速、准确地归档原卡片。

4.核对检查患者姓名索引的初次编排

索引初次编排时,排列人员应将一个不同颜色或稍大于索引卡的卡片作为检查卡放在每一张索引卡片的后面,或将索引卡片竖着排放,待检查员或审查员在核查完每一张姓名索引卡片的正确排列后,再将检查卡取出或将竖着排放的患者姓名索引卡放好。

5.索引卡信息的变更

再次就诊或住院的患者姓名发生变化时,应将患者更改姓名的有效文件归入病案内存档,同时在原患者姓名索引卡上注明更改的姓名并用括号标记;还应按更改的姓名建立一新的姓名索引卡并用括号标明其原名,与原索引卡相互参照,将原卡片记录的内容填入新卡片内;找出病案将原用名括起,写上更改后的姓名,切忌将原用名涂抹掉。

6.掌握索引建立流程

要保证每位患者都有一张姓名索引卡,掌握患者姓名索引建立的流程。

7.查重处理

在排放患者姓名索引时,要注意发现有无重复者,处理重复者的方法是去新留旧,并立即合并。(注意将重复的病案合并)。

患者姓名索引的排列涉及资料的检索,要有极高的准确度,对新来的工作人员必须经过培训、认真考核后,将其安排到排列工作的某一步骤,便于对其操作的核查。

（朱芯平）

第二节　病案的编号

病案号是病案的唯一标志。收集患者身份证明资料及分派病案号是对每位就诊或住院的患者做的第一步工作,也是以后获得恰当的患者身份证明资料的唯一途径。病案采取编号管理是对资料进行有效管理的最为简捷的方法。

ID是英文 Identity 的缩写,是身份标识号码的意思,在医疗信息管理中就是一个序列号,也叫账号。ID是一个编码,而且是唯一用来标识事物身份的编码。针对某个患者,在同一系统中它的 ID 号是不变的,至于到底用哪个数字来识别该事物,由系统设计者制订的一套规则来确定,这个规则有一定的主观性,比如员工的工号、身份证号、档案号等。

病案号(medical record number,MRN)是根据病案管理的需求,以编码的方式而制订的、有规则的患者身份标识码,是在没有使用计算机以前人工管理病案的标识码。用现在的观点说病案号也是一种 ID。

当计算机软件介入到医院门诊管理工作中,使得管理那些流动的、不在医院建立正规病案的门诊患者成为可能,为这些患者分配一个可以唯一识别的 ID 是非常重要,且必需的。这也就是我们常说的门诊就诊卡中的患者 ID。这时候就出现了两种 ID,一种是没有建正规病案的门诊患者的 ID,一种是建立了正规病案患者的病案号。很显然建有病案的患者有 MRN 作为唯一标志,而没有病案号的患者就依靠 ID 来进行识别。实践经验证明建立了正规病案的患者需以病案号作为唯一识别的标识,若以电子计算机的 ID 号同时用于识别有无正规病案患者的信息,必将造成医院内医疗信息的混乱。

一、病案编号系统

（一）系列编号

这种方法是患者每住院一次或门诊患者每就诊一次就给一个新号，即每次都将患者作为新患者对待，建立新的患者姓名索引和新的病案，并与该患者以前的病案分别存放。这种方法使患者在医院内可有多份病案。就诊、住院次数越多资料就越分散。这种分割患者医疗信息方法不利于患者的医疗，已造成人力和资源的浪费，很难提供患者完整的医疗资料。

（二）单一编号

即患者所有就诊的医疗记录统一集中在一个病案号内管理。采用的方法是在每位患者首次来院就诊时，不管是住院、看急诊或门诊，就要发给一个唯一的识别号，即病案号。

采用这种方法不论患者在门诊、急诊或住院治疗多少次，都用这一个号。这种方法的特点是每个患者只有一个病案号，一张患者姓名索引卡，患者所有的资料都集中在一份病案内。这些资料可以来源于不同时期、不同诊室和病房。如果不只是一份病案也可以使用单一编号系统将分散放置的病案联系起来，保持患者信息资料的连续性和完整性。

（三）系列单一编号

它是系列编号和单一编号的组合。采用的方法是患者每就诊一次或住院一次，都发给一个新号，但每次都将旧号并入新号内，患者的病案都集中在最后，最终患者只有一个号码。

此种方法在归档或查找时，需在消除的原病案号的位置上设一指引卡，以表示病案最终所处的位置，因此患者越是反复就医，病案架上的指引卡也越多，同时患者姓名索引的资料也要不断地修正。用本次就诊以前的病案号查找病案，就要沿着病案架上的指引卡依次查找。这种方法既浪费人力和物资资源，又降低了供应病案的速度。

二、病案编号的类型

（一）直接数字顺序编号

医院的患者流动性大，病案发展迅速，利用数字编号的方法管理大量的病案，比其他方法更简捷，便于病案的归档、排序、检索、信息的加工和整理，以及编制索引。具体方法是按阿拉伯数字的顺序从0开始，按时间发展分派号码。系列编号和单一编号系统均采用这种发号方法。

数字编号管理病案的优点是方法简单、便于操作和管理，而且使用广泛，特别是适用于计算机管理。

（二）其他编号类型

1.字母-数字编号

这种方法是将数字与字母结合起来使用。优点是可以用于大容量的编号。例如，用AA 99 99代替99 99 99。

其缺点如下：①写错或漏写字母，各类医务人员在使用病案号时难免写错或漏写字母。如医师的处方、病案记录、各实验室检查申请单和报告单、各种申请书、护理记录等，需要书写病案号。②常提供错误的病案号码，患者不注意病案号中的字母，往往只记得数字编号，因而提供的病案查找号码常是错误的。

20世纪60～70年代，我国有些医院曾采用此种编号方法。当编号发展到10万时，就更换字母，并将此称为"10万号制法"。其目的是减少号码书写的错误，将号码控制在5位数内，但实际上号码加上字母仍为 6 位。由于病案数量发展快,字母更换得频繁,给使用者造成诸多不便。目前我国电讯号码已达 11 位数,身份证号更是多达 18 位数。人们在生活中对于 7、8 位数字的运用习以为常。条形码用于病案号管理给我们带来的实惠,毋庸顾虑号码的差错。

2.关系编号

关系编号是指其部分或全部号码在某种意义上与患者有关。如采用出生日期 8 个数字中的后 6 个数字,再加上表示性别的数字(奇数表示男性,偶数表示女性)、表示地区编码的数字及 2~3 个或更多的数字作为顺序号以区别生日相同者。

例如:　2000　08　30　　1　　　09　　　　2
　　　　　年　　月　　日　性别　顺序号　地区码

在计算机系统中,除此以外还应有 1~2 个校验值。亦有采用身份证号码作为病案号的。

使用关系编号的优点是:①容易记忆,便于查找。病案号内含一些与患者有关的信息(性别、年龄、出生日期),使患者容易记忆;如果在检索患者姓名索引发生困难时(拼错姓名、同名同性别),根据出生日期或其他相关信息就可以找到病案。②易于鉴别。可以较好地鉴别患者。

使用关系编号的缺点是:①增加记录错误的机会。由于号码较长增加了记录错误的机会,特别是在非自动化系统管理中。②数字的容量有限:因为使用的出生日期的最大数值是 31,月份的最大数值是 12,只有年的数字是从 00~99。③管理不便:如果在建立病案时不知道出生日期,就需要用临时号码代替,一旦知道了生日就要变更号码,给管理带来不便。

3.社会安全编号

使用社会安全编号主要是在美国。与身份证号码使用相似,所不同的是有些患者可能不只有一个安全号,医院不能控制和核实社会安全号的发放情况,只能使用它,造成号码的不连贯。

4.家庭编号

其方法是以家庭为单位,一个家庭发给一个号,再加上一些附加数字表示家庭中的每一成员。

例如:家庭号码为 7654

附加号码为:01=家长(户主);02=配偶;03 以后的数字=孩子或家庭其他成员。

林一枫 01 7654

张士容 02 7654

林 杰 03 7654

林 迎 04 7654

家庭中每一位成员的病案(或称为健康档案)分别用一个夹子(或袋子)保存,然后将所有的病案以家庭为单位按数字顺序分组排列。

我国以地区开展的社区医疗保健,分片划分管理的各居民点的医疗保健,以街道或里弄门牌号码建档,强调以家庭为单位。家庭编号适用于门诊治疗中心、社区医疗单位及街道保健部门的健康咨询、预防保健等。

此方法的主要缺点是:当家庭成员发生变化时,如结婚、离婚、病故等,造成家庭人数和其他数字的变化,特别是要改变患者姓名索引资料。

5.冠年编号

即在数字号码前冠以年号。年与年之间的号码不连贯。

例如:2001 年的病案号自 01-0001 开始编号,任其发展,年终截止。下年度更新年号。

2002 年的病案号自 02-0001 开始编号。

此种方法的优点是可以直接从病案编号上获得每年病案发展的情况,但其缺点也是显而易见的。

三、病案编号的分派

一个好的病案管理系统应能有效地控制病案,从患者入院建立病案时就应对其实行有效的管理,要建立有关的登记、索引和号码的分派等,不要在患者出院后再做这些工作。只有在患者入院时或住院期间做好病案的登记工作,才较易获得完整准确的资料。

号码的分派有两种主要方式。

(一)集中分派

通常只有病案科负责分派号码。

如果患者到了登记处(不论是住院还是门诊患者),工作人员就要与病案科联系以得到一个新的号码。

在登记处(或住院处)工作人员将患者的病案号、姓名、性别、出生日期及其他资料登记好后(一式两份),将其中的一份交与(或通过电子手段传送)病案科。

无论是手工操作还是利用电子化设备,号码的分派过程都应进行清晰地记录和控制,保证号码的准确发放,避免号码发放遗漏或重复。

(二)分散分派

如有若干个登记处,病案科应将事先确定好的大量供新患者使用的几组号码同时发放到各登记处。每组号码的数量应由每个登记处的工作量而定,这些号码应加以限制并应小心控制,登记处应将每天号码发放的情况反馈给病案科。在每个独立的登记处,当他们的计算机可用于核实患者姓名索引并同时得到下一个病案号时,就可以进行号码的分派。但要注意,如果有很多人负责分派号码,就会增加号码重复使用的可能性,因此应有一套控制措施。

四、号码分派的控制

不论是集中分派还是分散分派,重要的是要有分派号码的控制方法。可用总登记簿或用计算机系统控制号码的分派。计算机程序上或登记簿上注有全部已分派及待分派的号码,号码分派后就在该号码的后边立即填上患者的姓名,同时记录分派号码的日期。

例如:　　号码　　　　姓名　　　　日期　　　　　　　　发号部门
　　　　　207860　　刘宇良　　2007 年 7 月 12 日　　门诊登记处

(一)门诊病案号码的控制

1.专人掌握

应有专人掌握号码的发放,待用的病案应事先做好编号的检查核对。

2.查重制度

患者新建病案时应坚持执行姓名索引的查重制度,确认未曾建有病案后,再分派病案号。

3 核对制度

应建立发放病案号的核对检查制度。

(1)每天检查:每天检查病案号发放的登记记录,核对号码分派后的销号情况。

(2)合并重号病案:患者姓名索引归档操作时发现重号病案,应及时合并,保留新的患者姓名索引,消除新号使用旧号,将新号再分配给其他患者使用。

(二)住院病案号码的控制

1.病案科专人掌控

由病案科专人掌握、控制号码的发放。有手工管理和计算机管理两种方法。手工操作时病案科将病案号用列表的形式发出,住院处每收一个患者,必须按列表上的号码以销号的方式(即在已使用的号码上画一横线)分派,并在号码后填注患者姓名。然后将号码列表单反馈于病案科。使用计算机网络系统实现数据共享,计算机会自动控制病案号的发放情况。当接到住院处发出新患者的身份证明资料,经核对后确认发给的新号。

例如:

病案号	患者姓名	病案号	患者姓名
~~263491~~	米定芳	262496	
~~262492~~	卜来柱	262497	
~~262493~~	刘林子	262498	
262494		262499	
262495		262500	

2.逐一核对病案号

病案科每天将新入院的住院患者应逐一核对,若发现有老病案使用旧病案号,将新病案号再次发给住院处重新使用,并找出老病案送至病房,同时通知病房及住院处更改病案号。

3.填写病案号码

明确规定医师对有正规病案的患者,在填写入院许可证时必须清楚地填写病案号码。

4.科室密切合作

住院处要与病案科密切合作,详细询问患者,准确收集患者身份证明资料,认真填写住院登记表。

(三)计算机系统的病案号码的控制

使用计算机进行号码的自动分派,要根据基本数字的计算确定一个校验位。校验位检查是检查由于数据字段转录引起的错误或号码在使用中排列错误的一种方法。它包含每个数字在字段中的位置和数量值的信息。

如果转录错误(错误数字)或易位错误(两个数字颠倒)导致计算机结果与校验值不同,它就会显示出错误信息,应随时注意纠正错误。

(四)号码的分派时间

病案号码不应提前分派,一定要在患者办理建立病案手续时及第一次办理入院手续时分派。患者入院后有关患者在院所做的记录均以分派的病案号码作识别,确认患者的记录。不应在患者出院后病案科整理出院病案时再分派病案号。

(五)号码类型的影响

号码呈现的方式对有效控制号码有一定的影响。一个全数字形(即不加字母等)的号码出现在表格中,可降低错误引用的发生率。

五、病案管理系统

(一)病案集中管理

集中管理是指将患者的住院记录、门诊记录和急诊记录集中在一个病案内保存,用一个编号管理;或将住院记录、门诊记录分别编号,分别归档,但都集中在病案科统一管理。这样的管理方式分为一号集中制、两号集中制、一号分开制和两号分开制。

1.一号集中制

目的是在医院内最大限度地来保证病案资料的整体性、连续性,全面地搜集有关患者的医疗信息资料。

方法:将住院记录、门诊记录和急诊记录按患者就诊时间顺序集中在一份病案内,即患者凡来医院就诊的记录集中保存在一个编号内,在一处归档,记录完整。这是病案管理工作中最简捷的方法,较其他方法操作简单、可免去一些重复工作、节省资源,利于资料的使用。

2.两号集中制

即住院记录与门诊记录分别编号,但病案却集中在一种编号内管理,只归档一份病案。这种方法适用于建筑形式集中、门诊与病房连在一起的医院。

其方法:①门诊病案、住院病案各自建立编号系统,两种编号并存,各自发展。②门诊患者如果不住院,其病案资料则永远使用门诊病案号管理。③患者一旦住院则发给住院号,取消门诊病案号,并将门诊病案(含急诊记录)并入住院病案内,永远使用住院病案号管理。④空下来的门诊病案号不再使用,如要重复使用应注意避免出现重号差错。⑤两种编号均由病案科掌握,分发给登记处或门诊挂号处和住院处使用。⑥患者住院时,登记处或住院处须告知患者,将患者挂号证上的门诊病案号改为住院病案号。⑦建立改号目录卡,按门诊病案号排列,作为门诊病案并入住院病案的索引,指引门诊病案转入住院病案号。⑧将患者姓名索引中的门诊病案号更改为住院病案号。

患者手中挂号证的病案号码,须在登记处(住院处)办理住院手续时立即更改。必须提请住院登记处的同志切实做好。

优点:保持了病案的完整性、连续性,门诊与住院病案较易区别,便于存放,有利于科研使用。

缺点:造成了工作的复杂化,容易发生号码混乱,增添了改号手续,但患者住院前门诊病案资料的登记涉及多科室、多种类,不易全部更改,长时间影响病案的查找供应,稍有疏忽即会给今后的工作和患者带来很多不便。

3.一号分开制

住院病案与门诊病案分别管理,各自排架归档,但却同用一个病案号。

优缺点:方便门诊患者就诊时使用病案,保护住院病案的安全。但科研总结使用病案必须从两方面查找,即门诊病案、住院病案都提供使用。

4.两号分开制

即门诊病案与住院病案分别编号,单独存放、互不关联。虽然分别管理、各自存放,但仍存放在病案科内。门诊病案用于患者在门诊就医使用,住院病案则作为患者住院期间的医疗,以及今后的教学和研究使用。为便于门诊医疗,将复写的出院记录、手术记录置于门诊病案内。

病案采用两号集中制或分开制,从管理学上评价要比一号集中制管理使用更多的资源,投入更多的人力进行重复的工作。分开管理也使得资料分散,不利于医疗、科研使用。书写时也容易将号码混淆,造成工作复杂化。

(二)病案分散管理

即患者的病案分散在多个医疗部门,分散于病案科以外如特殊的治疗科室。分散存放在其他部门的病案最好由病案工作人员严格监督及控制。

(三)特殊病案的管理

在医院的某些部门中,由于患者的医疗需要,有必要将病案在本部门保留较长一段时间,如进行肾透析、肾移植、放射疗法或化学疗法的病案。

如果将这些特殊的、适当数量的病案暂时放在某一特殊部门,那么就出现了微量或"卫星"病案中心。病案就像存放在病案科一样。作为病案科的工作人员必须知道哪些病案放在"卫星"病案中心。当患者治疗结束或死亡,这些病案就应送回病案科进行归档,而不可无限期地保留下去。

(朱芯平)

第三节　病案的归档

对病案不能进行有效的管理必将严重影响诊所或医院内的日常工作。因此病案科的工作职责就是要建立一系列制度和程序以保证病案在医疗、医学法律、统计、教学和研究方面被有效地应用。

对病案科工作的评价是根据他为各部门的服务效率来判断,也就是说当病案需要用于医疗时,应随时可以获得。因此病案科工作的效率及对病案的控制是病案管理中须考虑的两个重要的事情。

一、病案归档系统的种类

病案的归档就是根据病案的标识(号码)将病案按一定的顺序进行系统性的排列、上架,以便能快速、容易地查阅和检索病案。病案归档系统是病案排列归档的系统性管理方法。

好的归档系统有利于对病案的有效控制,不同规模的医疗机构采用的归档方法亦可不同,实践证明用编号排架归档优于其他方法。我国过去及现今使用的归档方法如下。

(一)按姓名排列归档

如果不使用病案编号管理,患者的姓名则是唯一检索病案的依据。可将其按汉语拼音或字母的顺序排列,此种归档方法只适于病案数量很少或患者流动量非常小的诊所或医务室。

(二)按户口集中存放归档

这种方法适于街道保健机构。其以户口为依据,类似家庭编号,将家庭中的所有成员都分别建立病案,但都集中装在户主的封袋内。归档是按街道、里弄(胡同)、居民住宅楼编成次序,再按门牌号码编序。病案架亦按街道、里弄(胡同)、居民住宅楼作出标记,病案依户主居住的门牌号码存放在病案架上。这样可以掌握每个家庭成员的健康状况,适用于开展社区医疗。

(三)按号码排列归档

采用号码归档有多种方法,具体如下。

1.数字顺序号归档

以数字顺序号排列归档的方法是直接将病案按数字自然顺序排列归档。采用此方法归档可反映病案建立的时间顺序。数字顺序号归档法的优点:易于掌握、简单易行,易于从储存架上检索号码连续的病案。数字顺序号归档法的缺点:①容易出现归档错误。②容易照抄已写错或读错的号码,如将 1 写成 7。③容易将号码上的数字换位,如病案号码是 194383,但按 193483 归档。④由于最大的号码代表的是最新发展的病案,因此就会使大部分近期使用频繁的病案集中在病案库房某一区段归档。⑤由于大部分病案和检验回报单要在同一区域归档,影响对病案人员的归档工作的分派。

2.尾号归档

为了改进检索和归档的效率,用其他的方法取代了直接顺序归档法。其方法有两种,即尾号和中间号归档法。采用这种方法归档的目的是为了减少和杜绝归档错误,提高归档的速度和准确率。

尾号归档方法:①将 6 位数的号码分为 3 部分,第一部分位于号码的右边的最后 2 个数字,称为一级号(也称为尾号);第二部分位于号码的中间 2 个数字,称为二级号(也称为中间号);第三部分位于号码的最左边 2 个数字,称为三级号(也称为查找号),见图 7-1。②在尾号归档中,每一级号都有 100 个号码,范围从 00～99。③归档时将尾号一样的放在一起,再将中间号一样的挑出来,按查找号顺序大小排列。

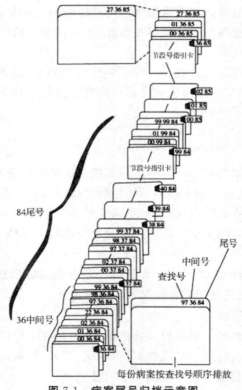

图 7-1　病案尾号归档示意图

尾号归档的优点:①病案可均匀地分布在 100 个尾号内。②每 100 个新病案号只有一个病案排列归档在同一个一级号(尾号)中。③免除归档区域内工作人员拥挤的状况。④负责病案归档的工作人员分工明确、责任心强。⑤工作人员的工作量分配较均匀。⑥当加入新病案时,非活动性的病案可以从每一尾号组内取出。⑦使用尾号归档法减少了错放病案的机会。⑧使用尾号归档法提高了归档速度。

注意使用原则:在较大的综合性医院,尾号归档法应与序列号归档法并用。即尾号归档法用于活动性病案,对于被筛选出的不活动病案(置于第二病案库房)采用序列号归档法。

3.尾号切口病案排列归档法

我国有不少地区和单位的门诊医疗记录采用门诊病案卡片,在归档排列方法上使用了尾号的排列归档管理方法。此种方法适用于门诊患者较多的医院和采用两号分开归档的病案管理,突出优点在于较其他归档方法快速、简便。

4.中间号归档法

中间号归档法的优点基本与尾号归档法的优点相同。其缺点是学习和掌握此方法难于尾号法。因病案号不是均匀分布,当旧病案抽取出来存入不活动病案库时,病案中就会出现空号现象,如果病案号多于 6 位数,此方法效果并不好。

(四)病案号的色标编码归档

色标编码是指在病案夹的边缘使用不同的颜色标志病案号码,以颜色区分号码。这是为使病案人员便于识别病案号,避免出现归档错误。使用色标编码要比按尾号和中间号排列归档病案的方法来说更方便。

1.国外色标编码法

通常在病案夹的不同位置用 10 种颜色表示 0～9 的数字。一种或两种颜色的色标可用来表示尾号归档中的一级号码。就两种颜色来说,上边的颜色代表一级号的十位数,下面的颜色表示一级号的个位数(表 7-1)。

表 7-1　尾号颜色标志

一位数尾号	颜色标志	二位数尾号	颜色标志
0	紫色	0 0	紫色 紫色
1	黄色	0 1	紫色 黄色
2	深绿	0 2	紫色 深绿
3	浅蓝	0 3	紫色 浅蓝
4	橙色	0 4	紫色 橙色
5	棕色	1 5	黄色 棕色
6	粉色	1 6	黄色 粉色
7	浅绿	2 7	深绿 浅绿
8	深蓝	3 8	浅蓝 深蓝
9	红色	4 9	橙色 红色

色标的使用通常限制在号码的 2～3 位数,使其尽可能简单并维持效果,其目的仅仅是为了避免归档错误。

2.我国的色标编码法

(1)彩色色标编码法:①尾号色标编码,用于按尾号方法排列归档病案时,通常在病案夹边缘的不同位置用 10 种颜色分别表示 0～9 的数字,以一种或两种颜色的色标用来表示一级号。就两种颜色来说,上边的颜色代表一级号的十位数字,紧挨在下面的颜色表示一级号的个位数字。如 142049 这一号码中,用橙色和红色分别表示一级号中的 4 和 9。②中间号色标编码,如果采用中间号排列归档,其由于一级号在中间,就要用颜色表示在"20"的数字上。一般将色标限制在号码的 2 或 3 位数,使其尽可能地简单并维持其效果,因其最大的目的是避免归档的错误。③顺序号色标编码,将不同的颜色标志固定在病案袋右下角,每1 000个号码更换一种颜色。

(2)单色色标编码法:包括顺序号单色画线标志。在病案封袋右边的不同位置印以黑线,从上至下分为7个档次,每一档次1 000份病案,即1 000个号码为一档次。当号码发展到第8个1 000时,黑线的位置又返回到第一档次。

二、归档系统的转换

当你要改变现在的归档系统时,不要低估了从一种归档系统转换为另一种归档系统工作的复杂性,以及所需要的转换时间及准备工作,不论做哪些系统的转换,大量的病案位置的移动和病案的其他方面问题都是必须加以考虑和控制的。下面就顺序号向尾号系统转换作一叙述。

(一)转换工作的要求

1.事先设计转换方案

要考虑病案数量,考虑时间、空间和物资等需求。如对于时间的分析要考虑需要多少天可以完成系统转换,是否可以分段进行,会不会干扰正常工作。对于空间需要则需要计算100个尾号归档病案的架位。对于事先需要准备的物品,如病案条形码、色标、病案封面等需要事先准备好。设计方案要经过大家的讨论然后提交上级部门审批。

2.人员进行培训

归档系统的转换改变了日常习惯的操作方法,必须经过专门的培训才有可能圆满完成转换。培训除理论讲解目的、意义、方法外,还要在模拟现场进行教育。

3.进行必要的物质准备

库房的空间与充足的病案架是物质保证的前提;根据病案存贮的数量安排好转换的时间,如利用法定的长假,以不影响日间正常工作。

(二)转换的步骤

(1)培训工作人员熟练掌握尾号归档法。

(2)调查、计算年病案发展数量,并计算几年内所需病案架之数量,准备足够的病案架;把所有病案架按尾号排列规划。

(3)计算并准备好所需指引卡的规格及数量。

(4)在转换排列过程中,注意找出以往错误归档的病案。归档方法的转换等于将病案进行重新组合,在这一过程中注意纠正过去难以发现归档的差错。

(5)未在架上的病案应填写好示踪卡,指明去向(包括已丢失的病案)。

(6)筛选非活动病案,并按顺序号将不活动病案存入第二病案库。非活动病案在患者就诊时再行转换。

(7)转换过程中还应注意更换已破损的病案封皮(袋)。

三、归档工作要求

(一)归档是一项重要工作

归档时要认真细致、思想集中、看准号码,不要抢时间。

(二)防止归档错误

如将号码看颠倒,字形看错,例字形1、7、9;3、5、8;0、6等,或将双份病案放入一个位置内。

(三)归档工作要坚持核对制

采取归档"留尾制",即不要一次性把病案全部插入,要留一小部分于架外,经核对无误后方可将病案全部推入架内。

(四)保持病案排放整齐

归档时应随手将架上的病案排齐。病案排放过紧,应及时移动、调整,保持松紧适度,可防止病案袋破损,提高工作效率。

(五)破损病案的修补

对破损的病案袋或病案应在归档前修补好。

(李祎晗)

第四节　病案的供应

病案管理的目的在于病案的利用。如果我们只知道保管病案而不去利用病案,则失去了病案管理的意义。病案室的工作大部分都是为临床和患者的医疗服务,病案管理所做的一切工作都是为了提供服务和资料的利用。病案只有被有效地使用才能产生效益。因而病案供应在病案管理中是一项很重要的工作,病案在为医疗、教学、科研服务的过程中,是一个不可缺少的环节。病案的供应体现着病案的科学管理和病案工作人员辛勤劳动的成果,也是检验病案管理好坏的一个依据。因此可以说,病案供应工作反映着病案管理的整体水平,因此要求病案供应工作人员在工作中必须做到:检索病案动作要快、抽取出的病案要准确,对病案需求者要认真负责、态度好。要求病案供应工作人员要以快、准、好的供应准则,保证病案供应工作的顺利完成。

病案供应工作中包括查找、登记、运送、回收、整理、粘贴、检查、检验回报单和归档等。以上每道工序完成质量的好坏,都影响医疗、教学、科研工作的开展。因此对每个工作环节都要有明确的操作方法和要求。

一、病案供应工作的原则

(1)在安全、保护隐私、保护医院利益、保护医师知识产权、符合医院规定的的条件下,应尽可能地提供病案服务。

(2)病案只有在医疗或教学使用时可以拿出病案科。建立保存病案的目的主要是为患者的继续医疗,为患者医疗需要病案科必须及时将病案送达临床医师。一份优秀的病案包含了一个典型的病例,是临床示教生动的活教材,必须带出病案科在教学中展示。

(3)所有送出的病案都要有追踪措施,以表明病案的去向。如采用示踪卡、登记本、登记表、条形码计算机示踪系统等方法,建立有效的病案控制方法。

(4)所有借出的病案都要按时收回及时归档,严格病案执行借阅制度。

(5)凡是科研、查询、复印等使用病案,一律在病案科内使用。病案涉及患者的隐私,为保障病案的安全,病案需在病案科内使用。

要建立有效的控制病案的方法,最大限度地做好病案的保管和使用工作。作为病案科的负责人或供应工作的负责人,必须对病案的保管和使用负全责。所有从病案科拿出去的病案,必须了解谁是使用人，在哪里使用，需要使用多长时间。要能够掌握和控制病案的流动情况，每个负责病案供应的工作人员都必须遵守病案供应工作的原则。

二、病案供应的种类

(一)门诊病案供应

门诊是为广大患者进行医疗服务的第一线，也是病案管理服务于临床医疗最主要的工作。门诊病案供应经常是在较为紧张的环境中进行的，这是一件时间要求很强、供应量很大且容易出现差错的工作。它要求工作人员在短时间内，将大量病案分送到各个诊室。因此，工作人员要做到快、准、好地供应病案，就必须按操作规程细心、快速、准确地查找和调运病案，避免因为差错而造成往返调换病案，耽误患者的就诊时间。预约挂号可使门诊病案供应在患者就诊的前一天准备就绪，有较充分的时间做好供应工作。目前我国绝大部分患者还是当日就诊当日挂号，故需要当天查找、使用的病案数量多，时间紧，这是门诊病案供应的特点。

(二)急诊病案供应

因为是急诊使用病案，故应安排专人负责查找。急诊病案供应要求查找迅速，送出及时。特别是近期曾就诊者或近期出院的病案，同前一次诊治或处理有密切的联系者，更需要又快又准的输送病案，以免延误病情、耽误抢救的使用。

(三)预约门诊的病案供应

门诊预约挂号的病案供应，特点是供应时间较从容，这就要求工作人员更应该认真、细致地核对，确保准确地供应，保证患者按时就诊。采用电脑管理预约患者，可打印出预约就诊清单，病案科根据其清单供应病案，同时可以更清楚、全面地了解掌握预约患者就诊情况。

(四)住院病案供应

病案管理工作首要的任务是服务于患者的医疗，患者在办理住院手续时，住院处要立即通知病案科将病案送达患者住院的病室，为医护人员接诊患者、了解病情提供参考。医院要做到一切以患者为中心做好工作，患者一经办理了住院手续，并且确认已有就诊病案，病案管理人员就要及时将病案送至病房，并做好登记。患者一旦出院，应将新旧病案一并收回，并在示踪卡上注明。

有些医院患者入住病房后再由医师到病案科办理借阅手续取得病案，这有悖于保存病案的目的和一切为了患者的服务宗旨。正确的做法应该是，护送人员携带病案陪同患者共同到达病房，并与医护人员做好交接。从医疗安全着眼，此种做法应作为规范医院的工作制度。

(五)科研、教学病案的供应

利用病案进行科研总结分析，是对病案资料深入的开发利用。临床教学使用病案示教，丰富了实践教学。一些负有科研、教学任务的较大型的综合医院，医疗、科研、教学任务十分繁重，病案科需要向他们提供大量有价值的病案进行科研总结。历史较长的医院储存的病案多，可提供给科研的病案数量大。一些样本较大的课题参阅病案的人员多，需要病案的数量大且保存时间长，常要重复使用。

由于科研使用病案的特点，使科研、教学使用的病案不同于一般就诊病案的供应。它可以和使用者约定分期分批地提供病案在病案科内使用，并提请爱护和妥善保管病案。不仅要为使用者提供病案服务，还要为其提供使用病案的方便条件；在满足科研教学需要的同时，还要做到不影响患者就诊使用病案。这就需要供应病案的工作人员掌握工作方法，管理者必须对他们的工作提出要求。

（六）医疗保险病案的供应

医疗保险在社会的推广普及、病种医疗费用的管理、医院内医疗保险办公室、上级医保部门对医疗费用合理理赔需要核查医疗消耗的费用,则要凭借病案作为医保费用审核的依据,病案科几乎每天都要接待医保人员查阅病案,随着参保人员不断增加,病案科为医疗保险部门提供的病案量不断提升。病案信息管理,投入了国家医疗改革的行列,扩大了病案对外服务的窗口,直接为广大患者服务。

有的地区患者出院后医保中心即将病历从医院拿走,这种做法有碍医疗安全且不合国家法规,一旦出现患者紧急就诊时,如产妇大出血、心脏病等,医院不能立即提供病案,造成医疗事故隐患。医疗保险部门查阅病案也须参照病历复印的有关规定办理借阅手续,病案不得拿出医院。

（七）为公检法取证的供应

病案的本身是具有法律意义的文件,它记录了医务人员对疾病的诊治过程。病案中的各种诊疗记录、检验检查的结果,以及患者或家属签字的文件,如住院须知、手术同意书、危重病情通知书等知情同意书。这些有患者或家属签字的文件赋予医院某种权力,它具有法律作用。随着人们法律意识的增强,医疗纠纷、民事诉讼案件的增多,病案作为公检法机关判断案情的证据,医院提供病案资料的频率呈上升趋势。

（八）患者复印病案资料的供应

遵照国务院《医疗事故处理条例》及卫生部和国家中医药管理局发布的《医疗机构病历管理规定》,医院应受理有关人员要求对病历内容复印的申请。自 2002 年《医疗事故处理条例》颁发后,病案信息由为医院内部服务逐渐延伸到为社会广泛服务,开拓了病案管理人员的新视野,病案科每天都要接待大量的患者申请复印病历,病案科已成为医院为患者服务的窗口、接待患者服务的前沿,大量查找病案供应复印的需求。

树立以患者为中心建立人性化服务的理念。各医院病案科在完成既定工作任务的同时,积极创造条件增添设备、简化手续,为等候复印的人员设置舒适的环境,在不违背规定的原则下尽量满足患者复印病历的需求。一些单位为减轻患者负担,避免农村乡镇患者复印病历往返奔波,为患者开展病历复印邮寄服务,主动地为医疗保险实施、为国家医疗改革做好服务工作。

1.根据国家规定允许复印病案的人员

（1）患者本人或其委托代理人。

（2）死亡患者近亲属或其代理人。

（3）公安、司法部门、劳动保障部门、保险机构。

2.复印病案时要求提供的证明材料

（1）申请人为患者本人的,应当提供其有效身份证明（身份证）。

（2）申请人为患者代理人的,应当提供患者及其代理人的有效身份证明（身份证）。

（3）申请人与患者代理关系的法定证明材料:申请人为死亡患者近亲属的,应当提供患者死亡证明及其近亲属的有效身份证明（身份证）,以及申请人是死亡患者近亲属的法定证明材料;申请人为死亡患者近亲属代理人的,应当提供患者死亡证明、死亡患者近亲属及其代理人的有效身份证明（身份证）、死亡患者与其近亲属关系的法定证明材料,申请人与死亡患者近亲属代理关系的法定证明材料;申请人为保险机构的,应当提供保险合同复印件,承办人员的有效身份证明（身份证）,患者本人或者代理人同意的法定证明材料,患者死亡的,应当提供保险合同复印件,承办人员的有效身份证明（身份证）、死亡患者近亲属或者代理人同意的法定证明材料。合同或者法律另有规定的排除；公安、司法部门因办理案件，需要复印病案资料的，应当提供公安、司法部门采集证据的法定证明及执行公务人员的有效身份证明（工作证）。

3.病案可供复印的范围

为患者提供复印件主要是根据需求，如报销、医疗目的，一般不需要复印病程等主观资料，但如果患者要求，根据 2010 年 7 月 1 日起施行《中华人民共和国侵权责任法》，也应当提供病案的所有资料。下列资料属于病历的客观资料：①门（急）诊病历。②住院志（即入院记录）。③体温单。④医嘱单。⑤检验报告单。⑥医学影像检查资料。⑦特殊检查（治疗）同意书。⑧手术同意书。⑨手术及麻醉记录单。⑩病理报告单。⑪出院记录。⑫护理记录。

在医务人员按规定时限完成病历后，方受理复印病案资料的申请并提供复印。

（任文文）

第五节　病案的控制与示踪系统

病案流通管理的重要性在于可以保证了解病案的去向，保证病案处于随时可以获得的状态。现在病案的利用是多用户的，病案流通也是多环节的，因此必须制订一些使用规则，同时配有严格、科学的管理手段，才能有效地控制病案，更好地发挥病案的作用。

一、病案控制系统

（一）定义

为保证病案供应的及时性、准确性，应当对病案采取有效的控制措施。措施包括手工填写的示踪卡、计算机示踪系统，以及为保证病案高效、准确的检索及归档的病案号色标编码、病案归档导卡等，这一系列控制病案的方式，统称为病案控制系统。随着信息系统的发展及现代化数字设备的应用，病案示踪系统的手段和工作结构也将随之产生日新月异的变化。

（二）病案控制的原则

病案工作人员对所有的病案归档操作及其使用必须加以控制，不论什么原因，凡是从已归档病案架中取出的病案，必须要有追踪。病案离架取走后，必须有记录，如示踪卡或计算机的示踪系统。病案示踪系统的最终目的是提供病案信息为医疗活动和社会实践服务，保证病案信息的完整性、准确性和安全性。掌握每份病案的流动情况是病案信息管理人员重要的职能。

医院或诊所的工作人员使用病案，必须保证病案完好地送回病案科，使用者如果没有事先和病案科联系，并及时改变示踪卡上病案的去向等信息，则不得将病案送到其他任何地方或转给他人，当使用病案的人发生变化时应重新办理借用手续。如果病案被丢失、错放，使用者应负责找回，他们对病案的使用和安全应负有责任。

（三）病案控制的规则

在病案控制系统中建立有效的病案管理规则，是衡量病案科管理水平的一个标志，它可以约束使用者，起到帮助管理者对病案管理人员工作的监督和指导作用。

（四）病案控制的制度

制度是要求所有病案管理人员共同遵守的规程或行为准则。根据病案管理规则及控制病案的原则,各医院及诊所的病案科必须制订出适用于本单位合理的病案使用制度、病案借阅制度、病案摘阅及复印制度等。

医院的病案委员会应制订有关使用、借阅病案的制度,基本内容应包括:①除为患者医疗使用外,病案不得从病案科取出。②凡是送到诊室或病房的病案必须进行示踪,示踪卡上应显示患者的姓名、病案号、科别、时间、借用医师姓名或病房等有关资料。

(1)每天工作结束时,将所有病案从诊室收回,出院患者的病案应在患者出院后 24 小时内从病房收回。

(2)如有可能,用于科研及其他方面使用病案应在病案科查阅,病案科应尽可能地为使用者提供方便,以保证使用者及时、容易地拿到病案。

(3)病案在病房、门(急)诊科室使用期间,病房、门(急)诊科室护士对病案负管理之责。病案科应建立一定的工作程序,并且使其工作人员能遵循这一程序,保证对进出病案科的病案进行全面控制,不但要考虑到病案在借出病案科以外的登记和追踪,还要记录病案在病案科内部流通的交接信息,然而并非病案管理人员完全力保病案的安全,参与病案流通使用的人员必须建立病案安全的意识,肩负起病案管理的责任,防止病案丢失。

(五)病案控制的方式和方法

有效的方式和准确的方法是完善病案控制系统的最主要的也是最后的一环,也是病案控制的原则、规则、制度的具体体现和实施。

病案控制方式包括病案使用登记本、手工填写示踪卡、电脑自动示踪系统,病案号的色标编码、病案归档导卡等。

病案控制方法是示踪系统中的具体操作步骤。

病案示踪系统的内容:病案示踪系统记录了病案由产生到使用再到最终封存或销毁的整个活动历程,其结构和流程也是围绕病案的建立、整理、编目、质控、保管和使用来设计,不但要考虑到病案在借出病案科以外的登记和追踪,还要记录病案在病案科内部流通的交接信息。示踪系统设计是为了帮助病案管理员进行借阅登记,快速的查询和定位病案所在的位置,为临床、教学和科研任务提供便捷优质的服务。发展到今天,计算机示踪系统所承载的任务远远超出这一内涵,还包括出院登记、库房管理、中转工作站登记、病案催还等与病案流通相关的功能模块。

首先要了解计算机示踪系统中各个模块的功能和应用,病案流通的主要途径,目前病案的用途主要有患者门诊就医使用、住院治疗使用、科研和教学、医疗保险、社会保险、医疗纠纷、复印等,除了门诊和住院医疗使用病案以外,其他方式使用病案都需要到窗口办理相应借阅手续,我们暂且把他们统一归为一类叫科研和其他,于是可以得到以下流程图(图 7-2)。

1.权限的控制

病案示踪系统是一部控制病案的管理系统,每一环节的操作都直接影响到病案实体的流通状态,影响病案管理人员对病案去向的判断,因此保证示踪系统信息的准确性是保证系统与病案实体流通状态同步的关键,建立完整和安全的权限管理至关重要。

工作站的权限控制:工作站是一个逻辑上的病案服务台,病案借出病案科后每经过一个工作站,都需要进行交接确认,便于病案管理者随时掌握病案的流动状态,根据病案在工作站间的交接日志,判断病案的流通进程。

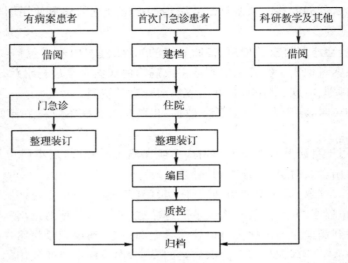

图 7-2　病案的使用流程

用户的权限管理：用户权限的设置，一方面是为了限制未经授权的用户非法使用示踪系统，另一方面可以通过权限的设置很好地进行业务分工，使每个岗位都能各司其职，避免越权和越界的操作产生。

2.病案需求信息的获取

一般来说，病案科提供专门的服务窗口，凡到窗口即时办理的业务，不需要申请，按规定办理借阅手续即可。而对于门诊就诊和住院治疗使用的病案，病案科依据相应的业务协议主动提供病案服务。因此，在患者挂号和办理住院手续后，病案示踪系统快速、准确地从 HIS 中获取信息，为临床及时提供病案服务。

事实上，通过信息系统传递的需求种类很多，不限于门诊就诊和住院治疗，还有预约的科研病案、工作站提交的需求等，对这些需求的处理也非常重要。不同的需求提供病案的途径也有所区别，因此示踪系统必须自动将需求进行分类，并按照既定的规则顺序打印病案申请单。申请单应该在显著位置上列出病案号和姓名，方便查找人员核对病案，并明确打出使用单位的信息和具体地址。如果示踪系统应用在一家拥有多个病案库房的医院，那么相应的申请应该分别投递到病案所在的库房。除此之外，对申请单进行初步的筛选和过滤也是非常必要的环节，如多科挂号警告、退号退院警告、病案借出警告等，这样可以第一时间为病案查找人员提供一个大概的查找方向，减少无效劳动的产生。

3.病案借阅登记

病案一旦离开病案架，从库房中取出，为了避免发生丢失，便于随时追踪病案去向，必须进行详细的借阅登记。包括借阅的原因、使用单位、使用人、出库时间、操作人员及使用期限等翔实准确登记。对于科研和其他借用，就直接与使用人交接，定期催还即可。

4.工作站交接登记

工作站是病案流通过程中经过的病案服务台，也可能是病案最终送达的护士站和分诊台，负责病案的中转，可以与病案科和其他工作站进行直接沟通，处理与病案输送有关的突发事件。正常情况下病案从库房借出到使用完毕回收的流程如下。

病案库房总服务台→工作站 A→…→工作站 X→使用单位

工作站应该提供以下操作。

1)发送确认、回收确认:用于记录经过工作站的标记点,一般用于发送或回收时目标明确且不需要病案停留的确认操作。

2)收到确认:主要应用于病案送达目标单位时的确认操作或者由于某种原因病案需要在工作站保存一段时间,如出院病案在病案整理、编目、质控操作间滞留时应使用此种操作。另外也适用于预约病案的暂时保存、科研病案保留待用及阅览室阅览等。

3)转科操作:转科操作适用于多个科室使用同一册病案时的情况,如同一患者在多个门诊科室就诊,病案需要在首诊科室用完后转去第二就诊科室使用。

4)转站操作:可用于病案在工作站间的传递。

5)病案使用申请:病案申请是一种通知库房调取病案的需求信息,该信息会在库房终端机上显示并打印出来,同时也为病案出库时自动填写使用部门提供信息支持。

5.病案的回收

(1)门诊病案的回收:患者门诊就诊使用的病案,就诊结束使用完毕的病案由各科分诊护士集中存放在分诊台指定地点,病案回收员定时回收。回收病案要逐一进行回收确认,全天就诊结束后,末端工作站工作人员要打印出当日未回收病案的催还单,并根据催还单上列出的病案号码到相应科室的分诊台回收剩余的病案。

(2)住院病案的回收:患者住院期间病案要一直保存在相应的病房,直到患者办理出院手续,完成本次住院治疗为止。病案由负责住院病案整理的专人回收,每天早上从 HIS 系统中接收上一工作日出院病案信息,并打印出出院病案回收核对表格,病案回收人员再依照表格上注明的信息到病房回收病案。收回的病案整理室进行收回登记,经整理、装订、送交编目室、质控室、随诊室等,各个工作站之间交接传递一定要进行确认登记。最终一册资料完整和质量合格的病案才会流回病案库房,等待专人入库上架。

(3)科研和其他使用病案的回收:凡是由使用者到病案服务窗口借阅的病案,在使用完成后必须由使用者本人交回病案窗口。对于借出病案科使用的病案,在接近归还期限之前,系统会自动提醒病案管理者及时催还,并根据需要打印出病案催还单,必要时采用电子邮件和短信通知。

6.病案的入库登记

各个环节回收的病案最终会回到病案库房的综合服务台,上架前要对所有病案进行入库登记,登记内容包括入库人、入库时间、工作站、库房等信息。按规定的顺序排放统一归档上架。

7.病案的示踪查询

病案的示踪查询实际是示踪系统数据的一个综合展现,它可以把病案的历次使用记录、住院信息及变更记录整合在同一个界面中,让我们可以随时掌握病案的活动轨迹和当前动向。它的核心功能就是病案的快速定位,无论病案是处在流通环节当中还是保存在库房之内,都可以准确反映病案的当前状态。特别是出现病案丢失情况的时候,示踪查询更是帮助我们分析和解决问题的得力工具。

图 7-3 是从工作中截取的一个真实样例,从图中可以清晰地看出 1 641 患者病案的建立时间、使用时间及每次使用的具体流程。目前这个病案就保存在库房当中,如果是借出状态,系统会自动用警告色来加以提醒。如果想了解患者的住院记录,切换一下显示页面就可以了,非常方便快捷。当然这只是个样例,实际应用中不同软件公司会有不同的框架设计和页面风格。

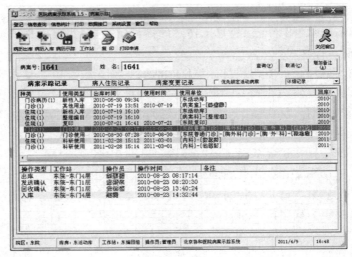

图 7-3 示踪查询

8.统计分析

病案的整体使用情况真实地反映了病案科的运行现状,对病案示踪系统的数据进行科学的挖掘和分析,可以帮助病案管理决策部门发现存在的问题,并以此为据制订管理模式、分配医疗资源、改善服务流程、提高服务质量。

逾期不归病案的统计:逾期不归病案用于统计使用部门拖欠病案的情况,统计结果一方面可以用于督促相关部门及时归还病案和办理续借手续,另一方面也可作为医院绩效考核和职称晋升的参考依据。

入出库情况统计:对入库、出库和工作站流量的统计可以帮助管理者了解各个岗位的工作量,是定岗定编和计算岗位津贴系数的重要依据。

病案借阅情况统计:对不同时期病案借阅情况进行分析,掌握全院、科室及个人借用病案的情况和特点,以便制订有针对性地服务方案,合理安排服务资源。

住院病案回收情况统计:住院病案回收情况的统计可以反映住院医师的病案完成情况,同时也可以反映病案整理员的工作情况,监督住院病案的回收质量。

病案库存情况:对病案库存情况进行分析,可及时了解病案的膨胀进度,根据病案的活动情况,定期转移活动度较低及不活动病案到备份库房,有助于合理安排库房空间。

9.字典维护

一个完善的病案示踪系统需要数据庞大的数据字典支撑,任何一个字典中的数据不准确,都会影响整个系统的稳定运行,因此字典的维护工作相当重要,不但要指定专人进行维护,而且要及时与相关系统保持沟通和同步,制订周密的维护计划。科别字典和医师字典涉及的应用范围广泛,最好与 HIS 系统有统一的维护方案。示踪系统内部字典可以单独维护,如病案类别字典、病案使用类别字典、库房等。

二、病案借阅的控制

做好病案借阅的控制是为了达到病案管理的目的,使之能更好地、及时准确地为各方面使用者提供所需要的病案信息,充分体现病案的价值及其信息的实际效益。病案管理最基本的也是最重要的工作之一,就是对病案实施有效地控制,切实掌握每份病案的流动情况。

(一)控制借阅病案的方式

如病案需借出病案科使用或病案科内无阅览条件,在病案离开病案科前,必须办理借阅病案的手续,便于病案管理人员掌握和控制病案的流动情况。

(1)病案借调登记本。

(2)计算机自动示踪系统。

(3)示踪卡。

示踪卡通常放于病案所在病案架的原位置或按一定要求集中存放。在任何情况下取用病案,没有示踪卡就不得将病案取走,这是控制病案的最重要的原则。

(二)病案借阅的控制方法

(1)病案找出后,借用人必须在示踪卡或登记簿填写各项内容,签署本人姓名。要求字迹清楚、易于辨认。病案管理人员要逐一核对。

(2)填写好的示踪卡可放于病案所在病案架的原位,或集中按病案号顺序排列于卡片盒内。

(3)病案归还后撤出示踪卡或在登记簿注销。检查归还病案的情况,然后归档上架。

(4)对示踪系统定期检查,督促借用人按期归还借阅的病案。

(三)病案借阅计算机自动示踪系统

随着现代化信息技术的发展,许多传统的病案管理方法已被现代技术取代,计算机病案示踪系统是利用信息技术的发展、条形码技术的成熟应用,将条形码自动识别技术应用到病案管理过程中的回收、整理、入库、归档、上架、下架、借(调)阅、归还的业务环节中,提高了数据采集和信息处理的速度,保证了运行环节中的准确率,为医院管理者提供翔实、准确、及时的基础数据。该系统建立在条形码技术的基础上,能够准确地对病案进行借出、追踪、归档管理,提供病案去向信息,掌握病案的流向和使用情况,掌握科研病案及再次入院病案的使用情况。使病案示踪系统更快速、简捷、准确地控制病案的流通使用。

操作方法:①每份借出病案科使用的病案,必须将有关信息输入计算机,如果使用了条形码技术,对准条形码扫描必要的信息可自动录入,注意录入借用人的姓名和录入人的标记。②病案归还后扫描条形码便可消除示踪系统中借阅病案的信息。③定期检查借阅病案的情况,督促借用人按期归还借阅的病案。

三、病案借调(阅)的管理

(1)无论采取何种借调(阅)的方式,均应由病案科专人负责管理。

(2)负责借调(阅)病案的工作人员,应按有关规章制度严格办理借调(阅)手续,并限制一次使用病案的数量,较大量的借调(阅)病案可采取分批供应的办法。

(3)借调(阅)病案的手续,对本院内或院外人员应有区别,便于管理。

(4)示踪卡应按要求存档,定期检查,以及时做好归还病案的注销工作。使用自动示踪系统应及时做好有关数据的处理。

四、病案摘阅的管理

病案的摘阅管理是为病案的使用者提供阅览及摘录有关资料的工作,或进行部分资料的复印。借助于科技手段,目前在病案科做病案摘要的工作几乎被复印所替代,资料复印更能够保持原样,避免摘录的错误。做好这项工作不仅可以为患者在其他医院就医时提供参考资料,以满足患者在其他医院的医疗,亦可为司法等部门提供处理案件的依据。做好病案的摘阅工作可以大大减少病案的流动,同时又能充分发挥病案的作用,提高其资料信息的使用价值。

(一)病案可供摘阅的范围

(1)科研方面使用病案及医师撰写论文等。

(2)患者需到其他医疗部门就医的病情摘要。

(3)医疗行政部门对病案的质量检查、医疗情况的调查等。

(4)社会方面的使用。如司法部门、律师事务所、社会福利、医疗保险和其他保险等部门及使用公费医疗的事业单位。

病案科应由专人负责病案的摘阅工作,注意及时提供,并随时将使用完毕的病案归档。病情摘要一般应由指定人员完成,或由经治医师或其他临床医师根据医疗需要摘写。如需将病案送至临床科室去完成,必须做好登记及示踪工作。

(二)病案摘阅的制度

(1)凡属摘阅范围使用的病案,一律在病案科内使用,不得携出室外。

(2)院内医务人员阅览病案时应穿工作服或持借阅证,不准带包进入病案科及阅览室。

(3)外单位摘阅病案者,必须持单位正式介绍信,并经医务处、病案科主任批准后方予以接待。需抄写摘要者,经主管人员审阅后盖章有效。

(4)凡到病案科使用病案者,应自觉遵守病案科各项管理规定,不得私自拿取病案。

(5)使用者应对病案的完整、整洁和安全负责,不得私自拆卸、涂改、撕毁、玷污病案,违者应接受批评教育或处罚及连带的法律责任。

五、病案的其他控制方法

保证任何时候都能得到病案是至关重要的。病案管理人员在浩如烟海的病案中要能够迅速、准确找到需要的病案,除了精于专业理论和技术外,还必须借助各种方式方法。病案归档和检索方法的掌握和运用,是及时检索病案的保证。以病案的编号管理而论,在传统的管理工作中,不断创造了系列编号、中间位编号、尾数编号的管理方法。为了便于检索病案,避免归档排架的差错,又采用号码的颜色标记,有效地控制了病案的归档差错,使病案管理工作日臻完善。其中病案的尾号加颜色标记的归档方法即为成功之例。

除了通过病案号码颜色和排列帮助检索外,病案导卡也是一个重要的控制方法。导卡形状是在卡片的上边或侧面有一块突出的作为书写病案起止号的表头。在其突出的部位标有某一区域内的病案号,通过其指示使病案的归档及检索变得更容易、更迅速。另外当病案需要倒架挪动时,导卡可根据需要随之移动,起到指引病案位置的作用。

(一)导卡设置的数量

导卡数量的需求取决于该部分归档病案的厚度及归档的方法。确定导卡的数量可用下列公式计算:

导卡的总数＝病案的总数/两导卡之间的病案数

(二)导卡的质量

导卡应选用韧性很强的材料制作,且最好使用不同于病案的颜色做导卡,使其醒目,在整个归档区域能清楚地看到。

（任文文）

第八章

病案质量管理

第一节　病案质量管理的概述

　　病案质量管理是指导和控制与病案质量有关的活动。根据质量管理理论,病案质量管理也存在确定病案质量方针与质量目标,提出各类相关人员对病案质量的职责,开展病案质量策划与质量控制,制订质量保证和持续病案质量改进方案等环节。

　　病案质量方针应当根据不同的医院实际情况,由病案委员会提出,经医院领导认可。病案的质量方针可以是长期的,也可以是阶段性的。当医院认为自身存在病案书写格式问题时,可能会提出"消灭丙级病案"的质量方针。当病案在医疗、科研、教学的支持方面出问题时,可能会强调"注重病案内涵"的质量方针,而当各方面都达到一定水平时,可能会提出"争取国内一流病案质量"的质量方针。不同的质量方针将是病案质量方向或定位,也为医院病案质量目标提供框架,即病案质量目标可以根据这个框架来设立。病案质量方针也将作为病历书写者的行为准则。

　　病案质量方针和质量目标不仅应与医院对病案质量发展方向相一致,而且应能体现患者及其他病案用户的需求和期望。质量方针的制订可以原则一些,但目标必须具体,可测量的、可分层的、可实现的。假设某医院提出病案合格率、良好率和优秀率的质量目标时,应根据医院的实际情况,分析存在不合格病案的发生率,发生科室,发生原因,继而引导出质量目标。如手术科室由于工作压力大,医疗风险大,医疗纠纷多,因此质量目标定位上,在某一个阶段中可能会低于其他非手术科室。质量目标的制订通常要高于我们日常的水准,这样才会有努力的方向。在制订质量目标时,一定要注意一些不切合实际的情况。例如,不能将病案定位于"法律文书"。如果是法律文书,就需要极为严谨的逻辑描述,滴水不漏。而实际上,病历记录最好是医师思维过程的提炼、简化、真实地反映。不同的医师对疾病的认识不同,因此也可以有不同的诊疗意见。这也是医疗行业高风险所在,是客观的。

　　医疗是群体性参与,病案质量也是群体的综合质量反映。对于不同人员应有不同的职责。医院领导,医院病案委员负有制订方针、目标的责任,医师、护士、医技人员负有写好病历的责任。凡参与病历书写的人员都应当遵循《病历书写基本规范》(下简称规范)的要求,注意完成记录的时限要求,保证书写的整洁性,可辨识性,真实性及合法性。所谓合法性是指记录人的合法性及

219

记录内容修改要按《规范》要求。

涉及住院病历书写质量的主要人员职责如下。

一、正(副)主任医师

关注住院医师、实习医师的培养,参加查房,同时也对病案书写质量进行评估、监控。

二、主治医师

主治医师负责病房的日常管理工作,组织会诊、查房及住院病历的质量,重点如下。

(一)病案的完全性检查
保证每一项记录内容都收集到,包括:病案首页、入院记录、病程记录、手术记录、出院记录、各类检查化验报告等。

(二)合法性检查
确保各项记录的医师签字,特别是知情同意书的签字。

(三)内涵性检查
保证病案记录不是流水账,能够反映医师对疾病的观察与诊疗过程,反映临床思维过程,反映各级医师查房的意见。完成出院病案最后的审查及签名。

三、住院医师

负责病历的日常记录,包括上级医师的查房记录、会诊申请及各项医嘱记录等。同时负责各种化验、检查报告的回收与粘贴。

四、护士

负责危重患者的护理病历记录、日常医嘱执行记录、体温(血压、脉搏、呼吸)记录等。当医师完成所有记录之后,应交由护士管理,最终转交病案人员。

病案质量控制的目标就是确保病案的书写内容质量及格式能够满足医疗、科研、教学、医疗付费、医院管理及法律法规等各方面所提出的质量要求,符合病历书写基本规范,是对其适用性、可靠性、安全性、逻辑性、合法性等内容的监控。质量控制的范围涉及病案形成全过程的各个环节,如医疗表格设计过程、病案内容采集过程、病案书写过程等。

(刘维峰)

第二节　病案质量管理的任务

病案质量管理是医院质量管理的重要内容,其主要任务是制订管理目标、建立质量标准、完善各项规章制度、进行全员病案质量教育、建立指标体系和评估系统,并且定期评价工作结果,总结、反馈。病案质量管理任务的实施对于促进医院的医疗水平和服务水平有着重要的意义。

一、制订病案质量目标和质量标准

根据病案工作的性质和规律,制订病案质量管理总体目标,结合每个岗位和每个工作环节制定岗位目标。加强质量意识,充分调动各级医务人员的积极性,有的放矢的为预期达到的理想和方向努力。在此基础上,建立健全病案质量管理体系和安全有效的医疗管理机制,以保障质量目标的实现。推进病案工作向规范化、制度化发展,以保证和巩固基础医疗和护理质量,保证医疗服务的安全性和有效性。

二、进行全员病案质量教育

为了提高医务人员的质量意识,有组织、有计划、有系统的对参与病案质量的医疗、护理、技术人员进行质量管理相关理论和专业知识的教育和培训。加强医务人员参与质量管理的积极性、主动性和创造性,明确每个工作人员对病案质量所负的责任和义务。注重病案形成全过程的环节质量,自觉地遵守职业道德,各尽其责,使病案整体质量不断提高。

三、完善各项规章制度

完善的管理制度,是确保病案质量控制工作持续、规律开展的根本。因此,要根据医疗、科研、教学需要,要以国家卫生法律法规为依据,结合病案工作的实际,制订和完善一系列病案管理制度和各级人员岗位责任制。按病案的流程,把各项工作规范到位;按规章制度,把质量管理落实到位。使各级医务人员责、权、利明确,各项工作更加科学、规范。

四、建立指标体系和评估系统

病案质量监控主要是建立指标体系和评估系统,通过评估,检查是否达到设定的标准。可以促进病案质量控制更加科学、不断完善。不仅能够了解各级医务人员履行各自的职责情况,还需要对质量目标、各项标准和制度进行监测和评价,不断发现问题随时对质量目标、标准和制度进行修改,使质量体系更加完善。

五、定期总结、反馈

根据不同时期,对质量实施过程中的成绩和问题进行总结、反馈,定期评价工作结果。通过对比分析,找出差距,嘉奖鼓励先进,对存在的问题进行客观分析,总结提高。有利于不断确立新的目标,促进病案质量管理良性循环,保证病案质量控制的效果。

(刘维峰)

第三节 病案质量管理的内容

病历书写质量反映着医院的医疗质量与管理质量,是医院重点管理工作。病历书写质量监控是全过程的即时监控与管理,以便及时纠正在诊疗过程中影响患者安全和医疗质量的因素,促进医疗持续改进,为公众提供安全可靠的医疗服务。

一、病案书写质量管理的目的

(一)医疗安全目的

以患者安全为出发点,对诊疗过程中涉及落实医疗安全核心制度的内容进行重点监控,包括首诊负责制度、三级医师查房制度、分级护理制度、疑难病例讨论制度、会诊制度、危重患者抢救制度、术前讨论制度、死亡病例讨论制度、查对制度、病案书写基本规范与管理制度、交接班制度、技术准入制度等,是医疗质量管理的关键环节,在病历中能够真实体现实施过程。

(二)法律证据目的

以法律法规为原则,依法规范医务人员的诊疗行为。如医师行医资质;新技术准入制度;各种特殊检查、治疗、手术知情同意书签署情况及其他需与患者或家属沟通履行告知义务的文件;输血及血制品使用的指征;植入人工器官的管理;毒、麻、精神等药品使用及管理制度等。可以通过病历记录,对以上法规的执行情况进行监控和管理。

(三)医学伦理学目的

重视在病历书写中贯穿的医学伦理特点,科学、严谨、规范的书写各项记录有利于规范医疗行为,保护患者安全。医疗中的许多判定往往是医疗技术判断和伦理判断的结合。从具体的病历书写中可以体现医师伦理道德。如在病史采集过程中,临床医师全面和真实地收集与疾病相关的资料,了解病史及疾病演变过程并详细记载;从病情分析记录中反映了医师周密的逻辑思维,体现医疗过程的严谨和规范;治疗中坚持整体优化的原则,选择疗效最优、康复最快、痛苦最小、风险最小、副损伤最小、最经济方便的医疗方案;知情同意书中对患者的权利尊重等,这些都是医学伦理的具体实践,也是医学伦理对临床医师的基本要求。

(四)医师培养目的

培养医师临床思维方法。病历真实地记录了医师的临床思维过程。通过病历书写对疾病现象进行综合分析、判断推理,由此认识疾病,判断鉴别,作出决策。如在书写现病史的过程中培养了整理归纳能力和综合分析能力;诊断和鉴别诊断的书写过程,能够培养医师逻辑思维方法,以及对疾病规律的认识,将有助于更客观、更科学的临床决策,提高医疗水平。

二、病历书写质量管理的内容

病历书写质量管理的范围包括急诊留观病历、门诊病历和住院病历的书写质量。应按照卫生部(卫医政发[2010]11 号,2010 年 1 月 22 日)《病历书写基本规范》对病历书写的客观、真实、准确、及时、完整、规范等方面进行监控。

(一)病历组成

住院病历的重点监控内容包括病案首页、入院记录、病程记录、各项特殊检查及特殊治疗的知情同意书、医嘱单、各种检查报告单和出院(死亡)记录等。

1.住院病案首页

住院病案首页在患者出院前完成,书写质量要求各项内容填写准确、完整、规范,不得有空项或填写不全。病案首页填写各项与病历内容相符合。重点是出院诊断中主要诊断选择的正确性和其他诊断的完整性。

2.入院记录

入院记录应当于患者入院后 24 小时内完成,质量监控内容包括:①主诉所述症状(或体征)

重点突出、简明扼要。具体部位及时间要准确,能反映出疾病的本质。当有多个症状时,要选择与本次疾病联系最密切的主要症状。②现病史内容要求全面、完整、系统。要科学、客观、准确地采集病史;能够反映本次疾病发生、演变、诊疗过程;重点突出,思路清晰。考察书写病历的医师对病史的了解程度和对该疾病的诊断、鉴别诊断的临床思路。③既往史、个人史、月经史、生育史、家族史简明记录,不要遗漏与患者发病有关联的重要病史及家族史。④体格检查的准确性,阳性体征及有鉴别意义的阴性体征是否遗漏。

3.病程记录

病程记录按照《病历书写基本规范》的要求完成各项记录。

(1)首次病程记录:首次病程记录即患者入院后的第一次病程记录,病例特点应对主诉及主要的症状、体征及辅助检查结果高度概括,突出特点。提出最可能的诊断、鉴别诊断及根据,要写出疾病的具体特点及鉴别要点,为证实诊断和鉴别诊断还应进行哪些检查及理由。诊疗计划要具体,并体现最优化和个体化治疗方案,各项检查、治疗有针对性。

(2)日常的病程记录:日常的病程记录应简要记录患者病情及诊疗过程,病情变化时应及时记录病情演变的过程,并有分析、判断、处理及结果;重要的治疗应做详细记录,对治疗中改变的药物、治疗方式进行说明。及时记录辅助检查异常(或正常)结果、分析及处理措施。抢救记录应及时记录患者的病情变化情况,抢救时间及措施,参加抢救的医师姓名、上级医师指导意见及患者家属对抢救、治疗的态度及意愿。出院前一天的病程记录,内容包括患者病情变化及上级医师是否同意出院的意见。

(3)上级医师查房记录:上级医师查房记录中的首次查房记录要求上级医师核实下级医师书写的病史有无补充,体征有无新发现;陈述诊断依据和鉴别诊断,提出下一步诊疗计划和具体医嘱;三级医院的查房内容除要求解决疑难问题外,应有教学意识并体现出当前国内外医学发展的新水平。疑难或危重病例应有科主任或主(副主)任医师的查房记录,要记录具体发表意见医师的姓名、专业技术职称及意见,不能笼统地记录全体意见。

(4)会诊记录:会诊记录中申请会诊记录应包括患者病情及诊疗经过,申请会诊理由和目的;会诊记录的意见应具体,针对申请会诊科室要求解决的问题提出诊疗建议,达到会诊目的。

(5)围术期相关记录:①术前小结,重点是术前病情,手术治疗的理由,具体手术指征,拟实施手术名称和方式、拟实施麻醉方式,术中术后可能出现的情况及对策。②术前讨论记录,对术前准备情况、手术指征应具体,有针对性,能够体现最佳治疗方案;在场的各级医师充分发表的意见;对术中可能出现的意外有防范措施。新开展的手术及大型手术须由科主任或授权的上级医师签名确认。③麻醉记录及麻醉访视记录,麻醉记录重点监控患者生命体征、麻醉前用药、术前诊断、术中诊断、麻醉方式、麻醉期间用药及处理、手术起止时间、麻醉医师签名等记录准确,与手术记录相符合。术前麻醉访视记录重点是麻醉前风险评估、拟实施的麻醉方式、麻醉适应证及麻醉前需要注意的问题、术前麻醉医嘱等。术后麻醉访视记录重点是术后麻醉恢复情况、生命体征及特殊情况如气管插管等记录。④手术记录应在术后 24 小时内完成,除一般项目外,术前诊断、术中诊断、术中发现、手术名称、术者及助手姓名应逐一填写。详细记录手术时体位、皮肤消毒、铺无菌巾的方法、切口部位、名称及长度、手术步骤;重点记录病变部位及大小、术中病情变化和处理、麻醉种类和反应、术后给予的治疗措施及切除标本送检情况等。⑤手术安全核查记录,对重点核查项目监控,有患者身份、手术部位、手术方式、麻醉和手术风险、手术物品的清点、输血品种和输血量的核对记录。手术医师、麻醉医师和巡回护士的核对、确认和签名。

4.知情同意书

知情同意书在进行特殊检查、治疗、各类手术(操作)前,应向患者或家属告知该项手术或检查、治疗的风险、替代医疗方案,须签署知情同意书;在患者诊治过程中医师需向患者或家属具体明确地交代病情、诊治情况、使用自费药物等事项,并详细记录,同时记录他们对治疗的意愿。如自动出院、放弃治疗者须有患者或家属签字。各项知情同意书必须有患者或家属及有关医师的签名。

5.检查报告单

检查报告单应与医嘱、病程相符合。输血前应有乙肝五项、转氨酶、丙肝抗体、梅毒抗体、HIV 各项检查报告单内容齐全,粘贴整齐、排列规范、标记清楚。

6.医嘱

医嘱内容应当准确、清楚,每项医嘱应当只包含一个内容,并注明下达时间,应当具体到分钟。打印的医嘱单须有医师签名。

7.出院记录

出院记录应当在患者出院前完成。对患者住院期间的症状、体征及治疗效果等,对遗有伤口、引流或固定的石膏等详细记录。出院医嘱中,继续服用的药物要写清楚,药名、剂量、用法等。出院后复查时间及注意事项要有明确记录。

8.死亡记录

住院患者抢救无效而死亡者,应当在患者死亡后 24 小时内完成死亡记录。重点监控内容是住院时情况、诊疗经过、病情转危原因及过程,抢救经过、死亡时间、死亡原因及最后诊断。

9.死亡讨论记录

于患者死亡后 1 周内完成,由科主任或副主任医师以上职称的医师主持,对死亡原因进行分析和讨论。

(二)门诊病历质量内容

一般项目填写完整,每页门诊病案记录纸必须有就诊日期、患者姓名、科别和病案号。主诉要求准确、重点突出、简明扼要。初诊病史采集准确、完整,与主诉相符,并有鉴别诊断的内容。复诊病史描述治疗后自觉症状的变化,治疗效果。对于不能确诊的病例,应有鉴别诊断的内容。既往史重点记录与本病诊断相关的既往史及药物过敏史。查体记录具体、确切。确诊及时、正确;处理措施及时、得当。检查、治疗有针对性。注意维护患者的权利(知情权、隐私权)。

(三)急诊留观病历质量管理内容

急诊留诊观察病历包括初诊病历记录(门急诊就诊记录)、留诊观察首次病程记录、病程记录、化验结果评估和出科记录等内容。留诊观察首次病程记录内容包括病例特点,诊断和鉴别诊断,一般处理和病情交代。病程记录每 24 小时不得少于两次,急、危、重症随时记录;交接班、转科、转院均应有病程记录。须有患者就诊时间和离开观察室时间,并记录去向。化验结果评估须对检查结果进行分析。出科记录简明记录患者来院时情况,诊疗过程及离开时病情。

三、临床路径实施中的病案质量管理

临床路径(clinical pathway,CP)是由医师、护士及相关人员组成一组成员,共同对某一特定的诊断或手术作出最适当的有顺序性和时间性的照顾计划,使患者从入院到出院的诊疗按计划进行,从而避免康复的延迟和减少资源的浪费,是一种以循证医学证据和指南为指导来促进治疗组织和疾病管理的方法。临床路径的实施,可以有效地规范医疗行为,保证医疗资源合理及有效使用。在临床路径具体执行中,病历质量监控是不可忽视的,通过病历记录可以监控临床路径的执行内容和流程,分析变异因素,有效论证临床路径实施方案的科学性、规范性和可操作性,使临床路径的方案不断完善。根据临床路径制订方案(医师版表单)所设立的内容,遵循疾病诊疗指南对住院病历质量进行重点监控。

(一)进入路径标准

病种的选择是以疾病的诊断、分型和治疗方案为依据进入相应的路径。是否符合入径标准,可以通过入院记录中现病史对主要症状体征的描述,体格检查中所记录的体征、辅助检查的结果是否支持该病种的诊断,上级医师查房对病情的评估等几个方面进行评价。

(二)治疗方案及治疗时间

根据病程记录,以日为单位的各种医疗活动多学科记录,观察治疗方法、手术术式、疾病的治疗进度、完成各项检查及治疗项目的时间、流程。治疗措施的及时性、抗生素的使用是否规范。

(三)出院标准及治疗效果

检查患者出院前的病程记录和出院记录,根据患者出院前症状、体征及各项检查、化验结果对照诊疗指南制订的评价指标和疗效及临床路径表单(医师版)制订的出院标准。

(四)变异因素

对于出现变异而退出路径的病历,应进行重点分析。确定是不是变异,引起变异的原因,同一变异的发生率是多少等。

(五)患者安全

在执行临床路径中,患者安全也是病历质量监控的主要目的。治疗过程中其治疗方式对患者的安全是否受到危害,路径的选择对患者是不是最优化的治疗,避免盲目追求入径指标而侵害了患者的利益。

四、病历质量四级管理

(一)一级管理

由科主任、病案委员、主治医师组成一级病案质量监控小组。对住院医师的病案质量实行监控,指导、督促住院医师按标准完成每一份住院病案,是病区主治医师重要的、必须履行的日常工作之一。要做到经常性的自查、自控本科或本病房的病案质量,不断提高各级医师病案质量意识和责任心。科主任或病区主任医师(副主任医师)应检查、审核主治医师对住院医师病案质量控制的结果。"一级质量监控小组"是源头和环节管理最根本、最重要的组织。如果工作人员素质不高,质量意识差,是造不出合格的或优质产品的。所以,最根本的是科室一级病案质量监控。

(二)二级管理

医务部是医疗行政管理主要部门,由他们组成一级病案质量监控小组,每月应定期和不定期,定量或不定量地抽检各病区和门诊各科病案。还应参加各病房教学查房,观察主任查房,参加病房重大抢救,疑难病例讨论,新开展的风险手术术前讨论,特殊的检查操作,有医疗缺陷、纠纷、事故及死亡的病案讨论。结合病历书写,严格要求和督促各级医师重视医疗质量,认真写好病案,管理好病案,真正发挥医务部门二级病案质量的监控作用。

(三)三级管理

医院病案终末质量监控小组每天检查已出院病历。病案质量监控医师应对每份出院病案进行认真严格的质量检查,定期将检查结果向有关领导及医疗行政管理部门汇报,并向相关科室和个人反馈检查结果。病案科质量监控医师所承担的是日常质量监控工作,是全面的病案质量监控工作。由于每个人都有自己的专业限定,因此在质量监控工作中要经常与临床医师沟通,并经常参加业务学习和培训,坚持临床工作,提高业务水平和知识更新。

(四)四级管理

病案质量管理委员会是病案质量管理的最高权威组织,主任委员和副主任委员应定期或不定期,定量或不定量,普查与抽查全院各科病案,审查和评估各科的病案质量,特别是内涵质量。检查可以侧重重大抢救、疑难病案、死亡病案、手术后 10 天之内死亡病案或有缺陷、纠纷、差错、事故的病案。从中吸取教训,总结经验,提高内涵质量。可采取各种方法,最少每个季度应活动一次,每年举办一次病案展览。如有不合格病案或反复书写病案不合格医师,应采取措施,进行病案书写的基本功训练。发挥病案质量管理委员会指导作用,不断提高病案的内涵质量和管理质量。

（刘维峰）

第四节　病案质量管理的要求

病案科工作质量的管理应当有目标,管理有专人,有记录。病案科的岗位设置可多达数十个,每一个岗位都应当有质量目标。下面列举的几个重要项目。

一、病案号管理要求

病案的建重率是一所医院病案管理水平重要衡量标准,保证患者一人一份病案是必要的,有利于医疗的延续性,统计的准确性。严格控制病案号的分派,杜绝患者重建病案或病案号重复发放,以及时合并发现的重号病案是病案管理的重要环节。病案的建重率应当控制在 0.3% 以内。

二、入院登记工作质量要求

认真准确做好入院登记工作,坚持核对制度,准确书写或计算机输入患者姓名、身份证明资料和病案号,正确率为 100%;患者姓名索引卡的登记应避免一个患者重复建索引卡或一个患者有多个病案号;再次住院患者信息变化时切忌将原信息资料涂掉。保证各项数据的真实、可靠、完整和安全。及时、准确提供查询病案号服务,提供病案号的正确率为 100%。录入计算机的数据应保证其安全性和长期可读性。

三、出院整理、装订工作质量要求

出院病案按时、完整的收回和签收,依排列程序整理,其 24 小时回收率为 100%;保证各项病案资料的完整及连续。出院病案排序正确率≥98%。出院病案装订正确率为 100%。分科登记及时、准确。

四、编码工作质量要求

编码员应有国际疾病分类技能认证证书,熟练掌握国际疾病分类 ICD-10 和 ICD-9-CM-3 手术操作分类方法,并对住院病案首页中的各项诊断逐一编码。负责疾病诊断检索工作,做到及时、准确。

五、归档工作质量要求

坚持核对制度,防止归档错误。保持病案排放整齐,保持松紧适度,防止病案袋或病案纸张破损。病案归档正确率为 100%。各项化验报告检查单正确粘贴率 100%。

六、供应工作质量要求

严格遵守病案借阅制度,以及时、准确地提供病案,维护患者知情权、隐私权。必须建立示踪系统,借出病案科的病案应按时限收回。

七、病案示踪系统质量要求

准确、及时、完整地进行病案的出入库登记,准确显示每份病案的动态位置。记录使用病案者的姓名、单位和联系电话及用途。

八、病案复印工作质量要求

复印手续及复印制度符合《医疗事故处理条例》的要求,复印件字迹清晰。复印记录有登记备案,注意保护患者隐私。

九、医疗统计工作质量要求

按时完成医疗行政部门管理要求的报表,利用计算机可以完成主要医疗指标的临时报表。每年出版医院统计报表及分析报告。每天向院长及相关职能部门上报统计日报表。出入院报表 24 小时回收率为 100%。病案统计工作计算机应用率为 100%。各类医学统计报表准确率为 100%。统计人员必须有统计员上岗证。

十、门诊病案工作主要监控指标

门诊病案在架率(或者可以说明去向)为 100%;门诊病案传送时间≤30 分钟;送出错误率≤0.3%;当日回收率 95%(因故不能回收的病案应能知道去向);门诊化验检查报告 24 小时内粘贴率 99%(医师写错号、错名且不能当即查明的应限制在≤1%);门诊化验检查报告粘贴准确率 100%;门诊病案出、入库登记错误率≤0.3%;门诊病案借阅归还率 100%;门诊患者姓名索引准确率(建立、归档、入机)100%;挂号准确率≥99%;挂号信息(挂号证)传出时间≤10 分钟。

(刘维峰)

第五节　病案质量管理的方法

一、全面质量管理

全面质量管理（total quality management，TQM）是把组织管理、数理统计、全程追踪和运用现代科学技术方法有机结合起来的一种系统管理。全面质量管理就是对质量形成的全部门、全员和全过程进行有效的系统管理。

（一）全面质量管理的指导思想

全面质量管理有一系列科学观点指导质量管理活动，其指导思想是"质量第一，用户至上""一切以预防为主""用数据说话""按 P、D、C、A 循环办事"。

1.用户至上

也就是强调以用户为中心，为用户服务的思想。其所指的用户是广义的，凡产品、服务的直接受用者或企业内部，下一工序是上一工序的用户。全面质量管理的指导思想也体现在对质量的追求，要求全体员工，尤其是领导层要有强烈的质量意识，并付之于质量形成的全过程。其产品质量与服务质量必须满足用户的要求，质量的评价则以用户的满意程度为标准。它既体现质量管理的全面性、科学性，也体现质量管理的预防性和服务性。

2.预防为主

强调事先控制，是在质量管理中，重视产品设计，在设计上加以改进，将质量隐患消除在产品形成过程的早期阶段，同时对产品质量信息及时反馈并认真处理。

3.用数据说话

所体现的是在全面质量管理过程中需要科学的工作作风。对于质量的评价要运用科学的统计方法进行分析，对于影响产品质量的各种因素，系统地收集有关资料，经过分析处理后，得出正确的定性结论，并准确地找出影响产品质量的主要因素。最终，实现对产品质量的控制。

4.按 P、D、C、A 循环办事

全面质量管理的工作程序，遵循计划阶段（Plan）、执行阶段（Do）、检查阶段（Check）和处理阶段（Action）顺序展开，简称为 PDCA 循环。在保证质量的基础上，按 PDCA 循环模式进行持续改进，是全面质量管理的精髓。通过不断循环上升，使整体质量管理水平不断提高。

（二）全面质量管理的基本方法——PDCA 循环法

P、D、C、A 循环最早由美国戴明博士所倡导，故又称"戴明环"。是全面质量工作的基本程序。共分为 4 个阶段，8 个步骤。

1.第一阶段为计划阶段（Plan）

在制订计划前应认真分析现状，找出存在的质量问题并分析产生质量问题的各种原因或影响因素，从中找出影响质量的主要因素，制订有针对性的计划。此阶段为 4 个步骤：①第一步骤分析现状找出问题。②第二步骤找出造成问题的原因。③第三步骤找出其中的主要原因。④第四步骤针对主要原因，制订措施计划。

2.第二阶段为执行阶段(Do)

按预定计划和措施具体实施。此阶段为第五步骤,即按措施计划执行。

3.第三阶段为检查阶段(Check)

把实际工作结果与预期目标对比,检查在执行过程中的落实情况。此阶段为第六步骤,检查计划执行情况。

4.第四阶段为总结处理阶段(Action)

在此阶段,将执行检查的效果进行标准化处理,完善制度条例,以便巩固。在此循环中出现的特殊情况或问题,将在下一个管理计划中完善。此阶段分为两个步骤:①第七步骤是巩固措施,对检查结果按标准处理,制订制度条例,以便巩固。②第八步骤是对不能做标准化处理的遗留问题,转入下一轮循环;或作标准化动态更新处理。

这4个阶段循环不停地进行下去,称为 PDCA 循环。质量计划工作运用 PDCA 循环法(计划-执行-检查-总结),即计划工作要经过4个阶段为一次循环,然后再向高一步循环,使质量步步提高。

(三)全面质量管理在病案质量管理中的应用

在病案质量管理中,"PDCA"循环方法已经得到广泛应用,取得了良好的效果。

1.第一计划阶段(Plan)

实施病案质量管理首先要制订病案质量管理计划。第一步骤要进行普遍的调查,认真分析现状,找出当前病案质量管理中存在的问题,包括共性问题和个性问题。第二步骤分析产生这些质量问题的各种原因或影响因素。第三步骤从中找出影响病案质量的主要因素。第四步骤针对主要原因,制订有针对性的计划和措施。计划是一种目标和策略,计划包括长期计划,可以是3年、5年;短期计划为月、季度或年计划。病案质量管理计划包括病案质量管理制度、质量管理流程、质量管理标准、质量管理岗位职责等。

2.第二阶段为执行阶段(Do)

按预定的病案质量管理计划和措施具体实施。此阶段分为两个步骤:第一要建立病案质量控制组织,健全四级质量控制组织,明确各级质量控制组织的分工和职责。第二要进行教育和培训。对全体医务人员进行质量意识的培训,强化医务人员执行计划的自觉性,是提高病案质量保证患者安全的有效措施。

3.第三阶段为检查阶段(Check)

把实际工作结果与预期目标对比,检查在执行过程中的落实情况是否达到预期目标。在病历质量监控中,注重对各个环节的质量控制。如在围术期的病历检查时,要在患者实施手术前,对术前小结、术前讨论、术前评估及术前与患者或家属的告知谈话记录等内容进行质量控制,确保病历的及时性、准确性和规范性。

4.第四阶段为总结处理阶段(Action)

病案质量管理工作应定期进行总结,将检查的效果进行标准化处理。此阶段分为两个步骤:第一步是对检查结果按标准处理,分析主要存在的缺陷和原因。明确哪些是符合标准的,哪些没有达到质量标准。并分析没有达标的原因和影响程度。哪些是普遍问题,哪些是特殊问题,是人为因素还是系统问题等。第二步是反馈,定期组织召开质量分析例会,将总结的结果及时反馈到相关科室和临床医师中去。使临床医师及时了解实施效果,采取改进措施,并为今后工作提出可行性意见。如果是标准的问题或是流程的问题,可及时修改,以利于下个循环持续改进。

(四)病案质量的全过程管理

病案质量管理在执行"PDCA"循环中重要的是全员参与全过程的管理。全员参与,在病案质量实施的每一环节,都动员每位医务人员的主动参与,包括制订计划,制定目标,制订标准;在检查阶段,尽量有临床医师的参与,了解检查的目的,了解检查的过程,了解检查的结果;在总结阶段要求全员参加,共同发现问题,找出解决问题的方法,不断分析改进,达到提高质量的目的。

全面质量管理要注重环节质量控制,使出现的问题得及时纠正,尤其是在病历书写的全过程中的各个环节,应加强质量控制,可及时弥补出现的缺陷和漏洞,对于患者安全和规范化管理,起到促进作用。

二、6 西格玛管理

西格玛原为希腊字母 δ,又称为 sigma。其含义为"标准偏差",用于度量变异,6 西格玛表示某一观察数据距离均数的距离为 6 倍的标准差,意为"6 倍标准差"。6 西格玛模式的含义并不简单地是指上述这些内容,而是一整套系统的理论和实践方法。

6 西格玛管理于 20 世纪 80 年代中期,由美国的摩托罗拉开始推行并获得成功,后来由联合信号和通用电气(GE)实施 6 西格玛取得巨大成就而受到世界瞩目。中国企业最早导入 6 西格玛管理于 21 世纪初。随着全国 6 西格玛管理的推进及一些企业成功实施 6 西格玛管理的示范作用,越来越多的国内企业或组织开始借鉴 6 西格玛管理。目前,6 西格玛管理思想在我国医疗机构中得到广泛关注,一些医院在病案质量管理中学习 6 西格玛管理理念和管理模式,收到很好的效果。

(一)管理理念

1.以患者为关注焦点的病案质量管理原则

这不但是 6 西格玛管理的基本原则,也是现代管理理论和实践的基本原则。以患者为中心,是医疗工作的重点,在病案质量管理过程中,应充分体现出来。如在确立治疗方案时,应充分了解患者的需求和期望,选择对患者最有利、伤害最小、治疗效果最好的方案,还要在病历中详细记录这个过程;出院记录中应详细记录患者住院期间的治疗方法和疗效,以便患者出院后进一步治疗和康复。

2.流程管理

病案质量管理中的流程管理是重中之重。6 西格玛管理方法的核心是改善组织流程的效果和效率,利用 6 西格玛优化流程的理念,应用量化的方法,分析流程中影响质量的因素,分清主次,将重点放在对患者、对医院影响最大的问题,找出最关键的因素加以改进。在寻找改进机会的时候,即不要强调面面俱到,更不能只从单个部门的利益出发,必须用系统思维的方法,优先处理影响病案质量的关键问题,不断改善和优化病案质量管理流程。

3.依据数据决策

用数据说话是 6 西格玛管理理念的突出特点,在病案质量管理中,通过对病历书写缺陷项目的评价,总结出具体的数据,根据数据作出正确的统计推断,提示在哪些缺陷是关键的质量问题,直接影响到患者安全和医疗质量,是需要改进的重点。数据帮助我们准确地找到病案质量问题的根本原因,是改进流程的依据。

4.全员参与

病案质量不是某个医师某个科室或某个部门的工作,病案质量管理的整个流程可涉及医院的大部分科室和多个岗位。因此需要强调团队的合作精神,营造一种和谐、团结的氛围。其中必须有领导的重视,临床医师、护士认真完成每一项操作后认真书写记录,医疗技术科室医师及时完成各项检验报告,病案首页中的各项信息,如患者的一般信息、费用、住院数据需要相关工作人员如实填写及各级质量控制医师的严格审核。这个流程中的每个人都是质量的执行者和质量的控制者,重视发挥每个人的积极性,在全过程中每个人对所承担的环节质量负责,承担责任,推进改革。

5.持续改进

流程管理不是一步到位的,需要不断地进行循环和发展,病案书写质量管理过程的科学化和流程管理效果的系统评价需要不断探索,不断提高。病案书写质量需要通过不断进行流程改进,达到"零缺陷"的目标。

(二)管理模式

西格玛管理模式是系统的解决问题的方法和工具。它主要包含一个流程改进模式,即DMAIC(Define-Measure-Analyzc-Improve-Control)模式,在病案质量管理中采用这5个步骤,促进病案质量的每一个环节不断分析改进,达到提高质量的目的。

1.定义阶段(Define)

根据定义,设计数据收集表,根据病历书写内容,设计若干项目,如住院病案首页、入院记录、病程记录、围术期记录(可分为麻醉访视记录、术前小结、术前讨论、手术记录)各类知情同意书、上级医师查房记录、会诊记录、出院记录等项目。其中任何一项书写不规范或有质量问题为缺陷点。根据某时间段的病历书写检查情况,找出质量关键点,即对病案质量影响最大的问题,确定改进目标。

2.统计阶段(Measure 衡量)

根据定义,统计收集表,总结发生缺陷的病历例数和每项内容的缺陷次数及各科室、每位医师出现缺陷病历的频率和项目,并进行统计处理。

3.分析阶段(Analyzc)

利用统计学工具,对本次质量检查的各个项目进行分析,将结果向相关科室和医师进行反馈。同时,组织相关人员讨论、分析,确定主要存在的问题,找出出现频率最多和对流程影响最大、对患者危害最重的问题是哪些问题,出现缺陷的原因和影响因素、影响程度等。以利于下一步的改进。

4.改进阶段(Improve)

改进是病案质量管理中最关键的步骤,也是6西格玛的核心管理方法。改进工作也要发挥全员的参与,尤其是出现缺陷较多的环节参与改进,经过以上分析,找出避免缺陷的改进方法,采取有效措施,提高病案质量。

5.控制阶段(Control)

改进措施提出后,需要发挥各级病案质量管理组织的职责,根据病历质量监控标准,进行质量控制,使改进措施落到实处。主要是一级质量管理,即科室的自查自控作用,使医师在书写病历时就保证病案的质量,做到质量控制始于流程的源头。

三、"零缺陷"管理

"零缺陷"管理是由著名质量专家 Philip B.Crosby 于 1961 年提出,他指出"零缺陷"是质量绩效的唯一标准。其管理思想内涵是,"第一次就把事情做好",强调事前预防和过程控制。"零缺陷"管理的工作哲学的四个基本原则是"质量的定义就是符合要求,而不是好""产生质量的系统是预防,而不是检验""工作标准必须是零缺陷,而不是差不多就好""质量是以不符合要求的代价来衡量,而不是指数"。树立以顾客为中心的企业宗旨,零缺陷为核心的企业质量环境。

(一)"零缺陷"的病案质量管理原则

"零缺陷"作为一种新兴的管理模式,首先用于制造业,逐渐受到更多的管理层的关注,被多个领域所借鉴引用。在我国多家医疗机构用于医疗服务质量的控制和管理。病案质量管理是医疗质量的重要组成部分,"零缺陷"管理模式是病案质量管理的目标,是促进病案管理先进性和科学性的有效途径。

将"质量的定义就是符合要求,而不是好"的原则应用于病案质量管理中,是"以人为本"的体现,要求病历质量形成的各个环节的医务人员以"患者为中心",以保证患者安全为目标规范医疗行为,认真书写病历,使医疗质量符合要求。实施病案质量各个环节的全过程控制,从建立病历、收集患者信息开始,加强缺陷管理,使病历形成的每一基础环节,都要符合质量要求,而不是"差不多"。各环节、各元素向"零缺陷"目标努力。

(二)病案质量不能以检查为主要手段

病案质量管理要强化预防意识,"一次就把事情做好",而不是通过病历完成后的检查发现缺陷、修改病历来保证质量。要求医务人员从一开始就本着严肃认真的态度,把工作做得准确无误。不应将人力物力耗费在修改、返工和填补漏项等方面。病历质量管理在医疗质量管理中占有重要的作用,病案质量已经成为医院管理的重点和难点。20 世纪 50 年代以来病案质量管理是将重点放在终末质量监控上,将大量的医疗资源耗费在检查病历、修改病历、补充病历方面,质量管理是被动的和落后的。利用先进的管理模式替代传统的质量控制模式势在必行。实行零缺陷管理方法,病历质量产生的每个环节,每个层面必须建立事先防范和事中修正措施保证差错不延续,并提前消除。病历质量管理中实施的手术安全核查制度,由手术医师、麻醉医师和巡回护士三方在麻醉实施前、手术开始前和患者离开手术室前,共同对患者身份、手术部位、手术方式、麻醉和手术风险、手术使用物品清点等内容进行核对、记录并签字。这项措施有利于保证患者安全,降低手术风险的发生率。

(三)病案质量标准与"零缺陷"原则

零缺陷管理的内涵是,通过对生产各环节、各层面的全过程管理,保证各环节、各层面、各要素的缺陷等于"零"。因此,需要在每个环节、每个层面必须建立管理制度和规范,按规定程序实施管理,并将责任落实到位,彻底消除失控的漏洞。病案质量管理要按照"零缺陷"的管理原则建立质量管理体系,以"工作标准必须是零缺陷,而不是差不多就好"为前提。制订可行性强的病历书写规范、病案质量管理标准、质量管理流程、各岗位职责等制度,加大质量控制的有效力度。在病案质量控制中要引导医务人员注重书写质量与标准的符合,而不是合格率。强化全员、全过程的质量意识,使医务人员知晓所执行的内容、标准、范围和完成时限,增强工作的主动性和责任感,改变忽视质量的态度,建立良好的质量环境。

四、ISO9000 相关知识

(一)ISO 的定义

ISO 是国际标准化组织(International Organization for Standardization)的缩写,是一个非

政府性的专门国际化标准团体,是联合国经济社会理事会的甲级咨询机构,成立于 1947 年 2 月 23 日,其前身为国家标准化协会国际联合会(ISA)和联合国标准化协会联合会(UNSCC)。我国以中国标准化协会名义正式加入 ISO。

(二)ISO 族标准

ISO 族标准是 ISO 在 1994 年提出的概念,是指"由 ISO/TC176(国际标准化组织质量管理和质量管理保证技术委员会)制订的所有国际标准"。该标准族可帮助组织实施并有效运行质量管理体系,是质量管理体系通用的要求或指南。它不受具体的行业或经济部门限制,可广泛适用于各种类型和规模的组织,在国内和国际贸易中促进理解和信任。

1.ISO 族标准的产生和发展

国际标准化组织(ISO)于 1979 年成立了质量管理和质量保证技术委员会(TC176),负责制订质量管理和质量保证标准。1986 年,ISO 发布了 ISO8402《质量—术语》标准,1987 年发布了 ISO9000《质量管理和质量保证标准—选择和使用指南》、ISO9001《质量体系设计开发、生产、安装和服务的质量保证模式》、ISO9002《质量体系—生产和安装的质量保证模式》、ISO9003《质量体系—最终检验和试验的质量保证模式》、ISO9004《质量管理和质量体系要素—指南》等 6 项标准,通称为 ISO9000 系列标准。

2.2000 版 ISO9000 族标准的内容

2000 版 ISO9000 族标准包括以下一组密切相关的质量管理体系核心标准。

(1)ISO9000《质量管理体系基础和术语》,表述质量管理体系基础知识,并规定质量管理体系术语。

(2)ISO9001《质量管理体系要求》,规定质量管理体系,用于证实组织具有提供满足顾客要求和适用法规要求的产品的能力,目的在于增进顾客满意。

(3)ISO9004《质量管理体系 业绩改进指南》,提供考虑质量管理体系的有效性和效率两方面的指南。该标准的目的是促进组织业绩改进和使其他相关方满意。

(4)ISO19011《质量和/或环境管理体系审核指南》,提供审核质量和环境管理体系的指南。

3.2000 版 ISO9000 族标准的特点

从结构和内容上看,2000 版质量管理体系标准具有以下特点:①标准可适用于所有产品类别、不同规模和各种类型的组织,并可根据实际需要删减某些质量管理体系要求。②采用了以过程为基础的质量管理体系模式,强调了过程的联系和相互作用,逻辑性更强,相关性更好。③强调了质量管理体系是组织其他管理体系的一个组成部分,便于与其他管理体系相容。④更注重质量管理体系的有效性和持续改进,减少了对形成文件的程序的强制性要求。⑤将质量管理体系要求和质量管理体系业绩改进指南这两个标准,作为协调一致的标准使用。

(三)ISO9000 族系列标准

ISO9000 族标准是国际标准化组织颁布的在全世界范围内使用的关于质量管理和质量保证方面的系列标准,目前已被 80 多个国家等同采用,该系列标准在全球具有广泛深刻的影响,有人称为 ISO9000 现象。我国等同采用的国家标准代号为 GB/T19000 标准,该国家标准发布于 1987 年,于 1994 年进行了部分修订。

ISO9000 族标准总结了各工业发达国家在质量管理和质量保证方面的先进经验,其中 ISO9001、ISO9002、ISO9003 标准,是针对企业产品产生的不同过程,制订了 3 种模式化的质量保证要求,作为质量管理体系认证的审核依据。目前,世界上 80 多个国家和地区的认证机构,均采用这 3 个标准进行第三方的质量管理体系认证。

ISO9000 族标准中有关质量体系保证的标准有 3 个(1994 年版本):ISO9001、ISO9002、ISO9003。

1.ISO9001

ISO9001 是 ISO9000 族质量保证模式标准之一,用于合同环境下的外部质量保证。ISO9001 质量体系标准是设计、开发、生产、安装和服务的质量保证模式。可作为供方质量保证工作的依据,也是评价供方质量体系的依据;可作为企业申请 ISO9000 族质量体系认证的依据;对质量保证的要求最全,要求提供质量体系要素的证据最多;从合同评审开始到最终的售后服务,要求提供全过程严格控制的依据。

2.ISO9002

ISO9002 是 ISO9000 族质量保证模式之一,用于合同环境下的外部质量保证。是生产和安装的质量保证模式。用于供方保证在生产和安装阶段符合规定要求的情况;对质量保证的要求较全,是最常用的一种质量保证要求;除对设计和售后服务不要求提供证据外,要求对生产过程进行最大限度的控制,以确保产品的质量。

3.ISO9003

ISO9003 是 ISO9000 族质量保证模式之一,用于合同环境下的外部质量保证。可作为供方质量保证工作的依据,也是评价供方质量体系的依据;是最终检验和试验的质量保证模式,用于供方只保证在最终检验和试验阶段符合规定要求的情况;对质量保证的要求较少,仅要求证实供方的质量体系中具有一个完整的检验系统,能切实把好质量检验关;通常适用于较简单的产品。

五、电子病历质量管理

(一)电子病历书写要求

基本要求:电子病历的书写应当客观、真实、规范、完整,电子病历的书写应当符合国家病历书写基本规范对纸张与格式的要求;医疗机构应建立统一的书写格式包括纸张规格和页面设置,完成时限与卫生部《病历书写基本规范》要求保持一致。可以使用经过职能部门审核的病历书写模板,理想的模板应该是结构化或半结构化的,避免出现错误信息;同一患者的一般信息可自动生成或复制,复制内容必须校对;不同患者之间的资料不可复制。电子病历的纸质版本内各种资料(包括各种检验、检查报告单)须有医师或技师签名。

(二)电子病历修改

1.修改基本要求

(1)医务人员应按照卫生行政部门赋予的权限修改电子病历。

(2)修改时必须保持原病历版式和内容。

(3)病历文本中显示标记元素和所修改的内容。

(4)电子病历修改时必须标记准确的时间。

2.修改签字

(1)电子病历修改后需经修改者签字后方可生效(电子签名正式实施前系统自动生成签名并不可修改)。

(2)对电子病历当事人提供的客观病历资料进行修改时,必须经电子病历当事人认可,并经签字后生效。签字应采用法律认可的形式。

(三)电子病历质量控制

1.质量监控方式

电子病历质量控制包括对网上病历信息和打印的纸质病历实施的质量控制。病历质量检查工作应采取终末质量监控和环节质量监控相结合的方式,实现实时控制质量,做到问题早发现、早纠正。

2.质量监控重点

(1)应将环节质量监控作为主要手段,尽可能应用病历质量监控软件来实施。

(2)应将危重死亡病历、复杂疑难病历、纠纷病历、节假日病历、新上岗医师病历等作为质量控制重点,实施专题抽查,重点突出。

(3)应将病历书写的客观性、完整性、及时性、准确性、一致性及内涵质量作为监测内容,防止电子病历实施后出现新的病历质量问题。

3.质量监控标准

(1)电子病历质量控制依据卫生部《电子病历基本规范》及有关病历书写的要求进行,网上电子病历和打印纸质病历等同标准,且同一患者的纸质与电子病历内容必须一致。

(2)环节电子病历质量监控发现问题后及时纠正,终末电子病历质量监控须评定病历质量等级。

(3)医疗机构应对电子病历质量控制结果实施严格奖惩。

(刘维峰)

第六节　病案质量管理的发展趋势

病历书写质量有永恒的目标,就是要满足医疗、科研、教学的工作需求,同时还有明显的时代特征,不同的时期对病历书写还有特殊的需求。现阶段及未来的一段时期,电子病历、病种付费、临床路径、新的《病历书写基本规范》和《电子病历基本规范(试行)》《中华人民共和国侵权责任法》将会对病案书写产生相当的影响,对病案质量管理也必将产生巨大的导向性作用。

一、《病历书写基本规范》对病案质量管理的影响

2010年3月1日生效的《病历书写基本规范》是医师书写病历的主要依据,病案质量管理也主要以此为管理策划的基础。管理策划应当考虑如下方面的问题。

(1)如何获得客观、真实、准确、及时、完整、规范的病历资料。

(2)如何保证医师在限定的时间内完成相关的病历记录。

(3)如何保证病历记录的合法性。

(4)如何保证病历内涵质量。

在《病历书写基本规范》中,对上述问题都有明确的答案,但在实际工作中需要合理化的工作流程,以避免以下低级错误的发生,如漏记录某项内容,某个检查报告没有贴入病历中,医师没有签名,患者没有在知情同意书上签字等。

保证病历内涵质量是长期的工作任务,一般写病历的都是低年资的住院医师,需要不断地培

训、讲座、指导、反馈,才能有保证持续的质量改进。病历书写质量也是医师个人综合能力的体现,在严格的管理下,可以保证病历的完整性和避免低级错误的发生。但要写出内容翔实的病历记录,必须对疾病有较高的认识和理解,否则即使上级医师的会诊意见也不能够很好地整理、体现。

《病历书写基本规范》为病历书写提供了指导性的意见,其中明确要对危重患者写护理记录,一般患者需要做常规的生命指征记录,这样既可避免医护记录不一致,减少医疗纠纷,也可以体现将时间还给护士,将护士还给患者的精神。

二、《电子病历基本规范(试行)》对病案质量管理的影响

2010 年 3 月 1 日生效的《电子病历基本规范(试行)》也会对病案质量管理产生影响,电子病历是阻挡不住的潮流,电子化的病案质量管理也是我们面临的重大挑战。目前存在的问题主要有三个方面。

(一)病历模板

病历模板破坏了传统的医师培养方式,培养年轻医师的传统方式是从写病历开始,从问病史开始。当医师发现一个临床症状时,以此为核心进行分析,这样养成了临床正确思维。电子病历使医师有了方便的工具,常常采用典型的模板拷贝病历,而患者的病情不是一成不变,它是千变万化的,失去临床思维培养的过程,存在医疗安全的隐患。

(二)病历拷贝

计算机的优势之一是拷贝,避免重复的工作。但这些优点被医师不正确地使用,常常发生将张三的病情拷贝到李四的身上,存在严重的医疗安全隐患和法律纠纷隐患,同时病历反映的是千人一面,文字记录千篇一律,难于达到记录的真实,失去了研究、教学的价值。

(三)病历签字

具有法律认可的电子签名是合法的电子病历,但目前绝大多数医院采用的不是这种模式。因此,病历签字是一个问题,特别是医嘱和知情同意书。医嘱常常是一个医师从入院到出院都是一个医师的名字,执行医嘱人也存在相同的问题,执行时间也可能不是实际时间。

电子病案质量管理要认真地研究上述问题,处理好。电子病历的结构化也是一个应当研究的问题,结构化可以保证资料的收集完整性,但不是所有的内容都适合结构化,这样会僵化资料收集的内容。

三、《中华人民共和国侵权责任法》对病案质量管理的影响

2010 年 7 月 1 日生效的《中华人民共和国侵权责任法》也涉及了病案,但更多的是从法律的层面考虑患者对病案的法律权利,它影响到病案管理方式更多一些。如果能够执行好《病历书写基本规范》和《电子病历基本规范(试行)》,病案也就能作为很好的法律证据。《侵权责任法》规定,"需要施行手术、特殊检查、特殊治疗的,医务人员应当及时向患者说明医疗风险、替代医疗方案等情况,取得其书面同意"。医师在书写病历时往往只注意记录向患者告知治疗可能出现的风险,忽略或没有把替代医疗的方案向患者交代或未做病历记录。造成医疗安全隐患,一旦出现纠纷可以推定医疗有过错。

四、卫生部《112 病种临床路径》对病案质量管理的影响

卫生部医政司 2009 年 12 月发布的 22 个专业 112 个病种临床路径对病案质量有重大的影

响,临床路径是今后必须关注的方向。临床路径虽然目前在我国仍处于试点应用的状态,但临床路径的实施将会改变医疗行为、护理行为、病历书写行为,甚至临床路径的病历记录可能会成为病种付费和医患纠纷处理的依据。

临床路径由于规定了程序的流程,病历书写也就会围绕着流程,再按传统的方式去记录。在质量管理过程中,可以"天"为单位来检查记录的内容。

疾病能否进入路径,必须要有充分的记录,有充分的依据。疾病的轻微变异,不产生严重的并发症,不影响住院天数或增加较多的医疗费用的,可以不影响路径。当疾病有较严重的并发症时,将会"跳出"临床路径,这些病历资料中必须有充分的记录。这也是病案质量管理的重点。

五、医院评审标准对病案质量管理的影响

医院评审工作仍是卫生部的重要工作之一,各省都有与之配套的医院评审细则。这些标准和细则对病历书写影响甚大。必须认真研究和执行。病案科质量评估主要有如下几个方面。

(1)病历(案)管理符合《医疗事故处理条例》《病历书写基本规范》和《医疗机构病历管理规定》等有关法规、规范。

1)按照《医疗机构病历管理规定》等有关法规、规范的要求,设置病案科,由具备专门资质的人员负责病案质量管理与持续改进工作。①由从事病案管理五年以上,高级以上职称的人员负责管理。②非专业的人员<30%。

2)病案科配置应与医院等级相一致的设施、设备与人员梯队。

3)制订病案管理、使用等方面的制度、规范、流程等执行文件,并对相关人员进行培训与教育。

(2)按规定为门诊、急诊、住院患者书写就诊记录,按规定保存病历资料,保证可获得性,为每一位来院就诊的患者书写门诊、急诊或住院病历记录。

1)住院患者的姓名索引,必须包含的项目包括姓名、性别、出生日期(或年龄)。应尽可能使用二代身份证采集身份证号、住址甚至照片信息。除患者个人的基本信息外,还应当包括联系人、电话、住院科室等详细信息。

2)为每一位门诊、急诊患者建立就诊记录,保存留观病历:①门诊、急诊患者的就诊病历记录,至少还包括患者姓名、就诊日期、科别、就诊过程与处置等。如果有医师工作站,则应包括药方及检查化验报告。②急诊病房的病历按照住院病历规定执行。

3)为每一位住院患者建立并保存病案:病案应有一个科学的编号体系。每一位患者的医疗记录应当通过一个病案的编号获得所有的历史诊疗记录。

病案内容包括:①病案首页;②入院记录;③住院记录,包括主诉、病史(现病史、既往史、个人史、家族史、月经史及婚育史)、体格检查、实验室检查、诊疗计划、初步诊断、拟诊讨论;④病程记录(按照日期排放,先后顺序排列)包括首次病程记录、日常病程记录、阶段小结、抢救记录、会诊记录、转科记录、转入记录、交接班记录、术前讨论与术前小结、麻醉记录、手术记录、术后病程记录、出院记录(或死亡记录)、死亡讨论记录;⑤辅助检查:特殊检查记录、常规化验检查登记表、各种检查报告、病理检查报告;⑥体温单、护理记录;⑦医嘱单包括长期医嘱、临时医嘱;⑧各种手术及操作知情同意书;⑨随诊患者回复信件及记录。

4)每一页记录纸都有可以确认患者的ID信息:①执行一本通的城市,医疗机构门诊病案记

录纸上每次就诊应有医疗机构名称、患者姓名。②保存门诊病案的医疗机构的每张病案纸上,应记录患者姓名、病案号。③住院病案的每页纸上应有患者姓名、病案号,有的记录还应有科室、病房、床号。

5)住院患者病案首页应有主管医师的签字,应列出患者所有与本次诊疗相关的诊断与手术操作名称:①住院患者病案首页应由具有主治医师或以上职称的病房主管医师的审核签字。②主要诊断与主要手术操作选择应符合卫生部与国际疾病分类规定的要求。③病案首页疾病和手术编码采用国际疾病分类 ICD-10 第 2 版和 ICD-9-CM-3 的 2008 版。④列于病案首页的每一疾病诊断都应在病程记录及用药获得支持。⑤病程记录或检查化验报告所获得的诊断应当在病案首页中体现。⑥病案首页可以包括 7 个疾病诊断和 5 个手术操作名称。

6)病程记录及时、完整、准确,符合卫生部《病历书写基本规范》。

记录的及时性:①入院记录 24 小时内完成,入院当天出院患者的出入院记录要在 24 小时内完成。②首次病程记录在患者入院后 8 小时内完成。③主治医师查房应在患者入院后 48 小时内完成。④出院记录或死亡记录应在出院或死亡后 24 小时内完成。⑤及时记录各种检查、操作,包括其过程及结果。⑥手术记录在术后 6 个小时内必须完成。⑦及时填报各种传染病报告及肿瘤报告。⑧对病危者应当根据病情变化随时书写病程记录,每天至少 1 次,记录时间应当具体到分钟。⑨对病重患者,至少 2 天记录一次病程记录。对病情稳定的患者,至少 3 天记录一次病程记录。⑩对病情稳定的慢性病患者,至少 5 天记录一次病程记录。

记录的合法性:①书写过程中出现错字时,可在错字上用双线标注,不得采用刮、粘、涂等方法掩盖或去除原来的字迹;②每项记录必须有记录的日期、记录者(签)署名。

记录的完整性:下列内容如果有,则不能缺项、漏项。病案首页、入院记录(入出院记录)、住院记录(住院病案)、病程记录、辅助检查、特殊检查、常规化验检查登记表、各种化验报告、病理检查报告、体温单、医嘱单、各种手术及操作知情同意书、随诊患者回复信件及记录。

7)每次记录都有记录时间及具有执业医师资格的医师签名。

8)所有的医疗操作均有第一术者的签名:①手术记录或操作记录原则上应由第一手术者或操作者书写。②如有特殊情况可由第一助手书写,但要求必须有第一手术者或操作者审阅签名。

9)避免产生全部模板式的电子病历记录:①病程记录不能完全使用表格。一些规范的检查或操作一定要预留可供描述记录的空间。②规范的检查或操作可以有关键词提示。

10)所有有创检查及治疗记录应有相应的患者同意签名记录。

11)保持病案的可获得性:①有方法控制每份病案的去向,如有病案示踪系统。如果病案因某种原因拿出病案科,当需要时,应能及时通知使用者送回。②病案如果没有其他替代品,如影像、缩影,则病案不能打包离放或远距离存放(委托存放)。

(3)保护病案及信息的安全性,防止丢失、损毁、篡改、非法借阅、使用和患者隐私的泄露:①医院有保护病案及信息的安全相关制度与使用的程序,有应急预案。②病案科应有防火、防尘、防高温、防湿、防蛀措施。③配置必要的适用的消防器材。④安全防护区域有指定专人负责。⑤有主管的职能部门(医务处保卫科)监管。

(4)有病历书写质量的评估机制,定期提供质量评估报告:①医院有《病历书写基本规范》的实施文件,发至每一位医师。②医师上岗前必须经病历书写基本规范培训,考核合格后方可上岗。③医院将住院病历书写作为临床医师"三基"训练主要内容之一。④由具备副主任医师资格的病历质控人员,根据"住院病历质量监控评价标准"定期与不定期进行评价运行住院病历与出院病历的质量。医院将规定的"病历质量监控评价标准"文件,发至每一位医师,并有培训。定期与不定期进行评价运行住院病历与出院病历的质量。将住院病历的质量监控与评价结果,以及时通报科室与医师本人,有持续改进的记录。将住院病历的质量监控与评价结果用于考核临床医师技能与职称晋升的客观标准之一。

(5)采用疾病分类 ICD-10 与手术操作分类 ICD-9-CM-3;对出院病案进行分类编码,建立科学的病案库管理体系,包括病案编号及示踪系统,出院病案信息的查询系统。

1)采用国际疾病分类 ICD-10 与手术操作分类 ICD-9-CM-3 对出院病案进行分类编码。

2)建立出院病案信息的查询系统。

3)根据病案首页内容的任意项目,单一条件查询住院患者的病案信息。

4)根据病案首页内容的两个或两个以上的项目,复合查询住院的病案信息。

(6)严格执行借阅、复印或复制病历资料制度。

1)为医院医务人员及管理人员提供病案服务:①病案服务能力不应当低于当年出院的病案人数。②除特殊情况且医院有明文规定者外,病案应当在病案科内阅览。③每份病案的借阅应当记录借阅人、时间、目的。

2)为患者及其代理人提供病案复印服务:①记录与核查患者复印病案申请的相关信息准确无误。②按卫生行政部门规定的范围复印患者的病历。③有保护患者隐私的措施与流程。

3)为公、检、法机构的人员提供病案信息查询服务:留存复印申请记录和复印内容记录及证件复印件、单位介绍信。

4)为医疗保险机构提供病案查询与复印服务:①记录与核查患者复印病案申请的相关信息准确无误。②按卫生行政部门规定的范围复印患者的病历。③有保护患者隐私的措施与流程。

(7)推进电子病历,电子病历符合《电子病历基本规范》。

1)医院有电子病历系统建设的计划与方案,在院长主持下,有具体措施、有信息需求分析文件,有主持部门与协调机制。

2)电子病历系统应符合卫生部《病历书写基本规范》与《电子病历基本规范(试行)》要求。

3)还应包含以下内容:①本标准第四节"建立医疗质量控制、安全管理信息数据库,为制订质量管理持续改进的目标与评价改进的效果提供依据"的基本要求。②本标准第六节第五款"建立医院运行基本统计指标数据库,保障信息准确、可追溯"的基本信息。③本标准第七节中所列出的基本信息。

4)由文字处理软件编辑、打印的病历文档,病历记录全部内容、格式、时间、签名均以纸版记录为准,而非模版拷贝生成的病历记录。①医院对由文字处理软件编辑、打印的病历文档有明确的规定。②医院对禁止使用"模版拷贝复制病历记录"有明确的规定。③病历记录全部内容、格式、时间、均以签名后的纸版记录为准与存档。④符合卫生部《病历书写基本规范》的实施要求,有质控管理。

今后病案质量管理的发展趋势除因目标变化而产生质量监控内容变化外,在病案质量管理的方法学上,也会有新的变化。病案质量管理将不仅是传统的病案质量审查法,将会引入一些新的管理方法,如同行医师病案记录自我审查法,科研病案审查法,临床路径病案审查法。

同行医师病案记录自我审查就是根据医师预先设定的标准,通过病案人员的审查,将所发现的内容汇总、上报,然后医师们再根据实际的情况作出判断。例如,通常肺炎患者不需要做 CT 检查,医师可以将 CT 检查作为病案审查的内容。当报告有 CT 检查的肺炎病例时,同行医师可以调阅病案,如果发现经治医师开出的 CT 检查是合理的,就通过。如果不合理的,再帮助该医师认识不合理的原因,从而达到持续质量改进的目的,这个目的不仅是病历书写,而且是医疗质量的改进。

科研病案审查法是根据医师科研所需要收集的关键信息,对病案进行回顾性的审查。从而发现病历记录的缺陷。根据循证医学来设定检查内容也属于科研病案审查法范围。

临床路径病案审查法则根据临床路径所设定的医疗活动来检查病案的记录内容及质量。

（刘维峰）

第九章

住院病案管理

第一节　住院病案的登记与管理

一、住院病案登记工作的概念及意义

住院病案登记工作是将有关病案的资料根据不同的目的和需要收集到一起,进行有选择的或提纲式的简记,使其成为系统的资料,便于应用和管理,它是住院病案信息管理中的一个必要的组成部分,是住院病案信息的二次开发,是住院病案信息管理的基础。做好住院病案登记工作有以下意义。

(1)住院患者登记是住院患者的明细表,便于了解每个病案号被分派给患者的情况,等于住院病案编号的总目录,掌握住院病案发展的动态。

(2)可明确患者是否已在医院建立有住院病案,避免住院病案号码的重复发放或将相同的号码发给不同的患者。保证住院病案信息管理系统的完整性,是进行系统编号管理的关键。

(3)住院患者的各种登记是统计的原始数据,完成住院患者有关的医疗统计。

(4)对病案信息进行二次加工的各种登记,为住院病案信息的开发利用提供了多途径查找检索的线索。

(5)了解各临床科室的住院情况:以病案编号为序的住院病案登记是掌握住院病案发展的明细表,患者每次住院都要进行登记,以便掌握住院病案的流动情况。住院病案的多项登记往往能够解决一些其他资料检索时不能解决的问题,弥补其他工作的不足,它可以起到充实病案查找线索的作用。因而登记工作从一开始就要做到登记资料的完整、准确,从登记内容的安排和设计上产生出合理的效应。随着计算机在病案信息管理中的应用,烦琐的手工住院病案登记已逐步退出,取而代之的是通过计算机的简单操作即可完成涵盖病案信息的多种登记。

二、住院病案登记的要点

(一)第一次住院的患者

患者第一次到医院住院,应该作为一个新患者登记,但必须问清楚患者是否住过院,以证实是不是新住院患者,尽管患者认为未曾住过院,住院登记处的工作人员也应与病案科核对,确定

是否真的没有建立过住院病案。

现在,住院登记处工作人员利用医院计算机 HIS 系统输入患者就诊卡号,就可直接了解患者是否第一次住院,或历次住院的基本信息。

如果患者没有建立过住院病案,就要收集患者的身份证明资料,记录在新的住院病案首页上,并给予登记号即病案号。在发出的登记号下登记患者的姓名以免今后发放重复号码。登记应包括以下内容:登记号(病案号)、患者姓名、登记日期、科别。举例如下。

172842 林中 男 2008 年 10 月 8 日 外科

医院计算机 HIS 系统对住院患者登记已程序化,内容详细、准确,计算机控制新住院病案号发放,解决了以往人工登记多点派发新住院病案号的混乱现象。利用激光打印住院病案首页基本信息取代了以往人工填写。

(二)有住院病案的患者

如果患者曾经住过院即已有住院病案,使用原病案号,通知病案科将原住院病案送达病室。并根据提供的信息核对住院患者姓名索引卡,记录所有信息变化情况。

计算机化管理住院患者姓名索引,已将以往的纸质资料全部输入微机便于查询、利用,便于随时记录变化情况。

需要说明的是患者就诊卡的使用,实际上患者第一次来院就诊时即有了 ID 号及病案号,患者在办理住院登记时,只需核对就诊卡显示的患者基本信息,根据病案首页的项目做缺项补充,使用就诊卡原有的病案号。

(三)出院患者的病案处理

对于每天出院的病案,应根据要求按病案号的顺序分别记录于各种登记簿中。或计算机录入住院病案的各种登记记录,使资料更准确、更清楚,查找更快,存储更方便。

三、住院病案登记的种类

(一)住院病案登记

患者入院时,就应建立住院病案登记,以病案号为序,登记患者的身份证明资料等,患者出院补充登记有关出院的情况,并作为永久保存的资料。

1.登记的内容

(1)必要项目:病案号、患者姓名、性别、年龄、身份证号码、入院日期、出院日期、科别、病室。

(2)其他项目:籍贯、职业、出院诊断、入院诊断、手术操作名称、治疗结果及切口愈合情况。

2.登记的形式及作用。

(1)卡片式登记:一般适用于一号制管理的病案。患者建立了门诊病案仅有部分患者需要住院治疗,由于门诊病案的数量发展快,手工登记工作量很大,一般不做病案登记,患者住院则形成了登记号码的间断,实行一号制管理病案采用卡片式登记,可随时按病案号调整卡片的位置,满足住院病案登记依病案号的大小顺序排列的要求。

(2)书本式登记:适用于按病案号次序连贯登记的两号集中制或两号分开制的住院病案。①由于按患者住院先后编号登记,自然成为按患者住院日期进行登记,这就提供了按患者住院日期查找病案的线索。②疾病诊断、手术名称、性别、年龄、职业等项目及再次住院患者的登记,都可作为统计的原始资料,提供各项统计数据。③由于患者住院登记的项目较全,可以从中查找出某一项需要的资料,而不必调用病案,因而可以省去很多人力,也可以减少病案的磨损。④住院病案总目录的登记能准确掌握住院病案的全貌,显示病案的发展数字;可以了解住院患者的基本信息,如主要疾病诊断、治疗结果等。患者姓名索引是以患者姓名索取病案号码,进而查询病案资料;通过住院病案总登记,可从病案号了解该病案所属患者的姓名与基本情况。

(3)计算机登记:HIS系统从患者建卡就诊即录入了患者的基本信息,患者住院的有关信息设计高质量的计算机数据库即可完成各项登记,便于信息的加工和检索,同时可以充分发挥登记的作用和对资料的利用,全面地掌握病案整体情况。

从完善病案信息管理系统来讲,不论是门诊还是住院病案的建立,亦不论是一号制或两号制的病案管理,在建立病案时都应按号登记,以掌握病案号的分配、使用,整体及个体病案的发展情况。因为门诊患者多,病案发展快而对门诊病案号的分派不予登记,是管理上的缺陷。计算机系统化的应用则可完成被分派病案号的患者所有信息,避免上述管理问题。

(二)各科出院患者登记

各科出院患者登记是永久性的记录。是按患者出院时的科别及出院日期的先后登记的。

1.主要项目

科别、病案号、患者姓名、性别、年龄、出院日期、入院日期、住院天数、出院诊断、手术名称、切口愈合情况、治疗结果等。

2.各科出院患者登记的作用

(1)是查找病案的一个途径,可按出院日期或科别来查找所需的病案。

(2)可为病案讨论提供即时病案,或为检查某段时间的医疗情况提供所需的病案。

(3)帮助统计工作提供部分原始数据。

(4)核对检查完成及未完成病案,以掌握住院病案的归档情况。

(三)转科登记

1.项目

除一般登记的必要项目外还应有入院日期、转出科别、转入科别、转科日期、疾病诊断。

2.作用

主要作为统计的原始资料,也可作为提供查找病案的原始记录。

(四)诊断符合情况登记

1.项目

必要的登记项目及入院日期、科别、入院诊断、出院日期、出院诊断、医师姓名等,亦可包括门诊诊断、术后诊断、病理诊断等。只记录经临床证实、检验检查证实误诊、漏诊等不符合的病例。

2.作用

既是统计的原始资料又可作为病案管理的永久性资料。

(1)可以通过登记掌握出入院诊断的符合情况,了解医院、诊所及社区医疗单位的整体医疗水平或医师的诊断水平、业务能力。

(2)可帮助查找某一时期有误诊、漏诊情况的病案,以利开展病例讨论,总结经验教训,提高诊断水平和医疗质量。

(3)可作为考核、晋升医师职称时的参考依据。

据我国目前状况对于各种疾病的诊断符合率,没有提供界定的硬指标,鉴于此种情况作为信息资料的开发利用,对每份出院病案进行此项登记无实际意义。建议只登记经临床、手术或病理证实的误诊、漏诊的病例,更具实际意义。

(五)死亡与尸体病理检查登记

1.项目

必要项目及死亡日期、科别、死亡诊断、尸检号、病理诊断等。

2.作用

通过它可以掌握全部死亡和尸检病例的情况,从而迅速准确地提供死亡和尸检的病案;作为统计的原始资料,可统计医院内某一时期的死亡及尸检情况;从中分析临床诊断与尸检病理诊断的符合率,了解医院、诊所的诊断水平;根据死亡病案,分析死亡原因,检查和分析医疗工作质量。

病案的登记虽然种类繁多,在用手工操作时要根据不同功能、作用重复抄录,如今医院 HIS 系统的建立,病案首页信息的全部录入通过不同的项目组合可达到随意检索的目的,提高了病案信息的利用率,极大地减轻了病案管理人员的工作负担。

(刘维峰)

第二节　住院病案内容的排列

一、住院病案的形成

病案的形成是在患者首次与医疗部门接触开始,是医务人员对患者所做的咨询、问诊、检查、诊断、治疗和其他服务过程医疗信息的积累,这种积累使每个患者的医疗信息记录都具有一定的连贯性和连续性。

(一)住院病案的形成

从患者开始办理住院手续到出院的全部过程是医院内所有工作人员为患者服务的过程,是医务人员(医师、护士、实验室及其他医技科室的人员)、营养师、住院处及结账处、病案科的工作人员相互协作,整个过程产生了大量有价值的医疗信息,这些信息经过病案管理人员的整理、加工形成了住院病案。

1.建立住院病案并分派病案号

患者在门诊就医经医师确定需住院治疗者,持医师所开具的住院证在住院处办理住院手续,住院处为其建立住院病案并分派一个住院病案号(适用于两号分开制的病案管理)后进入病房。如患者系再次住院,住院处须立即通知病案科将患者以前的病案送达病房。

2.病房医师、护士的诊疗和护理记录

病房医师要连续详细地记载患者的发病、诊断、治疗及最后的结果,整个过程包括病程、诊查所见、治疗和各种检查结果;护士要记录有关护理观察和治疗计划及为患者所作的其他服务的资料。

3.患者的治疗过程、最后诊断和出院记录

患者出院时,医师要在病程记录的下面记载患者出院时的状况、诊断、治疗及患者是否需要随诊;医师要写出院记录,展示评判治疗、支持诊断的全部资料,并记录最后结果及出院后的注意事项;要在病案首页上记录主要诊断及其他诊断和手术操作名称,转归情况,注意在病案首页上签名以示对病案资料负责。

4.患者住院期间的所有资料返回病案科

患者在出院处办理好出院手续后,其在住院期间的所有资料都被送到病案科。

5.病案的整理、装订和归档

病案管理人员将患者的所有资料按一定要求进行整理、装订后即形成了住院病案,并入病案库归档保存。

（二）一份完整病案的标准

一份完整的病案必须包括"按事情发生的先后顺序记录的充分资料以评判诊断,保证治疗及最后效果"。（Huffman)完整的医疗记录的标准如下。

（1)有足够的资料证实已作出的诊断。

（2)叙述执行的是什么手术,为什么要做,做了什么,有什么发现,并详细叙述麻醉过程。

（3)叙述最后的诊断及外科手术操作。

（4)由治疗患者的医务工作者签名以证实无误。

（5)如果病案是逐步汇集的,应有足够的资料使其他医师或卫生工作人员能够接管对该患者的治疗（如交接班记录)。

（6)完整地收集患者所有医疗资料及相关资料。

（7)严格按照资料顺序的规定进行整理、装订。

（8)完成病历摘要、疾病和手术分类的编码和各种索引,满足了保存病案的目的。

（9)准确无误地归档。

二、病案的排列方式

作为病案工作者,必须始终重视患者资料的完整性和准确性,使之可随时用于患者的现在和将来的医疗。医疗记录的组织可以按患者资料来源或患者的问题进行。病案资料排列的原则,要以符合人们按时间发展的阅读习惯,能够迅速找到所需要资料的顺序排列。

（一）一体化病案（integrated medical records,IMR)

一体化病案是指所有的病案资料严格按照日期顺序排列,各种不同来源的资料混合排放在一起。

在一体化病案记录中,同一日期内的病史记录、体格检查记录之后可能排放着病程记录、护理记录、X光报告、会诊记录或其他资料。每一次住院的资料在病案中用明显的标志分开。

采用一体化病案形式的优点是向使用者提供了一个按时间发展顺序表示的某一医疗事件的全貌。其缺点是几乎不可能进行同类信息的比较。例如,了解血糖水平的变化,检查记录放在病案中的不同位置,从而使查找和比较都很困难。信息一体化可有不同程度的实施,最常见的是一体化的病程记录,即所有病程记录按时间顺序排列,而其他资料另外排放。

（二）资料来源定向病案（source oriented medical records,SOMR)

资料来源定向病案是根据资料来源排列的病案,将不同来源的资料按同类资料集中在一起,再分别按时间顺序排列。如医师的记录、护士的记录、实验室检查资料等分别收集起来,按时间发展的先后顺序排列。我国的病案内容排列大都采取这种方法。

病案作为信息交流的工具,怎样能更有效地迅速地检索、提供资料,是发挥病案的价值并使其具有保存意义的关键。在许多情况下,病案内的资料不易检索、不能被有效地开发利用,这是因为医疗记录往往是随时性记录,是在入院记录、病史、病程记录、护士记录或X线和其他实验室报告中无组织地、凌乱地、分散地记录,而且通常又没有指明疾病情况或问题的标记,病案常常越来越厚,显得杂乱无章,致使重要资料的检索既困难又无可奈何,也为医务人员内部交流设置了障碍。

在国外许多专家认为,解决这个问题的最好办法就是要使病案结构化,又称"结构病案",也有人称为表格病案。结构病案是指一种计划好的表格,其使用的语言与设计形式是统一的,所有用该表格的人都要遵循同一种形式,这种病案的构成能适用于所有情形。

结构病案很容易实行自动化的管理。随着目前医疗领域中计算机的使用不断增加,结构病案有利于实现使人工到自动化系统的转变。但是,完全性结构病案缺乏对个别问题进行描述的空间,因而使医务人员感觉很受格局的限制。

这说明,病案的结构化并非等于完全采用表格记录的方式,如病程记录往往需要进行描述,所需的记录空间要大,表格的限制将使记录受到影响而可能造成资料不全。因而,病案的结构化适用于"既定性信息"的记录,如病案首页等医疗表格。

(三)问题定向病案(problem oriented medical records,POMR)

1.问题定向病案的概念

问题定向病案是根据问题记录排列的病案,是为满足各种标准而建立的一种结构病案的形式。问题定向病案是由劳伦斯·韦德(Lawrence Weed)博士于20世纪50年代后期首先设计的。这一概念要求医师在问题的总数和内部关系这方面研究患者所有的问题,分别地处理每个问题,并促使医师确定和处理每个问题的路径都很清楚。它可以在获得所有事实的基础上对此进行评价。

劳伦斯·韦德博士于1969年写出了Medical Records Medical Education and Patient Care一书,他在序言中指出:要达到医疗效果,有两个必备的基本手段,即开发可能为所有的人提供医疗信息的交流系统;建立对患者问题和病情发展过程明确表述的系统。他认为过去的病历书写有如下欠缺:①对患者不能充分发挥医务人员集体的综合效应(群体医疗作用)。②对患者的资料、数据的收集和积累不完全,不恰当。③缺乏对日常诊疗的检查、核对机制。④资料难以综合高度分化的各专科的医疗情况。

问题定向病案和过去的诊疗记录有着根本的区别,过去的诊疗记录,是中世纪以来长期习惯使用的流水账式书写方式,是以医护人员为中心而撰写的备忘录,其内容是主观的、冗长的、罗列的、分散的;而问题定向病案是一种科学的综合记录,它对取得的信息进行归纳、分析,列出问题一览表。问题是从患者整体(社会的、心理的、医学的)中找到的,据此可以制订合理的医疗方案,其内容是提炼的、简明的、有说服力的,是一目了然的。

2.问题定向病案的组成部分

(1)数据库(基础资料):建立问题定向病案的第一步是建立一个综合的数据库。内容包括患者的主诉、现病史、过去医疗史(既往史)、系统检查及体格检查的结果。

(2)问题目录:数据库一旦收集,应对资料进行评价并建立问题目录。每个问题对应一个编号。问题目录放在病案的前面,就如同一本书中的内容目录,即问题的编号名称像书中的章节、页号及题目一样。而在资料来源定向记录与问题定向病案记录之间概念上最大的不同就是问题目录。

特征:问题定向病案记录是在填表者理解水平的基础上表达问题,问题目录不包括诊断印象,它是治疗计划中的一部分。

　　"问题"的含义：问题这一术语，是指需要管理或有诊断意义的检查，即指任何影响个体健康生存及生活质量的情况，因而它可以是内科、外科、产科、社会的问题或精神病学问题等。

　　问题目录的内容：在设计问题目录时，每个问题都要注上日期、编号、标题、活动问题、非活动问题、已解决的问题。①活动性问题：是指患者目前存在的，影响健康的，需要解决的问题；②非活动性问题：是指患者过去的一些重要的病史，手术史和过敏史及本次住院期间已解决了的问题；③活动性问题的列表标准：患者存在的活动性问题，一些需要继续观察治疗的情况及高度可能复发的疾病均作为活动问题列表的标准，活动性问题一旦解决，就应列到非活动性问题栏目中。记录活动性问题的方法：当病情不明确时，记录临床表现，一旦明确了诊断，就在其后画个箭头并随之填上诊断。

　　问题目录的作用：登记了所有的问题；在以患者为整体的治疗过程中保持了资料的有效、全面和可靠；可用于本专业人员、患者及其他医务工作者进行交流；清楚地指明了问题的状况是活动的、非活动的、还是已经解决的；可作为医疗指导。

　　（3）最初的计划：根据问题目录中所确定的问题，制订患者问题管理的最初计划，是使用问题定向病案进行计划医疗的第三个步骤。①诊断性计划：为了收集更多的资料而做的计划，如为辅助诊断需要做的实验检查计划等。②治疗性计划：为患者治疗所做的计划。③患者教育计划：计划告诉患者要为其做些什么。

　　（4）病程记录：这是问题定向病案记录的第四个步骤。病程记录必须是按问题编制，因为对每一问题都要分别处理，故每一问题一定要通过其编号及名称清楚地表示出来。病程记录可以是叙述性的，也可以是流程表式的。

　　叙述性记录又分为 SOAP 4 个项目，通常记录时先写日期，再以每个问题的编号和标题为引导。

　　——S（subjective data）：由患者直接提供的主观信息。如患者的主诉、症状、感受等。

　　——O（objective data）：由医师或护士获得的客观信息。

　　——A（assessment）：医师或护士的判断、分析和评价。

　　——P（plant）：对患者诊断、治疗的计划。

　　病程记录的作用：病程记录的这种结构类型提高了医师处理每个问题的能力及决定问题的途径，可显示出医师思维过程的条理性；如果书写正确，可使每个参与医疗和质量评价的人，对每个问题的理解及所进行的管理都会很清楚，便于对患者的治疗及对医疗质量的评价。

　　流程表（flow chart/sheet）：①适用：处理复杂快速变化的问题，它是观察患者病程最适当的方式；②用途：即可用于问题定向病案（POMR），也可用于资料来源定向病案（SOMR）；③设计流程表的步骤：应首先确定使用流程表的具体临床科室；确定所需要监护患者的状况；确定提供最大关注时所需资料收集的监护频率，这通常都在表格的上端指出。使用流程表的临床状况通常决定监护频率。

　　流程表是病程记录的一种特殊表格，在得到批准后，方可放到病案中，没有必要一定要将其放入每一份问题定向或来源定向病案中。

　　（5）出院摘要：完成病案的最后一步是准备出院摘要，在问题定向病案中，这项工作很容易做。医师在做问题定向病案的出院摘要时，可简要地总结已为患者解决了的特殊问题的治疗结果，并可着重介绍出院时没有解决的问题及简要地指出将来的诊断、治疗及教育计划。这一切均可从问题表上反映出来。

在结构式问题定向病案中,使用逻辑的显示系统是从数据库收集资料开始的。随后是问题目录,它可以帮助医师确定患者出现的问题,这一资料放在病案的前面,使负责治疗患者的每个医务人员都能知道患者的所有问题。从数据库和问题目录中,产生了治疗的最初计划及诊断性检查,即治疗患者的医师决定去做什么。然后是通过使用 SOAP 的方法记录问题,说明贯彻执行的情况。

3.问题定向病案的作用

问题定向病案是一种很有用的交流工具,它可以使病案资料能明确地显示出来,并促进了医师与其他医务人员之间的交流。

正如前面提到的,结构病案在系统中促进了临床科研、教学与计算机的应用,完善了医疗评价的资料检索。它通过把患者看作是一个整体,而不是孤立的事件或情节,从而提高了医疗质量。

4.问题定向病案的应用范围

这种结构式问题定向病案不是广泛使用的,特别是在那些较大且繁忙的医院不大适宜。它主要在一些小医院、诊所或初级卫生保健中心比较广泛地被使用。

5.问题定向病案书写方式的主要优点

(1)书写的过程要求医师全面考虑和处理患者的所有问题。

(2)或多或少地迫使医师按问题的严重程度的顺序,去解释和处理患者的问题。

(3)使医师或其他人员在使用病案时,能够按照任何一个问题的进程了解患者的情况。

6.病案人员的责任

不管病案是按问题定向还是来源定向进行组织,病案工作人员均应该帮助医师及其他医务工作人员准备结构合理的表格,以促进资料的收集,并且使他们很容易得到所有不同层次的资料。

三、出院病案排列次序

我国最常用的住院病案排列是按资料来源排列次序。各部分病案记录的编排应按照日期的先后顺序,但患者在治疗期间与其出院后的病案编排顺序几乎相反,特别是护理记录及医嘱部分是按日期倒排的次序排列。原因是患者治疗期间,医师所要参阅的是患者最近的病情及其医疗措施,故将最近的记录放在最上面。患者出院后病案装订成册是永久性的保存形式,故应按日期先后顺序编排。这里提出的病案内容的排列顺序并非绝对的标准,但它是根据"使用上的要求"这一原则进行编排的,这个"要求"是病案排列的目的,便于资料的参考和使用。

(一)出院病案一般可分为六个部分

(1)病案首页:患者的鉴别资料。

(2)患者住院前的门诊记录。

(3)医疗部分:医师对疾病进行诊断、治疗所做的记录。

(4)检验记录:各种检查化验的记录和报告单。

(5)护理记录:护理人员对患者的观察、处置、护理所做的各项记录。

(6)各种证明资料:如手术操作知情同意书、各种证明书等。

(二)住院期间病案的一般排列顺序

(1)体温单(按日期先后倒排)。

（2）医嘱记录单（按日期先后倒排）。

（3）入院记录，入院病历。

（4）诊断分析及诊疗计划。

（5）病程记录（按日期先后顺排），包括计划治疗内容。遇有手术时，尚须填写下列记录单：手术前讨论记录单；麻醉访视记录单；麻醉记录单（按病程记录次序顺排）；手术记录单（按病程记录次序顺排）；手术室护理记录单；手术物品清点单；手术后记录（即手术后病程记录，排在该次手术记录后；如再有手术，应按先后顺序接在后面），出院或死亡记录。

（6）特殊病情及特殊治疗记录单（按日期先后顺排）。

（7）会诊记录单（按会诊日期先后顺排）。

（8）X线透视及摄片检查报告单（按检查日期先后顺排）。

（9）病理检查报告单（按检查日期先后顺排）。

（10）特殊检查报告单（如心电图、超声、放射性核素、CT、磁共振等，按检验日期先后顺排）。

（11）检验记录单（按页码次序顺排）。

（12）检验报告单（按报告日期顺排，自上而下，浮贴于专用纸左边）。

（13）中医处方记录单。

（14）特别护理记录单（正在进行特别护理时放在特护夹内）。

（15）病案首页。

（16）住院证。

（17）门诊病案。

（18）上次住院病案或其他医院记录。

（三）出院病案的一般排列顺序

（1）目录页（包括诊断、手术、出入院日期等，一次住院者可以省略，该部分内容由病案科填写）。

（2）住院病案首页。

（3）患者住院前的门诊记录。

（4）入院记录、入院病历包括：患者一般情况、主诉、现病史、既往史、个人史、婚育史、月经史、家族史、体格检查、专科情况、辅助检查、初步诊断、拟诊讨论。

（5）病程记录（均按日期先后排列）包括首次病程记录、日常病程记录、上级查房记录、疑难病例讨论记录、交接班记录、转科记录、阶段小结、抢救记录、有创诊疗操作记录、会诊记录、术前记录、术前讨论记录、麻醉术前访视记录、麻醉记录、手术记录、手术安全核查记录、手术清点记录、术后首次病程记录、麻醉术后访视记录、出院记录或死亡记录、死亡讨论记录、其他一切有关病程进展的记录。

（6）治疗图表。

（7）治疗计划。

（8）X线报告。

（9）各种特殊检查报告（心、脑、肾等）。

（10）血尿便痰常规检查登记单。

（11）各种化验回报。

（12）病理检查回报。

（13）特别护理记录。

（14）体温脉搏图表。

（15）医嘱单。

（16）新生儿病历。

（17）入院证、病危通知书、领尸单等。

（18）手术操作知情同意书、输血治疗知情同意书、特殊检查和治疗知情同意书。

（19）护士病案（如患者死亡护理记录、液体出入量记录等）。

（20）随诊或追查记录。

（21）来往信件（有关患者治疗情况的材料）、证明书。

（22）尸体病理检查报告。

（刘维峰）

第三节　住院病案信息的收集与整理

一、住院病案信息的基本内容

病案信息管理人员必须了解病案所包含的内容。住院病案保存了医务人员对患者进行医疗的有关信息，它准确地记录了诊疗的事实，起到支持诊断、评判治疗效果的作用。因此病案信息管理人员在收集与整理住院病案时，首先必须清楚地知道病案的基本内容。

（一）患者鉴别信息（即患者身份证明资料）

病案必须包括足够的信息用于鉴别患者的病案。如病案号、患者姓名、性别、出生年月、年龄、民族、国籍、工作单位、家庭住址、籍贯、身份证号码、就诊卡号等。

（二）患者的病史信息

记录患者的主诉、现病史、既往病史、个人史及婚育史，以及家族的疾病史。

（三）有关的体格检查信息

记录一些与本次病情有关的身体检查及常规的体格检查情况。通常指呼吸系统（肺）、循环系统（心脏、血压）、消化系统（肝、脾）、神经系统的叩、听、触、扣的检查记录等。

（四）病程记录

记录患者病情的发生、发展及转归过程。住院患者的病程信息在时间上往往具有连续性和连贯性。门诊病案则只有在患者再次就诊时才有记录，因此其能否连贯记录取决于患者的就诊情况。

（五）诊断及治疗医嘱

主要包括医师的会诊记录（会诊指当患者在治疗过程中疑有其他科的病情时，请其他科或其他医院的医师共同对该患者的病情作出诊断和治疗的活动过程）、拟诊讨论记录、治疗计划、所施治疗方法的医嘱（医嘱指医师为患者的检查及治疗给予护士的指示记录，医嘱分为口头医嘱、临时医嘱、长期医嘱）。门诊病案的医嘱记录形式与住院病案不同，它只被简单地记录于当日诊疗记录中，不作为病案整理的内容。

（六）患者知情同意书

通常用于住院患者或急诊留诊观察的患者。它包括患者病重、病危通知书（此通知书是下达给患者家属的，为一式两份，患者家属及院方各执一份）；医疗操作、手术同意书（凡进行具有一定危险性或对患者可能造成一定不良影响的操作时，需征得患者或患者家属或授权人的签字同意方能进行）。患者知情同意书具有一定的法律作用。

（七）临床观察记录

临床观察记录是医师及护士对住院患者或急诊留诊观察的患者病情观察的记录。如患者体温单、护理单、特别护理记录等。

（八）操作及实验室检查报告

如临床所做的腰椎穿刺（抽取脑脊液）、骨穿（骨髓穿刺）、活组织检查、内镜检查等的报告单；各种生化检验如血、尿、便常规报告单；影像学检查如 X 线、CT 扫描、磁共振、超声波检查等报告单；心电图、脑电图、肌电图检查报告单等。

（九）医疗结束时的结论

患者住院期间的医疗结束时，通常要有出院记录，其内容包括最后的诊断、治疗后的结果及治疗的主要过程（内容简明扼要）、对患者出院后的建议等。

（十）病案的特殊标志

不论是住院病案还是门诊病案，有些重要的医疗信息需要使用特殊的标志，以便迅速引起使用者的注意。例如，青霉素过敏、装有心脏起搏器或肾透析的患者等，这些信息应在病案首页以特殊的标志显示出来。如果这些内容出现在病案资料的其他地方，应使用色标以表示这是使用者需注意的特殊和重要的资料。病案管理者在整理病案时，有提醒医师对重要问题或事件等信息的遗漏应及时补充的义务，并按有关规定作出明显的标志。

二、出院病案的回收

出院病案能否及时回收，关系到医疗机构各类统计报表的生成、病案数字化储存、临床医师借阅、患者复印资料等工作的顺利进行。国家卫生行政部门要求医疗机构产生的某些信息、数据及时上报。因此出院病案在规定时限内及时收回是非常重要的一项工作。

病案管理人员应在患者出院后的 24 小时之内将所有出院病案全部收回，因此这项工作每天都要履行。收集出院病案可依据各病房出院患者日报表进行核收，但由于某种原因医师未能完成病案记录，导致个别病案不能按时收回。因此对未能按时收回的病案，应有记录。在收取出院病案时应注意收取患者住院前送达病房的门（急）诊或住院病案，以及滞后的检验检查报告单（即患者已经出院这些检验检查报告单才送回到病房或出院处），这样才能保证病案信息资料的完整性。

有些地区和单位将出院病案回收的时间定为患者出院后 3 天或 7 天，有些单位每月月底回收一次，甚至未经病案科收回，病案即从病房被取走，这不是好的工作作风，也是长期困扰病案管理人员的难题。国家规定患者出院 24 小时完成出院记录，实际上决定患者出院时医师就应完成出院记录，形成"今日事，今日毕"良好的工作习惯。延迟 3 天或 7 天才去完成应于患者出院当日就应完成的工作，延迟数天追补记录，未能建立一个良好的工作秩序，难免出现误差。将患者出院数天的病案共同滞留于病房容易造成资料的混乱、丢失，不利于病案的安全管理，给病案统计工作带来的是多方面影响。有关国家统计报表的数据不能及时上报，患者复印病历、医保费用理赔、其他参考查询病案资料均不能及时提供；病案的整理、编码、质量监控、归档都不能按时完成。作为病案管理者要勇于坚持原则，督促医院领导和医务人员按规定于患者出院 24 小时内收回病案。

三、出院病案的整理

(一)出院病案的整理

出院病案的整理工作是将各方面的资料收集起来，按照一定的组织系统及要求加以编排整理，在整理过程中进行病案资料质和量的分析，并检查病案内的各个组成部分，以确保资料的完整性、准确性，使病案的组织统一化，内容系统化，便于使用时能较快地找到所需要的资料。

出院病案的整理是一项极细致的工作，不只是单纯的排序、装订。病案管理人员要负责对病案的书写质量作出鉴别分析，促使医务人员提供完整的病案记录。每份住院病案的内容都比较复杂，包含有各种不同的记录，各种疾病的常规检查亦各不相同，患者签署的知情同意书则是赋予医师行医的职权，这些记录都是医师对患者实施正确诊疗的依据。有些病案则是今后医疗、教学、科研及法律方面的重要资料，病案管理人员在每天整理分析病案时，必须认真检查各项记录是否完整。根据《病历书写基本规范》要求，每册出院病案其所涉及的项目必须填写完整；每种疾病的常规检查和必要的特殊检查一定要齐全；所有手术操作中切除的组织必须有病理学检查报告；每项记录表单必须有患者的姓名、病案号、日期及医师签字。这样才能保证病案信息的准确性、完整性。既为患者的继续医疗提供了有效的医疗资料，也能很好地保护患者、医护人员及医疗机构的法律权益。因此对出院病案的整理在质和量上都有较高的要求，这就要求病案管理者具备一定的基础医学和临床医学知识，对正确的病案记录有详细的了解，能够根据病案记录分析病案内容的完整性，并按要求整理出合格的病案。

(二)任 务

(1)每天上午到各病房收集前一天(24 小时内)出院患者的病案及住院前的老病案，同时送达患者在门诊时的检查检验回报单。

(2)按照整理要求及出院病案内容排列顺序的规定做好整理、编序、装订工作。

(3)负责有关病案的出院及分科登记工作。

(4)负责督促有关医师及时完成病案记录。

(5)负责对出院病案书写质量的检查，发现问题及时反馈有关科室医师或向领导反映，保证病案记录的完整性。

(6)负责住院病案完成后病历页码的标注。

(三)要 求

(1)按时收回或签收出院病案，应注意收回老病案，个别未能按时收回的病案应有记录，并提示医师按规定的时限及时送交病案科，或在短时间内再次前往病房收取。

(2)整理出院病案必须逐页检查姓名、病案号；检查病案书写的字迹是否清晰、工整、易认；检查各种必要的检验检查报告是否齐全，并及时追索未回的报告，对已有报告的粘贴不合乎要求的应重新粘贴；每页记录的右上角应书写页码。

(3)检查各项记录是否完整，发现记录不全、有书写差错者，应及时通知有关医师补写或重写，保证病案资料准确与完整。

(4)及时准确地做好出院病案的各种登记，字迹应工整、易认，不准潦草，且必须用钢笔书写。

登记出院日期必须将年、月、日注明,不准只写月、日不记年份。

(5)使用病案全程计算机网络化管理时,应及时录入患者出院的信息,保证各项登记完整,便于查阅和检索。

(6)病案装订时应以左边和底边为准,将所有记录页对齐,如用线绳装订应勒紧,使之平整。

(四)出院病案整理工作流程

(1)在患者出院前一天,病房经治医师将出院病案、门诊病案、出院证明、诊断证明和出院后用药处方等填写并签字后,由总务护士或护士长将病案按规定顺序整理后,放入固定地点,病案应在患者出院后24小时内由病案管理人员回收至病案科。每月至少由主治医师主持召开一次出院病案讨论会,总结检查病案书写质量和各种记录是否齐全,补充完善后由主治医师签字、归档,出院病案讨论会是一次很好的临床带教活动,科主任应同时参加。

(2)一切诊治结果报告,如病理检查报告及病理图片、特种治疗的报告单各种检查检验单等,均应及时归入病案。

(3)病案科对出院病案必须按规定次序排列,对各项记录应再次检查、整理。

(4)将整理好的病案,加盖封面、封底或封袋,并在封面显著位置盖印或以墨水正楷书写病案号码、姓名、入院及出院日期,然后装订、标注页码。死亡患者的门诊病案应附于住院病案的后面。

(5)病案科于每月月底清点出院病案份数,如有缺少应及时查找归档。

(6)已装订的病案,在住院病案总目录(出入院患者总登记本)上将出院日期、转归情况等逐项进行登记,并进行疾病和手术操作分类编目,死亡患者应进行死亡登记或死亡患者编目。

(7)编目完毕的病案,应及时按病案号顺序排列归档。

(8)收到病区用毕退回的其他医院病案,应及时在病案收发本上登记,然后挂号寄还原医院。

四、各种检查、检验报告的管理

(一)检查、检验报告管理的意义

医疗事业的不断发展,使现代医疗工作中各种检查、检验手段成为证实疾病诊断,肯定治疗方法不可缺少的辅助医疗工作,其对科研、教学尤有重要意义。现代临床实验室的检查方法日趋完善复杂,其中有许多检查对于寻找病因、病灶的定性、定位、确定诊断及治疗方法具有重大的意义。随着工业和科学的不断发展,医疗仪器设备日益精密复杂,临床医学、科学研究日益广泛地使用各种器械、特殊装置对人体某一系统或器官的功能状态进行检查测定,这对了解病变的部位、范围、性质和程度,疾病的诊断,特别是对一些疾病的早期诊断、预防与治疗都有极大的意义。目前,各种实验检查项目有数千种之多,各种医疗器械检查的功能测定的项目,据不完全统计也有上千项。而这些检查、检验设备并非临床医师一人所能操作,因此每项检查、检验都必须由医师为患者开出申请单,经过实验室为患者检查、检验后,再将结果回报给医师,但大部分结果由于其滞后性而回到病案科后才被归入到病案内。各种检验回报和特殊检查记录都是病案资料的重要组成部分,也是病案管理中对病案内容质量检查的一项重点,做好了检查、检验回报的管理才能保证病案资料的完整性。如果病案管理人员未把检验检查结果正确地归入到病案内会使医师的诊断失去重要的科学依据,影响对患者疾病的处理,尤其是使病案资料的价值受到了很大的损失。因此,对这项工作应进行严密的科学管理。

(二)检查、检验报告管理的任务

(1)负责整理、查找、粘贴各种检查、检验回报单,并将粘贴好报告单的病案归档。

(2)负责错号报告单的查对工作。

(3)保存暂时无法归档的报告单。

(三)检查、检验报告管理的方法

1.建立签收制度

对一些比较重要的报告单应建立签收制度,加强实验室人员和病案管理人员双方的责任感,减少或杜绝差错:①指定专人负责签收各种检查、检验报告单。②确定需要重点签收的检查、检验报告项目。如病理检验报告、核医学检查报告等一些特殊检查项目。③做好签收登记。准确清楚地记录签收的检查、检验报告的项目、数量、科别、日期、签收者的姓名。④若患者正在住院期间应及时将检查、检验报告单送至病房。

2.进行系统的整理

对各种检查、检验报告单的规格要求如下:①与病案记录页纸张大小相等,如心电图、脑电图、病理检查等报告单。②为病案记录页的1/2,如X线透视、超声波检查、骨髓检查等报告单。③为病案记录页的1/4,是使用最多的一种,如化验室的血、尿、便检查报告单。④极少数报告单的纸张大小不一、不合规格,如一些医疗仪器自动打印的结果单,不是过小就是大于病案记录页。对大大小小的检查、检验报告单,每天必须加以整理,使之整齐地贴放在病案内。

3.整理要求

(1)在查找病案及贴放装订报告单的过程中,必须逐一核对病案号、患者姓名,防止发生差错。

(2)住院患者的一切检查、检验报告单要按照住院病案整理顺序统一集中贴放、装订。

(3)所有小张化验单粘贴时要注意保持整齐,采用叠瓦式的粘贴,并使每张化验单的上边露出空白以供填写化验项目及结果、日期等,便于医师查找翻阅。

(4)对住院患者的化验单,要求主管医师将检查项目、结果、日期填写在报告单的上方空白处,且阴性结果用蓝色墨水填写,阳性结果用红色墨水注明。

(5)各类报告单一律沿表格用纸的左边粘贴,装订一律以病案的左边、底边为齐。若报告单的纸张过大,在不损伤记录的情况下予以剪贴,以便保持整齐。

(四)检查、检验报告管理的要求

(1)对于每天回收的患者的检查、检验报告单,应及时、全部放入病案内并整理粘贴。

(2)粘贴时应按检查日期及病案内容的排列顺序贴放。要求不错贴,不订错排列顺序。

(3)如果未查到病案的检查检验报告单,应在当日查对各登记簿及病案示踪记录,查明病案去向。

(4)在查对错号报告单时,要细致分析其错号的原因,可根据患者姓名索引查对并纠正报告单错误的病案号,核对病案记录中是否有此项检查,准确地将报告单归入病案内。

(5)对未能归档的报告单,必须保持按病案号码顺序排好,以备查找。

(6)对无法查对的差错报告单,应保存起来按时呈送医院领导,并按要求定期统计各种报告单因病案号码或姓名差错而无法归档的错误率,提供领导者参考,便于领导及时掌握情况,便于改进工作。切不可将无法归档的报告单弃之,否则当事人将要承担法律责任。

(7)对于患者的特殊检查、检验报告单要及时归档,防止丢失,稍有疏忽将造成医疗资料的损

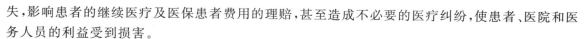

失,影响患者的继续医疗及医保患者费用的理赔,甚至造成不必要的医疗纠纷,使患者、医院和医务人员的利益受到损害。

(8)病案管理人员应认识此项工作的重要性。要熟悉业务,具有高度的责任心,与各实验室相互配合,本着对患者及医疗信息负责的态度完成任务。

(刘维峰)

第四节　住院病案的编目与检索

病案具有广泛的知识内容,是一座蕴藏着丰富医学知识的宝藏,病案管理人员对其进行整理加工及编制各种索引,是打开宝藏的钥匙,利用病案的人员可以根据不同的需要和使用目的,检索到需要的病案资料。病案管理人员对病案信息开发建立的索引有患者姓名索引、疾病分类索引、手术操作分类索引、医师索引、随诊索引等。

一、疾病分类与手术操作分类索引

疾病分类和手术操作分类编目是病案信息科学管理中的一项基本工作,是把病案首页上医师所填写的疾病诊断和手术操作或有关健康问题,用国际标准予以分类编码建成索引,以备日后科研、教学、查询、统计分析、检索之用。国家规定国标《疾病分类与代码(国际疾病分类ICD-10)》,手术操作分类 ICD-9-CM-3 作为我国疾病分类和手术操作分类的标准。疾病分类涉及临床所有学科,需要掌握医学知识和相关知识,必须接受专业培训的才能胜任。特别是综合医院各专业学科齐全,接受诊治患者的病种广泛,更需要具备较强的知识。况且分类规则复杂、规定繁多,编码时必须查阅病案,非一般工作人员所能胜任。如果未经专业培训或单纯使用计算机程序编码,则必然产生分类编码的错误。国外从事疾病分类编码工作的人员必须经过专业培训,参加专业协会的考试持证上岗。如美国的注册卫生信息技术员(registered health information technician,RHIT)可以从事编码工作。1992 年美国专门设立了疾病分类资格认证考试,如编码专业证书(certified coding specialist,CCS);编码专业证书-医师为主(certified coding specialist-physician based,CCSP)(如开业医师、专科诊所编码人员)、编码助理证书(certified coding associate,CCA),只有通过资格考试,测验及格发给证书,才能上岗。我国台湾病历管理协会近些年也在举办疾病分类人员资格考试。中国医院协会病案管理专业委员会自 2005 年以来开展的国际疾病分类编码技术资格认证考试,截止到 2010 年底全国已有 990 人通过考试,促进了编码准确率的提升,为编码人员持证上岗做准备。有些地区的医保局已经规定,编码人员没有通过认证的医院不得接受医保患者。

卫生部规定 1987 年在我国使用国际疾病分类(ICD-9)进行病案首页的疾病分类编码、住院患者疾病分类统计和居民病伤死亡原因分类统计。目前我国病案的疾病编码使用的是国际疾病分类 ICD-10(第2版);手术操作分类使用 2008 版的 ICD-9-CM-3。

(一)编码和索引制作方法

(1)以国际疾病分类作为编目的指导书籍,按规则进行分类编码。

(2)索引以疾病分类各章节的编码顺序排列。

（3）审核每份病案诊断名称、手术操作名称书写是否完整符合要求。

（4）主要诊断与主要手术操作选择是否正确。

（5）按编码查找要求准确分类确定编码。

（6）注意随时查阅病案。

（7）手工操作多采用卡片式编制索引，设备有卡片柜、导卡、索引卡。

当前信息技术的飞速发展，病案信息管理工作许多项目已被电子化所取代，更适用于疾病分类和手术操作索引，医院已普遍在 HIS 系统中用计算机操作编制疾病分类和手术操作索引。计算机操作给工作带来许多方便，提高了工作效率，然而在工作中切不可粗心大意、简单从事。编码人员一定要随时查阅、分析病案内容，做好分类编码工作。更不可在分类编码时，只按医师书写的诊断，而不加审查，完全照搬；不使用 ICD 书籍查码、核对，完全按计算机字库编码，必然产生编码的错误，这已被各地多年实践所证实。

（二）ICD 编码技能水平考试的必要性

1998 年，国务院发出《关于建立城镇职工、居民基本医疗保险制度的决定》以来，国家为了有效控制过度医疗，节约医疗资源，减轻患者负担，各地卫生领导部门纷纷出台制订按病种管理付费的方法。为规范病种的管理借鉴国际上相关诊断分组（DRGs）的管理方法，规范疾病病种管理的诊断治疗，给予准确的国际疾病分类编码，作为医疗保险单位对医疗费用理赔的依据。然而这一决定执行得并不理想，未能达到预期效果。究其原因是疾病编码的误差给医疗费用理赔核算造成困难。

世界卫生组织 1981 年在北京协和医院设立疾病分类合作中心，卫生部、国家质量监督检验检疫总局将国际疾病分类定为我国的《疾病分类与代码》的国家标准。卫生部制订下发了住院患者疾病分类统计表、居民病伤死亡原因统计表；全国统一使用的病案首页，规定要将病案首页的疾病诊断和手术操作按照国际疾病分类（ICD）进行编码，20 多年的使用情况并不乐观。以北京市对 21 家三级和二级医院 16 个病种 17 万余册病案疾病分类编码检查，平均错误率在 23%，其他地区的编码错误率约在 30% 或更高。

经过专业培训在我国使用多年的 ICD，为什么编码错误率居高不下，通过参加编码技能水平考试人员的情况分析如下。

1.疾病和手术操作的发展

疾病分类和手术操作分类随着科学与时代的发展也在不断地发展，1993 年 ICD-9 向 ICD-10 的转换，2005 年根据医学发展 WHO 对 ICD-10 进行修订更换了第 2 版，手术操作近年来飞跃发展增加了许多新方法。随着分类规则的变更和新的疾病、手术不断出现及版本的更迭，人们必须随时学习新知识，掌握新规则，但基层单位很难及时派出人员参加学习更新知识。

2.人员更换

病案队伍不稳定，不少医院院长对于病案信息管理认识偏差，不认为病案信息管理是个专业，将 1~2 年内即将退休的医护人员未加培训安排做病案管理和疾病编码，人员更迭频繁，一些地区卫生局的同志反映有的单位 5 年内病案编码人员换了 3 名；有些单位医院院长认为有了计算机编码库，不批准学员购买必备的 ICD-10 工具书。

3.认识错误

不了解国际疾病分类，误认为计算机疾病编码库完全可以代替 ICD 编码，现有的 ICD 编码库多为计算机开发人员按照工具书编制，但 ICD-10 的应用规定有许多的编码规则，卫生部和世界卫生组织对于主要诊断的选择又有许多规定,计算机编码库不能体现替代规则的应用,一些同志将一些诊断挂靠在名称类似的项目下;加之疾病情况是千变万化的,最终还需要编码人员参阅病案进行分析取得正确的编码。一味地依赖计算机编码库,自以为编码正确,不理解、不掌握ICD-10的理论和原则,不加分析是编码错误的主要原因之一。一些未能通过考试的同志,踌躇满志满以为可以通过考试,拿到试卷大为诧异,不会编码,发现自己使用ICD-10原版书籍的编码技能接近于零。

4.知识匮乏

ICD-10融入了很多知识是一个知识性很强的专业,涉及医学知识、临床知识和编码规则理论。国际疾病分类与临床工作紧密结合,但是在医学教育中却没有这门课程,医师不了解ICD对于诊断书写的要求、主要诊断选择规则不清楚,而编码人员要面对所有临床科室的疾病诊断进行分类编码,知识匮乏常常造成分类编码的错误。

(三)疾病分类编码是医保费用理赔的依据

按病种管理医疗付费以来,由于屡屡出现疾病编码错误,广西柳州市医疗保险中心2005年在处理医疗费用的理赔达到了非常困难的境地,患者、医院、医保中心都不满意,为解决这一难题,柳州市医保中心从解决编码的准确性入手,邀请中国医院协会病案管理专业委员会进行疾病分类ICD-10的培训。

(1)组织全区51家医院,医院院长、医师、编码员进行ICD-10基础知识培训,包括疾病主要诊断的选择,疾病和手术操作名称规范书写。

(2)加强医院数据的一致性。整理与规范疾病和手术编码数据库,全市统一使用。

(3)在提高编码人员编码水平的基础上进行编码技能水平考试,要求各医院必须配备有考试合格的人员从事疾病编码,否则,医院不能接受医疗保险患者。

2008年4月柳州市医保中心,邀请病案管理专业委员会进行疾病与手术分类编码检查,通过对2007年5 365份病案编码质量检查,结果表明医院配有通过水平考试的编码员分类编码错误率很低。编码员没有通过系统学习,疾病分类编码库没有及时维护的医院,编码错误率可达50%以上。几年间柳州市经过5次举办培训,大大提高了疾病和手术分类的编码水平。北京市医疗保险事务管理中心也将编码人员水平考试列为医院考核的重点。

自2005年8月—2010年11月,病案管理专业委员会多次举办ICD培训班,应各地相约在15个省市(包括北京)进行了31次编码技能水平考试,先后有2 063人次参加考试,经过答卷测试有990人考试及格,得到合格证书,通过率47.99%。但还应理智的认识,通过考试的同志大多数只是刚刚踏过门槛,对于深入掌握ICD-10的理论、分类编码的原则及难于分类编码的诊断还有欠缺,还需要不断加强学习,掌握更多的医学知识和疾病、手术最新的进展情况提高编码水平,为医改作贡献。为了巩固成绩不断提高编码人员水平,病案管理专业委员会在《中国病案》杂志设立继续教育测验栏目,要求考试及格人员按期答卷,每两年注册一次,每年达到继续教育20学分准予注册,否则资格被自动解除。

当前疾病分类和手术操作分类正在关系着国家的医疗改革的开展,关系着城镇社会医疗保险、新型农村合作医疗的开展,2010年医疗工作试点开展的临床路径,都需要得到疾病分类编码的支持,国家医疗卫生统计数据也需要准确的分类编码。随着我国收费体制按项目收费走向按病种收费的改变,各方面对疾病分类和手术分类及其编码的准确性要求更高,病案管理专业成为"患者-医疗单位-医疗付费"之间的桥梁,需要更多的高素质人员。病案管理专业委员会在中国医院协会的领导下,适时地开展了 ICD-10 编码技能水平考试,培养锻炼了一批具有较高能力的疾病分类编码人员,疾病分类的编码水平确有提高,适应了国家医疗改革之需,中国医院协会给予编码技能水平考试的支持实为医改之需,明智之举,得到各方面支持和认可。

二、医师索引

医师索引主要来源于病案,由病案科将每个医师医疗工作的情况进行分类登记、收集整理而成。这是考核全部医务人员医疗工作业绩、医疗质量、专业素质、进行梯队建设的重要信息资料,其他部门无可取代,也是病案管理部门具有行政管理职能的体现。

(一)内容

医师索引主要包括医师姓名、工号或代码、职称、科别、日期、接诊患者的病案号、手术患者的病案号、备注等。

(二)作用

医师索引主要用于医师的工作量统计,包括接诊门诊患者数、治疗住院患者数、参与手术数等,可为考评医师业绩、医疗质量、业务水平、职称晋升提供依据。

三、患者职业索引

患者职业索引的目的在于研究疾病防治与患者所从事工作的关系。许多疾病与大自然、工作环境、有害物质接触、空气污染等关系密切;人们从事的工作、工种与接触的环境有害物质直接影响人们的健康,如接触粉尘作业、化工作业、射线接触的工作人员皆为易感人群。职业索引可为职业病的防治、流行病学研究及其他科学研究提供信息。

患者职业索引信息主要来源于病案首页内容,因此要保证索引数据准确,病案首页患者职业的采集必须详细、准确,不能只是简单填写干部、工人等,应该填写具体职业,如清洁工、电工、化工厂工人、教师、会计、护士等,通过职业了解其与疾病的关系。

患者职业索引以各种职业建卡,登记罹患的疾病及该患者的病案号。

四、患者来源索引

通过患者来源了解医院的工作及服务范围,主要是外地与本地患者来源情况,外地患者越多,说明医院医疗质量越高,声誉越好。结合患者的疾病谱可了解地区的疾病发生情况,对多发病、流行病进行重点的调查防治,防止疫情蔓延。对此,卫生行政部门对医院患者的来源情况非常关注。

患者来源信息也是通过病案首页信息获得,因此病案首页中患者户口所在地信息需要填写详细、准确。以地区名称建卡,登记该地区就诊患者的病案号。

病案资料各种索引的编制,通过完善的医院计算机病案首页信息系统进行信息组合均可完成,替代了原有大量的手工操作,病案信息的电子化是病案管理发展的必由之路。

(刘维峰)

第十章

电子病历管理

第一节　电子病历的概念

一、电子病历的产生

(一)医疗工作对病历电子化的需求

病历是患者病情、诊断和处理方法的记录,是医护人员进行医疗活动的信息传递媒介和执行依据,是临床教学和科研的主要信息源。病历在医疗工作中的基础地位,决定了它对医疗、教学和科研水平的重要影响。如何提高病历的记录质量和管理利用水平,是医院管理的一个重要目标。传统上,病历一直是以纸张为介质,完全靠手工记录。在医院信息化的发展进程中,如何利用计算机和网络技术来改变这一现状,实现纸质病历的电子化,帮助医院提高医疗效率、改善医疗质量、降低医疗成本,成为医务工作者和信息技术工作者的共同期待。

病历的电子化并不仅仅是病历本身信息化管理的发展需要,更是医疗活动对信息的获取和处理需要。医师对患者的诊断治疗过程实质上是一个不断获取信息并利用信息进行决策的过程。医师的问诊过程是为了获取直接信息,申请检验检查是为了获取间接信息,查阅手册、教科书是为了获取相关知识,然后依据这些信息、运用知识和经验,进行判断和处置。可以说,医护人员能否充分、准确、及时地获取信息,直接影响诊断和治疗质量。概括起来,医疗工作对病历信息处理的要求有以下几个方面。

1.记录的方便性

为了信息的后续利用,获取的患者信息首先必须记录下来。一些客观的、可由机器设备完成的检查信息,应当能够自动记录下来,如化验、监护、放射、超声信息等。而由人工观察和手工记录的内容,则应当提供尽可能方便的录入手段,在计算机辅助下由人工记录。这些自动和半自动化的记录手段应大大简化传统的纸张病历的记录方式。

2.信息的及时性

信息的及时获得对医疗工作极为重要。信息的及时性有几方面的含义:首先是信息发生后能及时传递给医护人员。如化验结果一旦出来,就能够通过网络实时地传递给医师而无须等待纸张的传递。其次是信息在需要时随时随地可以获得,只要在有计算机联网的地方,就可以调阅所有相关的患者资料,不需要去查找患者病历,不会出现病历资料被别人借走、丢失的情况。

3.信息的完整性

医护人员对患者的信息掌握得越完整,越有利于疾病的准确诊断,越有利于治疗措施的确定。完整的医疗信息包括来自医疗过程中各个环节生成的检查、检验、观察记录,包括历史的和当前的医疗记录。在医院内部临床科室和辅助科室之间、辅助科室与辅助科室之间,医护人员需要参照患者的各类信息。如麻醉医师在患者行手术之前需要了解患者身体整体情况;病理诊断、影像学诊断需要参照患者的临床表现与临床诊断以便在复杂情况下作出正确诊断。

4.信息表现的多样性

传统的纸张病历,或者以信息的类别或者以时间顺序划分记录,患者信息的阅读利用方式完全取决于病历的记录排列方式。比如患者的一次住院病案按病案首页、病程记录、化验单、医嘱单的顺序排列。而医疗工作需要了解信息的方式是多种多样的。如了解某一化验项目随时间的变化情况或者某一化验结果与某一用药量的关系,了解某一时间病情与各种治疗措施的对照等。医护人员期望计算机能够在一次性采集的患者原始信息的基础上,根据用户的不同需要,以最恰当的方式来展现患者信息。

(二)医疗保障体系发展对病历电子化的要求

医疗保障体系的发展变化,对病历电子化也提出了迫切要求。

首先,日益增长的个人保健需求和层次化医疗保健体系的建立对病历信息的共享要求更加迫切。人们不仅有病才上医院,健康状态下也定期查体,接受健康教育和固定的保健服务。以医疗资源合理利用为目标的社区医疗→医院→专科中心模式的层次化就医体系将越来越普遍,患者根据病情选择不同层次的医疗机构就诊。人们希望建立自己的个人健康档案,医疗机构之间对病历信息的共享要求迫切。我国推行的医疗体制改革,重要目标是建立层次化的就医服务体系和双向转诊制度。居民的初级医疗及健康服务由社区等基层卫生服务机构承担,需要时由社区医师将患者转入医院治疗,患者出院后仍转由社区医师负责。英国的保健体系,美国的商业医疗保险制度下的医疗保健体系都有类似的特点。在这样的保健体系下,对患者信息有高度共享的要求,只有病历信息的电子化才能满足这一需求。

其次,医疗保险这样的第三方付费制度的发展,也要求实现病历信息的电子化。一方面,付费方(保险公司)需要对患者的治疗方案进行审核控制,医院对实施的医疗项目和费用需要申报,这些过程逐步过渡为电子化方式进行。另一方面,第三方付费制度对医疗机构的医疗行为和医疗成本控制提出了更高要求。传统的纸张病历不能够对医师的医疗行为进行有效的提示(比如对用药范围)和控制,只有依靠电子化的病历系统才能够在医师发出处置指令的同时,进行审查和主动提示。

(三)医院信息化由以业务为中心发展到以人为中心

医院信息系统的建设是随着医院内部诸多业务过程的信息化而逐步发展的,如收费业务管理、药房业务管理、医嘱处理过程的计算机管理等。医院信息系统发展的前期是以业务为中心的。随着医学科技的进步,越来越多的医疗设备本身就是数字化的信息系统,如监护设备、检验设备、CT、CR等。而临床信息系统的发展,越来越多的临床业务实现了计算机管理,如检验信息系统、放射信息系统、护理信息系统等。这些临床业务信息系统是站在各自不同的业务的角度纵向看待患者信息的。但医疗工作本身对患者信息的需求是从单个患者的信息整体出发的,对患者信息的需求是全方位的、是以人为中心的。随着临床信息系统对患者信息覆盖范围的扩大,信

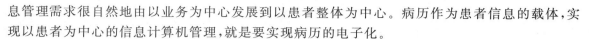

息管理需求很自然地由以业务为中心发展到以患者整体为中心。病历作为患者信息的载体,实现以患者为中心的信息计算机管理,就是要实现病历的电子化。

上述因素的共同作用,促使了电子病历概念的诞生,以及与之相关的研究开发工作的发展,并使其成为医院信息化发展中的热点。

二、什么是电子病历

(一)电子病历的定义

尽管人们从各自不同的角度都可以对电子病历的需求进行一番描述,但电子病历在不同的参与者心目中有不同的想象。这一点从对电子病历的不同叫法就可见一斑。在国外称呼电子病历的名词中,有电子病案(electronic medical record,E MR)、电子患者记录(electronic patient record,EPR)、计算机化的患者记录(computerized patient record,CPR)、电子健康记录(electronic health record,EHR)等。每种不同的称谓实质上强调了不同的含义。虽然中文都概称电子病历,但事实上对其有不同的理解:有把医师用计算机记录病案称为电子病历的,有把医院与患者信息所有相关业务的计算机化称为电子病历的,也有把纸张病案的计算机扫描存储称为电子病历的等,只不过我们都使用了同一名词罢了。

的确,对电子病历的不同称谓,反映了对电子病历概念的不同理解,也反映出人们对电子病历的内容及功能还缺乏非常清晰的界定。这毫不奇怪,因为对电子病历的内容和其具备的功能尚处在探索的过程中,而技术的进步又使得人们对电子病历的可能功能期望在不断提高,人们只能从方向上、轮廓上探讨电子病历的范围,而不能从具体的功能上对电子病历进行锁定。

提到对电子病历认识的发展,必须要提到美国医学研究所(Institute of Medicine)早期的工作。他们先后两次开展了电子病历进展状况研究并分别于1991年和1997年出版了电子病历研究进展报告:电子病历——一项用于保健的基础技术,对电子病历的概念、意义、进展及存在的困难进行了综述。该书把电子病历称为computer-based patient record。他们不仅对电子病历的发展进行了比较系统的研究,而且组织了一个松散的电子病历研究机构——电子病历研究所。

在各种电子病历的定义中,我们认为,美国电子病历研究所对电子病历的定义最具概括性并在此加以引用。

电子病历是以电子化方式管理的有关个人终生健康状态和医疗保健行为的信息,它可在医疗中作为主要的信息源取代纸张病历,提供超越纸张病历的服务,满足所有的医疗、法律和管理需求。

电子病历依靠电子病历系统提供服务。电子病历系统是包括支持病历信息的采集、存储、处理、传递、保密和表现服务的所有元素构成的系统。

对电子病历的研究与开发实际上集中在电子病历系统上。

(二)电子病历的内涵

在上述电子病历的定义中,强调了电子病历的内容和功能两方面的特征。

从包含的信息内容上,定义又分别从时间跨度和内容两方面进行了强调。从时间跨度上,要求电子病历覆盖个人从生到死的整个生命周期。从内容上,强调了健康信息。电子病历不仅包含传统意义上的发病的诊断治疗记录,包含文字、图形、影像等各种类型的病历记录,而且包含出生、免疫接种、查体记录等健康信息。按这一定义,电子病历实质上是个人终生的健康记录。它突破了传统的病历内容,也因此突破了一个医疗机构的范围而扩展到家庭、社区甚至整个社会。

从电子病历系统的功能上,定义强调了电子病历超越纸张病历的服务。采集功能包括了各种来源数据的手工录入和自动化采集;存储功能则要提供永久、持续的患者信息存储及备份;加工处理功能则面向患者医疗提供原始信息的各种处理、面向其他用途提供统计分析;传递功能指集成分散的患者信息所需的传递和其他共享要求的患者信息传递;保密功能提供患者信息不被未授权者使用的保护服务;展现功能指根据使用者需要以其更适合的形式来展现患者信息的服务。从这些功能可以看出,纸张只是一种被动的记录介质,它不能提供任何主动的服务功能。而电子病历采用计算机手段,可以采集、加工和集成更多的信息,并可以与各种相关知识库系统集成。它不仅可以记录,更可以提供主动的、智能化的服务。这才是电子病历的真正意义所在。

(三)EMR 与 EHR

尽管在我们引用的定义中将电子病历定位于个人终生的健康记录,但在现实环境中,人们在讨论电子病历时往往是处在两个不同的语境下,侧重于电子病历的不同内涵。一种是针对医院内部电子病历的应用,一种是针对区域医疗环境下电子病历的应用。我们有时候分别使用"电子病历"和"电子健康记录"来分别表示医院内部电子病历和区域电子病历,有时候则都使用"电子病历"一词。国外通常分别用 E MR 和 EHR 来表示医院内部电子病历和区域电子病历。很显然,EMR 与 EHR 内容上有重要关系,同时两者又有明显不同。

个人健康记录包含了医疗记录,医院内部的电子病历当然是个人健康记录的重要组成部分。但 EHR 中包含 EMR 的内容主要是临床诊断、主诉、检查检验报告、用药等与长期健康管理密切相关部分,而不必是 EMR 的全部内容。除各医疗机构的部分 EMR 内容外,EHR 中包含着 EMR 所不具备的居民健康档案内容。因此 EMR 与 EHR 是交集关系。

美国 HI MSS Analytics 指出 EMR 与 EHR 的差别,如表 10-1 所示。

表 10-1　EMR 与 EHR 的差别

EMR	HER
医疗机构的法定记录	来自患者就诊的各医疗机构的信息子集
患者就诊过程的医疗服务记录	患者所有
医疗机构所有	社区、州、区域、国家范围
系统购自厂商,由医疗机构安装	提供患者访问,并可有患者追加信息
可能为患者提供查询结果的门户,但不能互动	与国家卫生信息网络连接
不包括其他医疗机构的就诊信息	

三、国内外病历的发展

(一)国外电子病历的发展

美国电子病历研究所在 1992 年出版的电子病历进展报告中曾预言 10 年后,将开发出真正的电子病历系统。这一预言显然过于乐观。在其 1997 年的修订版中,将这一目标向后推迟。电子病历的研究与开发在各个方面取得了很大进展。在电子病历信息模型方面,HL7 发布了HL7 3.0及作为该标准基础的参考信息模型 RIM,在医疗文档标准方面发布了 CDA。在信息展现方面,开发了一些更加符合临床应用习惯的患者信息表现方法,如反映整个病情和治疗发展变化的图表化表示方法。在输入手段上,开发了不同专科的结构化的输入界面、有知识库导航的输入方法。在病历结构化方面,有半结构化的面向段落的病程记录,有完全结构化的专科病历记录。在临床辅助决策方面,建立了比较完善的药品知识库的应用,也有各种专科(如糖尿病、高血压)的临床指南。在医疗机构之间信息共享方面,IHE 发布了基于文档的信息共享技术规范 XDS 及其他相关规范。

政府方面也积极组织推动电子病历的发展和推广。美国总统布什在 2004 年的国情咨文中,要求在 10 年内为绝大多数美国人实现电子病历,目的是减少医疗差错、降低医疗成本、提高医疗质量。政府积极推动医疗机构内部电子病历系统特别是医嘱医师录入系统(CPOE)的应用。通过 CPOE 和药品知识库,实现电子化处方,自动核查医师处方中潜在的用药差错,避免严重的医疗事故。英国医疗服务机构 NHS 制订了 1998－2005 年医疗信息的 8 年发展规划,明确提出将患者信息在基层保健医师到各级医疗机构之间的实时共享的发展目标。日本医药信息协会健康信息系统工业协会正在开展病历安全规范和临床信息交换标准的研究。香港医院管理局所属的医院已经实现了院际间患者检验、检查报告信息的共享,并将逐步实现其他信息的院际共享。

(二)国内电子病历的发展

随着医院信息化向临床信息系统方向发展,特别是医师工作站的应用,国内医院对于电子病历的关注程度越来越高。在医嘱录入、病历编辑、系统集成等方面取得了显著进步。国内医师工作站的应用基本上都是从医嘱录入开始的,医嘱录入解决了护士重复转抄和计费问题,部分医院在医嘱录入系统中嵌入了合理用药自动审核功能,能自动发现潜在的用药错误。在病历编辑录入软件开发和应用方面,一些公司开发了结构化、半结构化的病历编辑软件。医师可以根据专科和病种需要自行定义录入模板,在模板中可以通过单选、多选等交互方法快速录入患者症状、体格检查等内容。有些系统还结合医学相关知识,提供医学术语相关性录入辅助。近两年,也出现了基于 XML 描述的病历录入软件,较好地实现了病历的结构化表达和用户自定义结构化模板的功能。基于用户定义的病历结构,软件也提供一定程度的统计分析功能,一定程度上满足了对病历的科研利用需求。在系统集成方面,在信息化程度较好的医院,比较多地实现了患者医嘱、处方、住院病历、检验报告的计算机管理,部分医院实现了放射影像检查、超声检查、心电图检查、护理记录、手术麻醉记录等报告的集成。总体上看,国内电子病历的发展正处于由临床信息系统建设向完整的信息集成,由医疗事务处理系统向智能化应用方向发展的阶段。

四、电子病历的发展阶段

电子病历的定义为电子病历设立了一个非常高的标准,它是电子病历的最终目标。电子病历的发展过程是对患者信息或健康信息不断覆盖的过程,是电子病历系统功能不断增强的过程。在医院内部电子病历系统建设方面,如何评价电子病历的应用发展水平,有不同的阶段划分和评价标准。其中,较为著名的有美国 Himss Analytics 对 EMR 的阶段划分及评价要点,如表 10-2 所示。

表 10-2　EMR 的阶段划分(HIMSS)

阶段	特征
阶段 7	全电子化病历、与外部医疗机构共享 HER、数据仓库
阶段 6	医师医疗文书录入(结构化模板)、全功能辅助临床决策、完整 PACS
阶段 5	闭环式用药过程
阶段 4	医师医嘱录入,基于循证医学的辅助决策

阶段	特征
阶段 3	护理记录、电子给药记录、合理用药检测、科室级 PACS
阶段 2	临床数据库存储 CDR,受控医学词汇 CMV,初步的冲突检测 CDSS,文档扫描
阶段 1	三大辅助科室:检验、放射、药房
阶段 0	三大辅助科室未应用

阶段 0:部分临床自动化系统可能存在,但实验室、药房、放射科三大辅助科室系统尚未实现。

阶段 1:三大临床辅助科室系统已安装。

阶段 2:大的临床辅助科室向临床数据仓库(CDR)送入数据且该临床数据仓库为医师提供提取和浏览结果的访问功能。该 CDR 包含受控医学词汇库和初步的用于冲突检测的临床决策支持/规则引擎,文档扫描信息可能链接到 CDR 系统。

阶段 3:临床文档(如体温单、流程单)是必须要求。护理记录、诊疗计划图和/或电子给药记录(eMAR)系统可获得加分,并被实现和以提供至少一种院内服务的形式与 CDR 相集成。实现用于医嘱录入中错误检测(即通常药房中应用的药品/药品、药品/食物、药品/检验冲突检测)的初步的决策支持。某种程度的通过 PACS 的医学影像访问成为现实,医师在放射科之外通过内部 Intranet 或其他安全的网络可以访问。

阶段 4:计算机化的医师医嘱录入系统(CPOE)加入护理和 CDR 环境中,同时伴随第二级的基于循证医学的临床决策支持能力。如果一个患者服务区域实现了 CPOE 并且达到了上一个阶段,则本阶段已达到。

阶段 5:闭环式给药环境已完整地在至少一个患者服务区域实现。eMAR 和条形码或其他自动标识技术,如 RFID,被实现并被集成到 CPOE 和药房系统,以最大化患者给药过程中的安全。

阶段 6:完整的医师文书(结构化模板)在至少一个患者服务区域实现。第三级的临床决策支持对医师所有活动提供指导,这种指导以可变和遵从警告的形式、与协议和成效相关的方式提供。完整的 PACS 系统通过 Intranet 为医师提供医学影像,取代了所有的基于胶片的影像。

阶段 7:医院具有无纸化的 E MR 环境。医疗信息可以通过电子交易很容易地共享,或与区域卫生信息网络内的所有实体(即:其他医院、门诊部、亚急性环境、雇主、付费方和患者)进行交换。这一阶段允许 HCO 像理想中的模型那样支持真正的电子健康记录。

由于美国医院的传统、文化背景、医疗保障制度等的不同,上述划分不一定完全适合中国医院的情况。如处于阶段 4 的医师医嘱录入在国内医院应用就比较靠前。结合国内医院的情况,可以把电子病历的发展过程划分为几个阶段。

从电子病历包含的信息内容上可以划分为 3 个阶段。

第一阶段是电子医疗文书阶段。这一阶段的主要目标是围绕患者信息处理的业务环节的信息化。它的基本特征是患者在院就诊期间的医疗文书处理都已计算机化。医护人员可以通过计算机系统来记录和使用患者信息。

第二阶段是电子病历阶段。这一阶段的主要目标是实现以患者为中心的信息集成和存储管理。它的基本特征是与患者信息有关的信息系统各个部分集成到一起,患者历次的就诊和住院信息集成到一起,并且实现了病历信息的长期保存和随时访问。医护人员可以通过计算机系统以统一的视图随时访问病历信息。

第三阶段是个人健康记录阶段。这一阶段的主要目标是实现分布在不同地方的患者病历和健康信息的集成。它的基本特征是区域医疗机构之间可以共享患者信息。医护人员在任何一个医疗机构都可以访问到患者的整体信息。

从电子病历系统所提供的服务功能上可以划分为 2 个层次。

第一层次是事务处理层次。这一层次的主要目标是利用计算机取代手工完成医疗文书的记录和处理工作。计算机起到取代纸和笔的作用。

第二层次是智能化服务层次。这一层次的主要目标是发挥计算机的主动服务优势,对医疗工作本身提供主动化、智能化的服务。这一阶段的特征是各种知识库、临床指南的建立和应用。

当然电子病历的发展并不是严格按照阶段来划分的,阶段和层次之间可能有交替。比如,在未完全实现电子病历第二阶段的目标下,已经实现了检查检验结果的院际共享;部分信息仍为手工处理的情况下,部分系统已经应用知识库系统。就目前电子病历的发展状况而言,在患者信息的内容上,基本上处于第二发展阶段。而在国内,绝大多数医院仍处于第一发展阶段,即实现临床信息系统、实现患者信息的计算机管理。而在系统服务功能方面,主要集中在第二层次,即智能化服务功能的研究上。

五、发展电子病历的意义

(一)电子病历的应用可以提高医疗工作效率

电子病历系统改变了医师护士的医疗文书记录方式。医师可以直接在计算机上通过适当的编辑软件来书写病历。通过建立典型病历模板、输入词库、方便的编辑功能,可以提高输入的速度,更不存在字迹潦草的问题。医师直接在计算机上下达医嘱,护士直接通过计算机自动处理医嘱、生成各种执行单和医嘱单,避免了转抄工作,也避免了一些转抄错误。而检查、检验、观察结果的自动化采集,更直接简化了记录过程。

电子病历系统可以加快信息传递。医院内部各部门之间依靠信息的传递来协同工作。如医师与护士之间的医嘱传递、病房与药局之间的用药申请传递、病房与医技部门之间的申请传递和结果回报等。传统模式下,这些信息用人工以纸张方式传递,不及时且不可靠。电子病历的实现变"人跑"为"电跑",以及时可靠。

电子病历使得患者信息随时随地可得。传统病历同时只能一个人在一个地点使用。如我们常听到麻醉医师抱怨,到病房查看第二天手术患者的病历,但因病历在别的医师手上而无法及时看到。电子病历使得医师不仅可以在病房、家里、甚至可以在医院外的任何地方,通过网络访问患者信息。患者信息可以同时为多人使用、互不影响。

(二)电子病历的应用可以提高医疗工作质量

电子病历系统可以以更全面、更有效的方式为医师提供患者信息,帮助医师正确决策。通过电子病历系统,临床医师可以随时随地了解患者既往病史、各种健康状态、各种检查结果(包括图像)。这些信息可以各种更有效的形式提供,如对多次化验项目的结果进行图形化显示、对医学图像进行增强处理。医技科室的医师在检查过程中,不同检查之间可以相互参照,如做 CT 检查时参考超声报告,以利于提高检查质量。

电子病历系统可以为医师提供疾病诊治的临床路径和临床指南。按照循证医学的方法,可以制订特定病种的临床路径,规范同种疾病的治疗路径和医师的医疗行为,缩短患者的住院时间。在电子病历系统中应用临床指南知识库,以疾病和症状等条件选择出来供医师参考,甚至可以智能化地辅助医师的医疗决策。

电子病历系统可以对医师不合理的医疗行为进行告警。对药品之间的相互作用、用药对检验之间的干扰等不符合医疗常规的行为提出警告,避免出现医疗差错。

电子病历系统可以提供各种联机专业数据库,如药品数据库、各种诊疗常规,供医师查询。

(三)电子病历的应用可以改进医院管理

电子病历的应用为实施环节质量控制提供了支持。传统的医疗管理主要是终末式管理。各种医疗指标在患者就诊住院完成后统计出来,再反馈回医疗过程管理,像三日确诊率、平均住院日等。这样的管理滞后于医疗过程,并且数据不够准确。实现了电子病历系统,各种原始数据可以在医疗过程中及时地采集,形成管理指标并及时反馈,达到环节控制的目标。如根据电子病历中患者的诊断时间判断患者入院后三日内是否确诊,规定的时间内患者是否实施手术等,对这些事件可以实时监控并作出处理。再比如,对感染的控制,可以对术后患者,根据患者体征及使用抗生素情况,自动判断是否发生了感染,以便于及时处理。

电子病历的应用为控制医疗成本提供了手段。医疗费用的多少,相当大程度上取决于医师,取决于对医疗过程的控制。通过电子病历系统可以建立各种疾病的典型医疗计划,什么时间完成什么工作,进行哪些检查。从患者入院开始,严格按计划提示医师进行医疗活动。在医师工作站中,可以围绕降低费用提供智能服务,如合理用药咨询、医疗方案咨询等。可以建立医师评价系统,对医师个人的医疗质量及治疗患者的费用消耗进行考评,个人与标准、个人与个人进行对比。结合管理措施,对考评结果进行反馈,从根本上建立医疗成本控制系统。

(四)电子病历为患者信息的异地共享提供了方便

远程医疗是以患者信息的异地共享为基础的。目前远程医疗的模式基本上都是在会诊之前将患者的病历资料准备好(往往是录入或扫描成计算机文件),以电子化方式传到对方地点。会诊方在研究这些资料的过程中,也许需要发起方提供其他资料,需要一些反复,最后将结果反馈回去。有了电子病历系统的支持,这些资料不再需要额外的准备,而且可以由会诊方主动地通过网络(如因特网)从患者所在地读取病历信息,会诊工作随时可以进行。这是一种在电子病历系统支持下新的会诊工作模式。

当患者转诊时,电子病历可以随患者转入新就诊医院的电子病历系统中。如果需要,也可以通过移动介质自由携带。

(五)电子病历为宏观医疗管理提供了基础信息源

电子病历也为国家医疗宏观管理提供了丰富的数据资源。与原始病历相对应,CPRI 称其为第二病历。这是一个巨大的数据仓库,政府管理部门可以根据需要,从中提取数据进行统计分析,像疾病的区域分布,各种疾病的治疗情况,用药统计,医疗费用统计等。根据这些统计,可以制订宏观管理政策、合理安排卫生资源。

另外,医疗保险政策的制订,如保险费率、各病种的医疗费用及补偿标准,都依赖于对大量病例的统计分析。电子病历无疑提供了极大的方便。我国的医疗保险正处于大发展的初期,对电子病历的需求会越来越强。

(刘维峰)

第二节　电子病历的系统架构与功能组成

一、电子病历系统的整体架构

电子病历系统的功能包含了患者医疗信息的采集、存储、展现、处理等各个方面，覆盖了患者就医的各个环节。从广义上看，电子病历系统在医院信息系统中并不是一个独立的系统，它与医院信息系统融合在一起，各类与医疗相关的信息系统都是它的组成部分。另一方面，电子病历系统又不是各类临床信息系统的简单叠加，它要解决支撑电子病历的一些基础架构问题。电子病历系统的实现方法或系统结构可能各不相同，但整体上其组成成分是类似的，都包含了信息的采集、存储、展现、利用、智能服务等部分。

各部门临床信息系统包含检验信息系统（LIS）、医学影像信息系统（PACS）、心电信息系统、监护信息系统等各医学专科信息系统。它们既是各医学专科的业务信息系统，也是电子病历的信息源，通过接口为电子病历系统提供数据。

集成引擎主要负责各类异构临床信息系统与电子病历的接口。它通常具有多种接口形式，能完成数据格式、编码转换，把不同来源的医疗记录以统一的格式提交电子病历系统管理和使用。

数据存储是电子病历的数据中心，负责电子病历数据的存储和管理。它可以有不同的实现方式，可以是集中式的，也可以是分布式的；可以是数据库形式，也可以是文档形式或者两者的混合形式。

安全访问控制负责电子病历的访问权限控制。它包括了用户的身份认证、授权、访问控制策略的执行与验证、日志记录等功能，保障电子病历数据不被超范围使用。

医师工作站是电子病历的最主要使用者。它是电子病历的重要信息源，提供患者的医嘱录入、临床病历录入；同时又是电子病历信息的综合使用者，提供患者各类信息的综合浏览展现。

访问服务主要为其他需要访问电子病历的临床或管理应用提供访问服务。它以统一接口的形式提供电子病历的浏览和访问服务，屏蔽电子病历数据管理的实现细节，简化其他系统使用电子病历的复杂度。

知识库系统主要为医师提供临床决策辅助。它通常包括合理用药审核、临床路径、临床指南等服务，嵌入到医嘱录入、诊断处置过程中，为医师提供主动式的提示、提醒、警告，起到规范医疗、防止医疗差错的目的。

本节将重点阐述电子病历系统组成中的患者信息采集、存储与处理等功能，有关信息集成、展现和安全服务在后续节进行讨论。

二、患者医疗信息采集

患者医疗信息发生在医疗过程的问诊、检查、诊断、治疗的各个业务环节，对这些信息的采集要尽可能做到在发生现场实时进行。这需要医护人员在工作的过程中将获得的信息，如问诊记录、病程记录、医嘱、检查报告、生命体征观察记录等，以及时记录到计算机中。病历内容的记录可分为两类:一类是由患者主诉或由医护人员观察得到的需要手工记录的信息;另一类是由各种医疗设备,如 CT、MRI、超声、监护设备等产生的检查信息。设备产生的信息是病历的重要组成部分,也要将其输入到电子病历系统中。

(一)手工记录

由纸加笔的记录方式到计算机录入方式,对医护人员的记录习惯是个很大的挑战。更困难的是,许多情况下,记录发生在面对患者诊断治疗的过程中。记录习惯的改变会直接影响到医疗过程,从而阻碍医护人员的接受。因此,医护人员直接录入一直是病历电子化推进过程中最困难的问题。这就要求计算机录入方式要尽可能简单、符合医护人员的工作和思考习惯。在手工记录方面,为了简化录入工作,常采用词库、模板、相互关联、表格化界面、智能化向导等手段,这些技术将在医师病历录入一节详细介绍。

除了手工键盘录入,语音方式输入也是一种有效的记录手段。辅诊科室医师记录检查报告可以直接采用录音方式。国外一些医院传统上就采用医师录音,由护士或秘书打字的记录方式。这种记录方式容易为用户所接受。对于语音可以采用两种方式来处理:一种是以数字化语音方式记录并保存,访问时直接还原语音;另一种是通过语音识别,将语音转换为文字信息保存。另外,扫描输入也是另一种辅助输入手段。特别是对于患者携带的纸张病历资料,可以采用直接扫描进入病历系统的方法,以保持病历资料的完整。

(二)联机采集

在检查设备产生的信息记录方面,可以采用接口的方式将这些设备与信息系统直接连接,将其生成的信息记录到患者病历中。这种方式可以极大地提高工作效率、保证信息的原始性、提高信息的质量。一些新的检查设备产生的信息,如监护记录、内镜动态视频图像等内容进入病历,也是对传统的纸张病历内容的丰富。越来越多的设备提供了数字化的接口,为信息系统的连接提供了方便。但同时由于医疗设备种类越来越多,接口的研制也面临着巨大压力,这需要依靠接口标准化来解决。

三、病历信息存储与 CDR

(一)电子病历存储需求

纸张方式下医院都有病案库、X 线片库等专门的机构来负责病历资料的归档和管理。大型医院的病历资料库往往要占据较大的空间,病历资料不断增长的存储空间成为令人头痛的问题。患者资料往往不能做到集中存放与管理,如患者的 X 线片、CT 片、病理切片、纸质病案等需要分别管理,使用起来非常不便。

电子病历的存储服务必须起到病案库的作用。具体地讲,它应能提供如下服务。

病历信息必须能长期永久保存(至少在一个人的生命周期内),这就要求存储容量足够大。一个患者的信息,包括结构化文本、自由文本、图像甚至是动态图像,其占用空间可能需要几兆字节、几十兆字节。对于一个大型医院,长期保存这些信息必须建立一个海量的存储体系来对其加以管理。

存储体系要保证病历信息的访问性能。因为患者随时可能再次来就诊,其历史记录必须能够随时获得。这就要求病历信息或者时刻处于联机状态,或者能很快由脱机自动转为联机状态。

病历信息是累积式增加的,如同手工归档系统一样,存储系统应能够将新增的信息归并到历史信息中,实现病历的动态维护。

电子病历的存储系统提供完善的备份和恢复机制。为了确保病历信息不丢失,备份和恢复机制能做到出现故障及恢复后,能将数据恢复到故障断点时的状态。

(二)临床数据存储库

能满足以上需求的电子病历数据存储体系称为临床数据存储库(clinical data repository,CDR)。CDR 是电子病历系统的数据核心,电子病历的一切服务功能围绕 CDR 来构建。

由于电子病历数据类型的复杂性、来源的异构化及数据的海量特征,CDR 的具体实现形态是一个非常复杂的问题。其中,最为复杂的是电子病历数据的模型问题,这方面已有理论研究成果。

HL7 V3 提出的参考信息模型(reference information model,RI M)是以医疗活动(ACT)对象为中心,对整个医疗数据集进行概念建模。在 RIM 中,整个医疗过程由活动及活动之间的关系进行表达。RIM 的具体实现是一个较为复杂的工作,为了简化这一工作,有数据库公司开发了 HTB(医疗事务平台)来简化应用系统对 RIM 模型的应用。通过该平台,应用系统可以通过接口服务层来操作 RI M 的各个对象。

相对于 RIM 高度抽象、完全通用化的信息模型,产品开发者也可以针对不同的电子病历数据类型定义较为具体的数据库模型,如分别针对处方、检验报告、各类检查报告等,相比于 RIM,这样的模型的通用性和扩展性会稍差,但电子病历应用开发的效率较高。

除了单纯的数据库模型外,还可以采用数据库与文档相结合的方式来实现 CDR。由于大部分的医疗记录在形成后都是文档形式,所以采用文档结构表达电子病历数据是一种非常自然的方式。不同的医疗记录具有不同的结构,从图形、图像、自由文本到结构化的项目,但都可以表达为不同结构的文档。XML 在文档结构表达方面具有先天优势,能够适应医疗记录类型复杂多变的情况。HL7 专门针对电子病历制订了以 XML 为描述语言的文档结构标准 CDA,该标准定义了通用的医疗文档结构,能够适应各类医疗文档不同的结构化粒度,适于在异构环境中表达医疗文档,也是采用文档实现 CDR 的一种选择。

四、病历信息处理与利用

病历信息的处理可以分为以患者个体医疗为目的的个体病历信息处理和以科研、管理为目的的病历信息的统计分析处理两方面。

在辅助医疗方面,从根据医嘱生成各种执行单这样最简单的信息处理到将各种知识库应用于患者的医疗过程这样的智能化处理,对病历信息的充分利用有很大的潜力。如基于药品知识库和患者个体信息,在医师下达用药医嘱过程中,对用药的合理性进行审查;又如在患者医疗过程中应用临床路径管理,根据患者诊断及病情,选择临床路径,并按照路径安排医疗过程。有关临床辅助决策的内容在其他章节已有阐述,这里不再重复。

病历的原始信息是一丰富的数据源,在其基础上可以对科室甚至医师个人的工作效率和质量进行客观的评价,可以进行广泛的流行病学调查,可以进行药物使用的统计分析、疗效的评价,可以分析疾病的相关因素,可以对医疗成本进行分析等。充分利用病历信息进行各种统计处理,对于医疗质量的提高,对于社会医疗保障水平的提高都具重要价值。

(刘维峰)

第三节　医师病历的录入

一、病历录入的需求

在医师的日常医疗文书记录中,大量的是病历的书写记录。在门诊,有患者主诉、体格检查等记录;在病房,有病史、体格检查、病程记录等。病历管理要求病历书写字迹工整,不能随意修改,写错的地方要重新抄写。写病历占去了医师医疗文书记录的大部分时间,对医师是较大的负担,医师非常期望通过计算机解决这一问题。

病历内容以描述性文字为主,与医嘱等结构化较强的内容相比,计算机处理病历在技术上与应用上都有较大的难度。特别是在门诊这种工作节奏比较快,与患者面对面记录的场合,实现病历的实时记录难度更大。这就要求医师工作站的病历编辑功能要尽可能地符合医师记录需求,满足如下要求。

(一)病历编辑要有足够的自由度

因为上述病历内容多为描述性文字,患者的个体情况千差万别,所以必须允许自由格式编辑。除了文本内容外,病历内容还经常有示意图形等非文字内容(如病灶部位的图形标注),因此病历编辑软件应能支持图形、表格等的嵌入。

(二)病历编辑要能对版式外观进行控制

编辑软件能提供诸如字体大小、版心大小、行距等版面控制。记录者不仅可以记录内容,而且也能将病历的外观保留下来,对于仍需打印纸张记录的需求提供支持。

(三)对病历框架结构的支持

尽管病历内容是描述性文字,但病历的整体是有框架结构要求的。如住院病案包括入院记录和病程记录,入院记录又包括病史部分和体格检查部分,而病史部分又包括现病史、过去史、家族史等,这构成了住院病案结构的框架。病历记录应符合这一结构以便于后续使用时的内容定位。病历编辑软件要提供这种框架约束。

(四)对病历的各组成部分的记录要根据时间发展进行操作控制

病历的及时性及不可修改性在医疗法规上有具体的规定。对住院患者,其病程记录要随着时间的推移分阶段记录。对于已经记录完成的阶段记录,不能回过头来随意修改。对门诊患者,对已经完成的前一次就诊记录也同样不能再行修改。

(五)为上级医师对下级医师的病历记录检查和修改提供支持

上级医师有权修改下级医师记录的病历,但对于修改的内容要保留记录。

(六)为病历编辑过程提供方便性手段

病历内容采用自由格式,记录工作量很大。编辑功能要针对病历编辑的特点提供辅助录入功能,加快医师的记录速度。对于相对固定的内容(如体格检查),提供表格化的模板,医师可以采用填空或选择的方式完成记录。病历有严格的格式要求,其中有许多重复性内容,如患者的基本信息和症状,医师工作站可以提供简单的复制或患者信息插入功能。对于病历中对检查检验结果、处方的引用,可以从相关的信息源获得并直接插入到病历中。

（七）为以后病历的检索提供支持

病历自由格式的内容不利于病历的分类检索利用。全文检索在一定程度上可以解决这一问题，但正文检索的准确性较差。为了弥补这一不足，可以采用标注关键词的方法，如采用SNOMED 医学术语系统对病史部分进行人工标注，以后可以按照关键词方法准确检索。

二、辅助录入功能

医师工作站病历编辑功能的方便与否，直接影响医师记录病历的效率，影响到医师能否接受计算机书写病历。所以，病历编辑的关键是提高医师的记录效率。在医师工作站中，常用以下方式辅助医师记录。

（一）提供医学术语词库

这是最简单、最微观的方法。病历中需要大量地用到医学术语，如症状、诊断、操作、药物等。通过收集应用这些术语，并将词库应用于医师的录入过程中，只要输入几个字母，整个词汇术语就可以完成录入。这种方法对于记录病史或患者主诉较为有效，在门诊医师工作站中得到比较多的应用。

（二）表格病历

表格病历是对纯描述性病历的一种简化和规范。它适合于专科、专病病历记录的需要。医师在记录时，只要选择或填空即可，既减少了书写量，又增加了记录的准确性，避免遗漏项目。这种格式的病历多用在体格检查记录中。在医师工作站的病历记录中，可以结合这种表格化病历。但由于各专科需要不同的表格内容，医师工作站应允许用户自己定制表格病历的结构。这对于提供具备交互式功能的表格来讲非常困难，所以这种表格化的病历结构目前只是在国外的专科医师工作站中较为多见。因为表格病历只能解决病历中部分内容的表格化，在通用的医师工作站中只能是部分地结合表格化病历的功能。

（三）病历模板

如果让医师每一份病历都逐字逐句地在键盘上敲，其速度一般比不上手写速度。事实上，医院各专科医师所处理的患者在病种上是类似的，其主诉、查体、鉴别诊断、治疗方案等内容也是类似的。各个专科可以建立典型疾病的病历模板，如查体记录模板、手术记录模板等，这些模板可以同时起到规范医疗的作用。医师在记录病历时，可以直接调入对应模板，在模板的基础上进行修改。除了普通的自由文本模板外，模板中可以设置有如表格病历项目元素的可交互式模板，包括填空、单选、多选等元素，以增强模板的适应性和操作的方便性。除了这些经过规范化的公共模板，每个医师还可以根据自己接触的典型病例，建立自己私用的模板供以后使用。词库辅助录入解决了键盘输入的微观问题，而依靠模板可以从宏观上减少病历内容中手工录入的文字量。

（四）引用患者信息

在病历中反复出现的患者基本信息、诊断、检查检验报告，可以从其他信息源直接获得。在病历编辑中，提供这种信息引用的功能，可以直接地将这些信息复制过来。

（五）智能化结构化录入

将疾病相关知识结合到病历编辑功能中，根据医师已录入的信息内容自动提示后续可能的录入内容。如在患者症状描述部分，如果患者主诉感冒，系统就会提示感冒相关症状。这种功能建立在病历内容结构化基础上，需要大量医学相关知识的整理。目前这种功能只是在国外个别专科系统中试用，短时间内还不可能达到普遍适用的程度。

采用上述手段后,自由文本的病历编辑可以得到较大程度的简化,住院医师记录病历的效率与手工相比可以有较大幅度的提高。目前,住院医师病历计算机录入已经得到了较为广泛的应用,但在门诊病历的计算机录入方面,由于门诊实时性要求高、医师对计算机录入熟练程度等的限制,应用上仍然存在一定困难。

三、病历编辑器的种类

通过以上对病历编辑功能需求的讨论,不难看出,一个完美的病历编辑器对于医师的病历录入的便捷性至关重要,同时适合于病历录入编辑的专用文档编辑软件的开发在技术上也有较高的难度,需要付出相当大的工作量。根据编辑功能的不同,可以把当前的病历录入软件分为几类:全自由文本编辑、半结构化编辑和全结构化编辑。每类软件各有其特点。下面分别来看一下各类软件的工作方式。

(一)自由文本录入

自由文本编辑就是在录入和编辑时不受任何格式限制,医师就像手工书写病历一样自由录入。目前最常用的自由录入编辑软件就是 Word。一般通过把 Word 嵌入到医师工作站系统中作为集成的病历编辑软件。也有采用自行开发的简单的纯文本编辑软件。

由于 Word 是通用化的文字处理软件,要提高录入病历的速度,通常采用以下手段:一是复制,即复制病历中内容重复的部分;二是建立固定模板,可以由医师建立各种疾病、专科的常用模板,在录入时根据需要调入模板,然后在其上修改。

采用 Word 等自由文本录入方法有如下好处:它提供了充分的自由格式的录入,能够满足各专科、各病种病历的录入要求,能够插入图表、图片,是一个充分通用的录入软件;Word 的排版功能强大,它在录入病历内容的同时,能够充分地控制病历显示和打印的外观;用户已熟悉了 Word 的操作习惯,容易学习掌握,这一点对于计算机病历编辑的推广具有不可忽视的作用。

但使用 Word 也有明显的弱点。由于在全自由文本模式下,只能使用固定模板,在固定模板中无法加入选择、填空等元素,不利于专科表格病历的定制;病历通篇缺乏结构,不利于在编辑方面施加更多针对病历特征的编辑功能,如对病历结构的控制、操作的控制等;自由文本检索也比较困难。对于病历检索需求,可以通过人工标识关键词的方法进行弥补,即由医师对病历进行编目索引,通过关键词索引实现病历的快速和准确检索。但人工标识关键词的方法额外增加了工作环节,并且对于病历的回顾性科研,很难在关键词标注时考虑到各种回顾科研条件。

(二)半结构化录入

所谓半结构化是指把病历内容按照病历组成分为计算机可控制的"块"。一份住院病历可以划分为入院记录、病程记录、手术记录、出院小结等,其中入院记录又可进一步分为主诉、现病史、过去史等内容。半结构化录入是指对病历内容的框架进行结构化控制,而对于框架下的内容作自由文本处理。半结构化录入可以提供按照框架结构的导航与定位、与框架模块内容相关的模板定义与引用、以模块为单位的认证及修改控制等。

与全自由文本录入相比,半结构化录入的优点是:保留了自由文本录入的自由描述的优点;可以按病历块提供与病历块相关的服务功能或施加控制,如按块进行病历记录的时限控制;分块模板可以控制全自由文本下的自由复制,避免病历的整体复制。

由于半结构化录入仍然保持了内容上的自由,在检索方面几乎与全自由录入面临同样的问题。

(三)结构化录入

所谓结构化是把病历内容分解为计算机可理解的元素,计算机可对每个元素的录入内容进行控制。病历结构化录入就是以表格化方式录入,表格中的每一项可以通过交互式选择、填空等手段录入。由于各个专科或病种所记录的内容不同,也就是表格中的项目不同,如眼科病历必然与普通外科病历描述项目不同,因此,这种录入方式必然要求软件提供表格模板的定制功能,医师要建立自己专科使用的表格化模板。当然,表格化病历并不是要求病历中的所有内容全部表格化,而是对适于表格化的内容制订表格,其他部分,如病程记录,仍可以使用自由文本。

结构化病历编辑软件的开发具有较高的难度,主要困难在于允许医师自己定义录入内容的结构,然后由编辑软件根据定义的模板,呈现出表单化的录入界面。基于 XML 技术的文档结构的出现为这类编辑软件的研发提供了一条可行的技术路线。由于 XML 结构的自定义性,可以通过 XML 来表达医师自定义的文档结构,并将录入的内容以 XML 文档的格式保持其结构。

结构化录入的优点:录入简单、快速;信息的可利用性高,由于每个表格元素及其内容都可以进行控制,录入之后便于检索使用;元素之间可以进行相关性校验,如患者性别与体征症状之间的校验,以防止病历中的记录错误。

结构化录入在应用中存在的问题主要是各科需要制订自己的专用表格模板,使用前准备工作量大,技术上比较复杂;采用表格病历不利于自由描述的表达,特别是对于主诉内容的记录,因此其使用范围受限。

上述几种病历录入方式各有优缺点。经过前期的应用反馈和产品的不断完善,目前各厂商的病历编辑器呈现出逐渐统一的特征,即采用半结构化框架＋结构化模板＋自由文本的混合式特征。使用者既可以定制病历中某一部分的结构化模板,借助模板录入,也可以以自由文本方式录入,从而具有较强的灵活性和适应性,同时也满足了管理者对于病历质量控制的需求。从目前来看,这种混合式结构是适合国内病历书写的较为理想的方式。

四、病历质量控制

(一)病历质量问题

利用计算机录入病历是对病历书写方式的重大变革。不仅是用键盘代替了纸和笔,更重要的是通过计算机化的表格交互、模板、复制、信息引用等手段,病历的记录方式发生了重大变化。应用表明,各类辅助功能极大地减少了逐字录入,避免了手写出错时的重抄,计算机录入病历可以大大提高医师病历记录的效率。但同时,应用计算机录入病历后,病历质量出现了不少手写病历所没有的新问题。这些问题包括:病历内容张冠李戴,或与患者情况不符;病历内容前后矛盾,表述不一致;未查体和问诊的内容通过模板实际记录在病历中;尚未发生的医疗活动,提前出现在病历中等等。这些问题是伴随着记录方式的改变而出现的。与逐字手写相比,医师在利用这些辅助编辑功能提高书写效率的同时,更容易"编辑出"有问题的病历。于是,一些医务管理人员甚至对计算机录入病历提出了质疑。

客观上,使用计算机记录病历,改变了医师手写时"笔随心想"的思维习惯,医师不再完全主导书写过程,键盘加鼠标的操作方式也更容易出现"笔误"。主观上,医师只顾追求效率,甚至部分医师责任心不强和管理制度不落实,对所记录内容没有认真检查、校对,导致问题病历的最终出现。应当看到,本质上,这些问题并非计算机录入所必然导致。过去手写病历方式下,同样存在虚假病历问题,只不过手写速度更慢。

利用计算机书写病历是对传统手写病历的一种变革,毫无疑问是一大进步,同时也会出现新的问题。关键是不能简单地把问题归咎于计算机录入这一工具,而是应当建立与新的模式相适应的提高病历质量的技术手段和管理制度。

事实上,通过计算机记录病历,为病历质量的管理与控制提供了比手工方式下更为优越的手段和更大的潜力。

(二)病历质量管理手段

在计算机和网络工作方式下,病历内容的实时共享成为可能。提高病历质量关键是如何加强管理,通过计算机和人工实施实时检查,建立起与计算机书写病历相适应的病历质量保证和管理体系。建立计算机辅助下的病历质量管理系统可以从以下几个层面入手。

1.医师层面

可以充分发挥计算机的主动式、智能化服务功能,对病历内容进行交互式、实时化的质量控制。可以通过病历模板的规范化,规范病历记录内容,提示医师需要观察、记录的项目以免漏项。可以设置一些校验规则(如男女患者的不同体征取值、体征数据的取值范围、项目之间的互斥等),对医师录入的内容自动校验,防止录入的笔误。可以控制一些不合理的复制(如禁止不同患者之间病历内容复制),避免张冠李戴式的文字错误。可以根据患者病历的记录情况,自动提示医师病历内容的完成时限。

2.科室层面

上级医师可以通过网络实时调取下级医师的病历进行审查,发现的问题可以通知下级医师进行修改,或者对下级医师已完成的病历直接进行修改并保持修改记录。

3.医院层面

建立病历质量问题检查及反馈系统。由病案室建立专门的网上病历质量审查制度,对各科室的病历实时抽查。通过专门的病历质量检查软件,进行自动检查和人工检查。自动检查侧重于对病历的完成时限进行检查,对未按时间完成的病历进行警告。人工检查主要通过阅读网上病历及患者其他信息,对病历内容中存在的问题进行检查。对发现的问题进行记录。对于检查发现的问题,通过网络反馈给记录的医师。在医师工作站,医师及时获得病历中存在的问题,并对这些问题进行响应和修改。从而建立起实时化、闭环式的病历质量控制系统,把传统的病历质量终末控制转变为事中的环节控制。

建立计算机病历质量保证和管理系统,并不只是针对医师计算机录入病历出现的问题,而是对病历质量的全面管理,包括手工方式下存在的病历形式上及内在的质量问题。这是病历质量管理手段的一次跃升,也是实行电子病历的又一优势。

(杜海鲭)

第四节　电子病历的集成

一、集成是电子病历的基础

电子病历系统是以单个患者为中心提供医疗信息服务的。这意味着电子病历系统必须以人为中心采集、管理和展现信息。患者的医疗信息来源于各个医疗环节,来源于医院信息系统的各个业务子系统,如入出转子系统、检验信息系统、PACS、心电信息系统等。这些系统在完成自身业务工作的同时收集患者的医疗信息,它们是电子病历系统的组成部分,不存在另外独立设置的电子病历信息采集系统。如果医院信息系统是由单一厂商开发的集成式系统,患者的医疗信息采用集中管理模式,则业务信息系统和电子病历系统的发展可以高度融合在一起,从不同的角度实现患者信息的共享。但这只是理想情况,实际情况却往往不是这样。随着医院信息系统应用的深入和覆盖范围的扩大,由不同厂商或不同时期建立起来的分散式系统越来越常见。特别是随着数字化医疗设备的广泛应用,由设备供应商提供的专门化的信息处理系统越来越多。而这些设备又是患者医疗信息的一个主要来源。如监护系统、自动化检验设备和信息处理系统、各种数字影像设备及相关处理系统等。这些系统都拥有非常专业化的数据处理系统或者网络化的业务信息处理系统,由一个厂商来开发所有这些系统已越来越不现实。这些分散的系统都有各自的数据库,从各自业务需要的角度来管理业务和患者信息,采用的是不同的平台和开发技术。在这样的环境下,建立电子病历系统,实现以完整统一的视图提供患者医疗信息的目标,就要在这些业务信息系统的基础上实现以患者为中心的信息集成。

集成是电子病历系统建设中首先要解决的问题,分散式异构医院信息系统架构是国外医院信息系统普遍存在而国内医院信息系统今后也同样会面临的共同问题。

二、集成方法

患者信息的集成方法决定了电子病历系统与医院信息系统的各个业务系统的关系,决定了电子病历系统的架构。当前,病历信息的集成主要有集中式数据集成、分散式数据集成和界面集成3种方式。

(一)集中式数据集成

所谓集中式数据集成是指建立一个物理上的患者医疗信息"仓库",将患者的各种信息以人为中心汇集到一起,以独立于原业务系统的统一方式进行管理。

这种方式下,患者医疗信息"仓库"完全是重新定义的结构。各业务系统产生的患者各类医疗记录通过符合业务系统数据结构的特定的归档程序进行转换后,统一存储于该"仓库"中。后续的电子病历应用则基于这一新的中心"仓库"来开发。其结构见图10-1。

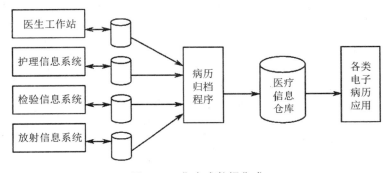

图10-1 集中式数据集成

这种集成方式物理上有统一的病历数据,因而具有这样的优点:实现了患者医疗数据以人为中心的统一管理,电子病历系统不受各业务系统数据管理方式、数据保存时间的影响;基于统一的结构,后续的各种电子病历应用系统开发比较容易;后续应用系统的结构比较稳定,不受业务系统变化的影响。

这种方式下,需要将各业务系统生成的医疗记录复制到中心"仓库"中,因此存在如下缺点:对于在院患者,中心"仓库"病历信息的实时性受到数据复制时机的影响,实时复制在技术上存在一定困难;由于数据复制的存在,容易造成数据的不一致。

医疗信息"仓库"在实现上可以采用数据库技术。采用传统的关系式数据库,患者的各类信息保存到不同的表中,表之间通过患者的唯一标识号关联起来,形成以单患者为中心的数据模型。也可以采用面向对象的数据库,将患者作为一个对象,将患者的各类医疗信息作为子对象进行描述。病历数据库要求其容量要足够大,能长期联机保存病历中的各类信息。

除数据库外,还可以采用 XML 文档来记录病历。在该方式下,患者的各类医疗记录形成一个 XML 文档(可以采用 CDA 标准)。病历中的每个描述项目通过定义的标记进行标识。病历的 XML 文档格式非常有利于病历的交换和共享。病历文档本身可以作为文件管理,也可以存放到数据库中。这种形式的医疗信息仓库实际上是一个医疗文档库。

(二)分散式数据集成

所谓分散式数据集成是指由各个业务系统自行管理相关的患者医疗记录,各类电子病历应用程序通过各个接口将分散的医疗记录逻辑上关联到一起。其结构见图 10-2。

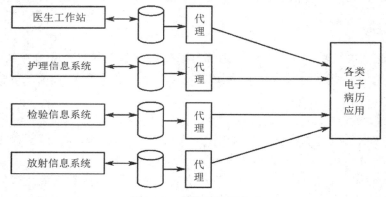

图 10-2　分散式数据集成

这种集成方式,并没有一个集中管理的患者医疗信息库。电子病历相关的应用程序通过接口直接访问各个业务系统中的患者医疗记录。它的优点:电子病历系统可以与业务系统得到完全相同的数据,实现了数据的实时访问;患者各类医疗信息只由业务系统保存一份,不会出现数据不一致问题。

这一方式的缺点:与直接操作患者信息数据库相比,电子病历应用程序需要通过接口来分别操作不同的数据,程序复杂,开发上受到接口功能的限制;电子病历系统受到各业务系统管理患者医疗记录方式和联机存储患者数据时间长短的限制;由于缺乏数据的统一管理,不利于患者信息的集中安全控制。

(三)界面集成

所谓界面集成是指将各个业务系统的患者医疗信息显示界面通过一定的接口协议集成到一个应用程序中,实现以患者为中心的信息访问。

与前两种以数据集成的方式相比,这一方式采用的是程序集成。使用者直接使用的仍然是各个业务系统的功能。比如,查看患者的检验结果需要使用检验信息系统的功能;查看患者的超声报告需要超声信息系统的功能。这些功能不再是独立存在,用户不需要来回切换应用程序和输入同一患者的标识号,而是由集成程序维持指定患者的一个上下文环境,由集成程序在这些功能之间切换并保持当前所关注患者的环境。这种方式下,用户只需要一次登录即可使用各业务系统的原有功能。其结构见图10-3。

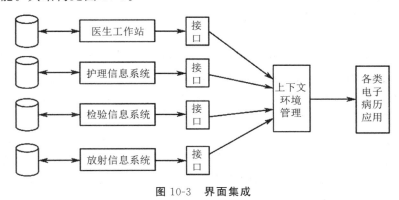

图 10-3　界面集成

这种方式下,电子病历应用并不直接跟患者数据打交道,而是通过原业务程序访问患者数据。它的优点:可以最大限度地屏蔽各业务系统的内部细节,可以最大限度地保持系统的异构性;使用者可以看到与业务系统同样的患者信息界面;由于不涉及各业务系统内部的差异,集成相对容易。

这种方式的缺点:它只是解决了电子病历"看"的问题。由于应用程序不涉及患者的数据本身,所以不能完成对数据的进一步处理,无法实现各种智能化的服务。因此,从电子病历的长远发展看并不是一个很好的解决方案。

三、集成平台

(一)集成平台的引入

由于医院环境中存在着大量的异构系统需要共享患者的各类信息,一个应用程序可能需要和多个异构系统之间交换和共享信息。如 HIS 中的入出转子系统需要和多个外围系统集成,传递患者的入出转信息;医嘱处理系统需要和多个检查科室系统集成,传递检查申请信息等。对于一个应用系统(如入出转子系统)来讲,由于需要连接的外部系统来自不同厂家,它们的接口要求往往不同,这就要求这样的应用系统必须同时具有多种集成接口分别连接不同的外部系统。这种情况在目前国内 HL7 标准的应用并不普及的情况下更是如此。这大大增加了各个应用系统的集成负担。为了解决这一问题,使各应用系统更集中精力于自身的业务处理,出现了将集成功能从应用系统中剥离出来的系统架构,形成专门负责集成的中间层。这种相对独立的集成中间层被称为集成平台、集成引擎或者集成中间件,其目的是为应用系统之间的集成提供通用的服务,简化应用系统集成工作。目前,已经有多种集成中间件产品可供选用。典型的产品包括微软公司的 BizTalk Server 及 HL7 Accelerator,IBM 公司的 MQSeries,Oracle 公司的 BEPL 及 HTB 等。

(二)集成平台的功能特点

作为通用的集成服务提供者,集成平台面对各类应用系统和各种集成接口,必须具有很强的适应性,提供集成所需的各类通用服务。通常,一个集成平台具有以下典型功能。

1.多种类型的接口适配器

为了和不同接口的系统连接,集成平台同时提供多种方式的接口。其中既包含标准化的接口,如 HL7,也包含普通的消息接口、文件传输接口、Web Services 接口等。特别地,针对非标准化的应用,提供可定制接口的能力。比如,对于需要直接通过内部数据库访问的应用系统,可以直接通过 SQL 或 PL/SQL 定制一个接口。

2.消息的存储转发功能

一个应用系统的消息往往需要发送给多个外部系统。集成平台提供了消息路由功能,可以通过配置指定某个来源或某类消息发往哪些应用系统。同时,为了确保消息可靠送达,集成平台提供消息的存储功能。当某个需要接收消息的应用在消息发出时处于停止状态时,可以在该应用激活后及时收到集成平台补发的消息。

3.消息格式转换服务

由于消息的发送方和接收方的接口可能不同,集成平台通常提供消息格式的转换服务,如把一个非 HL7 消息转换为 HL7 消息。这需要集成平台对消息进行解析和重组。通常,这通过对消息格式的定义配置来实现。

4.术语对照服务

由于发送和接收方采用的医学术语或编码体系不同,在传递的消息中需要解决术语或编码转换问题。集成平台通常提供这样的对照服务,在集成平台内建立双方的编码字典及其对照,在传递的消息中自动转换不同系统之间的术语和编码。

5.数据存储功能

HTB 在提供集成功能的同时,把经过平台的消息中的数据提取出来并保存下来。如果所有的医疗业务活动都通过集成平台传递信息,则集成平台可以建立起较为完整的医疗数据库。HTB 采用了 HL7 的 RIM 模型来表达医疗活动记录,这些"沉淀"下来的医疗数据形成了电子病历的数据存储库。部分专门针对医疗行业的集成平台,如 Oracle。

(三)集成平台的局限性

尽管集成平台的出现剥离了部分集成功能,但集成平台的应用并非完全解决了应用系统之间的集成问题。这是因为一个应用系统通过集成平台与外部应用系统集成,虽然免去了直接在应用系统之间集成工作,但该应用系统必须与集成平台进行集成。与集成平台的集成并非是即插即用的,需要进行大量的定义配置,甚至是定制接口的工作。

另外,从整个医院信息系统来看,医院信息系统比较合理的架构应该是以一体化的基础 HIS 系统为主体,集成外围的部门级系统。这些外围系统通常只与主体 HIS 直接集成,从而构成一个星型结构。在这样的情况下,主体的 HIS 系统可以直接内含一个集成层,负责直接与外围系统点一点相连,从而简化系统整体的集成复杂度。在这样的架构下,引入通用的集成平台的必要性也就大大降低了。

四、集成标准

无论哪种集成方式,要实现不同系统之间的信息交流和共享,必须依靠接口将专有的数据及传输格式转换为另一方自己的格式。为了减少接口的种类、简化接口设计,人们定义了各种接口标准作为系统之间通信的公共语言。不管系统内部如何实现,如果各个系统开发商都支持相同的对外接口标准,则系统之间的集成就要容易得多。在集成需求的推动下,集成标准的制订与应用得到了广泛的重视。

HL7 是在医院信息系统中应用比较广泛的集成标准。它由美国 HL7 组织提出,主要是用于医院信息系统各部分之间的信息交换,目前已成为美国国家标准。该标准定义了各类业务的事件及相应的消息格式。在不同系统之间的数据传递上,既支持基于事件的主动的消息通知,也支持被动的数据查询。如患者的住院登记模块,可以在患者入院时,将新入院患者的信息实时传递给病房模块。同时病房模块可以在任何时间查询住院登记模块的入院患者信息。基于该标准,电子病历系统可以实现患者中心数据仓库的集成方案,各业务系统在事件驱动下将发生的患者各类相关数据传递给集成模块,汇总到中心数据仓库;也可以实现分散式数据集成方案,由电子病历系统的用户发起患者信息查询,在该标准的查询功能支持下,将分散在各业务系统中的患者数据返回给电子病历用户。

面对医院中各种类型的数字化医疗设备,国际上也制订了相关的标准用于集成这些设备产生的患者检查信息。医学影像是病历的重要组成部分。DICOM 主要是面向医学影像设备系统的集成标准,它由美国放射学会和电气制造商协会提出。该标准规定了医学图像数据表示、存储及传输的格式。基于该标准,电子病历系统可以接收或主动提取来源于医疗影像设备的数据。ASTM 是另一项专用于数字化检验设备系统集成的标准。该标准由美国检验和材料协会提出,它规定了检验系统与医院信息系统之间有关检验申请和报告的传递格式。基于该标准,电子病历系统可以直接接收来自检验设备的患者的检验结果,而检验系统则可以从医院信息系统中获取检验申请项目等信息。除此以外,还有用于床旁设备数据互联的标准 MIB 等。

上述这些标准主要用于患者信息数据的共享和集成。HL7 组织还制订了一项用于应用程序界面的集成标准 CCOW。该标准的目的是将用户同时需要使用的不同厂家的应用程序(如医护人员同时要使用的医嘱系统、检验报告系统、入出转系统等)在界面一级进行集成。为了解决用户需要分别登录到各个应用程序、在各个应用程序之间手工切换、分别在各程序中选择同一患者才能了解患者各方面信息的状况,该标准引入上下文管理器。所谓上下文就是用户当前关心的患者及操作的环境。通过上下文管理器记录用户所选择的患者,并在各个应用程序之间进行协调和同步,使得用户只要一次登录、选择所关心的患者,就可以自动协调各应用程序的界面来显示该患者的各类信息。

基于因特网技术的 WEB 浏览方式在患者信息集成中有重要作用。一方面,浏览器为电子病历的展现及浏览提供了无所不在的支持;另一方面,通过 WEB 服务器可以将分散在各子系统的患者医疗信息汇集到一起,以统一的界面(HTML)提供给用户,屏蔽各系统结构上的差异。CCOW 中还专门针对 WEB 服务方式的集成提供了支持。如果各系统厂家提供了各自的 WEB 方式的信息浏览,通过 CCOW 规定的上下文管理可以实现整个患者信息的 WEB 页面集成。

五、院际间病历集成

电子病历不仅要实现一个医疗机构内部以患者为中心的信息集成,还要实现医疗机构之间的信息集成。院际之间患者信息的共享与一个医疗机构内部的不同系统之间的信息共享相比有其特殊的问题。

(一)患者标识

在一个医疗机构内部可以做到一个患者使用一个唯一的识别号,各系统都使用同一识别号来关联患者医疗信息。但在不同的医疗机构,采取的是完全不同的标识号,如何将一个患者分散在不同地点的信息关联到一起成为首先要解决的问题。

解决患者标识问题,最理想的方法是直接采用同一的标识方法,如居民身份证号码。香港医院管理局所属医院采用的就是全港统一的标识号。对于采用自己的标识号的医院,可以通过建立医院内部标识号与公共标识号对照表的方式实现患者信息的关联。在医院 A 要访问患者在医院 B 的就诊信息,可以通过患者在医院 A 的标识号查到公共标识号并提交给医院 B,由医院 B 通过公共标识号再对照到患者在医院 B 的内部标识号。

(二)分布式集成方法

患者在各医院的信息一般采用在各医院分散保存管理的方式,而不大可能建立集中的患者信息数据库。解决患者信息在院际之间的集成,就要解决如何获知一个患者的信息分散在哪些地方的问题。

实现分散的患者信息的定位,可以采用建立集中的患者信息目录的方式(目录信息的集中是必需的)。对患者每次就诊或住院,在目录中增加一项以说明就诊的医疗机构及对应的识别号(或者公共识别号)。该目录可以集中存放在一个位置,也可以各个医院保持一个拷贝。当要访问患者的整个病历信息时,先通过这个目录查找到患者就诊记录及信息的所在位置,然后向患者信息所在的医疗机构提取患者医疗记录。

由于各医疗机构信息管理上的自治性及医疗机构之间通信条件的限制,院际信息的访问适宜采用请求/服务式,即由需要方发出提取信息的请求,由提供方验证后将所需信息发送给需要方。因特网和 SOA 技术在医疗机构之间患者信息网络的构建上有明显的优势。在各个医院设立专门的服务器用于所有外来的访问患者信息请求的管理和处理。电子病历浏览程序通过查找病历信息分布目录,分别与各个访问服务器建立连接,获得病历信息。这种结构较好地实现了在各医疗机构病历信息的自治管理基础上的信息共享。

（杜海鲭）

第五节　电子病历的展现

一、电子病历的展现功能优势

患者电子病历数据最主要的用途是提供给予患者医疗相关的医护人员查阅,以便全面有效地掌握患者病情。电子病历在科研及其他方面的用途是第二位的。电子病历相比纸质病历的主要优势之一就是电子病历强大的展现方式。传统的纸张病历,其记录和内容排列方式一般是按就诊时间-信息类别-时间发展这样的顺序排列的。如某次住院记录包含医嘱、病程记录、检验结果等内容,检验单又按时间顺序排列。病历内容的记录和排列方式决定了病历的阅读和使用方式。而电子病历在一次性输入的患者信息基础上,可以根据使用的需要,不受记录顺序甚至记录形式的限制,以多种视图、更加灵活方便和更符合医疗使用习惯的形式展现病历内容。

以图表化方式展现病情的发展和对应的诊疗过程是比较直观的形式。将主要的医疗事件,如用药、检查和病情变化以时间为顺序展现到一张表格上,可以清楚地再现出患者的整个医疗过程。将"面向问题"病案的思想引入信息展现中,可以围绕患者的某一症状展现与之相关的诊疗活动和该症状的变化情况。这种方式在国外的监护信息系统产品中得到广泛应用。

可以抽取病历中感兴趣的内容独立地加以展示。如对某一化验项目的历次结果感兴趣,可以指定该项目,由电子病历系统列出不同时间的结果值。

可以以图形化的方式展现数据。如对患者体温、脉搏变化以图形曲线来表示;再比如,对化疗患者的白细胞计数用图形方式展现,可以直观地反映出指标值的变化与化疗药物剂量的关系。

对于影像数据,计算机系统可以运用放大、伪彩色、灰度变换等处理手段对感兴趣的区域进行增强处理,以帮助用户判读。

为了突出异常信息,对检验检查项目结果进行过滤展示,将所有异常结果或阳性结果单独展示可以使医师从众多的检验结果中找到最关心的信息。

由于临床医师全面负责患者的医疗,是电子病历的最主要使用者,因此电子病历的展现通常通过医师工作站来实现。同时,除临床医师以外,医院内还有包括医技科室、医疗管理部门等查阅患者电子病历的需求,因此,除医师工作站之外,还需要一个独立的电子病历浏览系统。电子病历浏览系统比较适合采用 WEB 方式实现,既便于各类用户的随机使用,也便于与不同的业务系统进行界面集成。

二、患者信息的组织

医护人员对患者信息的查看方式是以具体的患者为中心的。医师关注某个患者,要查看其各个方面的信息。因此医师工作站中各种类型的患者医疗信息需要以人为中心来组织和展现。这与检验、专科检查等系统不同,它们是以业务为中心来关注所有患者的某一类信息。电子病历系统或医师工作站不仅要能以人为中心展现患者一次就诊的各类信息,而且要能以人为中心展现患者历次就诊信息。

医师工作站提供全面地展现患者各类信息的服务功能,这些信息包括病案首页、病史、病程记录、医嘱、检查检验结果、护理记录等,其中既有文字信息,也包含图形、图像等特殊检查信息。医师工作站能够将这些信息集成到一起为医师提供统一的患者医疗信息视图。医师工作站这一名称本身就意味着它能解决医师所有的信息获取和处理的需求。

医师对患者电子病历的内容组织形式的需求是多角度的,电子病历信息的组织也是多线索的。患者的医疗信息既可以按就诊的时间为主线,也可以按照医疗记录的种类为主线,还可以按照患者的病症为主线来组织和展现。医师工作站可以同时提供按不同主线组织病历内容的选项,供医师在不同情况下选择。

电子病历内容复杂、时间跨度大,为了使医师能方便地查到相关信息,在医师工作站中患者电子病历的组织一般按照就诊时间-信息分类-时间顺序的层次来展开。就诊时间是指按照患者门诊或住院的时间次序排列其历次就诊或住院发生的各种信息。对于一次就诊的信息,则按信息的类别分类排列。常见的分类有病案首页、入院记录、病程记录、手术记录、医嘱、检查报告、检验报告、护理记录等。门诊就诊的信息类别相对要简单一些。每类信息又进一步按时间顺序排列其详细内容,如医嘱按下达的时间顺序排列,检验报告按申请的时间顺序排列。

医师有时需要打破就诊时间的限制或类别的限制来考察患者的特定信息,如医师需要连续观察患者的某项检验结果的变化情况。这种情况下,电子病历的内容需要按照医疗记录的种类来组织。有时医师需要考察患者的某一症状及所采取的各项医疗措施,在采用"面向问题"的病历的前提下,所有医疗活动中记录了与症状的关联,电子病历的内容就可以按照患者的病症来组织。

三、医疗活动图

采用图表方式表示患者的医疗活动与病情变化是常用的手段。这种方式可以在一个窗口中展现一段时间内所进行的检查检验、所使用的药品,非常直观,便于医师从整体上把握病情的发展变化及所采取的医疗措施。在图表上,医师只需要在关心的项目上选择,就可以看到该项目的详细信息。这种方式较好地实现了宏观诊断与具体活动的结合。当图表上展现的内容较多而有可能影响医师所关心的主题脉络信息时,可以进一步允许医师选择所关心的项目,简化展示。国外的电子病历系统将该方法与面向问题病案相结合,允许医师围绕患者的某一特定病症选择其相关的医疗活动,使图表中表现的活动更具相关性。

(齐　斌)

第六节　电子病历的安全性

一、电子病历安全需求

电子病历应用中经常受到质疑的一个问题就是安全性问题。关心病历的安全性来自几个方面的原因:病历涉及患者个人隐私,患者个人或者法律规定不允许病历信息被随意泄露;病历是医疗过程的记录,具有法律证据作用,它的内容原始性必须得到保护;病历是医疗诊断、治疗操作的依据,为了医疗过程本身的安全,它的信息可靠性和完整性必须得到保证。

电子病历的安全性之所以引起高度关注是由于电子病历通过网络化的手段大大提高了医疗信息的共享程度。共享程度越高、信息获取越方便,病历信息被不正当使用的可能性也越大。这是电子病历安全性存在的问题。

但另一方面,我们也应当看到,也正是电子化手段的使用使病历信息的保护有了更强的可控性。电子病历可以加密、可以防伪、可以授权,而纸张病历则不然。因而,有另外一种观点认为,电子病历具有比纸张病历更高的安全能力。

要保障电子病历的安全,有几方面的需求要满足。

首先,电子病历使用者的认证手段,即如何证明使用者是谁。只有首先明确了使用者的身份,后续的各项授权及安全性保护措施才能得以实施。

第二,对病历的使用要进行权限控制,明确并控制哪些使用者对哪些患者的哪些信息有怎样的操作权限。如患者的主管或相关医师既可以查看患者的病历,也可以写病历、下医嘱,而其他医师则需要经过授权才能看病历;与患者医疗相关的医师可以看患者的所有资料,而其他医师只能看部分非隐私信息,除此之外的用户只能看到非个体化的信息等。

第三,要保证病历的原始性和完整性。即一个医师所记录的病历不能被其他人修改,如果发生了改变从技术上能够识别出来;同时对自己所记录的内容不容抵赖,在技术上能够判别出病历内容为该医师所记录。

第四,对病历的访问和修改要有追踪记录。谁什么时间修改了什么内容,谁访问了哪些患者信息,做到有据可查。

虽然对电子病历的安全性保护有多方面的需求,但实现安全性保护目前还缺乏明确的法律法规和医疗规章制度作为执行的依据。谁有权使用病历,谁有权对病历的使用进行授权等这些基本问题缺乏明确的规范。在关注安全性的同时还要看到安全性限制与电子病历使用的便利性存在一定矛盾:安全手段越多的信息,使用起来越不方便。对病历信息安全限制过于严格在一些特殊情况下于患者的医疗不利,于医护人员的日常操作不利。因此安全性与方便性之间应取得一个平衡点。

二、用户身份认证

用户身份认证简单地说就是要确定用户是谁。用户身份认证是整个安全机制实施的前提。只有首先确定了用户身份,才能施加相关的安全限制。

最简单的用户身份认证方法是用户名和口令,只要两者匹配即可确定用户是谁。这也是目前医院信息系统应用最广泛的方法。这种方法虽然简单,无须额外投入,但安全程度有明显缺陷。用户口令可能会在有意或无意之间被他人获取,从而导致身份认证失效。要解决这一问题,用户认证需要一种能唯一表示用户的不可复制的"电子钥匙"。

IC 卡是用作"电子钥匙"的比较理想的标识手段。它内部存放用户标识信息,为了防止他人复制,可以使用具有加密功能的 IC 卡。这种卡的内部具有密码验证电路,密码不能读出,从而有效地防止了他人复制,保证了 IC 卡的唯一性。IC 卡除了存放用户标识信息外,还可以存放用户私人密钥,用于对所记录的病历进行个人数字签名。为了防止 IC 卡丢失,IC 卡可以和用户口令同时使用。

除此以外,还可以通过用户生理特征来识别用户,如指纹识别。每台计算机配置一个指纹扫描装置,用户只要轻轻一按,指纹识别软件即可验证用户身份。目前这种技术已经成熟。

三、权限控制

访问权限控制要解决哪些人对哪些患者信息具有怎样的访问权限的描述和授权管理。对病历信息的授权要能够指定具体的患者,甚至是一份病历的不同部分。

描述病历授权情况需要建立授权控制表。它描述了用户和病历两个实体之间的对应关系。电子病历应用程序对当前用户和要访问的病历通过查找该表以决定访问的有效性。对不同类型的用户,权限可以进一步细分以区分所允许的操作类型(读、写、修改等)。

为了简化授权的管理,权限控制可以遵循一定的默认规则。如患者的主管医师对病历有完整的控制权,本科室的医师可以读本科室的患者病历等。另外,还有一类情况需要临时授权,如辅助检查科室的医务人员在患者做检查时需要查看患者病历,这可以通过自动临时授权的方式解决。在患者发生紧急情况下,可以通过医护人员向电子病历系统临时申请权限的特殊方式自动获得授权,由电子病历系统记录追踪这种特殊授权。除上述情况以外,对病历的使用需要单独授权。授权工作可以由专门的机构来负责完成。

对用户所授权限应有期限限制。过期之后,权限自动取消。如对住院患者,其对医师的授权仅限在院期间;对于紧急情况下,权限只在短期内有效。

不同的患者,其病历信息的敏感程度可能不同。比如对特殊疾病患者,其病历可能更加敏感,在授权的严格程度上应有所区别。因此,在授权控制上对患者可以进行分级标识。对于普通患者可以遵循一般的授权规则,对于特殊患者则严格按单独授权的方式来管理。

对于用户访问的每一份病历及所做的操作,电子病历系统记录到安全日志中。有的系统对与用户当前所主管的患者无关的病历访问,会给予提示,告诉用户将进入受保护的病历信息范围并将记录用户的访问行为,由用户选择是否继续。

四、病历完整性与数字签名

如何保证病历记录不被他人非法修改,数字签名技术提供了解决方案。所谓数字签名就是对信息内容通过 HASH 算法抽取出特征值,并用用户自己的私人密钥对其加密。加密后的特征值既包含了信息内容的特征,又含有了用户个人特征,别人无法仿制,这就是数字签名。数字签名后,如果对原始信息进行修改,即使改动了一个字,则重新计算特征值后必然与原特征值不符。而原特征值由于含有用户密码,别人无法重新生成,任何修改即可被发现。将这一技术用于病历记录,记录完成后,由记录者生成该记录的特征值并进行加密,该数字签名与原始的病历记录一并保存。当访问病历或发生异议时,可以重新计算特征值,即可以判断病历内容是否为原始内容。这就从技术上提供了保障病历完整性的方法。

由于数字签名的存在,这一方法同时解决了原始记录不可否认的问题。因为数字签名中含有个人私有密钥信息,别人无法伪造,只要将病历内容与数字签名相比较,如果两者一致,就可以肯定其记录者。

数字签名解决了他人修改病历的问题,但医疗记录有一定的时效性,对于记录者本人修改病历内容或者伪造病历仍需进一步限制。数字签名的方案需要进一步增强。首先是在数字签名时引入时间戳。在记录者完成病历记录进行数字签名时,由系统或者第三方认证机构生成一个加了密的时间记录(时间戳),将病历原始内容与该时间戳一起进行数字签名。这样数字签名中就含有了记录者自己无法修改的记录时间信息。同时可以把数字签名集中进行管理或交由第三方认证机构代为管理。这样,记录者本人将不能随意修改病历内容,也不能随意滞后记录病历。

尽管从理论上数字签名技术可以保障电子病历的原始性和完整性,但在实际应用中实施数字签名上有一系列技术、管理及应用上的问题。

第一是签名时机的问题。在医疗过程中,一份医疗记录如入院记录、检验报告的完成需要签名,这比较容易做到。但大量的情况是在医疗活动中,患者的医疗信息随时在生成和更新。如医师下达一条医嘱,护士要处理和执行,医嘱的状态或内容都会发生变化。如果这些变化不加以签名,就不能做到数字签名对病历原始性的完全保护。但如果任何医疗信息的变化都加以签名,在应用中从方便性、性能、技术等各方面都会难以推行。

第二是对数据库内容的签名问题。数字签名适合于对电子文档或消息体进行。但医疗过程属于事务处理应用,生成的信息大都以数据库的形式存储。在对外呈现时,医疗记录是数据库内容的一种视图(含外观)。保存在数据库中的医疗记录是按照字段签名或是按某种视图签名是一个难以取舍的问题。同时,技术上对数据库内容的签名在存储量上会远远大于数据内容本身,在实现上难以承受。

第三是技术成本问题。实现数字签名需要有 PKI 支持,电子病历的签名还需要可信的时间戳服务。可信的第三方 PKI 服务是一种商业服务,实施数字签名的医院不仅要付出经济上的代价,还要付出性能上的代价。

因此,电子病历的数字签名应用模式目前还不成熟。比较可行的做法是先放弃对医疗过程中的医疗信息的签名,而是放在医疗活动完成后,在医疗记录归档时进行签名。这样的方式可以保护电子病历在以后的存储管理期间的原始性。两种签名时机如图10-4所示。

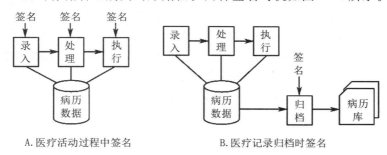

A.医疗活动过程中签名　　　　B.医疗记录归档时签名

图 10-4　两种数字签名的时机

虽然电子病历安全性引起了人们的高度重视并开展了大量研发工作,但已应用了这些安全手段建立的完整系统并不多见。这有几方面原因:一是关于病历的安全性还缺乏统一的法规,对病历的所有权、授权范围等缺乏统一明确的界定。二是由于安全性与方便性之间的矛盾,如果安全机制过于复杂,会造成应用及管理上的不便。也许在目前来说实现患者信息共享的需求大于要限制这种共享的需求。三是由于医院信息系统是由不同厂家的系统所组成,很难实施一个统一的安全机制。但无论如何,要实现电子病历取代纸张病历的目标,电子病历的有效性必须得到法律的认可。而要做到这一点,首先必须从技术上能够保证电子病历是安全的。

（齐　斌）

第七节　电子病历的结构化与CDA

一、结构化需求

如果说计算机在软件的控制下能够理解或识别文字信息,那么这些信息只能限于已知的固定的规范化的词汇。人们在表达信息时使用的是自然语言,在记录病历时也不例外。所谓信息的结构化表示是指将自然语言表达的信息分解为计算机可识别的一系列规范化元素表示。

电子病历如果仅仅是记录介质的改变,则医护人员自然可以按传统的方式记录病历,计算机只需要将记录内容原样存储和展现就是了。但电子病历强调的恰恰是从输入、处理到展现的功能上的增强,而要创造实现种种服务功能,其前提是必须将自然语言描述的病历内容结构化。下面举两个例子说明这一问题。

药疗医嘱:5％葡萄糖500 mL静脉滴注2次/日。这样一条医嘱,如果要让计算机能够识别并通知药房准备药品、通知护士执行操作,则必须将其分解为—药品:5％葡萄糖,剂量:500 mL,频次:每天2次,操作:静脉滴注。

手术医嘱:明日全麻下行右肾肿瘤切除术。如果要让计算机通知相关科室准备并能在以后对手术进行检索,则需要分解为—时间:明日,麻醉方法:全麻,手术名称:肿瘤切除,部位:右肾。

实现医疗信息的结构化表示才能实现医疗信息的结构化输入。结构化的录入界面,在计算机辅助下可以提高录入效率、减少差错。如上述医嘱的录入,计算机可以对药品名称、操作名称、手术名称、部位、麻醉方法提供字典支持。再比如对病历记录中体格检查部分,可以分解为查体项目,采用表格化录入界面,对各查体项目采用填空或选择方式录入。一些智能化的辅助录入手段更是依赖于输入内容的结构化。例如,有这样的病历录入软件,它可以根据患者的症状,自动关联出下一步要录入的项目。如患者主诉感冒,系统就会提示是否发热、咳嗽;如果回答发热,就会提示输入体温等。这就要求患者的症状必须是结构化表示的。

实现病历的结构化表示才能实现病历的加工处理。从简单的检索查询(如按疾病名称、手术名称、症状的病历检索),到复杂的判断处理(如用药的合理性审查、症状与疾病之间的关系、病历内容的多角度重新组织和展现),也都依赖于信息的结构化。对信息的加工处理功能要求越高,则对信息结构化程度要求也越高。

由此可见,如果说电子病历的服务功能是电子病历的发展重点,而结构化就是电子病历的核心问题。从一定程度上讲,电子病历的发展就是病历结构化的不断发展。

二、结构化的难点

病历内容的结构化存在以下难点。

(一)病历的内容是描述性的,缺乏规范术语

纵观整个病历内容,部分内容比较适合于结构化表示。如病案首页、处方、医嘱、检验报告等。而另外的内容,如各种检查报告、病程记录、手术记录等则比较或非常难于进行结构化处理。病历多是描述性内容,一方面缺乏规范化术语进行表达,另一方面规范化与描述的自由化之间存在矛盾。

医学术语的规范化涉及疾病、手术、症状、操作、护理、药品、检验等多方面内容的表达。要规范这些内容,其术语要能覆盖所有这些范围和内容。而在规范格式上也存在很大难度。SNOMED是最具影响力的结构化医学术语集,它需要从病理、部位、症状等多个轴向对描述进行标识,应用上比较复杂。

如果设计的病历结构过于计算机化,则人们在使用时会感觉要求的是"计算机语言"而不是自然语言,从而难以接受。

(二)病历内容种类多,缺乏统一结构

病历中信息内容种类繁多。以检查报告为例,一个大型医院的检查有 X 线、CT 扫描、超声、磁共振成像、心电图、脑电图、Holter、内镜等检查种类。而各类检查的具体部位不同,描述和记录的项目又不同。如心脏超声和腹部超声记录的项目完全不同。患者的主诉、查体情况又因不同专科而侧重不同。我们只要看一下各个专科所使用的部分表格化的病历就可以感知这一点。所有这些因素,导致患者的病历缺乏统一的结构。要将所有内容结构化,不仅工作量浩大,而且不同的结构必须对应不同的应用程序,应用程序本身的开发也将存在很大困难。仍以超声检查为例,心脏超声报告和腹部超声报告的结构不同,必须开发两个模块分别进行录入处理。一个大型综合性医院有这么多专科,可以想象这是多么困难的事情。

(三)病历结构复杂,实现上的困难

病历信息的结构复杂、要求灵活、随时间发展而不断变化,传统的关系型数据库技术面对如此庞大的结构,很难应对。我们从病案首页的描述就能体会到整个病历的描述复杂性。同时,数

据库结构要求稳定,程序与数据库结构相关密切,结构一旦变化,相关的程序都要修改。因此,基于传统的技术,实现病历的完全结构化是不现实的。

三、病历的结构化策略

目前无论国内、国外还没有看到有完整的结构化病历应用的报告。人们都试图在结构化的问题上有所发展。近 10 年来,国际上医疗信息的结构化研究呈现出从"本体"上、自顶向下地建立医疗信息模型的趋势。其中,最具代表性的是 HL7 组织提出的医疗信息参考信息模型 RIM 及医疗文档的框架结构 CDA。它们分别从更高的抽象层级上建立了医疗活动及医疗信息的结构模型和医疗文档的结构模型,具有很强的抽象性和通用性。然而,在实践中,由于模型的复杂性较高,对这些模型的应用开发尚处于探索阶段。那么,在现阶段应该如何处理病历的结构化问题?

(一)适度结构化

从上述讨论中可以看到,目前建立完全结构化的病历描述是不现实的。因此,应将目标放在适度结构化上。对于病历中经常要进行检索、统计处理的内容进行结构化处理。如病案首页是病历的摘要,是最常用于检索统计的内容,实现了病案首页的结构化就可以解决相当大部分的统计处理要求。再比如处方、检验检查申请单、医嘱等与辅助临床智能化服务及自动划价收费密切相关,实现了结构化就解决了智能化提示、自动划价及相关的经济管理问题。对于这些内容及病历中易于结构化的内容,首先进行结构化处理。而对难于结构的内容,如病程记录、检查报告等,可以采用自由描述的方法。

(二)非结构化内容的处理

对于非结构化内容,如病程记录,有的系统采用字处理软件进行记录编辑。但单纯的自由文本给后期的检索统计带来困难。为了弥补这种方法的不足,可以采用多种手段。

1.提取关键词法

对于记录的自由文本,辅助以关键词标识。关键词可以由人工选择录入,也有的系统通过程序自动分析提取关键词。关键词以结构化的方式与自由文本一起保存,检索时通过关键词进行。这种方法甚至可以用于对医学影像等非文字信息的标注与检索。

2.半结构化法

对于自由格式的内容抽取出框架性结构。如病程记录可以划分为入院记录、一般病程记录、查房记录、出院小结等,而入院记录又可分为病史、查体记录等,病史进一步划分为现病史、过去史、家族史等。整个病历内容有一个框架层次,每一部分可以通过时间、标题等属性标识。对于检查报告,可以划分为检查所见、印象、诊断等几部分。框架本身为结构化表示,框架内的各部分仍采用自由文本描述。这样就较好地实现了结构化与自由化的平衡。国外有的系统在实现病历编辑功能时,采用了基于段落的结构。段落之间有结构,段落内部则为自由文本。这是目前解决病历描述性内容编辑的比较好的折中。

四、XML 在病历结构化中的应用

XML 是一种结构化描述语言。它是随着因特网技术和电子商务的发展,从 SGML 出版置标语言发展出来并日益得到重视的。传统上,基于 WEB 的浏览器一直是采用 HTML 作为页面内容的描述语言。HTML 能够比较好地表达浏览页面的外观,但对页面内容的描述是无结构

的。也就是说,它所描述的内容适用于"看",但不适用于对内容的"理解"和处理。由于电子商务应用的发展,迫切需要解决因特网上传递信息的结构化表示问题。于是在 SGML 的基础上发展出了 XML 描述语言,作为新一代的 WEB 页面描述语言。XML 实现了 WEB 页面内容与外观的分离,使得接收方可以对内容进一步处理,它也因此成为极有发展前途的 HTML 后继者。

XML 是一种元语言。它不仅用来标识一个文档,而且它可以通过 DTD 或 SCHEMA 的描述来定义表示文档结构的元素及标识。这使得它几乎可以用来表达任何复杂的文档内容。

下面给出了用 XML 描述的患者诊断信息的片段。

患者:张三,诊断:乙状结肠恶性肿瘤 ICD:153.9 M80001/3

溃疡性结肠炎 ICD:556 01

XML 表示为:

〈姓名〉张三〈/姓名〉

〈诊断〉

〈描述〉乙状结肠恶性肿瘤〈/描述〉

〈ICD1〉153.9〈/ICD1〉

〈ICD2〉M80001/3〈/ICD2〉

〈/诊断〉

〈诊断〉

〈描述〉溃疡性结肠炎〈/描述〉

〈ICD1〉556 01〈/ICD1〉

〈/诊断〉

XML 的特性非常适合于表达病历内容。首先,XML 是一种面向对象的层次结构描述语言。对于病历这种复杂的结构,用 XML 比用关系表描述更为适合。其次,由于 XML 文档是一种结构自含式文档,可以定义描述的文档结构,它适用于多变的病历结构的描述,而采用关系式数据库则会受到结构不易经常改变的限制。再者,XML 作为因特网时代的标准的文档描述语言,采用 XML 描述利于病历内容的对外交换。

因此,XML 的出现对电子病历的结构化是一个很大的促进。对于病历中各种专科的不同结构的查体记录、检查报告等这些不宜用数据库结构化的部分,可以用 XML 描述为一个结构化的文档进行统一管理和集成。这些用 XML 表达的结构不同的文档可以进行进一步处理。

XML 已被 HL7 等标准化组织用来作为患者信息结构的标准化描述语言和交换语言。

五、CDA 介绍

医疗文档架构(clinical document architecture,CDA)是 HL7 组织制订的一项非常重要的医疗文档结构化标准。一份医疗文档是关于一次医疗观察或服务的完整记录。在病历中,医疗文档占有较大比重,如检查报告、病程记录、出院摘要、处方、化验单等。这些医疗文档具有这样的特点:描述性文本多,不同类型文档间结构差异大。无论是从电子病历本身信息的统一管理,还是从电子病历的交换与共享看,都需要一个包容性强、有一致结构的医疗文档标准。认识到医疗文档在电子病历中的重要地位和标准化的重要性,HL7 提出了医疗文档架构标准 CDA。CDA以医疗文档交换为目标,采用 XML 作为描述语言,它规定了医疗文档的结构元素、对应的置标标记和文档的语义。目前 HL7 已发布了 CDA2.0 版,并于 2005 年被 ANSI 采纳为美国国家标准。

(一)CDA 的结构

CDA 结构的文档包括两大部分：文档头和文档体。

文档头描述文档的各种属性，包括：服务提供机构、提供人、提供时间，文档的类型、创建者、创建时间、责任人，接受服务者（患者）的信息。

文档体是真正的文档内容。它可以是一个没有任何结构的二进制体（〈NonXMLBody〉），如一份扫描文档或者一份 Word 文档。它也可以是一个有结构的文档体（〈structuredBody〉）。有结构的文档由一系列可嵌套的节元素（〈section〉）组成。每个节既可以仅是一段自由文本（〈text〉），也可以包含进一步结构化的项元素（〈entry〉）。其中自由文本元素确保 CDA 文档是"人可读"的；项元素通常是对自由文本的进一步编码，用于文档的结构化处理。一个典型的 CDA 文档结构如下所示：

〈Clinical Document〉

…CDA 文档头…〈structuredBody〉〈section〉

〈text〉（"自由文本块"）〈/text〉

〈observation〉…〈/observation〉〈substanceAd ministration〉

〈supply〉…〈/supply〉

〈/substanceAd ministration〉〈observation〉

〈external Observation〉…〈/external Observation〉〈/observation〉〈/section〉〈section〉

〈section〉…〈/section〉〈/section〉

〈/structuredBody〉

〈/Clinical Document〉

(二)CDA 的特点

CDA 文档具有广泛的文档适应性。它可以用于描述结构化程度完全不同的文档。CDA 把文档的结构化划分为三级。第一级不针对任何特定类型的文档，除文档头是结构化表示以外，文档体可以是没有任何结构的二进制块，或者是没有结构的自由文本。第二级可以称作是半结构化文档，文档体规定了文档的各节（〈section〉）组成，每个节都有一个类型码，标识该节的内容分类（如主诉、过敏史、现病史等），而节的内容为自由文本。第三级可以称作是全结构化文档，文档体在第二级的基础上，在每个节内对节的内容进一步细分为编码项（〈entry〉），每个编码项规定了编码体系，实现了语义层面的结构化和计算机可读。下面给出了一个采用第三级结构化描述患者体温的片段。

〈section〉

〈code code＝"8716－3"codeSystem＝"2.16.840.1.113883.6.1"

codeSystemName ＝"LOINC"/〉

〈title〉Vital Signs〈/title〉

〈text〉Temperatureis 36.9 ℃〈/text〉

〈entry〉

〈observation classCode ＝"OBS"moodCode ＝"ENV"〉

〈code code ＝ "386725007"codeSystem ＝ "2.16.840.1.113883.6.96"codeSystemName ＝ "SNOMED CT"displayName＝"Body temperature"/〉

⟨statusCode code ＝"completed"/⟩

⟨effectiveTime value ＝"200004071430"/⟩

⟨value xsi：type＝"PQ"value＝"36.9"unit ＝"Cel"/⟩

⟨observation⟩

⟨/entry⟩

⟨/section⟩

除了结构化程度的适应性外,CDA 适用于不同类型的医疗文档的标准化描述。由于医疗文档类型不同,其组成结构也不相同。为了建立不同类型医疗文档的标准,CDA 采取的方法是为不同类型的医疗文档制订模板,通过模板进一步约束文档的内容组成。如,对于一份诊疗摘要文档,通过节模板可以规定它的组成有现病史、既往史、过敏与不良反应、当前临床问题、检查检验结果、药物使用、手术操作等节。对于每个节,又可进一步规定由哪些项目组成。所以,模板构成了 CDA 文档规范的重要内容。

CDA 文档的另一特点是强调文档的"人可读"。即不管一份文档是属于哪一级结构化的,它都必须包含人可读的文本块(或者二进制块)。在此基础上,才是编码内容。这样规定的目的,确保了文档即使不通过特殊的处理程序,文档的使用人都可以读懂文档的内容,确保了文档的原始性,也简化了呈现文档内容的应用软件的开发。

（齐　斌）

第十一章

医院会计

第一节　医院会计的概述

会计是一种经济管理活动,是因经济管理的客观需要而产生,并随着经济管理活动的发展而发展。它通过记录、计算,准确地反映和监督经济活动过程中的各种资源消耗和经营成果是会计的基本职能。会计的核算和监督是以货币为主要计量单位,以真实、合法的会计凭证为依据,具有连续性、系统性、全面性和综合性等特点。

一、会计的产生

在人类社会的生产活动中,人们一方面要创造物质财富,另一方面又要发生劳动消耗。自然人们会很关心耗费带来的成果,力求以尽可能少的劳动消耗,取得尽可能多的成果。这样就需要采取一定的方法对劳动耗费和所取得的成果进行观察、计量、记录和比较。随着生产活动的日益复杂,单凭头脑记忆已不能完成这项工作,于是就产生了原始的计量、记录行为。远在原始社会末期,我国就出现了"结绳记事""刻木记日"等原始的记录计算方法。

随着社会生产力的发展,一方面人类的生产活动出现了剩余产品;另一方面随着文字、数字和货币的出现,对生产活动的记录、计算过程也越来越复杂和专业化,于是会计活动从生产活动中逐渐独立出来,并成为一项专门的技术性工作。可以说,一定数量的剩余产品及文字、数字和货币的出现是会计产生的重要前提。

纵观古今中外和会计的发展历史可以得出以下结论。

第一,会计是适应社会生产的需要而产生的。社会存在和发展的基础是生产,而生产离不开管理,管理离不开会计。社会越进步,现代化程度越高,会计越重要。

第二,会计本身有一个不断发展、变化、提高和完善的过程。会计的发展取决于生产力水平的提高和社会制度的变革。而不同历史阶段促进会计发展的共同性因素,则是经济资源的有限性和人类对资源利用效益最大化的追求。

第三,从会计方法的发展演变来看,会计记账方法的演变过程可以概括为叙述性记录－单式记账法－复式记账法。

二、医院会计的概念

"会计"一词从字面上解释,"会"是聚合的意思,"计"是计算的意思。清代学者焦循所著《孟子正义》一书解释道:"零星算之为计,总合算之为会。"其意思是说,岁末的全年总合计算及日常的零星计算,合起来即"会计"。虽然这种简单的字面解释无法表述会计的全部内容,但仍然概括了会计核算方面的基本特征。

会计的历史源远流长,现在人们所说的会计,是指以货币为主要计量单位,以凭证为依据,采用专门的方法,对会计主体的经济活动进行全面、综合、连续、系统的核算与监督,向有关方面提供会计信息,参与经济管理,旨在提高经济效益的一种管理活动。

(一)会计的分类

会计可以按照不同的标准进行分类,按照核算与监督的对象及内容不同,会计可以分为企业会计和预算会计。

1.企业会计

企业会计是以货币为主要计量单位,连续、系统、全面地核算与监督各类企业资金活动过程及结果的专业会计,是企业经营管理的一个重要组成部分,是一个经济信息系统。企业会计是核算与监督社会再生产过程中属于生产流通、电子商务、广告传媒等领域中的各类企业经营活动和经营结果的会计体系。企业会计包括工业企业会计、商业企业会计,交通运输企业会计、农业企业会计、旅游饮食服务企业会计、邮电通讯企业会计、施工企业会计、房地产企业会计、金融企业会计、电影新闻出版企业会计、对外经济合作企业会计等。

2.预算会计

预算会计是以货币为主要计量单位,连续、系统、全面地核算与监督各级事业单位、行政单位和财政机关预算资金活动过程及结果的专业会计,是国家预算管理的重要组成部分。预算会计是以预算管理为中心的宏观管理信息系统和管理手段,是核算与监督事业单位、行政单位预算收支和中央及地方各级政府财政总预算执行情况的会计体系。预算会计包括事业单位会计、行政单位会计和财政总预算会计等。

事业单位、行政单位和财政机关同属于非物质生产部门。其业务及资金活动过程与企业相比有较大差别。它们组织及使用的资金基本上属于社会再生产过程中分配领域的国家预算资金。因此,在会计分类上把这部分单位的会计统称为预算会计。又因为事业单位、行政单位和财政机关的业务活动与执行预算的任务不同,其会计核算的对象与具体内容也存在相应差别,故将其会计分别称为事业单位会计、行政单位会计和财政总预算会计,前两者又统称为单位预算会计。

(二)医院会计的概念

医院是以向人们提供医疗护理服务为主要工作内容的医疗机构,根据不同的标准,医院有不同的分类,本书中所指的医院是指公立医院。2010年财政部颁布的《医院财务制度》(财社〔2010〕306号)和《基层医疗卫生机构财务制度》(财社〔2010〕307号)(以下简称新财务制度)对公立医院的范围给出了明确的界定:公立医院(以下简称医院)包括综合医院、中医院、专科医院、门诊部(所)、疗养院等,不包括城市社区卫生服务中心(站)、乡镇卫生院等基层医疗卫生机构。基层医疗卫生机构的范围包括政府举办的独立核算的城市社区卫生服务中心(站)、乡镇卫生院等基层医疗卫生机构。基层医疗卫生机构主要负责提供疾病预防控制等公共卫生服务及基本医疗服务、诊疗常见病、多发病,而公立医院主要承担危重急症和疑难病症救治、科研、教学等多方面的职能。

医院是实行差额预算的卫生事业单位,医院会计制度是我国预算会计体系的重要组成部分。新财务制度第九条规定:国家对医院实行"核定收支、定项补助、超支不补、结余按规定使用"的预算管理办法。地方可结合本地实际,对有条件的医院开展"核定收支、以收抵支、超收上缴、差额补助、奖惩分明"等多种管理办法的试点。

根据会计核算、监督对象和适用范围的相关规定,医院会计属于预算会计范畴。医院会计是以货币为主要计量单位,对医院资金运动的过程及结果进行连续、系统、完整地反映和监督,向与医院有经济利益关系的各方提供所需要的会计信息、为医院内部管理者进行运营决策、编制预算及评价考核工作业绩提供重要依据的一项经济管理活动。

三、医院会计核算的对象

医院会计核算的对象是医院资金的运动。研究会计核算的对象可以使管理者对医院会计所要反映和监督的内容进行总体的了解。在各个医院里,资金运动的具体过程总是表现为各种各样众多的业务活动。医院的业务活动主要包括医疗、科研、教学,以及其他与之相关的其他活动。

为了提供医疗服务,医院需要消耗各种资源。为了取得这些资源医院就需要不断地筹集和投放资金(医院取得的补偿主要包括国家财政补助、向患者收费或医疗保险机构付费等)。将货币资金转化为各项资产,如购买药品、卫生材料、各种医疗设备等。在提供医疗服务的过程中,医院要发生各种材料的消耗,设备的磨损,同时也要发生工资的支付和其他费用的支出。这些耗费,即为物化价值和劳动价值转化为医疗劳务价值的过程。在这个过程中,医院既取得有关收入,又发生各种相关费用。医院在持续运营的过程中,收入与费用相抵后的结余即为医院的经营成果。此外,在购买物资和取得补偿的过程中,医院还会与患者、医疗保险机构、政府部门及相关单位形成各种应收应付等经济行为。

此外,医院开展的科研和教学活动也要发生资金的筹集、投放和消耗等经济行为。由此可见医院开展的医疗服务、科研和教学等活动,实际上就是一个资金运动的过程,医院会计就是要对这些经济活动进行准确的核算,从而提供完整真实的有关医院财政补助预算收支执行情况、资产负债等财务状况,以及收入、成本费用等运营成果的信息,以满足会计信息使用者的需要。医院资金运动的简化过程如图 11-1 所示。

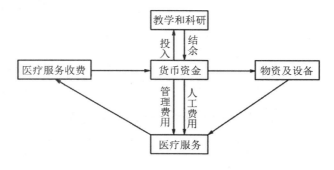

图 11-1　医院资金运动过程图

四、医院会计的职能

会计职能是指会计在企业、事业单位经济活动中所具有的对财产物资和业务收支活动进行管理方面的功能，即会计能干什么。医院会计的职能，与企业会计职能保持一致，具有反映和监督职能。

(一)反映职能

医院会计的反映职能是指会计通过确认、计量、记录、报告从数量上综合反映医院的经济活动情况，为医院的经济管理提供可靠的经济信息的功能。如对医院在开展医疗服务活动中，业务收入的取得，费用的控制，结余的计算等进行全面核算，并以会计报表或其他形式向信息使用者报告经济信息。这种反映的职能是医院会计的首要职能，也是医院会计工作的基础。其表现主要是对经济活动进行记录、计算、分类、汇总，并将经济活动的各项内容转换为会计信息，转换为能在会计报告中概括并综合反映医院财务活动状况的会计信息。

医院会计反映职能的主要特点有：①会计主要是从数量方面反映各单位的经济活动，从而为经济管理提供数据资料；②会计是对医院经济活动进行全过程的反映，即会计不仅反映过去，还要预测未来经济活动，为医院管理者进行管理经营决策服务；③会计反映具有完整性、连续性和系统性。

(二)监督职能

医院会计的监督职能是指按照经济管理的一般规律，根据政策、法律和规章制度的要求，运用会计对经济活动、单位预算执行情况反映的价值指标，按照一定的目标和要求，指导和调节经济活动的功能。与其他会计一样，会计监督是在会计反映基础上进行的，主要特点有：①会计监督主要是利用价值指标进行货币监督；②会计监督包括事前、事中和事后监督；③医院会计监督的职能也在医院会计核算的全过程中，严格按照法律、法规、预算的要求行事。医院会计与企业会计相比，由于具有使用预算资金的特征，监督的地位更为重要，其会计监督又表现为对医院会计核算过程的监督。因此，医院会计担负着会计管理的重任，它既为医院经济管理提供信息资料，又直接履行管理的职能。

反映和监督是医院会计的两个基本职能，两者之间密切联系相辅相成。反映是会计监督的基础，没有核算所提供的各种信息，监督就失去了依据；而监督又是会计核算质量的保证，只有核算，没有监督，就难以保证核算所提供信息的真实性和可靠性。在实际工作中反映和监督往往是结合在一起进行的。

会计的职能除了核算和监督两个基本职能外，还有参与经济预测、经济决策及经济活动分析等职能。

（柳　杨）

第二节　医院会计的特点

医院具有公益性质，资金流量大，业务活动复杂，社会关注度较高等特点，属于国家部门预算的组成单位，其在会计主体、会计对象、会计目标等方面既有与企业、一般事业单位的相似之处，

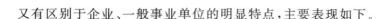

又有区别于企业、一般事业单位的明显特点,主要表现如下。

一、医院会计实行基金制会计原则

基金是指为了某种目的而设立的具有一定数量的资金。医院的资金要依据国家有关法规,以提供社会医疗服务保障为目的,必须按照规定的资金用途使用。会计核算要反映各项基金按预期目的使用的结果。

二、医院会计应遵循国家有关预算的执行规定

医院新财务制度明确规定:"医院所有收支应全部纳入预算管理","医院要实行全面预算管理,建立健全预算管理制度,包括预算编制、审批、执行、调整、决算、分析和考核等制度"。

三、会计核算不仅要以收支结余核算为中心,同时也要求进行成本核算

回归公益性是医改对公立医院的基本定位。公立医院要具有公益性质,就要坚持以患者为中心,以服务质量为核心,但同时医院又是一个独立核算的经济组织,具有资金规模大、业务活动复杂、需要持续运营和发展等特点。医院会计核算不仅要以收支结余核算为中心,同时也要求进行成本核算。新财务制度对医院的成本核算提出了新的要求,新财务制度第二十九条规定:"根据核算对象的不同,成本核算可分为科室成本核算、医疗服务项目成本核算、病种成本核算、床日和诊次成本核算。成本核算一般应以科室、诊次和床日为核算对象,三级医院及其他有条件的医院还应以医疗服务项目、病种等为核算对象进行成本核算。在以上述核算对象为基础进行成本核算的同时,开展医疗全成本核算的地方或医院,应将财政项目补助支出所形成的固定资产折旧、无形资产摊销纳入成本核算范围;开展医院全成本核算的地方或医院,还应在医疗成本核算的基础上,将科教项目支出形成的固定资产折旧、无形资产摊销纳入成本核算范围。"

四、医院会计核算基础具有特殊性

新会计制度第一部分第三条规定:"医院会计采用权责发生制基础"。

一般而言,企业会计核算的对象是经营资金,以权责发生制为基础;政府及非营利组织会计核算的对象是预算资金,以收付实现制为基础。由于医院的资金来源既有预算资金,又有经营资金,为了更准确地反映医院的收支及财产状况,医院会计核算时,采用权责发生制,按照应收应付进行会计确认,组织会计核算。但对于少量特殊的业务,如预算资金、科教资金等采用特殊的确认基础。

从总体上看,公立医院确认各项业务收入,应当以权责发生制为基础。而财政补助收入和科教项目收入则以收付实现制为补充。由于基层医疗卫生机构的特殊性,基层卫生机构会计制度第一部分第四条规定,基层卫生机构会计核算实行收付实现制。因此,医院会计核算的基础属于特殊的权责发生制。

五、对某些会计事项进行了特殊的限定和处理

(一)严格限制医院对外投资的范围

新财务制度对医院的对外投资进行了严格限制,规定医院可以在保证正常运转和事业发展的前提下,投资范围仅限于对医疗服务相关领域,且除允许进行购买国家债券等投资外,不允许

从事股票、期货、基金、企业债券等对外投资。因此,医院存在对外投资和投资收益的核算,但其核算内容相对企业而言要少得多。

(二)长期股权投资在持有期间采用成本法进行核算

新财务制度将对外投资按照投资回收期的长短分为长期投资和短期投资,对投资收益的确认仍然沿袭了《事业单位会计准则》的做法,虽然要求在新旧制度衔接时对长期债权投资进行追溯调整并补计长期债权利息,但对长期股权投资并未要求按权益法在会计期末以被投资单位的账面净资产价值与所占股份比例计算调整长期股权投资的账面价值,即仍然采用成本法进行核算。

(三)区分不同资金来源进行会计处理

设置待冲基金科目,对财政补助及科教项目资金形成的固定资产折旧等不计入医疗成本。待冲基金是指医院使用财政补助、科教项目收入购建固定资产、无形资产或购买药品、卫生材料等物资所形成的,留待计提资产折旧、摊销或领用发出库存物资时予以冲减的基金。

待冲基金反映国家财政对医院的投入程度,以及非财政部门或单位对医院科研、教学的支持程度。引入待冲基金,并在计提资产折旧、摊销时予以冲减,一方面有助于科学地核算医疗成本,为制定医疗服务价格提供更为合理的依据;另一方面可以更好地体现医疗成本与医疗收入之间的配比关系,更好地体现医院的补偿机制;此外还可以实现财政补助收支、科研教学项目收支按照收付实现制基础核算,从而满足相关预算管理、项目管理的要求。

(四)医院原则上不得借入非流动负债

新财务制度第六十一条规定:"医院原则上不得借入非流动负债,确需借入或融资租赁的,应按规定报主管部门(或举办单位)会同有关部门审批,并原则上由政府负责偿还。"

(柳　杨)

第三节　医院会计核算的基本前提与一般原则

医院会计核算是在一定的前提条件和原则基础上进行的。会计前提是对会计资料的记录、计算、归集、分配和报告进行处理和运用的假设前提和制约条件,如果离开了这些前提及制约条件,会计核算的各种数据便无从产生,也无从解释或运用。同样,医院会计核算的一般原则,是对会计工作及由此产生的会计信息的基本要求,是我国会计核算工作应当遵循的基础性规范。

一、医院会计核算的基本前提

会计核算的基本前提,也称会计假设,它是人们对那些未经确认或无法正面论证的经济事物和会计现象,根据客观的正常情况或趋势所作的合乎事理的推断。医院会计核算的基本前提包括会计主体、持续经营、会计分期、货币计量。

(一)会计主体

会计主体是会计工作为其服务的特定单位和组织,指医院会计确认、计量和报告的空间范围,明确会计主体是组织会计核算的首要前提。

一般来说,凡有经济业务的任何特定的独立实体,如需独立核算盈亏或经营成果及编制独立的会计报表,就可以构成一个会计主体。在会计主体假设前提下,医院会计核算应当以医院自身发生的各项经济业务为对象,记录和反映其自身的各项经济活动。

需要特别指出的是,会计主体与法律主体并不是等同的概念,所有的会计主体不一定都是法律主体,但所有的法律主体都应该是会计主体。例如,一家医院拥有若干分院,为了全面反映各分院的财务状况与经营成果,可以将各分院作为一个会计主体开展会计核算,但分院却不是法律主体。

区别一所医院或医疗机构是否是一个会计主体,主要包括 3 个方面:①是否拥有独立的资金;②是否进行独立的经济活动;③是否实行独立的会计报告。

凡同时符合以上 3 个条件的经济组织,即为一个独立的会计主体。

(二)持续经营

持续经营是指在正常情况下,医院将按照既定的经营方针和预定的经营目标一直无限期的运营下去,而不会存在破产和停业清算的情况。它是会计假设中一个极为重要的内容。有了持续经营的前提,医院在会计信息的收集和处理上所使用的会计处理方法才能保持稳定,会计记录和会计报表才能真实可靠。会计核算上所使用的一系列会计处理方法都是建立在持续经营的前提基础上的。

持续经营假设为许多资产计量和费用分配奠定了理论基础,如在持续经营的前提下,医院可以正常使用它所拥有的资产、偿还正常的债务、进行会计记录、按照成本记账、确定折旧方法计提折旧等。同时也为确定各种费用分配方法提供了依据,也建立起了会计确认和计量的原则。如固定资产价值在取得时按成本入账,折旧按使用年限或按工作量分期摊销;无形资产的摊销;预提和待摊费用的分配;资产、负债划分为流动和长期;收益确定和费用分配的应计原则等,都必须在这一前提下才有意义。

但是在市场经济条件下,由于价值规律和竞争而产生优胜劣汰,医院也无法违背这一规律。医院的关、停、并、转,使正常的经营活动无法维持,即持续经营前提已不能成立,建立在此前提之下的各种会计准则将不再适用,而只能用另外一种特殊的会计准则进行会计处理。如对破产清算的单位,历史成本原则已不适用,必须用清算价格来确定其财产价值,其会计处理也就应当遵循清算会计的相关规定。

《事业单位会计准则》中对事业单位持续经营前提规定为:会计核算应当以事业单位各项业务活动持续正常地进行为前提。医院的会计核算也应遵循这一会计假设。

(三)会计分期

会计分期是指人为地把持续不断的医院业务运营活动,划分为一个首尾相接、等间距离的会计期间,以便分期地确定费用、收入和经营成果或收支结余,分期地确定各期初期末的资产、负债和净资产的数量,进行结账和编制会计报表,以及时有效地向有关方面提供财务状况和财务成果的会计信息。

有了会计分期,才产生了本期与非本期的区别;有了本期和非本期的区别,才产生了权责发生制和收付实现制;有了会计分期,也就有了预收、预付、应收、应付、预提、待摊等一些特殊的会计方法。由此可见,会计分期规定了会计核算的时间范围,是适时总结业务活动或预算执行情况的重要前提条件之一。只有规定固定的会计期间,才能把各期的财务成果进行比较。我国事业会计准则规定,事业单位会计采用"公历制",即每年 1 月 1 日至 12 月 31 日为一个会计年度,中间还可分为季度和月份,均按公历制计算。

根据世界各国对预算年度的规定不同,会计年度采用的形式:公历制(即每年1月1日起至本年12月31日止),如中国、德国、匈牙利、波兰、瑞士、朝鲜等国;四月制(即每年4月1日起至次年3月31日止),如英国、加拿大、印度、日本、新加坡等国;七月制(即每年7月1日起至次年6月30日止),如瑞典、澳大利亚等国;十月制(即每年10月1日起至次年9月30日止),如美国、缅甸、泰国、斯里兰卡等国。

《事业单位会计准则》对会计分期前提的规定是:会计核算应当划分会计期间、分期结算账目和编制会计报表。会计期间分为年度、季度和月份,会计年度、季度和月份的起讫日期采用公历日期。会计期间的划分为财务报告期间和截止日的确定提供了基础,《医院会计制度》规定医院财务报告分为中期财务报告和年度财务报告,以短于一个完整的会计年度的期间(如季度、月度)编制的财务报告为中期财务报告,年度财务报告则是以整个会计年度为基础编制的财务报告。

(四)货币计量

货币计量又称货币计量单位,是指会计主体的业务管理活动及其结果,必须以货币作为计量尺度予以综合反映。会计核算必须选择货币作为会计核算上的计量单位,并以货币形式反映单位的生产、经营的全过程,从而使会计核算的对象统一表现为货币运动,全面反映医院的财务状况和经营成果。由此可见,会计计量之所以以货币为统一计量单位,主要是因为货币是现代经济中一切有价物的共同尺度,是商品交换的媒介物,是债权债务清算的手段。

会计综合反映医院的资产、负债、净资产、收入和费用等方面的信息,货币是最理想的计量单位,其他如实物、劳务计量尺度都不具有这种功能。

货币计价前提包括3个方面的内容。

(1)货币计量单位是会计计量的基本计量单位,其他单位是辅助的。

(2)在多种货币同时存在的条件下,或某些业务是用外币折算时,需要确定一种货币为记账本位币,我国会计准则规定以人民币为记账本位币。

(3)货币计量单位是借助价格来完成的,如某些经济业务没有客观形成的市场价格作为计量依据时,应选择合理的评估方法来完成计量工作。

《事业单位会计准则》中对事业单位货币计价前提的规定是:会计核算以人民币为记账本位币。发生外币收支的,应当折算为人民币核算。

应当注意的是,货币计量前提是以币值的相对稳定为基础的,在恶性通货膨胀或物价急剧变化的情况下,就需要采用特殊的会计准则来进行处理,如通货膨胀会计。货币计量假设是一种币值不变的会计假设,是指在正常的会计处理过程中,不考虑币值变动的影响,即假定货币价值稳定不变。币值不变假设是历史成本原则的理论基础。假定货币稳定保证了不同时期的会计信息具有可比性。

在医院会计核算中遵循了上述4项基本假设,在会计报表中无须说明;若有违背,则应作为重大事项的揭示予以说明和反映。

上述会计核算的四项基本假设,具有相互依存、相互补充的关系。会计主体确立了会计核算的空间范围,持续经营与会计分期确立了会计核算的时间长度,而货币计量则为会计核算提供了必要手段。没有会计主体,就不会有持续经营;没有持续经营,就不会有会计分期;没有货币计量,就不会有现代会计。

二、医院会计核算的一般原则

医院会计核算的一般原则是指对医院会计核算进行指导的基础性规范,是对会计工作及由此产生的会计信息的基本要求,会计核算的一般原则包括 3 个方面的内容:一是衡量会计信息质量的会计原则,主要有真实性原则、相关性原则、可比性原则、一致性原则、及时性和明晰性原则等;二是确认和计量方面的会计原则,主要有权责发生制原则、配比原则、专款专用原则、历史成本原则、划分收益性支出和资本性支出的原则等;三是修正会计原则,主要有谨慎性原则、重要性原则和实质重于形式原则。

(一)衡量会计信息质量的会计原则

1.真实性原则

真实性原则是指医院会计核算应以实际发生的经济业务和以合法的凭证为依据,进行会计计量、编报财务报告,客观真实地反映医院的财务收支状况及其结果。按照这个要求,会计核算的对象应该是医院实际已经发生的经济业务,并有合法的凭证作为依据,利用符合经济业务特点的方法或标准进行核算。

会计信息的真实性,是保证医院会计核算质量的首要条件,真实性原则要求会计处理必须做到内容真实确切、数字准确无误、项目全面完整、手续齐全完备、资料及时可靠。

2.相关性原则

相关性原则又称有用性原则,是指医院会计核算所提供的会计信息应当符合国家宏观经济管理的要求,满足利益相关各方的需要,即预算管理和有关各方了解医院财务状况及收支情况的需要,满足医院内部加强管理的需要。会计信息相关性,是随着医院的内外环境的变化而变化的。在计划经济时期,医院的会计工作和会计信息主要是为满足国家对其直接管理而服务的,其信息的主要内容是资金的收、付、存的基本内容。随着社会主义市场经济等外部形势的变化,医院的会计信息也必须随之变动。医院的资产、负债和净资产及其变化情况,已成为最为有用的经济信息,成为加强医院内部、外部管理的必需。因此,医院必须按相关性原则进行会计处理,并提供有用的会计信息。

如果会计信息提供以后,没有满足会计信息使用者的需要,对会计信息使用者的决策没有什么作用,就不具有相关性。

3.可比性原则

可比性原则又称统一性原则,是指医院会计核算应当按照统一规定的会计处理方法进行,同行业不同单位会计指标应当口径一致,相互可比。这条原则要求的内容:一是会计处理在同一行业内、医院之间应采取统一的方式和方法,统一按行业会计制度进行;二是同一医院在不同地点、不同时间发生的相同类型的经济业务,应采用统一的方式、方法处理,以保证医院内部各类业务事项的可比性。会计信息的可比性是提高会计信息可利用程度的一个很重要的内容。

4.一致性原则

一致性原则是指医院各个会计期间共同所用的会计处理方法、程序和依据应当前后一致,不得随意变更。如确有必要变更,应当将变更的情况、原因和对医院财务收支结果的影响在财务报告中说明。在会计核算中,某些业务往往存在着多种核算方法可供选择使用,如材料的计价方法、累计折旧、坏账准备的计提方法及收支结余确定方法等。为了保证会计报表前后期有关数据的可比性,防止因会计方法变更影响会计数据的客观性,会计处理方法必须前后各期保持一致。

5.及时性原则

及时性原则是指对医院的各项经济业务应当及时进行会计核算。及时性内容包括 2 个方面：一是医院的会计处理应当及时，即会计事项的账务处理应当在当期内进行，不能延至下一会计期间或提前至上一会计期间；二是会计报表应在会计期间结束后，按规定日期呈报给上级主管部门、财政部门、出资者及其各方利益关系人，不得影响有关各方使用报表。及时性原则是保证会计信息使用者及时利用会计信息的必要条件，但医院不得为满足及时性原则而提前结账和赶制会计报表，否则将违背真实性原则。

6.明晰性原则

明晰性原则又称清晰性原则，可理解性和可辨认性原则，是指医院会计记录和会计报告应当清晰明了，便于理解和运用。提供会计信息的目的在于使用，要使用会计信息就必须理解、明了会计信息所说明的问题。因此，要求医院所提供的会计信息简明、易懂、明了地反映医院的财务状况和业务运营成果。明晰性原则是对会计技术提出的质量要求。

（二）确认和计量方面的会计原则

1.权责发生制原则

权责发生制原则又称应计制或应计基础、应收应付制，是指医院会计以收入和支出（费用）是否已经发生为标准来确认本期收入与支出（费用）的处理方式，即以收付应归属期间为标准，确定本期收入和支出（费用）的处理方法，其主要内容为凡是当期已经实现的收入和已经发生应当在本期负担的费用，无论款项是否收付，都应当作为本期的收入和支出（费用）处理；凡是不属于本期的收入和支出（费用），即使款项已经在本期收付，也不应作为本期的收入和支出（费用）入账。权责发生制是对收入、支出（费用）确定和计价的一般原则，也是一种记账基础。

与权责发生制相对应的原则为收付实现制，又称现金制。收付实现制，是指以货币资金的实收实付为基础来确认收入和支出（费用）的处理方式。凡是在本期实际收到的款项，或在本期实际支出的款项，无论该项收入、支出（费用）发生在什么时间，是否应归本期，都作为本期的收入和支出（费用）处理。

在医院会计实务中，其交易或者事项的发生时间与相关货币收支时间有时并不完全一致，如某些款项已经收到，但医疗服务并未提供，或者某款项已支付，但却并非本期经营活动所发生的，因此为了更加真实地反映特定会计期间的财务状况，按照《医院会计制度》（财会［2010］27 号）（以下简称新会计制度）规定："医院会计采用权责发生制基础"。

医院会计采用权责发生制基础可以合理确定各期结余或亏损，加强经济管理，提高资金使用效益。此外，我国预算会计（含行政单位会计、事业单位会计除经营业务外）要求采用收付实现制，因此医院取得的财政补助收入、科教项目收入，以及相应发生的财政项目补助支出、科教项目支出应采用收付实现制进行核算。以拨款的方式从财政部门、主管部门或举办单位取得的经费来源，不需要偿还，但要对支出情况进行严格的考核和监督，保证预算资金的安全。

因此，医院确认各项业务收入，应当以权责发生制为基础；财政补助收入和科教项目收入以收付实现制为补充。

2.配比原则

配比原则又称收入与费用相配比原则，是指医院的支出（费用）与取得的收入应当相互配比，以求得合理的结余。配比原则包括 3 个方面的内容：一是收入必须与取得时付出的成本、费用相配比，这样才能确定取得的某类收入是否可抵偿其耗费；二是某一部门的收入必须与该部门的成本、费用相配比,它可以衡量和考核某一部门的业绩;三是某个会计期间的收入必须与该期间的耗费相配比,即本会计期间内的总收入应与总的成本、费用相配此,从而确定出本期医院的结余情况。

根据收入与成本、支出(费用)之间的关系,配比的方式有直接配比、间接配比和期间配比三种。凡是与各项收入有直接联系的费用、支出,如材料费、人工费,都可以作为直接配比的项目直接处理;对与收入没有直接联系的间接费用,则按一定的标准分摊,确定为某类收入的费用;对会计期间发生的管理费用,则应采用期间配比的方式,作为期间费用直接列入当期的支出。医院会计的配比原则与权责发生制的应用是相互联系的,即会计基础采用权责发生制的单位,支出与相关的收入应当相互配比。在配比原则下,将会发生待摊费用和预提费用等核算内容。

根据配比原则,当医院医疗收入已经实现时,某些资产已被消耗(如药品和卫生材料),以及劳务已经提供(如提供诊察服务),对于已被耗用的这些资产和劳务的成本,应当在确认有关收入的期间确认为费用。医院的各项费用中,医疗业务成本与医疗收入的实现直接相联系,两者的确认应符合配比原则,在某个会计期间确认医疗收入时,应当同时确认与之相关的医疗业务成本。

3.专款专用原则

专款专用原则是指对指定用途的资金,应按规定的用途使用,并单独反映。由于国家对事业单位有专项补助经费,因此这一原则是事业单位会计特有的准则,它只存在于事业单位(包括医院)会计中,而不存在于企业与行政单位会计中。在资金投入主体较多,投入项目较多的医院,必须按资金取得时规定的不同用途使用资金,专款专用并专设账户。会计核算和报表都应单独反映其取得、使用情况,从而保证专用资金的使用效果。例如,医院会计中的财政补助收入、科教项目收入、财政项目补助支出、科教项目支出等会计科目,以及财政补助收支情况表等均是该项原则的具体体现。

4.历史成本原则

历史成本原则又称实际成本计价原则、原始成本原则,是指医院的各项财产物资应当按照取得或购建时的实际价值核算,除国家另有规定者外,一律不得自行调整其账面价值。由于历史成本具有客观性,是交易过程形成的成本,没有随意性;同时,历史成本资料容易取得,历史成本反映财产物资取得时的价值,既有案可查,前后又具有可比性,同时又能反映物价波动情况。

5.划分收益性支出和资本性支出的原则

收益性支出是指该项支出发生是为了取得本期收益,即仅与本期收益的取得有关;资本性支出是指该支出的发生不仅与本期收入的取得有关,而且与其他会计期间的收入有关,或者主要是为以后各会计期间的收入取得所发生的支出。

划分收益性支出和资本性支出,主要目的是为了正确计算医院各个会计期间的结余和亏损。对于以权责发生制为基础确认的费用,如医疗业务成本、管理费用等,应当合理划分应当计入当期费用的支出和应当予以资本化的支出。根据划分应计入当期费用的支出和应予以资本化的支出原则,如果某项支出的效益涵盖几个会计期间,该项支出应予以资本化,如以自筹资金购买固定资产的支出,不能作为当期的费用;如果某项支出的效益仅涉及一个会计期间,则应当确认为当期费用。

(三)修正会计原则

1.谨慎性原则

谨慎性原则又称为稳健性,是指医院对交易或者事项进行会计处理时应当保持应有的谨慎,不应当高估资产或者收益、低估负债或者费用。谨慎性要求医院在面临风险或者不确定性时,应当保持应有的谨慎性,充分估计各种风险和损失,避免医院在发生风险时正常运营受到严重影响。

2.重要性原则

该原则就是在会计核算过程中对交易或事项应当区别其重要程度,采用不同的核算方式。对资产、负债、净资产等有较大影响,并进而影响财务会计报告使用者据以作出合理判断的重要会计事项,必须按照规定的会计方法和程序进行处理,并在财务会计报告中予以充分、准确地披露;对于次要的会计事项,在不影响会计信息真实性和不至于误导财务会计报告使用者作出正确判断的前提下,可适当简化处理。实行重要性原则,对次要经济业务作适当的简化核算工作,可使会计资料和会计报表突出重点地反映医院的经营情况和财务状况。

区别重要和次要的依据,主要是从考核分析和预测决策的要求来考虑的,也是会计核算本身进行成本/效益权衡的体现。这里需要强调的是,对于某一会计事项是否重要,除了严格参照有关的会计法规的规定之外,更重要的是依赖于会计人员结合本单位具体情况所作出的专业判断。

3.实质重于形式原则

该原则是指医院应当按照交易或事项的经济实质进行会计核算,而不应当仅仅按照它们的法律形式作为会计核算的依据。

在会计核算过程中,可能会碰到一些经济实质与法律形式不吻合的业务或事项,如融资租入的固定资产,在租期未满之前,从法律形式上讲,所有权并没有转移给承租人,但是从经济实质上讲,与该项固定资产相关的收益和风险已经转移给承租人,承租人实际上也能行使对该项固定资产的控制权,因此承租人应该将其视同自有的固定资产,一并计提折旧和大修理费用。

遵循实质重于形式原则,在进行会计核算时,会计人员应当根据经济业务的实质来选择会计方法,而不是拘泥于经济业务的法律形式。遵循该原则体现了对经济实质的尊重,能够保证会计核算信息与客观经济事实相符。

(柳　杨)

第四节　会计核算方法

会计核算方法是会计方法中的最基本部分,是所有企业、事业单位共同适用的会计方法,也是初学者必须首先掌握的会计方法。

一、会计核算方法简介

会计核算方法是指对会计核算对象的经济活动进行全面、系统、连续地反映和监督所采用的一套专门方法。这些方法包括设置账户、复式记账、填制和审核凭证、登记账簿、成本计算、财产清查和编制财务报表等。

(一)设置账户

设置账户是对会计要素的具体内容进行分类反映的一种方法。设置账户就是对会计要素根据一定的规律设置不同的分类科目。会计要素的内容是复杂多样的,只有通过设置账户,对它们进行分类反映,才能取得所需要的财务信息。设置账户是会计核算的基础,也是会计核算的起点。

(二)复式记账

复式记账是会计记账的一种方法,是相对单式记账而言的。其特点是对每项经济业务都要按相等的金额在两个或两个以上的有关账户中同时进行登记。采用复式记账,既可以全面反映会计要素的增减变化情况,也便于检查账户记录的正确性,因而它是科学的记账方法。

(三)填制和审核凭证

会计凭证是记录经济业务,明确经济责任,作为记账依据的书面证明。企事业单位的资金运动是由不同项目具体的经济业务所构成的,会计对于资金运动的反映和监督,也必须通过对每一项经济业务的反映和监督来进行。因此,在经济业务发生时,就需要用适当的方法来审核经济业务是否合法,是否符合财经制度的规定,是否执行了财经纪律。同时,要把已经发生的经济业务正确无误地记录下来,必须要有确凿的根据。为了满足以上要求,会计工作就采用了填制和审核凭证这一专门的方法。通过会计凭证的填制和审核,可以对企业、事业单位的经济活动实行经常的、有效的会计监督,而且还可以为账簿的记录提供可靠的依据,以保证会计资料的真实性。填制和审核凭证是保证经济业务真实性、合法性和会计记录正确性的一种方法。

(四)登记账簿

账簿是记录经济业务的簿籍,开设账簿要根据会计制度统一规定的账户名称(会计科目),而登记账簿则必须以会计凭证为依据,运用复式记账的方法,全面、连续、系统地在账簿中记录所发生的经济业务。

(五)成本计算

成本计算是对医院各项业务活动中发生的各种费用,按照一定对象和标准进行归集和分配,以计算确定各成本对象的成本。成本计算是为了进一步开展成本分析和决策。

(六)财产清查

财产清查是对实物、现金进行实地盘点,对银行存款和应收、应付账款进行核对,以确定各种财产的实有数,查明财产是否账实相符的一种方法。定期进行财产清查对保护医院财产安全完整和财务信息质量都有重要意义。

(七)编制财务报表

财务报表是以日常核算资料为主要依据,以货币为主要计量单位,以经济指标为主要内容,集中反映医院一定会计期间的财务状况和经营成果的正式文件。编制财务报表向有关方面提供财务信息,是会计反映职能的集中体现。编制财务报表是会计核算的终点。

二、会计核算方法之间的关系

上述各种会计方法是一个完整体系。在实际工作中,必须彼此联系、相互配合地加以运用。一般来说,在经济业务发生后都要填制凭证,根据审核无误的凭证,按照规定的账户,用复式记账的方法在各种账簿中进行登记,并对各个经营过程中发生的费用进行成本计算。在一定时期以后,通过财产清查将财产物资实际结存数额与账簿的记录加以核对,在账实相符的基础上编制各种会计报表,然后对各种会计资料进行必要的分析和检查。但必须指出,以上各种会计方法,在实际工作中并不是完全按照固定的顺序来运用的,它们之间往往会交叉使用。例如,在填制凭证时,必须考虑到账户设置的要求和运用复式记账的方法;又如在登记账簿时,要考虑到编制会计报表的要求;再如,在编制会计报表时,也要利用复式记账的原理来进行试算平衡。不论在什么情况下,会计的各种专门方法都必须相互配合地加以运用,缺少了任何一种方法,都不可能全面地完成会计的任务。这是在运用会计的各种专门方法时必须充分加以注意的。

上述各种核算方法之间的相互关系,按照会计核算工作程序,可用图 11-2 表示。

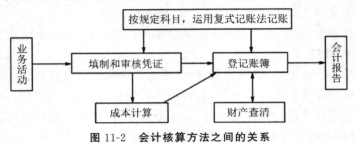

图 11-2 会计核算方法之间的关系

（柳　杨）

第十二章

医院财务会计内部控制与管理

第一节　医院财务会计内部控制与管理的概述

内部控制是因加强经济管理的需要而产生的,是随着经济的发展而发展完善的。远在公元前 3600 年的美索不达米亚文化的记载中,就可找到内部牵制的踪迹。内部控制在世界范围的发展可以分为 4 个阶段:内部牵制阶段、内部控制制度阶段、内部控制结构阶段、内部控制框架阶段。1992 年美国提出的《内部控制——整体框架》即著名的"COSO 报告"是目前国际最为权威的内部控制理论,2004 年,美国证券市场开始实施《塞班斯法案》,规定上市公司的财务报告必须包括一份内控报告,并明确规定公司管理层对建立和维护财务报告的内部控制体系及相应控制流程负有完全责任,财务报告中必须附有其内控体系和相应流程有效性的年度评估。国内有关内部控制的研究和实务主要是借鉴国外的经验,并结合适合于我国具体情况的内控制度。2001 年 6 月至 2004 年 7 月财政部连续指定和发布《内部会计控制规范—基本规范(试行)》等七项内部会计控制规范。2008 年 6 月 28 日财政部等五部门联合发布我国首部《企业内部控制基本规范》,是我国在会计审计领域做出的与国际接轨的重大改革之一,使我国企业内部控制规范化工作跨入新的发展阶段。

与企业相比较,医院财务会计内部控制规范建设还相对滞后,虽然经过多年的实践,各医院都相继建立了一系列内部控制制度,并制定了一定考核办法,但尚未有统一的、完整的、规范的、权威性的内部控制制度,相关的文件仅有 2006 年卫生健康委员会发布的《医院财务会计内部控制规定(试行)》,这种现状与现代医院管理要求不相适应。财政部已将《行政事业单位内部控制规范》进行广泛征求意见,下发实施后将有效填补行政事业单位内部控制规范的空白。

一、医院财务会计内部控制现状

随着医疗体制改革的不断深入,建立健全医院财务会计内部控制制度对提高医院管理水平有着重要的意义。在医院财务会计内部控制实施过程中存在一些问题,需要进一步完善和提高。只有不断健全与完善内部控制,加强内部运营管理,提高医院财务会计内部控制的效率和效果,提高内部管理水平和风险防范能力,推进廉政建设,才能维护社会公众利益,达到内部控制的最终目标,使医院稳步健康的发展。

内部控制制度是现代管理理论的重要组成部分,是强调以预防为主的制度,目的在于通过建立完善的制度和程序来防止错误和舞弊的发生,提高管理的效果及效率。严控则强,失控则弱,无控则乱。目前,我国医院财务会计内部控制与管理中还存在着一些问题。

(一)对财务会计内部控制的重要性缺乏应有的认识

内控意识是内控制度中的一项重要内容,良好的内控意识是确保内控制度建立健全并有效实施的重要保证。但是许多医院缺乏对财务会计内部控制知识的基本了解,对建立健全内部控制的重要性和现实意义认识不够,内控意识薄弱。有的医院管理层只是把内控理解为各种规章制度的汇总,有的在处理内控与管理、内控与风险、内控与发展的关系问题上的认识有偏差,把内控与发展和效益对立起来。有的医院管理者简单地将预算控制等同于内部控制,认为有了预算控制就无所谓内部控制体系了,还有的单位干脆拒绝进行内部控制制度的建设。

(二)忽视了财会部门在医院财务会计内部控制中的地位和作用

医院财务部门是医院财务会计内部控制制度的执行者和实施者,对财务会计内部控制制度的有效实施起着举足轻重的作用。许多医院的财会部门没有得到应有的重视,财务管理制度不健全,财务会计基础工作仍很薄弱,需要进一步强化。有的单位缺乏明确的岗位责任制,财会人员对其所处岗位的职责内容不详,职权不明确,责任不清楚,程序不规范,造成财务管理及运营失控。

(三)财产物资的控制较薄弱

财产物资是医院资产的重要组成部分,医院必须制定切实可行的财务会计内部控制制度,保证其安全和完整,防止资产流失。实行政府采购制度以后,医院固定资产的购置环节得以规范,但在使用管理方面仍缺乏相关的内部控制,重钱轻物,重购轻管现象比较普遍。有的医院对财产物资的采购具有盲目性,只是依据科室申请去采购,而不进行可行性研究,造成资产的重复购置和闲置浪费。

(四)费用支出方面缺乏有效控制

许多医院对经费的支出(特别是招待费、办公费、会议费、车辆费等)缺乏严格的控制标准,有的医院即使制定了内部经费开支标准,仍较多采用实报实销制,只要有相应审批人员签字同意,会计人员就予以报销;专项经费被挤占、挪用、执行效率低的现象比较普遍,致使专项资金未能发挥其应有的资金效益。

(五)缺少评价、监督机制

财务会计内部控制是一个系统管理的过程,需要通过大量的制度和活动来实现,要确保内控制度的执行效果,就必须进行监督。目前,财务会计内部控制制度的内部监督和评价机制没有很好地建立起来,缺乏统一的标准和体系,致使检查监督和评价流于形式,无法达到理想效果。如在实际工作中存在着不相容岗位没有相互分离的问题,记账人员、保管人员、经办人员没有设置专人专岗,存在出纳兼复核、采购兼保管等违规现象,重大事项决策和执行没有实行分离制约制度。缺乏应有的监督机制,任何严密的内部控制系统都难以发挥作用。

(六)财务会计内部控制人员的素质不能适应岗位要求

目前很多医院缺乏经过正规培训的财务会计内部控制人员。很多在职内部控制人员在意识上、技能上和行为方式上不能达到实施财务会计内部控制的基本要求,对内部控制的程序或措施经常理解不到位。多数医院的内部审计部门没有发挥其监督、评价、防范的作用。

我国医院财务会计内部控制与管理还存在着很多缺陷,在医疗体制改革不断深化的情况下,医院的内控建设面临着前所未有的挑战,因此财务会计内部控制制度的健全及发挥作用也就显得尤为重要。

二、医院内部控制与管理的改进

(一)促使财务内控制度有效实施

增强医院员工特别是管理层对财务会计内部控制重要性的认识,促使财务内控制度有效实施:医院管理层的思想意识、道德水平和综合素质是医院财务会计内部控制的关键因素。医院领导层应改变旧的"重医疗、轻管理"的管理理念,更新知识,加强对会计法律和法规的学习,明确财务负责人参与医院重大决策的职责。管理理念的提升是医院形成良好的内控机制和制度执行的关键。

(二)切实加强财产物资的安全控制

按照不相容职务相分离的原则,合理设置会计及相关工作岗位,明确职责及权限,对重要岗位定期轮换,形成相互制衡的机制。建立和完善各项资产在采购、验收、付款等环节上的授权审批制度。严格规范固定资产的购建与使用。建立和完善各项管理制度,并组织实施。

(三)建立和完善监督机制

监督机制是确保财务会计内部控制有效的关键环节。内部控制制度的制定不仅是文字化的制度形式,更重要的是在工作中要监督执行,行使监督的职能作用。达到查错防弊、改进管理的目的。

(四)建立适合医院的成本费用考核体系

医院要结合自身的实际情况,建立成本费用管理的组织体系和考评体系,各成本责任中心将成本管理机构制定的指标,落实到人,采取奖罚措施,达到成本控制的目的,提高医院的运营效率。

(五)加强人员培训,提高审计人员素质

加强内部审计人员业务培训和后续教育工作,以培训学习及考核来提高内部审计人员的整体素质,全面提高他们的思想素养、理论水平、学历层次。同时,应积极吸收经济、会计、法律等相关专业人才或复合人才加入审计队伍,促进医院内部审计人员素质的提高,为有效开展内审业务提供保障。

(柳　杨)

第二节　医院财务会计内部控制与管理的基本要求

一、内部控制定义

内部控制是指单位为实现控制目标,通过制定一系列制度、实施相关措施和程序,对经济活动的风险进行防范和管控的动态过程。

医院财务会计内部控制是医院为了保证业务活动的有效进行和资产的安全与完整,防止、发现和纠正错误与舞弊,保证会计资料的真实、合法、完整而制定和实施的政策、措施及程序。通过

建立健全财务会计内部控制,使医院各部门、各岗位相互监督、制约和联系,从而维护国有资产安全与完整,堵塞漏洞,加强医院财务管理,促进各医院财务会计内部控制制度的建设,提高医院财务管理水平和会计信息质量,为提高医院自身竞争力和医院发展战略目标的实现,提供合理保证。

二、内部控制目标

内部控制与管理的目标可归纳为5个方面。

(一)合理保证医院管理和服务活动合法合规

内部控制要求医院的管理和服务活动必须置于国家法律、法规允许的基本框架之下,在守法的基础上进行管理。

(二)合理保证医院资金安全完整

资金安全是医院正常经营的前提和基础,也是财务管理的目标之一,而良好的内部控制,应当为资产安全提供扎实的制度保障。

(三)合理保证医院财务报告及相关信息真实准确

可靠的信息报告能够为医院管理者提供适合其制定目标的准确而完整的信息,同时,保证对外披露的信息报告的真实、完整,有利于提升医院的诚信度和公信力,维护医院良好的声誉和形象。

(四)提高管理服务的效率和效果

要求医院结合自身管理和提供服务的环境,通过健全有效的内部控制,不断提高管理服务活动的效率和效果。

(五)促进医院实现发展战略

这是内部控制的终极目标。它要求医院在运营管理中努力做出符合战略要求,有利于提升可持续发展能力和创造长久价值的策略选择。

三、内部控制原则

内部控制制度的建立与实施,应当遵循下列原则。

(一)全面性原则

内部控制应当贯穿决策、执行和监督全过程,覆盖各种业务和事项。内部控制是一个全方位的整体,它渗透于医院管理和服务活动整个过程并贯穿于活动的始终。

(二)重要性原则

内部控制应当在全面控制的基础上,关注重要业务事项和高风险领域。医院在构建内部控制制度时,应密切关注所面临的各种风险,有针对性地设计内部控制措施,使风险降低到可以忍受的合理水平,保持医院健康持续地发展。

(三)制衡性原则

内部控制应当在治理结构、机构设置及权责分配、业务流程等方面相互制约、相互监督,同时兼顾运营效率。一项完整的经济业务事项,如果是经过两个以上的相互制约环节对其进行监督和检查,其发生错弊现象的概率就很低。就具体的内部控制措施来说,相互牵制必须考虑横向控制和纵向控制两个方面的制约关系。从横向关系来讲,完成某个环节的工作需有来自彼此独立的两个部门或人员协调运作、相互监督、相互制约、相互证明;从纵向关系来讲,完成某个工作需经过互不隶属的两个或两个以上的岗位和环节,以使下级受上级监督,上级受下级牵制。横向关系和纵向关系的核查和制约,使得发生的错弊减少到较低程度,或者即使发生问题,也易尽早发现,便于及时纠正。

(四)适应性原则

内部控制应当与医院规模、业务范围、竞争状况和风险水平等相适应,并随着情况的变化及时加以调整。进行内部控制设计时应根据不同的控制类型灵活采用不同的策略。

(五)成本效益原则

内部控制应当权衡实施成本与预期效益,以适当的成本实现有效控制。在设计内部控制时,一定要考虑控制投入成本和控制产出效益之比,一般来讲,要对那些在业务处理过程中发挥作用大、影响范围广的关键控制点进行严格控制;而对那些只在局部发挥作用、影响特定范围的一般控制点,其设立只要能起到监控作用即可,不必花费大量的人力、物力进行控制。力争以最小的控制成本获取最大的经济效果。

四、内部控制要素

借鉴 1992 年美国提出的《内部控制——整体框架》即 COSO 框架,内部控制的要素归纳为内部环境、风险评估、控制活动、信息与沟通、内部监督五大方面。

(一)内部环境

内部环境规定医院的纪律与架构,影响运营管理目标的制定,塑造医院文化并影响员工的控制意识,是实施内部控制的基础。它通常包括下列 5 个方面。

1.医院的治理结构

医院的治理结构比如管理层、核心部门的分工制衡及其在内部控制中的职责权限等。

2.医院的内部机构设置及权责分配

尽管没有统一模式,但所采用的组织结构应当有利于提升管理效能,并保证信息通畅流动。

3.内部审计机制

内部审计机制包括内部审计机构设置、人员配备、工作开展及其独立性的保证等。

4.医院的人力资源政策

医院的人力资源政策如关键岗位员工的强制休假制度和定期岗位轮换制度等。

5.医院文化

医院文化包括医院整体的风险意识和风险管理理念,管理层的诚信和道德价值观,医院全体员工的法制观念等。一般而言,医院负责人在塑造良好的内部环境中发挥着关键作用。

(二)风险评估

风险是指一个潜在事项的发生对目标实现产生的影响。风险评估是指医院及时识别、科学分析管理服务活动中与实现控制目标相关的风险,合理确定风险应对策略,是实施内部控制的重要环节。风险评估主要包括目标设定、风险识别、风险分析和风险应对。风险与可能被影响的控制目标相关联。医院必须制定与各项管理服务项目相关的目标,设立可辨认、分析和管理相关风险的机制,以了解医院所面临的来自内部和外部的各种不同风险。在充分识别各种潜在风险因素后,要对固有风险(即不采取任何防范措施)可能造成的损失程度进行评估。

(三)控制活动

控制活动是指医院管理层根据风险评估结果,采用相应的控制措施,将风险控制在可承受度之内的政策和程序。控制措施可概括为 7 个方面,即不相容职务分离控制、授权审批控制、会计系统控制、财产保护控制、预算控制、运营分析控制和绩效考评控制。同时规定医院应当建立重大风险预警机制和突发事件应急处理机制,明确风险预警标准,对可能发生的重大风险或突发事件,制订应急预案、明确责任人员、规范处置程序,确保突发事件得到及时妥善处理。

(四)信息与沟通

信息与沟通是指医院及时准确地收集、传递与内部控制相关的信息,确保信息在医院内部、医院与外部之间进行有效沟通,是实施内部控制的重要条件。信息与沟通的主要环节包括确认、计量、记录有效的管理服务业务;在财务报告中恰当揭示财务状况、运营成果和现金流量;保证管理层与医院内部、外部的顺畅沟通。信息与沟通的方式是灵活多样的,但无论哪种方式,都应当保证信息的真实性、及时性和有用性。

(五)内部监督

内部监督,即医院对内部控制建立与实施情况进行监督检查,评价内部控制的有效性,对于发现的内部控制缺陷,以及时加以改进。内部监督是实施内部控制的重要保证,包括日常监督和专项监督。监督情况应当形成书面报告,在报告中应揭示内部控制的重要缺陷。内部监督形成的报告应当有畅通的报告渠道,确保发现的重要问题能传达到管理层。同时,应当建立内部控制缺陷纠正、改进机制,充分发挥内部监督效力。

(柳　杨)

第三节　医院财务会计内部控制与管理的主要内容与要求

一、预算控制

(一)预算编制控制

根据国家有关规定和医院的实际情况,建立健全预算编制、审批、执行、分析、调整、决算编报、绩效评价等内部预算管理工作机制。单位一切收入、支出必须全部纳入预算管理。

医院的预算编制应当做到程序合理、方法科学、编制及时、数据准确。按规定程序逐级上报,由上级预算管理部门审批。

医院应当指定部门专人负责收集、整理、归档并及时更新与预算编制有关的各类文件,定期开展培训,确保预算编制部门人员及时全面掌握相关规定。

医院应当建立内部预算编制部门与预算执行部门、资产管理部门的沟通协调机制,确保预算编制部门及时取得和有效运用财务信息和其他相关资料,实现对资产的合理配置。应严格按照批复的预算组织收入、安排支出,确保预算严格有效执行。

(二)预算执行控制

1.建立预算执行的适时分析机制

财会部门定期核对内部各部门的预算执行报告和已掌握的动态监控信息,确认各部门的预算执行完成情况。医院根据财会部门核实的情况定期予以通报并召开预算执行分析会议,研究、解决预算执行中存在的问题,提出改进措施。确保年度预算的完成。

2.年度预算一经批复,一般不予调整

因政策变化、突发事件等客观原因影响预算执行的,按规定程序报批。应当建立突发事件应急预案资金保障机制,明确资金报批和使用程序。因突发事件等不可预见因素确需调整预算的,应当按照国家有关规定和医院的应急预案办理。

(三)决算控制

加强决算管理,确保决算真实、完整、准确,建立健全预算与决算相互协调、相互促进的机制。

建立健全预算支出绩效评价机制,按照国家有关规定和本单位具体情况建立绩效评价指标,明确评价项目和评价方法,加强业务或项目成本核算;通过开展支出绩效评价考核,控制成本费用支出,降低运行成本,提高资金使用效率。

二、收入与支出控制

(一)收入控制

1.医院应当建立健全收入管理制度和岗位责任制

根据收入来源和管理方式,合理设置岗位,明确相关岗位的职责权限,确保提供服务与收取费用、价格管理与价格执行、收入票据保管与使用、办理退费与退费审批、收入稽核与收入经办等不相容职务相互分离,合理设置岗位,加强制约和监督。

2.各项收入应符合国家有关法律、法规和政策规定

要严格按照国家规定管理各项收入,严格执行收入管理业务流程。

(1)重点控制门诊收入、住院结算收入。加强流程控制,防范收入流失,确保收入的全过程得到有效控制。

(2)加强结算起止时间控制。统一规定门诊收入、住院收入的每天、每月结算起止时间,以及时准确核算收入。

(3)建立退费管理制度。各项退费必须提供交费凭据及相关证明,核对原始凭证和原始记录,严格审批权限,完备审批手续,做好相关凭证的保存和归档工作。

(4)各项收入应当由单位财会部门统一收取并进行会计核算,其他部门和个人未经批准不得办理收款业务,严禁设立账外账和"小金库"。严格按照医院财务会计制度规定确认、核算收入。

3.财务部门要及时备案各项收入合同

业务部门应在涉及收入的合同协议签订后及时将合同副本交存财会部门备案,确保各项收入应收尽收,以及时入账。财会部门应当定期检查收入金额是否与合同约定相符;对应收未收项目应当查明情况,明确责任主体,落实追缴责任。按照规定项目和标准实现的收入不得以任何形式截留、挪用、私分或者变相私分。

4.指定专人负责文件

指定专人负责收集、整理、归档并及时更新与收入有关的文件,定期开展培训,确保主管领导和业务人员及时全面掌握相关规定。

5.取得的各项收入必须开具统一规定的票据

各类收入票据由财务部门统一管理。

(1)建立各项收入与票据存根的审查核对制度,确保收入真实完整。建立健全票据管理程序和责任制度。明确票据的购买、印制、保管、领用、核销、遗失处理、清查、归档等环节的职责权限和程序,财政票据等各类票据的申领、启用、核销、销毁均应履行规定手续。

311

（2）按照规定设置票据专管员,建立票据台账,做好票据的保管和序时登记工作。票据应当按照顺序号使用,不得拆本使用。设立票据登记簿进行详细记录,防止空白票据遗失、盗用。

（3）每位负责保管票据的人员要配置单独的保险柜等保管设备,并做到人走柜锁。不得违反规定转让、出借、代开、买卖财政票据,不得擅自扩大财政票据的适用范围。

6.重点关注一些特殊项目的收入情况

医院内部应当定期和不定期检查、评价收入管理的薄弱环节,如发现问题,应当及时整改。重点关注:长期挂账的往来款项和冲减支出的交易或事项是否真实;挂账多年的应收款项是否及时进行追缴,确实无法追缴的,是否按照规定程序报批后处理;已核销的应收款项是否按照"账销、案存、权在"的要求,保留继续追缴权利,明确责任人追缴义务;与收入相关的其他情形。医院的收入管理岗位流程图如图 12-1 所示。

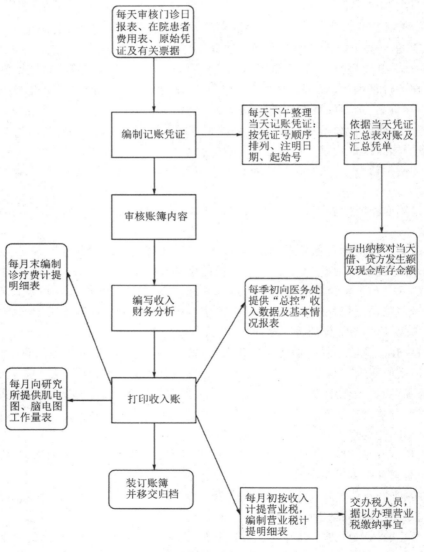

图 12-1　医院的收入管理岗位流程图

(二)支出控制

1.建立健全支出管理制度和岗位责任制

合理设置岗位,明确相关岗位的职责权限,确保支出申请和内部审批、付款审批和付款执行、业务经办和会计核算等不相容岗位相互分离。合理设置岗位,加强制约和监督。

2.完善支出管理的流程

按照支付业务的类型,完善支出管理流程,明确内部审批、审核、支付、核算和归档等支出各关键岗位的职责权限。实行国库集中支付的,应当严格按照财政国库管理制度有关规定执行。

3.加强支出审批控制

明确支出的内部审批权限、程序、责任和相关控制措施。审批人应当在授权范围内审批,不得超越权限审批。

4.建立重大支出集体决策制度和责任追究制度

重大支出应当由单位领导班子集体决策,重大支出标准根据本单位实际情况确定,不得随意变更。

5.加强支出审核控制

全面审核各类付款凭证及其附件的所有要素。主要做到几个方面:①重点审核单据凭证是否真实、合规、完整,审批手续是否齐全,以及是否符合国库集中支付和政府采购等有关规定;②会议费、差旅费、培训费等支出报销凭据应附明细清单,并由经办人员签字或盖章;③超出规定标准的支出事项应由经办人员说明原因并附审批依据,确保单据凭证与真实的经济业务事项相符。

6.加强支付控制

明确报销业务流程,按照规定办理资金支付手续。签发的支票应当进行备查登记。使用公务卡结算的,应当按照公务卡管理有关规定办理业务。

7.加强支出的核算和归档控制

由财会部门根据业务的实质内容及时登记账簿,保证核算的及时性、真实性和完整性。与支出业务相关的经济合同和专项报告应当按照有关规定交存财会部门备案。各项支出要符合国家有关财经法规制度。严格按照医院财务会计制度的规定确认、核算支出。

8.加强成本核算与管理

严格控制成本费用支出,降低运行成本,提高效益。

9.一些项目的支出要重点关注和管理

医院内部应当定期和不定期检查、评价支出管理的薄弱环节,如发现问题,应当及时整改。重点关注内容包括:①是否存在挪用预算资金向无预算项目支付资金或用于对外投资的情形;②是否存在采用虚假或不实事项套取预算资金的情形;③是否存在违规向所属预算单位划转资金的情形;④是否存在将财政预算资金借贷给其他单位的情形;⑤预付款项的转回或冲销是否合理、合规,是否存在协同第三方套取预算资金的情形;与支出相关的其他情形。

三、采购控制

医院应当按照《中华人民共和国政府采购法》及相关法律、法规的规定加强对采购业务的控制。建立健全包括采购预算与计划管理、采购活动管理、验收与合同管理、质疑投诉答复管理和内部监督检查等方面的内部管理制度。对未纳入《中华人民共和国政府采购法》适用范围的采购业务,应当参照政府采购业务制定相应的内部管理制度。

医院应当结合本规范的要求和实际情况,对采购业务的关键环节制定有针对性的内部控制措施。

(一)加强采购业务的预算和计划管理

建立预算管理部门、采购管理部门和资产管理部门之间的沟通机制。采购管理部门根据本单位工程、货物和服务实际需求及经费预算标准和设备配置标准细化部门预算,列明采购项目或货物品目,并根据采购预算及实际采购需求安排编报月度采购计划。

指定专人负责收集、整理、归档并及时更新与政府采购业务有关的政策制度文件,定期开展培训,确保办理政府采购业务的人员及时全面掌握相关规定。

建立采购业务管理岗位责任制,明确相关部门和岗位的职责权限,确保采购需求制定与内部审批、招标文件准备与复核、合同签订与验收、采购活动组织与质疑投诉检查等不相容岗位相互分离。

(二)加强审批审核事项管理

审批审核事项包括采购组织形式变更、采购方式变更、采购进口产品和落实政府采购扶持节能、环保产品政策的审核等。建立采购进口产品或变更采购方式的专家论证制度及严格的内部审核制度,以及向上级主管部门报批报备及公告登记管理制度。

(三)加强对采购活动的控制

通过竞争方式择优选择政府采购业务代理机构。在制定采购文件、签订合同及组织重大采购项目的验收过程中应当聘请技术、法律、财务等方面的专家共同参与,确保需求明确、翔实,采购文件和合同条款完备、合法。单位在采购活动中要严格执行对评审专家登记、评审过程记录、专家评价管理规定,要对代理机构直接或代为收取的投标保证金和履约保证金进行严格管理,确保保证金按法律制度规定及时返还供应商或上缴国库。

(四)加强采购项目的验收管理

根据规定的验收制度和采购文件,由独立的验收部门或指定专人对所购物品的品种、规格、数量、质量和其他相关内容进行验收,出具验收证明。对重大采购项目要成立验收小组。对验收过程中发现的异常情况,负责验收的部门或人员应当立即向有关部门报告;有关部门应查明原因,以及时处理。

(五)建立采购业务质疑投诉管理制度

采购活动组织部门要与采购需求制定部门建立协调机制,共同负责答复供应商质疑。答复质疑应当采用书面形式,答复及时,内容真实、客观、清晰。

(六)加强采购业务的记录控制

妥善保管采购业务的相关文件,包括采购预算与计划、各类批复文件、招标文件、投标文件、评标文件、合同文本、验收证明、质疑答复文件、投诉处理决定等,完整记录和反映采购业务的全过程。定期对采购业务的信息进行分类统计,并在单位内部进行通报。

(七)大宗设备、物资或重大服务采购业务需求

对于大宗设备、物资或重大服务采购业务需求,应当由医院领导班子集体研究决定,并成立由医院内部资产、财会、审计、纪检监察等部门人员组成的采购工作小组,形成各部门相互协调、相互制约的机制,加强对采购业务各个环节的控制。

(八)加强涉密采购项目安全保密管理

涉密采购项目应当严格履行安全保密审查程序,并与相关供应商或采购中介机构签订保密协议或者在合同中设定保密条款。

(九)重点关注的项目和内容

医院内部应当定期和不定期检查、评价采购过程中的薄弱环节,如发现问题,应当及时整改。重点关注内容包括:①是否按照预算和计划组织采购业务;②对于纳入政府集中采购目录的项目,是否按照规定委托集中采购机构实行集中采购;③是否存在拆分政府采购项目逃避公开招标的情形;④采购进口品或变更采购方式的项目是否履行了审批手续;⑤涉及节能、环保、安全产品的项目是否执行了相关政策;⑥是否按时发布了采购信息;⑦对采购限额标准以上公开招标数据标准以下的政府采购项目,是否按照法定要求选择采购方式;⑧是否按照规定履行验收程序;⑨与采购业务相关的其他情形。

四、重要项目控制

(一)资产控制

1.货币资金控制

医院应当按照《行政单位国有资产管理暂行办法》《事业单位国有资产管理暂行办法》及相关法律、法规的规定,建立健全符合本规范要求和医院实际情况的资产管理制度和岗位责任制,强化检查和绩效考核,加强对资产安全和有效使用的控制。

(1)建立健全货币资金管理岗位责任制,合理设置岗位,不得由一人办理货币资金业务的全过程,确保不相容岗位相互分离和定期轮岗规定落实到位。

(2)担任出纳的人员应当具备会计从业资格:出纳不得兼任稽核、票据管理、会计档案保管和收入、支出、债权、债务账目的登记和对账工作。医院不得由一人办理货币资金业务的全过程。办理货币资金业务的人员,要有计划地进行岗位轮换。医院门诊和住院收费人员要具备会计基础知识和熟练操作计算机的能力。

(3)严禁一人保管支付款项所需的全部印章:财务专用章应当由专人保管,个人名章应当由本人或其授权人员保管。每位负责保管印章的人员要配置单独的保险柜等保管设备,并做到人走柜锁。

(4)建立严格的货币资金业务授权批准制度:明确被授权人的审批权限、审批程序、责任和相关控制措施,按规定应当由有关负责人签字或盖章的经济业务与事项,必须严格履行签字或盖章手续,审批人员按照规定在授权范围内进行审批,不得超越权限。使用财务专用章必须履行相关的审批手续并进行登记。

(5)货币资金纳入信息化管理:已实现财务信息化管理的单位,货币资金的收付流程要全面纳入信息系统管理,禁止手工开具资金收付凭证。按照规定的程序办理货币资金收入业务。货币资金收入必须开具收款票据,保证货币资金及时、完整入账。

(6)货币资金支付控制:货币资金必须按规定程序办理。①支付申请:用款时应当提交支付申请,注明款项的用途、金额、预算、支付方式等内容,并附有有效经济合同或相关证明及计算依据。②支付审批:审批人根据其职责、权限和相应程序对支付申请进行审批。对不符合规定的货币资金支付申请,审批人应当拒绝批准。③支付审核:财务审核人员负责对批准的货币资金支付申请进行审核,审核批准范围、权限、程序是否合规;手续及相关单证是否齐备;金额计算是否准确;支付方式、收款单位是否妥当等,经审核无误后签章。④支付结算:出纳人员根据签章齐全的支付申请,按规定办理货币资金支付手续,并及时登记现金日记账和银行存款日记账。签发的支票应进行备查登记。其中:按照《现金管理暂行条例》的规定办理现金的收支业务。不属于现金开支范围的业务应当通过银行办理转账结算。实行现金库存限额管理,超过限额的部分,必须当日送存银行并及时入账,不得坐支现金。出纳人员每天要登记日记账、核对库存现金、编制货币资金日报表,做到日清月结。加强对现金业务的管理与控制。按照《支付结算办法》等有关规定加强银行账户的管理。严格按照规定开立账户、办理存款、取款和结算;定期检查、清理银行账户的开立及使用情况;加强对银行结算凭证的填制、传递及保管等环节的管理与控制。严禁出借银行账户。

(7)加强货币资金的核查控制:指定不办理货币资金业务的会计人员不定期抽查盘点库存现金,抽查银行对账单、银行日记账及银行存款余额调节表,核对是否账实相符、账账相符。对调节不符、可能存在重大问题的未达账项应当及时向会计机构负责人报告。

加强与货币资金相关的票据的管理,明确各种票据的购买、保管、领用、背书转让、注销等环节的职责权限和程序,并专设登记簿进行记录,防止空白票据的遗失和被盗用。

(8)货币资金控制重点内容:医院内部应当定期和不定期检查、评价货币资金管理的薄弱环节,如发现问题,应当及时整改。重点关注:①货币资金业务相关岗位设置情况;②是否存在违反《现金管理暂行条例》的情形;③是否存在违规开立、变更、撤销银行账户的情形及其他违反《人民币银行结算账户管理办法》《支付结算办法》的情形;④对以前检查中发现的违规情况,是否及时进行整改;⑤与货币资金管理相关的其他情形。

2.药品及库存物资控制

(1)建立健全库存物资控制制度:医院应当建立健全物资保管、领用审批、登记记录、盘点清查等专项制度,明确内部相关部门和岗位的职责权限,确保请购与审批、询价与确定供应商、合同订立与审核、采购与验收、采购验收与会计记录、付款审批与付款执行等不相容职务相互分离,合理设置岗位,加强制约和监督。防止物资被盗、过期变质、毁损和流失。医院不得由同一部门或一人办理药品及库存物资业务的全过程。

(2)制定科学规范的药品及库存物资管理流程:明确计划编制、审批、取得、验收入库、付款、仓储保管、领用发出与处置等环节的控制要求,设置相应凭证,完备请购手续、采购合同、验收证明、入库凭证、发票等文件和凭证的核对工作,确保全过程得到有效控制。

(3)加强药品及库存物资采购业务的预算管理:具有请购权的部门按照预算执行进度办理请购手续。

(4)健全药品及库存物资采购管理制度:药品和库存物资由单位统一采购。对采购方式确定、供应商选择、验收程序等做出明确规定。纳入政府采购和药品集中招标采购范围的,必须按照有关规定执行。

根据药品及库存物资的用量和性质,加强安全库存量与储备定额管理,根据供应情况及业务需求,确定批量采购或零星采购计划,具体做到以下几点:①确定安全存量,实行储备定额计划控制;②加强采购量的控制与监督,确定经济采购量;③批量采购由采购部门、归口管理部门、财务部门、审计监督部门、专业委员会及使用部门共同参与,确保采购过程公开透明,切实降低采购成本;④小额零星采购由经授权的部门对价格、质量、供应商等有关内容进行审查、筛选,按规定审批。

（5）加强药品及库存物资验收入库管理：根据验收入库制度和经批准的合同等采购文件,组织验收人员对品种、规格、数量、质量和其他相关内容进行验收并及时入库;所有药品及库存物资必须经过验收入库才能领用;不经验收入库,一律不准办理资金结算。

（6）加强物资保管与领用控制：除物资管理部门及仓储人员外,其他部门和人员接触或领用物资时,应当由授权部门和授权人批准;大批物资和属于贵重物品、危险品或需保密的物资,应当单独制定管理制度,规定严格的审批程序和接触限制条件。

（7）加强物资的记录和核算控制：物资管理部门应当建立物资台账,保持完整的物资动态记录,并定期对物资进行清查盘点,确保账实相符。财会部门要根据审核无误的验收入库手续、批准的计划、合同协议、发票等相关证明及时记账。财会部门的物资明细账与物资台账应当定期进行相互核对,如发现不符,应当及时查明原因。保证账账、账实相符。

药品及库存物资的储存与保管要实行限制接触控制。指定专人负责领用,制定领用限额或定额;建立高值耗材的领、用、存辅助账。

（8）健全药品及库存物资缺损、报废、失效的控制制度和责任追究制度：完善盘点制度,库房每年盘点不得少于一次。药品及库存物资盘点时,财务、审计等相关部门要派人员监督。

3.固定资产控制

（1）建立健全固定资产管理岗位责任制：明确内部相关部门和岗位的职责权限,加强对固定资产的验收、使用、保管和处置等环节的控制。确保购建计划编制与审批、验收取得与款项支付、处置的申请与审批、审批与执行、执行与相关会计记录等不相容职务相互分离,合理设置岗位,加强制约和监督。医院不得由同一部门或一人办理固定资产业务的全过程。

（2）制定固定资产管理业务流程：明确取得、验收、使用、保管、处置等环节的控制要求,设置相应账卡,如实记录。

（3）建立固定资产购建论证制度：按照规模适度、科学决策的原则,加强立项、预算、调整、审批、执行等环节的控制。大型医用设备配置按照准入规定履行报批手续。

（4）加强固定资产购建控制：固定资产购建应由归口管理部门、使用部门、财务部门、审计监督部门及专业人员等共同参与,确保购建过程公开透明,降低购建成本。

（5）固定资产验收控制：取得固定资产要组织有关部门或人员严格验收,验收合格后方可交付使用,并及时办理结算,登记固定资产账卡。验收控制包括：①建立固定资产信息管理系统,以及时、全面、准确反映固定资产情况,统计分析固定资产采购预算编制的合理性及资产使用的效果和效率。②明确固定资产使用和保管责任人,贵重或危险的固定资产,以及有保密等特殊要求的固定资产,应当指定专人保管、专人使用。建立固定资产维修保养制度。归口管理部门应当对固定资产进行定期检查、维修和保养,并做好详细记录。严格控制固定资产维修保养费用。③明确固定资产的调剂、出租、出借、处置及对外投资的程序、审批权限和责任。固定资产的调剂、出租、出借、对外投资、处置等必须符合国有资产管理规定,进行可行性论证,按照规定的程序和权限报批后执行,并及时进行账务处理。出租、出借、对外投资固定资产的合同副本应当交存财会部门备案。④固定资产管理部门应当建立固定资产台账,保持完整的固定资产动态记录,并定期对固定资产进行清查盘点,确保账实相符。财会部门的固定资产明细账与固定资产台账应当定期进行相互核对,如发现不符,应当及时查明原因。加强固定资产处置管理制度。明确固定资产处置（包括出售、出让、转让、对外捐赠、报损、报废等）的标准和程序,按照管理权限逐级审核报批后执行。

4.对外投资控制

(1)建立健全对外投资业务的管理制度和岗位责任制：明确相关部门和岗位的职责、权限,确保项目可行性研究与评估、决策与执行、处置的审批与执行等不相容职务相互分离。

(2)建立对外投资决策控制制度：加强投资项目立项、评估、决策环节的有效控制,防止国有资产流失。所有对外投资项目必须事先立项,组织由财务、审计、纪检等职能部门和有关专家或由有资质的中介机构进行风险性、收益性论证评估,经领导集体决策,按规定程序逐级上报批准。决策过程应有完整的书面记录及决策人员签字。严禁个人自行决定对外投资或者擅自改变集体决策意见。

(3)加强无形资产的对外投资管理：医院以无形资产对外投资的,必须按照国家有关规定进行资产评估、确认,以确认的价值进行对外投资。

(4)严格对外投资授权审批权限控制,不得超越权限审批：建立对外投资责任追究制度。对出现重大决策失误、未履行集体审批程序和不按规定执行的部门及人员,应当追究相应的责任。

(5)加强对外投资会计核算控制：建立账务控制系统,加强对外投资会计核算核对控制,对其增减变动及投资收益的实现情况进行相关会计核算。

(6)建立对外投资项目的追踪管理制度：对出现的问题和风险及时采取应对措施,保证资产的安全与完整。

(7)加强对外投资的收回、转让和核销等处置控制：对外投资的收回、转让、核销,应当实行集体决策,须履行评估、报批手续,经授权批准机构批准后方可办理。

(8)对外投资应当由单位领导班子集体研究决定,投资活动和投资范围应当符合国家有关投资管理规定：单位应当建立对外投资信息管理系统,以及时、全面、准确地反映对外投资的价值变动和投资收益情况,财会部门应当及时进行会计核算。

5.重点关注的内容

医院内部应当定期和不定期检查、评价实物资产管理的薄弱环节,如发现问题,应当及时整改。重点关注内容包括：①不定期抽查盘点报告并实地盘点实物资产,查看是否存在账实不符、核算不实、入账不及时的情形,对已发现的资产盘盈、盘亏、毁损,是否查明原因、落实并追究责任；②结合资产、收支等账簿记录和资产保险记录、资产租赁经济合同等原始凭证,检查是否存在少计资产或账外资产的情形；③是否存在资产配置不当、闲置、擅自借给外单位使用等情形；④与实物资产管理相关的其他情形。

(二)建设项目控制

医院应当建立健全建设项目管理制度和廉政责任制度。通过签订建设项目管理协议、廉政责任书等,明确各方在项目决策程序和执行过程中的责任、权利和义务,以及反腐倡廉的要求和措施等。合理设置岗位,明确相关部门和岗位的职责权限,确保项目建议和可行性研究与项目决策、概预算编制与审核、项目实施与价款支付、竣工决算与竣工审计等不相容职务相互分离。建设项目的控制从以下几方面入手。

1.建设项目立项

建设项目立项、概预算编制和招标等应当严格遵循国家有关法律、法规的要求,符合国家政策导向和医院实际需要,经内部职能部门联合审核后,由领导班子集体决策,重大项目还应经过专家论证。

任何部门不能包办建设项目全过程,严禁任何个人单独决策或者擅自改变集体决策意见。

决策过程及各方面意见应当形成书面文件,与相关资料一同妥善归档保管。

建立工程项目相关业务授权批准制度。明确被授权人的批准方式、权限、程序、责任及相关控制措施,规定经办人的职责范围和工作要求。严禁未经授权的机构或人员办理工程项目业务。

按照国家统一的会计制度的规定设置会计账簿,对建设项目进行核算。如实记载业务的开展情况,妥善保管相关记录、文件和凭证,确保建设过程得到全面反映。

国库支持项目的控制:实行国库集中支付的建设项目,应当按照财政国库管理制度相关规定,根据项目支出预算和工程进度办理资金支付等相关事项。

按照审批单位下达的投资计划(预算)专款专用,按规定标准开支,严禁截留、挪用和超批复内容使用资金。

建立工程项目概预算控制制度。严格审查概预算编制依据、项目内容、工程量的计算和定额套用是否真实、完整、准确。

2.建设项目施工

(1)加强工程项目质量控制:工程项目要建立健全法人负责制、项目招投标制、工程建设监理制和工程合同管理制,确保工程质量得到有效控制。

(2)建立工程价款支付控制制度:严格按工程进度或合同约定支付价款。明确价款支付的审批权限、支付条件、支付方式和会计核算程序。对工程变更等原因造成价款支付方式和金额发生变动的,相关部门必须提供完整的书面文件和资料,经财务、审计部门审核并按审批程序报批后支付价款。

3.建设项目竣工

项目竣工后应当按照规定的时限办理竣工决算,并根据批复的竣工决算和有关规定办理建设项目档案和资产移交等工作。

经批准的投资概算是工程投资的最高限额,未经批准,不得突破,单位应当杜绝超规模、超概预算现象的发生。

加强项目竣工决算审计工作。未经竣工决算审计的建设项目,不得办理资产验收和移交手续。

4.建设项目控制重点内容

应当定期和不定期检查、评价建设项目管理的薄弱环节,如发现问题,应当及时整改。重点关注:①是否违反规定超概算投资;②工程物资采购、付款等重要业务的授权批准手续是否健全,是否符合《中华人民共和国招投标法》《中华人民共和国政府采购法》及相关法规、制度和合同的要求;③是否存在已交付使用的建设项目长期不结转入账的情形;④是否存在建设项目结余资金长期挂账的情形;⑤是否存在与施工方协同操作套取预算资金的情形;⑥是否存在不按照规定保存建设项目相关档案的情形;⑦与建设项目相关的其他情形。

(三)债权和债务控制

严格遵循国家有关规定,根据单位的职能定位和管理要求,建立健全债权和债务管理制度,明确债务管理部门或人员的职责权限。确保业务经办与会计记录、出纳与会计记录、业务经办与审批、总账与明细账核算、审查与记录等不相容职务相互分离。

加强债权控制。明确债权审批权限,健全审批手续,实行责任追究制度,对发生的大额债权必须要有保全措施。建立清欠核对报告制度,定期清理,并进行债权账龄分析,采取函证、对账等形式加强催收管理和会计核算,定期将债权情况编制报表向单位领导报告。

建立健全应收款项、预付款项和备用金的催收、清理制度,严格审批,以及时清理。建立健全患者预交住院金、应收在院患者医药费、医疗欠费管理控制制度。主要内容包括:①每天进行住院结算凭证、住院结算日报表和在院患者医药费明细账卡的核对;②每月核对预收医疗款的结算情况;③加强应收医疗款的控制与管理,健全催收款机制,欠费核销按规定报批。

单位大额债务的举借和偿还属于重大经济事项,单位应当进行充分论证,并由单位领导班子集体决策。要充分考虑资产总额及构成、还款能力、对医院可持续发展的影响等因素,严格控制借债规模。

经办人员应当在指定职责范围内,按照单位领导班子的批准意见办理债务的举借、核对、清理和结算。不得由一人办理债务业务的全过程。

按照国家有关规定设置各类账簿,核算债务资金来源、使用及偿还情况,妥善保管相关记录、文件和凭证,按照规定及时向有关部门上报债务情况。

建立债务授权审批、合同、付款和清理结算的控制制度。加强债务的对账和检查控制。定期与债权人核对债务余额,进行债务清理,防范和控制财务风险。医院内部应当定期和不定期检查、评价债务管理的薄弱环节,如发现问题,应当及时整改。防范和控制财务风险。

五、经济合同控制

医院应当指定经济合同归口管理部门,对经济合同实施统一规范管理。

(一)建立经济合同授权制度

(1)建立与经济合同相关的授权批准制度,严禁未经授权擅自以单位名义对外签订经济合同;严禁违反相关规定签订担保、投资和借贷合同。

(2)采购业务应当订立经济合同:医院授权采购代理机构代为签订政府采购业务经济合同的,应当签订授权委托书。

(3)加强经济合同订立控制:合同订立前,单位应当充分了解合同对方的主体资格、信用情况等有关内容,确保对方当事人具备履约能力。

(4)对于影响重大、涉及较高专业技术或法律关系复杂的合同,应当组织法律、技术、财会等专业人员参与谈判,必要时可聘请外部专家参与相关工作。

(5)应当指定相关职能部门或聘请外部专家对合同文本进行严格审核,重点关注合同的主体、内容和形式是否合法,合同双方的权利和义务、违约责任和争议解决条款是否明确等。

医院订立政府采购合同的,应当在中标、成交通知书发出后30天内签订。

(二)加强经济合同履行控制

合同履行过程中,因对方或自身原因导致可能无法按时履行的,应当及时采取应对措施,并向医院有关负责人汇报。

(1)应当建立政府采购合同履行监督审查制度:对政府采购合同履行中签订补充合同,或变更、中止或者终止合同等情形应按政府采购法及相关制度规定的条件进行审查和控制。

(2)财会部门应当根据经济合同条款办理结算业务:未按经济合同条款履约的,或应签订书面经济合同而未签订的,或验收未通过的业务,财会部门有权拒绝付款,并及时向单位有关负责人报告。

(三)加强经济合同登记控制

经济合同要进行登记,经济合同副本应当交存单位财会部门备案;政府采购合同副本还应当于签订之日起 7 个工作日内交所属主管部门备案。

应当定期对合同进行统计、分类和归档,详细登记合同的订立、履行和变更情况,实行合同的全过程封闭管理。

(四)加强经济合同的安全工作

应当加强经济合同信息安全保密工作,未经批准,不得以任何形式泄露合同订立与履行过程中涉及的国家机密或商业秘密。

(五)经济合同纠纷控制

应当加强经济合同纠纷控制。经济合同发生纠纷的,应当在规定时效内与对方协商谈判并向单位有关负责人报告。经双方协商达成一致意见的纠纷解决方法,应当签订书面协议。纠纷经协商无法解决的,经办人员应向单位有关负责人报告,并依经济合同约定选择仲裁或诉讼方式解决。

六、财务电子信息化控制

(一)建立健全财务电子信息化管理制度和岗位责任制

应用专门的授权模块,明确相关部门和岗位的职责、权限,确保软件开发与系统操作、系统操作与维护、档案保管等不相容职务相互分离,合理设置岗位,加强制约和监督。

财务电子信息系统凡涉及资金管理、物资管理、收入、成本费用等部分,其功能、业务流程、操作授权、数据结构和数据校验等方面必须符合财务会计内部控制的要求。

门诊收费和住院收费系统必须符合卫生健康委员会《医院信息系统基本功能规范》的要求,实时监控收款员收款、交款情况;提供至少两种不同的方式统计数据;系统自动生成的日报表不得手工修改;预交款结算校验;开展票据稽核管理、欠费管理、价格管理、退款管理。

(二)加强财务电子信息系统的应用控制

建立用户操作管理、上机守则、操作规程及上机记录制度。加强对操作员的控制,实行操作授权,严禁未经授权操作数据库。监控数据处理过程中各项操作的次序控制、数据防错、纠错有效性控制、修改权限和修改痕迹控制,确保数据输入、处理、输出的真实性、完整性、准确性和安全性。

(三)加强数据、程序及网络安全控制

设置和使用等级口令密码控制,健全加密操作日志管理,操作员口令和操作日志加密存储,加强数据存储、备份与处理等环节的有效控制,做到任何情况下数据不丢失、不损坏、不泄露、不被非法侵入;加强接触控制,定期监测病毒,保证程序不被修改、损坏、不被病毒感染;采用数据保密、访问控制、认证及网络接入口保密等方法,确保信息在内部网络和外部网络传输的安全。

建立财务电子信息档案管理制度,加强文件储存与保管控制。数据要及时双备份,专人保管,并存放在安全可靠的不同地点。

(柳　杨)

第四节　医院财务会计内部控制与管理的评价与监督

一、内部控制评价制度

应当根据规范的要求和单位的实际情况,制定内部控制评价制度,对内部控制设计和运行的有效性进行评价。

(一)内部控制评价的组织机构

由内部审计机构或者指定专职人员具体负责财务会计内部财务控制制度执行情况的监督检查,确保财务会计内部控制制度的有效执行。

医院可聘请中介机构或相关专业人员对本单位财务会计内部控制制度的建立健全及实施进行评价,并对财务会计内部控制中的重大缺陷提出书面报告。对发现的问题和薄弱环节,要采取有效措施,改进和完善内部控制制度。

(二)内部控制评价的要求

内部控制评价工作应当与内部控制设计与实施工作保持独立性,评价的方法、范围和频率由单位根据本单位的性质、业务范围、业务规模、管理模式和实际风险水平确定。

常用的评价方法包括穿行测试、实地查验、问卷调查、抽样和比较分析、专题讨论等。

(三)内部控制评价结果

内部控制评价的结果应当形成书面报告,对执行内部控制成效显著的内部机构和人员提出表彰建议,对违反内部控制的内部机构和人员提出处理意见;对发现的内部控制设计缺陷,应当分析其产生的原因,提出改进方案。内部控制评价报告经单位负责人签字后应当报送同级财政部门。

二、内部控制的监督

国务院财政部门和县级以上地方各级人民政府财政部门应当根据《中华人民共和国会计法》和内部控制规范,对本行政区域内各单位内部控制的建立和运行情况进行监督检查。

财政部门等在依法检查、处理、处罚财政违规行为时,应当同时检查确定是否存在造成财政违规行为的内部控制缺陷,并跟踪有关单位内部控制缺陷的整改情况,巩固检查成果。

国务院审计机关和县级以上地方各级人民政府审计机关对单位进行审计时,应当对单位特定基准日内部控制设计和运行的有效性进行审计,在实施审计工作的基础上对内部控制的有效性发表审计意见。

已经按有关规定接受注册会计师审计的单位,接受委托的会计师事务所应当对单位特定基准日内部控制设计和运行的有效性进行审计,在实施审计工作的基础上对内部控制的有效性发表审计意见。

（柳　杨）

第十三章

医院教学管理

第一节　管理体制与各部门职责

一、管理体制

医院主要承担高等医学院校的临床教学任务,高等医学院校的临床教学基地分隶属管理和非隶属关系两种。包括附属医院(临床医学院)、教学医院和实习医院3种类型。

(一)附属医院(临床医学院)

高等医学院校的附属医院是学校的组成部分。承担临床教学是附属医院的基本任务之一。附属医院的设置、规模、结构及其工作水平,是对高等医学院校进行条件评估的重要依据之一。附属医院的主要教学任务是临床理论教学、临床见习、临床实习、毕业实习。

(二)教学医院

高等医学院校的教学医院是指经国家卫生计生委、国家中医药管理局和国家教育委员会备案的,与高等医学院校建立稳定教学协作关系的地方、部门、工矿、部队所属的综合医院或专科医院,承担高等医学院校的部分临床理论教学、临床见习、临床实习和毕业实习任务。

(三)实习医院

实习医院是学生临床见习、临床实习、毕业实习和接受医药卫生国情教育的重要基地。

实习医院是经学校与医院商定,与高等医学院校建立稳定教学协作关系的地方、部门、工矿、部队所属的医院,承担高等医学院校的部分学生临床见习、临床实习和毕业实习任务。

二、临床教学基地各部门职责

(一)教务科

教务科是医院的教学管理职能部门,根据大学的总体教学任务,安排编制医院的教学计划并组织教研室实施。协助主管院长制定管理措施,指导教学工作,进行教学质量监控,协调各部门之间的相互关系,发现和解决教学中存在的困难和问题,完成教学任务目标。

(二)学生科

学生科对学生进行生活和学籍综合管理。对德、智、体等诸方面的质量实行全面的、定量的评价,组织学生参加各项文体活动,培养高尚情操。对毕业班学生进行全面考核,向用人单位推荐各类人才。

(三)教研室

各教研室是医院的基层教学单位,要按院教学计划具体实施,认真完成所承担课程的教学任务,进行教学改革,开展教学法研究,不断提高教学质量。努力开展科学研究,促进教学工作。同时,要做好师资培养工作。

(张　婕)

第二节　各类医学生管理

一、研究生

研究生教育是培养高层次医学人才的一种学历教育,是毕业后教育的一部分。高水平的人才是医院发展、竞争取胜的基本保证,研究生的培养,是提高人才实力的重要途径。而大多数医学研究生和所有的临床医学研究生的教育和培养又都是在医院内进行的,因此医院必须加强研究生教育的管理。

(一)医院研究生教育的层次和类型

1.医院研究生教育的层次

目前医院研究生教育分为两个层次,硕士研究生教育和博士研究生教育,对于研究生教育的不同层次有不同的要求。

硕士生教育是继本科教育之后,以培养具有从事科学研究工作、教学工作或独立担负专门技术工作能力的德才兼备的硕士研究生为主要目标的高层次教育。

博士生教育阶段是继硕士生教育阶段之后,以培养医学博士为主要目的的最高层次教育。博士生在规定的3年时间内达到规定要求者,可授予博士学位。

2.医院研究生教育的类型

按医学学科划分可分为临床医学研究生、基础医学研究生、预防医学研究生、药学研究生和中医学研究生。医院研究生教育以临床医学研究生为主,还可按二级学科划分研究生类型。按学习方式划分可分为脱产研究生和在职研究生。按培养要求划分,可分为临床医学科学学位研究生和临床医学专业学位研究生。

(二)医院研究生教育的管理

研究生教育管理一般有目标化管理和过程管理两种模式。目标化管理是以各学科的培养要求为标准,将研究生教育的总体目标分解成不同阶段目标,合理配置教学资源,通过阶段目标的实现,最终实现总目标。过程管理要求加强对研究生培养过程每一阶段的管理,对导师遴选、招生、制订培养方案、中期考核、课题开题、论文答辩的整个过程进行控制。医院应将两种模式有机结合。

1.医院研究生教育管理机构

医院应在高等医学院校的总体规划下,负责对医学研究生实施全面的教育和管理。一般以

"三级管理,分工负责"为总原则。

第一级为管理层,应由院长(或分管副院长)负责领导本院的研究生教育工作。有学位授予点的医院,为开展研究生学位评审工作,应设立学位评定委员会,作为医院学位工作的领导机构,委员会一般由9～25名副高级以上职称的各类专家组成,其中教授和研究生导师应占半数以上。同时应设立专门管理机构或专职管理干部,保证日常管理工作。

第二层为教研室,可根据需要聘请1～2名主治医师以上人员担任教学秘书。

第三层为导师,导师是研究生教育的核心,是研究生培养质量的直接责任人。

2.导师遴选

我国研究生培养制度规定,必须为研究生配备指导教师。医院的研究生导师一般由具有较强临床业务能力或较高科研水平的副高级职称以上专家担任。大多数高等医学院校的附属医院,可以在学校的授权下,组织开展研究生导师的遴选工作。与职业技术职称不同,研究生导师不是一种固定资格,医院应建立研究生导师资格复审制度,复审一般在每年制订研究生招生计划前进行。除非特殊情况,一般硕士生导师年满60岁,博士生导师年满65岁后不应再担任研究生导师。

3.考试、考核和论文答辩

研究生平时考核包括工作态度和业务能力,记入轮转手册。平时有阶段考试,毕业前有技能、理论和外语考试。考试合格,修满学分,可申请论文答辩。答辩委员会应有校外和院外专家参与。按答辩委员会建议,由大学学位委员会统一授予学位。

4.经费管理

除按研究生经费管理办法外,研究生在临床实习阶段医院应按有关规定给以劳动补贴。

二、本科生

(一)教师选派及计划安排

在教学活动中,教师起主导作用,良好的讲授和指导,可使学生尽快掌握知识,并提高多方面素质。因而任课教师首先应具备良好的政治素质、思想品德和职业道德,能为人师表;同时教师要有较高的学术水平、专业知识和严谨的学风;第三教师应懂得教育科学,积极开展教学法研究,如教案的编写、板书的编排、课堂讲授艺术等,具有组织教学能力和科研能力。

(二)制订教学计划

教学计划是医院按照培养目标要求组织教学工作的实施方案,是指导和管理教学工作的主要依据。第一,教学计划要充分体现党和国家的教育方针,坚持教育与社会实践相结合,以提高国民素质为根本宗旨,培养学生的创新精神和实践能力。第二,教学计划要充分体现医学学科发展方向,注意学科的交叉融合、医学模式的转变、人类疾病谱的变化和当前社会高速信息化的特点。第三,教学计划要注重总结医学教育的实践经验,充分考虑当前我国医学教育在学制、课程设置、教学内容和方法方面的优势和不足,汲取别国的经验和教训。

(三)制订教学大纲

教学大纲是按照教学计划的要求,根据某一课程在教学计划中的地位、作用、性质、目的和主要任务以纲要形式编制的,用于教学、考核和教学质量评估的指导性文件,它规定了课程的知识和技术范围、教材的体系和深度、教学进度和教学方法的基本要求。

1.制订教学大纲的基本原则

(1)课程教学大纲必须体现教育方针,重视全面发展,加强知识、能力、素质协调发展。它要适应医学模式的转变,注重社会、人文、心理知识的渗透。

(2)必须符合教学计划的规定,根据各专业教学计划的要求编写,充分体现教学计划的培养要求,大纲中各课程的学时要按教学计划规定学时。

(3)要保证课程内容的系统性,避免不必要的脱节和重复,内容的取舍和层次要恰当。

(4)要具有高度的思想性、科学性和实践性,要以基础理论、基本知识和基本技能为主要内容,注意及时更新教学内容,剔除陈旧内容。

(5)必须符合学习认识知识的规律,内容结构须有序化,排列组合严谨,内容的深广度应以一般水平的学生为标准,充分发挥学生自觉性、创造性和独立性。

2.教学大纲的格式

教学大纲的基本格式包括大纲说明(前言)、授课与示教(见习)学时分配、教学内容与教学要求三部分。部分形态学科理论课与实验课(见习、实习)可以穿插编写大纲。

(四)医德、医风、学习方法

本科临床教学是培养合格医师的重要阶段。合格医师应具有良好的思想素质、高尚的医德。进入临床实习(或学习)阶段首先要层层进行医德医风的教育,给学生介绍医德高尚的楷模,树立良好的榜样力量。尽量避免社会不良风气对学生的影响,要求学生如何在临床实践中为患者服务,关心、管理和爱护患者,视患者为亲人,树立为患者解除病痛的决心和同情心。教师应是良好医德的表率。

在各个层面的教学管理和教学工组中,应始终贯穿对本科医学生学习方法的指导,强调医学是实践科学,真知来源于实践,应当把书本知识和临床实际应用结合起来,即基础结合临床、理论联系实际的学习方法;强调细致、全程观察管理患者的重要性;强调实践能力和动手能力的培养;强调学习的主动性和创造性,教师应多指导、多启发。

(五)临床教学实践活动

医学教育临床实践包括医学生的临床见习、临床实习、毕业实习等临床教学实践活动和试用期医学毕业生的临床实践活动。

1.临床见习

临床见习指临床课程讲授过程中,以达到理论与实践相结合为主要目的的临床观察与初步操作实践,包括现有的课间见习及集中见习等教学形式。

2.临床实习

临床实习指专业实习以外的与专业培养目标密切相关的、集中的临床实践教学,适用于基础医学类、预防医学类、法医学类专业及医学影像学、医学检验、医学营养学、麻醉学、护理学、妇幼卫生等专业。

3.毕业实习

毕业实习指以培养临床医师为目的的各专业,在毕业前集中进行的具有岗前培训性质的专业实习。

4.出科考核

要建立严格考试制度,出科考试是医学院校临床实习的重要环节,要考查学生理论知识和基本技能的掌握情况,是客观评价学生知识能力的一种手段,也是对学生医疗技能和综合能力锻炼的督促措施之一。考试内容及分数比例：医学理论占 40％，实践技能占 40％，平时表现及医德医风占 20％，要做到全面考核。

（张　婕）

第三节　师资培训与质量管理

一、师资梯队建设

教师队伍建设是学科建设的重要内容，是学科发展的基础，要充分发挥群体作用和个人优势，促进整个教师队伍水平的提高。

要选好学术带头人，学科梯队的人员配置包括不同年龄、不同档次的专业教师，在普遍提高的基础上，选好优秀的中青年教师作为带头人来加强培养，发挥老教师传、帮、带的主导作用，在学风上给予影响，从学术上、基础理论上、外语等方面给予指导，并注意在实践中提高青年教师的教学水平。各学科要有师资培养计划、考核指标，培育良好学术氛围，使教师队伍不断成长壮大。

二、对新教员的教学基本功训练

教师应当把自己精通的基础理论、专业知识、技能和技巧传授给学生，而且要善于把它变成学生财富。

作为新教员必须认真钻研教材，了解教材的重点、难点及关键部分，努力掌握教学技能和技巧，如教学组织、课堂讲授、各种教具的恰当应用及语言表达等。不断地总结自己，学习别人的教学经验，还要学习心理学，掌握学生身心特点。

新教员上课前一定要试讲，请老教师指导评论教案的书写，讲授的内容重点是否突出，逻辑性如何，板书是否规整，学时内时间分配是否合理等。通过示教查房、观摩教学等形式也可提高年轻教师教学水平。

三、师资外语培训

为学习国外先进技术，加强对外交流，外语是一种很重要的工具。必须尽快地提高教师外语水平，这样才能不断地更新知识，开阔眼界，提高师资队伍质量。特别是作为一名高等医学院校的教师，应该掌握 1～2 门外语。医院和主管部门应多为骨干教师创造提高外语水平的机会，如脱产、半脱产进行外文培训，或在有条件的情况下出国进修、请外教来讲学、查房、讨论病例等，都是提高教师外语水平的有效措施。

四、教师管理的激励政策

振兴民族的希望在教育，振兴教育的希望在教师，调动和激励教师的积极性尤为重要。

（一）建立教师考核制度

从德、能、勤、绩几方面对教师进行考核，包括教师的思想政治表现、道德品质和工作态度，教师在教学、医疗、科研工作中的水平、能力和创新精神。注重实际工作中业绩和贡献，如承担教学任务，完成教学工作量，改进教学方法，提高教学质量，编译教材，撰写文章、著作，总结科学研究和科研成果等。

（二）建立教师职务评聘制度

教师职务系列可分为教授、副教授、讲师、助教 4 个等级，可以根据业绩、资历等条件进行评定，按岗位聘用。

（三）建立奖励制度

奖励制度是促进师资队伍建设的重要措施，可进行综合性奖励，如教师节或年终评选各级优秀教师，也可以进行单项奖励，如在教学改革、教学质量、教学方法、教学管理等方面表现突出者给予奖励，也可进行竞赛性奖励，如观摩教学、讲课比赛并奖励优胜者。

（四）建立教师调整交流制度

注重保持教师队伍的活力，活跃学术空气，开阔视野，在相对稳定的基础上进行师资流动，优胜劣汰。

（张　婕）

第四节　教学质量控制

不断地提高教学质量是教学管理的核心工作，要对教学的各环节实行质量控制，建立健全监督检查机制。

一、建立教学评估制度

教学评估作为教学管理过程的主要环节，是教学决策的基础，对反馈教学效果、保障教学质量具有重要的作用。评估自始至终要贯彻"以评促建，以评促改，评建结合，重在建设"的原则。

根据评估的对象和内容可分为宏观评估、微观评估，根据评估实施的主体可分为自我评估、他人评估，根据评估指标和结果可分为定量评估、定性评估，根据评估的目的可分为办学水平评估、选优评估等。教学评估是一项系统性、科学性很强的工作，必须采取科学手段，有计划地进行。要为评估建立切实可行的实施方案和指标体系。

二、任课教师名单的审查制度

每学期期末即对下一学期的任课教师名单进行审查，由教学管理部门和主管院长审查各教研室提出的任课教师名单，对国家卫生计生委委属院校本科生大课要有 60％以上的副高职称以上教师任课，新教员不得超过 10％，对教学效果不好、态度不端正的教师暂缓授课。

三、备课、试讲及听课制度

要求教研组建立集体备课和老教师、主任亲自听课制度。

四、建立健全考试制度

实行教、考分离，由非任教老师按教学大纲要求命题，对学生成绩进行分析，学生成绩应呈正态分布。

五、建立教师教学工作档案

教师每年的任课情况、工作量及考核成绩记入档案作为教师晋升时的考核指标。

（张　婕）

第五节　教学的档案管理与试题库

一、教学档案

教学档案管理是保证教学任务的连续性，提高质量，加强教学管理的重要工作，各级教学管理部门应设教学档案专柜，重要资料也可由医院档案科（档案室）专门管理。其归档内容包括教学管理规章制度、教材建设、教学改革和教学研究成果、教学经费使用和教学设备添置情况等基本文件，以及教学软件、教学计划、各类教学大纲、学生名单、任课教师名单、考核成绩、教学评估和教学质量监控材料等。

二、试题库

许多医院担任多层次和多专业的教学，考试考查繁多，按教、考分离的原则应当建立试题库，命题标准化，考试公平化，试题库应定期按教材内容或大纲内容进行更新和调整，以不断提高教学效率和考试考核质量。

（张　婕）

第六节　住院医师规范化培训管理

随着现代医学科学技术的发展，医学模式的转变，传统的一次性医学教育观念逐渐被阶段性终身教育观念所代替。医学终身教育包括了三个性质不同而又相互连接、相互影响的教育阶段，即学校基本教育—毕业后医学教育—继续医学教育。这一连续统一体的医学教育概念已为世界上大多数国家所接受。

住院医师规范化培训是医学生完成学校基本医学教育后接受的某一个学科规范化的专业培养，是毕业后医学教育的重要组成部分，是培养高层次医学人才，提高临床医疗水平和医疗质量的重要环节和措施，有着现实和深远的影响。

一、培训基地与管理

（一）基地设置

1.基地分类

基地分为培训基地和专业基地。培训基地是承担住院医师规范化培训的医疗卫生机构。培训基地由符合条件的专业基地组成,专业基地由符合条件的专业科室牵头,组织协调相关科室,共同完成培训任务。

2.专业基地类别

本标准的培训专业基地类别共 34 个:内科、儿科、急诊科、皮肤科、精神科、神经内科、全科、康复医学科、外科、外科-神经外科、外科-胸心外科、外科-泌尿外科、外科-整形外科、骨科、儿外科、妇产科、眼科、耳鼻咽喉科、麻醉科、临床病理科、检验医学科、放射科、超声医学科、核医学科、放射肿瘤科、医学遗传科、预防医学科、口腔全科、口腔内科、口腔颌面外科、口腔修复科、口腔正畸科、口腔病理科、口腔颌面影像科。

3.设置原则

培训基地应设在三级甲等医院。培训基地间可建立协同协作机制,共同承担培训任务。根据培训内容需要,可将符合专业培训条件的其他三级医院、妇幼保健院和二级甲等医院及基层医疗卫生机构、专业公共卫生机构等作为协同单位,形成培训基地网络。

4.其他要求

(1)拟申报专业基地的单位必须达到《住院医师规范化培训基地认定标准(试行)》各专业基地细则规定的要求。

(2)专业基地所在医院的相关科室缺如或疾病种类数量不符合《住院医师规范化培训基地认定标准(试行)》相应要求的,可联合符合条件的三级医院或二级甲等医院作为协同医院,协同医院数量不超过 3 家。

(3)相关专业科室不具备培训条件的专科医院,须联合区域内培训相关专业基地所在医院作为协同医院。

(二)培训基地应具备的条件

1.医院资质

(1)依法取得《医疗机构执业许可证》。

(2)近 3 年来未发生省级及以上卫生计生行政部门通报批评的重大医疗事件。

2.培训设施设备

(1)培训基地的科室设置、诊疗能力和专业设备等条件能够满足《住院医师规范化培训基地认定标准(试行)》各专业基地细则的要求。

(2)有满足培训需要的教学设备、示范教室及临床技能模拟训练中心等教学设施。

(3)图书馆馆藏资源种类齐全,有满足培训需要的专业书刊、计算机信息检索系统与网络平台。

3.培训制度建设

(1)住院医师规范化培训组织管理机构健全。培训基地主要行政负责人作为培训工作的第一责任人全面负责基地的培训工作,分管院领导具体负责住院医师规范化培训工作;教育培训管理职能部门作为协调领导机制办公室,具体负责培训工作的日常管理与监督;承担培训任务的科室实行科室主任责任制,健全组织管理机制,切实履行对培训对象的带教和管理职能。

(2)有 3 年以上住院医师规范化培训组织实施经验;有系统的培训方案、实施计划、培训人员名单及考核成绩等记录。

(3)有培训基地和专业基地动态管理评估机制,以及时评价培训对象的培训效果和指导医师的带教质量;住院医师规范化培训任务作为考核科室建设和指导医师绩效的重要指标。

(三)培训基地的经费

建立政府投入、基地自筹、社会支持的多元投入机制。政府对按规划建设设置的培训基地基础设施建设、设备购置、教学实践活动及面向社会招收和单位委派培训对象给予必要补助,中央财政通过专项转移支付予以适当支持。

(四)培训基地的管理

培训基地必须高度重视并加强对住院医师规范化培训工作的领导,建立健全住院医师规范化培训协调领导机制,制订并落实确保培训质量的管理制度和各项具体措施,切实使住院医师规范化培训工作落到实处。培训基地主要行政负责人作为培训工作的第一责任人全面负责基地的培训工作,分管院领导具体负责住院医师规范化培训工作;教育培训管理职能部门作为协调领导机制办公室,具体负责培训工作的日常管理与监督。承担培训任务的科室实行科室主任负责制,健全组织管理机制,切实履行对培训对象的带教和管理职能。

二、培训与考核

(一)培训目标

住院医师规范化培训的目标是为各级医疗机构培养具有良好的职业道德、扎实的医学理论知识和临床技能,能独立、规范地承担本专业常见多发疾病诊疗工作的临床医师。主要体现在以下4个方面。

1.职业道德

热爱祖国,热爱医学事业,遵守国家有关法律法规。弘扬人道主义的职业精神,恪守为人民健康服务的宗旨和救死扶伤的社会责任,坚持以患者为中心的服务理念,遵守医学伦理道德,尊重生命、平等仁爱、患者至上、真诚守信、精进审慎、廉洁公正。

2.专业能力

掌握本专业及相关专业的临床医学基础理论、基本知识和基本技能,能够了解和运用循证医学的基本方法,具有疾病预防的观念和整体临床思维能力、解决临床实际问题的能力、自主学习和提升的能力。

3.人际沟通与团队合作能力

能够运用语言和非语言方式进行有效的信息交流,具备良好的人际沟通能力和团队合作精神,善于协调和利用卫生系统的资源,提供合理的健康指导和医疗保健服务。

4.教学与科研

能够参与见习/实习医师和低年资住院医师的临床带教工作,具备基本的临床研究和论文撰写能力,能够阅读本专业外文文献资料。

(二)培训内容

住院医师规范化培训以培育岗位胜任能力为核心,依据住院医师规范化培训内容与标准分专业实施。培训内容包括医德医风、政策法规、临床实践能力、专业理论知识、人际沟通交流等,重点提高临床规范诊疗能力,适当兼顾临床教学和科研素养。

1.专业理论

专业理论学习应以临床实际需求为导向,内容主要包括公共理论和临床专业理论。

(1)公共理论:包括医德医风、政策法规、相关人文知识等,重点学习相关卫生法律、法规、规章制度和标准,医学伦理学,医患沟通,重点和区域性传染病防治、突发公共卫生事件的应急处理及预防医学、社区卫生、循证医学和临床教学、临床科研的有关基础知识。

(2)临床专业理论：主要学习本专业及相关专业的临床医学基础理论和基本知识，应融会贯通于临床实践培训的全过程。

2.临床实践

住院医师在上级医师的指导下，学习本专业和相关专业的常见病和多发病的病因、发病机制、临床表现、诊断与鉴别诊断、处理方法和临床路径，危重病症的识别与紧急处理技能，基本药物和常用药物的合理使用。达到各专业培训标准细则的要求。

掌握临床通科常用的基本知识和技能，包括临床合理用血原则、心肺复苏技术、突发性疾病院前急救、姑息医疗、重点和区域性传染病的防治知识与正确处理流程。在培训第一年能够达到医师资格考试对临床基本知识和技能的要求。

熟练并规范书写临床病历，在轮转每个必选科室时至少手写完成两份系统病历。

(三)培训年限与方式

1.培训年限

住院医师规范化培训年限一般为 3 年(在校医学专业学位研究生实际培训时间应不少于33 个月)。

已具有医学专业学位研究生学历的人员，和已从事临床医疗工作的医师参加培训，由培训基地及专业基地依据培训标准，结合其临床经历和实践能力，确定接受培训的具体时间和内容。在规定时间内未按照要求完成培训任务或考核不合格者，培训时间可顺延，顺延时间最长为 3 年。

2 培训方式

培训对象在认定的住院医师规范化培训基地完成培训任务。

培训基地负责住院医师的专业理论学习和临床实践培训，主要采取在本专业和相关专业科室轮转的方式进行。

公共理论主要采取集中面授、远程教学和有计划的自学等方式进行，可分散在整个培训过程中完成。

(张　婕)

第七节　进修医师管理

培养进修生是大医院为基层医院培养人才，协助他们提高医疗技术水平的一项义不容辞的责任。在一定程度上，也起到技术交流和补充医院人力不足的作用。管理好进修医师即可帮助基层也有益于医院自身的工作。医院应责成相关职能部门(医务科或科教科)统一管理。

一、制订招生计划和生活管理制度

(一)招生计划

进修生来源复杂，层次水平差异很大，应制订进修生招生质量标准和计划，经过报名、资格审查，举行统一入院考试，择优录取，分期分批来院，便于统一管理。

（二）管理制度

医院应制订进修生管理条例。介绍医院规章制度、组织纪律要求、医疗常规、学术活动安排和考核制度。各科室进修生应有专人管理,制订本科室对进修生的要求和医疗学习活动计划。

二、岗前教育

岗前教育应包括环境和医疗常规的介绍,包括各种医疗文件(病志、处方、各种检查申请单)的书写要求,医院和科室的医疗管理制度(如首诊负责制、三级医师负责制、病例讨论制度、会诊制度、临床用血管理制度、医嘱制度、请示报告制度等),同时进行服务规范的培训及医德医风教育,使其很快适应医院工作。

三、基本功训练和业务讲座

注重进修医师基本功训练,按三基三严的要求注意纠正不良作风和不规范的操作。制订进修生学习计划,包括各专业组轮转和业务讲座,每轮进修生安排二级和三级学科的专题讲座,包括基本理论,实践经验和国内外进展。

四、定期考核和检查

初期考核,在入科 1 个月内由科室主任对其病志、处方、申请单填写情况考核,合格后发给进修医师印章。每 3 个月由科室主任和总住院医师组织业务能力考核,对其不足之处予以帮助。进修结束时对其医疗技术水平及工作态度、医德医风情况进行综合鉴定,由医院统一发给进修医师结业证明。

五、进修生管理注意事项

视进修生为本院职工,加以关心和爱护,严格要求和具体指导相结合,避免注重使用、不关心成长的倾向。

（张　婕）

第八节　继续医学教育

继续医学教育是学校医学教育的延续,是不断提高各级专业技术人员业务素质、更新知识、增加技能的终生教育。教学医院应当是继续医学教育的阵地。医院领导必须加强继续医学教育,这是医院人才培养、业务建设的战略性工作。国家对继续医学教育的总体要求、组织管理、内容和形式及继续医学教育的考核、登记和评估等都有详细的规定。

一、管理机构

继续医学教育工作实行卫生行业管理,在管理上打破医疗机构的行政隶属关系和所有制界限,全国和省、自治区、直辖市继续医学教育委员会是指导、协调和质量监控的组织。医院应成立继续医学教育领导小组,设立继续医学教育的职能部门,派专职人员管理此项工作,各业务科室的负责人应主管本科室的继续医学教育工作。

二、内容和形式

继续医学教育的内容,应以现代医学科学技术发展中的新理论、新知识、新技术和新方法为重点。注意先进性、针对性和实用性,重视专业技术人员创造力的开发和创新思维的培养。根据学习对象、学习条件、学习内容等具体情况的不同采取短期培训、进修、研修、学术报告、学术会议、网络学习和自学等多种形式。

三、学分制管理

继续医学教育实行学分制管理,按活动性质分为Ⅰ类学分和Ⅱ类学分。具有中级或中级以上专业技术职务的卫生技术人员每年都应参加继续医学教育活动。

卫生技术人员完成继续医学教育学分将作为年度考核、晋升和续聘的必须条件。医院必须对专业技术人员的继续医学教育情况进行考核、登记和验证。继续医学教育对象每年参加继续医学教育活动,所获得的学分不低于25学分,其中Ⅰ类学分5～10学分,Ⅱ类学分15～20学分。省、自治区、直辖市级医疗卫生单位的继续医学教育对象五年内通过参加国家级继续医学教育项目获得的学分数不得低于10学分。继续医学教育对象每年获得的远程继续医学教育学分数不超过10学分。Ⅰ类、Ⅱ类学分不可互相替代。

（张　婕）

第十四章

医院护理管理

第一节 护理行政管理

一、护理组织架构

(一)目的

加强医院护理管理,强化内涵建设,提高管理水平,科学地开发和利用护理人力资源,客观地评价护理质量,持续改进护理质量,保障护理安全。因此基于卫生部印发的《医院管理评价指南》,理顺护理管理体制,加强护理行政组织管理。

(二)护理管理组织

国内综合性三级医院护理质量管理实施由分管院长领导下的护理部主任－总护士长/科护士长－护士长三级管理模式(图14-1)。

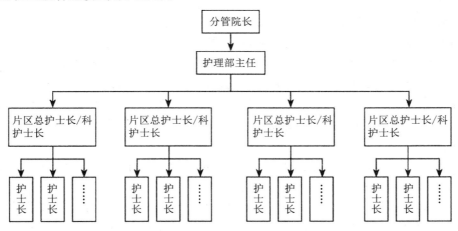

图14-1 护理三级管理组织框架图

(三)护理专业组织

为了达到护理专业化管理,可成立若干委员会,如护理质量管理委员会、护理安全管理委员会、护理教学委员会等。每个委员会可下设若干个专业小组,如血栓监控小组、伤口护理小组、高危管理组等。

二、护理工作制度

(一)意义

护理工作制度是护理管理的重要组成部分之一,护理工作制度贯穿于护理工作的每一个环节,规定了一定的行为模式,传播了一定的信息和价值观,使目标人群明确应该做什么、不应该做什么,制订并严格落实制度是保证各项护理工作顺利有序开展,确保护理质量与护理安全的基础。护理工作涉及的面广,内容多,知识的整体性强,因此护理工作制度应该覆盖从个人行为到医院的基本制度,从技术要求到业务规程,包括全院所有层面和所有环节。

(二)内容

护理工作制度包括护理行政管理制度、护理质量管理制度、护理教学与科研管理制度、病区护理管理制度等。

1.护理行政管理制度

其包括会议制度、护理人员行为规范、护理人员服务规范、护理人员准入制度、护理人员教育培训制度、护理人员考核制度、护理人力资源调配制度、奖惩制度、值班制度等。

2.护理质量管理制度

其包括护理质量监控制度、护理质量与安全管理委员会运行制度、护理安全管理制度、抢救工作管理制度、护理文件书写制度、护理病例讨论与会诊制度、护理查房制度、药品/物品/器械管理制度、消毒隔离制度、护理缺陷管理制度、护理投诉管理制度等。

3.护理教学与科研管理制度

其包括护理职后教育管理制度、临床教学管理制度、进修护士管理制度、实习护生管理制度、护理科研管理制度、护理论文管理制度、新技术新业务管理制度、护理科研基金管理制度、护理人员外出学习管理制度、继续教育学习班管理制度等。

4.病区护理管理制度

其包括病区安全管理制度、患者入院管理制度、患者住院管理制度、患者出院管理制度、分级护理管理制度、患者饮食管理制度、患者告知制度、探视陪护管理制度、健康教育制度、护理工作查对制度、医疗文件管理制度、输血管理制度、特殊药物(青霉素、化疗药物等)管理制度、危重患者管理制度、交接班制度、护理缺陷报告制度、不良事件(压疮、跌倒、走失、导管等)报告制度、业务学习管理制度等。特殊科室(如产房、血液透析室、门诊、急诊室、手术室、中心供应室)应结合专科特点适当增补或调整病区护理管理制度。

(三)原则

(1)制订护理工作制度要与医院的管理目标、质量方针有机结合,要与国家法律法规、社会道德规范相一致,要与相关领域卫生政策文件的要求相同步。

(2)护理工作制度具有时效性,主管部门要有修订制度的规定与程序。修订后的文件,有试行、修改、批准、培训、执行程序,并有修订标识。相关护理管理人员知晓修订规定与程序,知晓修订后的相关制度。对修订后制度的执行情况有追踪与评价,持续改进有成效。

(3)制订制度要全面、系统、配套。护理工作涉及面广、工作环节多,一个患者的诊疗需要多个科室、岗位、班次共同完成,因此制订制度要全面、系统,各项条例、规程形成一个内在统一、相互配套的体系,尽量避免疏漏和缺项。

（4）护理工作制度的建设既包括制度的制订、修改和创新过程，又包括制度的贯彻、执行、评价过程。一个制度的建立，应该先从基层入手，听取大家的意见，确立一个适用可行的指导方向，由上到下地贯彻执行，由最高的领导首先执行。

（四）执行

（1）有护理管理制度培训计划并落实。护理工作制度发布后，主管部门要组织相关执行人学习与培训，要求护理人员知晓制度内容并规范执行。

（2）制度制订负责人对制度相关疑问进行解答，跟踪制度内容落实情况，分析不落实的原因，不断完善。

（3）护理部要组织相关人员对各项制度的落实情况进行督查，尤其是核心制度的执行情况，对制度执行欠缺的条款和内容进行追踪与评价，有持续改进。

三、护理目标管理

（一）目的

以目标为导向，以人为中心，以成果为标准，以科学管理和行为科学管理为基础形成的一种激励式、参与式的管理制度与方法，达成计划管理中目标的分解、落实、执行、调整和检查。

（二）实施步骤

1.分析形势，确定目标与任务

（1）依据医院总体规划、护理学科发展方向、相关卫生政策文件的要求，分析护理工作现况，针对所关注的问题，归纳形成若干目标（即努力方向）。可根据医院实际情况分为长期目标（3～5年）、中期目标（2年）、短期目标（1年内）。

（2）将改善的目标具体到可测量的指标，并赋予标值（即目标可以测量，改善有比较）。

2.任务分解，制订策略和行动方案

为了解决问题和达成目标要制订具体策略，列出计划开展的具体工作（工作1、工作2……），主要介绍具体的工作内容、参与者、注明最后完成时间，并说明这项工作与目标的关系或对应的指标。

3.制订时间进度表

建议使用甘特图形式，明确每个月需要完成的任务或要达到的目标。

4.监测与反馈

事先规定各个目标完成期限，以事先确定的各阶段的任务目标作为评价依据，进行阶段性检查。

5.定期总结与分析

护理部定期总结各项任务目标完成情况，一般周期为季度、半年、1年、2年、5年，总结报告递交院部，并召开相关会议，向护理团队表述工作完成情况，并下达下一阶段任务与目标。

（曲　慧）

第二节　护理质量管理

一、护理质控体系

(一)护理质量与安全管理委员会组织架构

在医疗质量与安全管理委员会下设护理质量与安全管理委员会,人员构成合理、职责明确。由护理部主任/副主任牵头组建,各医院根据具体情况,可由病房管理、重症护理、信息化推进、优质护理等不同管理委员会组成,每个委员会由组长、秘书、若干成员组成。各科室在病区护士长领导下,组建与护理部各质量与安全管理委员会相对应的管理小组,由各病区护士长和护理骨干组成,对全院护理工作实行全方位的三级监控(图14-2)。

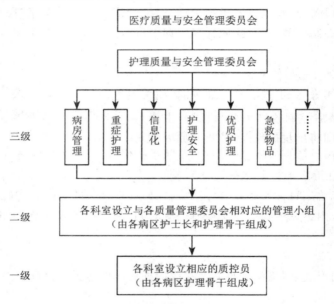

图14-2　护理质量与安全管理委员会组织架构图

(二)具体职责

(1)根据医院总目标制订年度护理质量与安全工作目标、年度/月工作计划与实施方案,并落实到位。各病区护士长根据护理部工作目标和工作计划,制订科室护理月工作计划,并落实到位。

(2)护理质量与安全管理委员会定期召开会议,要有记录。

(3)协助科室解决质量管理中的重大难题,为质量持续改进献计献策。

(4)适时对全院护理质量管理制度、质量标准、监控方法进行补充、完善,提高管理效益。

(5)对各科室质量与安全措施落实的成效有评价与再改进的具体措施。

二、护理质量监控

(一)控制原则

质量控制是质量管理工作的重要组成内容,是通过一系列技术和管理活动,控制服务产生、形成或实现过程中的各个环节,使其达到规定的质量要求,把缺陷控制在其形成的早期并加以消除。护理质量控制必须针对具体目标,由控制者与控制对象共同参与,按实际情况设计护理控制系统,建立控制系统主要遵循以下基本原则:①组织机构健全原则。②与计划相一致原则。③控制关键问题原则。④直接控制原则。⑤标准合理性原则。⑥追求卓越原则。

(二)控制方法

按时间顺序有前馈控制、同期控制和反馈控制,这是护理质量控制的基本方法。

1.前馈控制

前馈控制又称预先控制,是一种积极的、主动的控制,指在活动之前就对结果进行认真的分析、研究、预测,并采取必要的防范措施,使可能出现的偏差在事先得以控制。

2.同期控制

同期控制又称过程控制或环节质量控制,是管理人员对正在进行的各种具体工作方法和过程进行恰当的指导、监督和纠正。同期控制是在执行计划过程中对环节质量的控制,其有效性很大程度上取决于管理者的素质与能力,以及护士对管理者的理解程度。

3.反馈控制

反馈控制又称事后控制或结果质量控制,主要是分析工作的执行结果,并与控制标准相比较,发现已经产生或即将出现的偏差,分析其原因和对未来的可能影响,以及时拟定纠正措施并予以实施,防止偏差继续发展或再度发生。反馈控制是一个不断进行的过程,因此,质量信息的反馈应当做到灵敏、准确、及时,使反馈控制为管理者提供关于质量管理效果的真实信息。

(三)控制过程

护理质量需要全方位、立体式、多元化进行控制,基本原理和方法如图14-3所示。

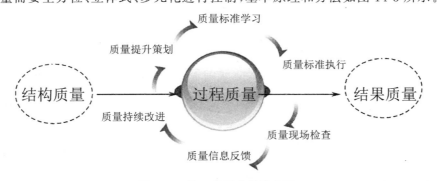

图 14-3 护理质量监控模式图

在护理质量控制过程中涉及了美国医疗质量管理之父 Avedis Donabedian 提出的医疗质量评价的三维内涵,即结构质量、过程质量和结果质量。

1.结构质量

结构质量指医疗机构中各类护理资源的静态配置关系与效率,是护理质量的基础,是过程质量和结果质量的保证条件,属于前馈控制。比如以下几种。

(1)组织和人员:需具有与各级医疗机构功能、任务和规模相对应的健全的护理管理体系;护理人员配置数量和素质符合行业标准,包括医护比、床护比、护患比、学历结构、职称结构、注册护士构成比等。

(2)物资和设备:反映医疗机构硬件设施、医疗护理活动空间、物资设备等的达标程度。

(3)知识和技术:反映医疗机构护理业务功能与水平、履行护理技术常规的达标程度。如护理人员在职培训的达标率、特殊岗位护理人员的培训率等。

(4)管理与监控:包括各类护理工作制度、疾病护理常规、护理技术操作规程及护理质量监控活动等。

2.过程质量

过程质量指医疗机构中护理工作动态运行的质量与效率,过程质量聚焦护理工作过程中的质量控制,属于前馈控制。比如以下几种。

(1)患者管理的环节指标:基础护理的合格率、特一级护理的合格率、专科护理的合格率、健康教育的覆盖率等。

(2)护理环境和人员管理的环节指标:如病房管理的合格率、院内感染预控的合格率、急救物品准备的合格率、护理文件书写的合格率、护理技术操作的合格率等。

3.结果质量

结果质量指对医疗机构中护理结构与运行最终质量的测度,是对患者最终护理结果的评价,即护理服务的结局指标,属于反馈控制。主要包括出院患者对护理服务的满意度、导尿管相关性感染的发生率、中心静脉置管相关性感染的发生率、住院患者跌倒发生率、给药差错发生率、压疮发生率、抢救成功率等。从广义上讲,护理结果质量还包含了护理工作效率、护理成本效益等效率效益指标。

三、护理质量评价

(一)目的

护理质量评价是护理管理中的控制工作,评价一般指衡量所订标准或目标是否实现或实现的程度如何。护理质量评价的意义在于:说明护理工作的价值;衡量工作计划是否完成或所达到的程度;根据护理服务的数量与质量来评价患者需求满足的程度、未满足的原因及其影响因素。指标及指标体系是进行质量管理最基本、最重要的手段。护理质量标准对医院护理工作起着关键的导向作用。

(二)护理质量指标

1.概念

指标是说明总体数量特征的概念,一般由指标名称和指标数值两部分组成。护理质量指标是说明医院护理工作中某些现象数量特征的科学概念和具体数值表现的统一体,是用于反映和评价护理质量高低的具体指征。一项护理质量指标只能反映医院护理工作的某个或某些侧面,只有当不同来源和用途的各个方面护理质量指标有序地集合在一起,形成护理质量指标体系,才能对医院护理质量水平做出科学、合理的评价。按照文件要求,护理部要制订定期监测医院内跌倒、坠床、压疮、择期手术并发症(肺栓塞、深静脉血栓、肺部感染、人工气道意外拔出)的质量监控指标;对监控指标数据有分析,制订改进措施并落实;对改进后的监控指标数据有评价,改进有成效。

2.指标筛选原则

指标筛选原则如表14-1所示。

表 14-1 指标制订的五大原则

筛选原则	内容描述
重要性	准入指标为公认重要的、有代表性的指标
可操作性	实际评价工作中,该指标易获取、可信程度很好,不需要大量人财物力
敏感性	实际评价中,指标对纵向和横向变化具有较好区别能力
代表性	能在一定程度上反应其他指标的信息,包含信息量大
特异性	有特点,能从一定角度反映某一方面的信息,不能被其他指标取代

3.指标制订步骤

(1)成立研究小组:一般由护理部主任担任组长,成员包括护理质量管理专家、临床护理专家、临床护士长、护理骨干、护理专业及统计学专业研究生,必要时可邀请医疗专家参与,有条件者应提请医务处、院内感染办公室、病案室、信息科等工作人员参加,全方位保证指标的科学性、全面性、采集的便捷性和可操作性。

(2)初选指标:在 Avedis Donabedian 医疗质量指标三维理论的指导下初选指标,方法包括基于文献研究收集已有的护理质量指标;召开专家会议,头脑风暴提出指标;利用二手资料分析探索护理质量的影响因素,提取影响因素的表达指标。

(3)筛选指标:基于指标制订的原则,可从主客观两方面对指标进行筛选,比如数理统计学法等。

(4)实证评价:运用已选出的指标对不同医院或同一医院中的不同护理单元实施护理质量督查,评估指标的信效度、代表性、适应性和局限性,为下一步修改指标提供依据。

4.指标表述形式

指标表述形式包括护理质量指标名称、计算公式(分子、分母、指标单位％或‰等)、收集方法、上报周期、责任部门、责任人等。

(三)护理质量标准

1.概念

标准是衡量事物的客观准则,是技术管理与工作质量管理的依据。护理质量标准是载有医院护理质量管理方针、目标、职责分工、管理程序、运作方法、运作过程等的综合媒体,是判断护理工作质量的准则,是护理质量管理的基石。分为国际通用标准、国家法定、国家卫生行业标准(比如《护理分级》与《静脉治疗护理技术操作规范》行业标准)、地区卫生行业标准、院级标准等。护理质量标准化是通过制订、修订、发布和实施护理实践标准,并不断进行标准化建设,已追求高质量、高效益。护理专业标准是规范职业发展的必要条件,也是提高护理质量的基础。

2.标准制订步骤

制订护理质量标准的主要步骤如下。

(1)明确目标,计划立项:目标是一个计划或方案要实现的最终的、具体的、可测量的最终结果。在标准制订之前先确定标准项目、制订计划,明确标准的内容、范围、方法、要求和阶段性重点。

（2）组建团队，全民参与：根据制订标准的工作量的大小和难易程度成立标准制订小组。小组成员应当熟悉护理质量的要求，具有丰富的临床经验，掌握专科技术和标准化技术。

（3）充分调研：标准的科学性、适用性和可操作性都是以前期充分的调研作为理论和实践基础的。因此，在前期调研可以围绕以下几个问题展开：①目前已经有了哪些标准和流程？②这些标准或流程设计是否合理？③您的设计和改进想解决什么问题？④是否具备实行该标准的条件（人、物、环境等）？

（4）起草标准：依据国家、部门或行业标准，根据各医院的实际情况确定质量标准项目。制订标准时要注意：标准是一种权威性的决定，一旦确定就必须严格执行。单位、地区标准要服从于国家和行业标准，可以高于但不能低于国家标准和行业标准，但必须是能够做得到。

（5）修订与完善标准：通过专家咨询、实践调研、部分科室试行等，对相关意见经过分类整理、逐一分析研究，采纳合理意见，不断修订与完善，最终确定护理质量标准方案。

（6）报批、发布标准：护理质量标准确定后，报至护理部、医院质量管理委员会等相关部门审批、备案、实施。同时应当尽快发布至各个执行科室，以便其在规定的实施日期之前做好实施的各项准备工作。

3.标准的表述形式

标准内容包括封面、前言、名称、范围、术语和定义、符号和缩略语、要求、附录性文件、参考文献等，其中封面、前言、名称、范围是必备要素。

（四）护理质量评价过程

1.确立护理工作标准或护理质量评价指标

首先要确立护理工作标准或护理质量评价指标。

2.根据标准或指标评估护理质量

以"抓重点、广覆盖、达自律"为监控形式，根据医院管理内容、护理质控的年度工作重点、护理质量问题聚焦点确定重点检查项目，同时质量检查尽量覆盖医院所有科室。关注重点科室（如重症监护室、急诊、新生儿室、血透室等）、重点环节、高危药物、频发时段等。质量监控形式多样化，包括明察（"内容、时间、结果"三公开）、暗查（突击督查、不告知、不直接反馈）、护理工作调研（现场调研、第三方调研、书面问卷、会议调研等）等。

3.分析评估结果并进行信息反馈

将检查结果与护理标准或指标进行比较，明确计划执行的进度，出现的偏差，并及时反馈信息至相关科室，进行有效整改。反馈形式多样化，包括现场反馈、书面反馈、会议反馈等。

4.运用质量管理工具进行护理质量持续改进

聚焦问题关键点、薄弱环节、问题突破点，运用 PDCA 循环、根本原因分析等科学工具进行护理质量的持续改进，其中尤其要关注对改善措施的效果进行有效评价。

四、护理质量改进

（一）概念

质量改进是在质量控制的基础上，通过采取各种有效措施，提高产品、过程或体系满足质量要求的能力，使质量达到一个新的水平和新的高度的过程。持续质量改进是质量管理的重要原则之一。护理质量持续改进的新模式更加关注质量督导的全过程，探索更加科学、有效的措施，强调在原有的质量基础上不断地制订更高的标准，使护理质量改进始终处在一个良性的循环轨道中。

（二）护理质量改进项目

护理质量改进项目可以是定期护理质量检查存在的问题、护理专项检查结果、上报的不良事件、典型防护理缺陷等。重点关注高风险、高频率、高影响面的问题作为优先护理质量改进项目。比如降低住院患者非计划性拔管发生率、预防老年住院患者跌倒发生、加强高危药物管理、降低不良事件发生率等。

（三）护理质量改进方法

护理质量持续改进的方法有很多,目前已有很多管理工具运用于护理质量持续改进中,包括PDCA 循环、根本原因分析、潜在失效模式与效果分析、屏障分析技术、品管圈等。

（曲　慧）

第三节　护理教育管理

护理教育包括护士在职教育和临床护理教育。护士在职教育包括新护士岗前培训、规范化培训、继续教育、进修生培训等。临床护理教育包括临床教学和临床实习。护理教育管理包括护理教育组织管理体系的建设、临床教育工作管理制度的制订、教学质量评价体系的制订及落实、教学师资的选拔及培养、分层次培训管理等。

一、临床教学管理

（一）临床护理教学组织管理

构建护理部-科-病区三级教学质量管理体系,形成护理部主任-护理部教学助理-大科教学干事-病区教育护士-病区带教老师分级管理网络,明确各级教学人员工作职责,各司其职,完成医院临床护理教学任务。

（二）临床护理教学管理制度

为进一步加强护理教育管理,促进教学管理工作规范化、科学化、制度化和现代化,不断提高护理教学管理水平与教学质量,应建立健全护理教学管理制度。如临床护理教师资格认证与管理制度、临床护理教学质量考评管理办法、教学档案管理、带教老师管理制度、护生管理制度等。

（三）临床护理师资队伍管理

在临床教学工作中,教师队伍的水平如思想素质、知识结构、业务素质的高低直接影响教学质量。因此对临床护理教学人员应实行资格认证和聘任制,严格甄选,选择具有良好的职业素质和专业技能、责任心强、乐于施教的护士。同时加强临床护理师资队伍的培养,采用集中培训、外院进修、参加学术交流等,提高教学水平,并定期考核。

（四）临床教学计划管理

护理部应根据各院校护理教学计划,结合医院实际,以临床应用能力为主线设计培养方案。临床带教老师应根据护理部教学计划,结合专科特点和学生所在院校的教学计划制订个性化的教学方案,各级教学管理组织定期对计划实施情况进行检查。

(五)教学过程管理

教学过程中应开展多种形式的教学活动,如岗前培训、全院教学公开课、全院操作示教、多种形式的护理教学查房、护理病历讨论、针对专科疾病知识及护理的临床辅导小课、专科健康教育等。各种学习方法广泛听取意见,持续改进。

(六)临床教学质量评价

临床教学质量评价采用多维评价方法全面评价教学质量,评价内容包括教学计划、带教态度、方法、内容、质量及效果等。评价方法包括护理部-科-病区逐级评价,以及学生对带教质量、对带教老师满意度的测评等。同时将护理教学质量考核纳入教育护士护理质量考核和个人绩效考核中。

(七)教学档案的管理

建立临床护理教学档案,专人负责、专人管理,保证资料的完整性和系统性。各级护理教学管理组织对各自的教学资料进行统一管理、收集汇总,对相关数据进行分析总结,使护理教学质量达到持续改进。

二、护士岗位培训

(一)培训目的

根据本医院护士的实际业务水平、岗位工作需要及职业生涯发展,制订并落实本医院各级护士在职培训计划,加强护士的继续教育,注重新知识、新技术的培训和应用。护士培训要以岗位需求为导向、岗位胜任力为核心,突出专业内涵,注重实践能力,提高人文素养,适应临床护理发展的需要。

(二)培训内容

1.新护士岗前培训

实行岗前培训和岗位规范化培训制度。岗前培训包括相关法律法规、医院规章制度、服务理念、医德医风及医患沟通等内容。岗位规范化培训包括岗位职责与素质要求、诊疗护理规范和标准、责任制整体护理的要求及临床护理技术等,以临床科室带教式为主,在医院内科、外科等大科系进行轮转培训,提高护士为患者提供整体护理服务的意识和能力。

2.专科护理培训

根据临床专科护理发展和专科护理岗位的需要,按照国家卫生计生委和省级卫生行政部门要求,开展对护士的专科护理培训,重点加强重症监护、急诊急救、血液净化、肿瘤等专业领域的骨干培养,提高专业技术水平。

3.护理管理培训

从事护理管理岗位的人员,应当按照要求参加管理培训,包括现代管理理论在护理工作中的应用、护士人力资源管理、人员绩效考核、护理质量控制与持续改进、护理业务技术管理等,提高护理管理者的理论水平、业务能力和管理素质。

4.各个能级分层培训

培训内容依护士能级不同而异,一般采用阶段式、阶梯式培养模式(图14-4)。按各层级能力要求、职责及晋级条件将护理人员分为四到五级,定期评估。各级护士培训内容的设置遵循"弹性原则"和"反馈原则",根据实际情况不断调整和修改培训计划和内容,以及时加入先进知识及技术。分层次培训可以遵循共性、个性相结合原则,比如 $N_0 \sim N_4$ 的共享课程和 $N_1 \sim N_5$ 的个性化课程。N_1、N_2主要围绕扎实强化打好基础,N_3～N_5主要围绕提升扩展帮助发展。在内容的选择方面,共享课程主要涵盖人文修养、新的政策规范标准、相关的法律法规及护士专业发展和执业中存在的问题等;个性课程则按不同能级护士的岗位职责、任职条件、核心能力要求、工作标准拟定授课内容。

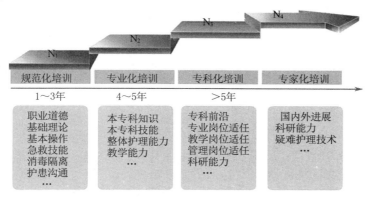

图 14-4　阶段式、阶梯式培养模式

(三)培训方法

1.护理部层面

(1)专题短训班:定期举办专题短训班(建议 1 个月 1 次),包括护理教学、护理管理、优质护理、急诊危重病、循证护理、国外动态等,从外院聘请或医院内部副高职称以上的护理专家、国内外进修学习者、研究生等担任讲师,护士根据自己能级和需求进行学习。

(2)业务讲座:护理部定期组织业务讲座(建议 2 个月 1 次),包括护理前沿、新技术、新知识、护理文化政策等,讲座结束,组织考试,可按规定授予一定学分。

2.病区层面

(1)各病区应根据专科特点定期组织专业知识、技能学习与演练,努力提高各级护理人员的专业护理水平,提高服务质量。

(2)各病区护士长可利用每天晨会时间对当天病区重症患者、术后患者等护理情况,进行相关护理问题应知应会提问,成绩记录个人技术档案。

(3)护士长根据病区现有的疑难护理问题或新技术、新业务开展情况,组织专业知识学习,保证业务学习的质量。

(4)各病区护士长定期组织本专科护理常规和专科护理技术操作的学习和示教,认真落实专科护理常规和技术操作规范的知晓率和执行率。

(5)病区各项业务活动要理论联系实际,解决临床护理中存在的或潜在的护理问题,保证人人落实到位,各项活动安排要有完善的记录。

(6)病区护士长对病区护师以下的护理人员定期进行三基考核,提高低年资护士的护理技能。

(四)培训师资力量

护理部可以组建护理职后规范化培训小组,由护理部副主任、经过培训后具有一定资质的临床护理人员等组成。护理部副主任负责培训计划、考核标准的制订,具体培训指导工作由小组成员共同承担。各个病区成立相应的培训小组,由护士长、相关护理骨干负责,实施对本病区各能级护理人员的培训与考核,护士长还应全面指导及督导各层级护理人员培训计划的进展与实施。

(五)培训质量监控

护理部职后规范化培训小组定期对各病区各能级护士三基培训情况进行检查与追踪,查阅科室不同能级护士的培训内容、培训时间、培训效果等资料,访谈护士对培训项目的认知情况,发现问题、提出整改,以持续改进。

(六)培训效果评估

为了保证培训效果,护理部不断强化考核评价。考核可分理论考试和技能考核,技能考核由护理部拟定模拟场景和患者紧急意外情况类别。根据各级护士掌握知识与理论程度的评价表进行考核。考试考核成绩计入个人护理质量,与绩效考核挂钩,不合格者要进行补考,最终达到人人过关。

(曲　慧)

第四节　医院感染护理管理

一、医院环境管理

医院环境卫生管理是医院管理的重要部分,其作用是减少或控制污染源的扩散,保障医院患者、工作人员、社会人群免受有害因素的侵袭和影响,保证医院安全。

(一)医院环境感染危险度分类及管理

医院内部环境的感染危险度,应依据是否有患者存在,以及是否存在潜在的被患者血液、体液、分泌物、排泄物等污染的可能而划分,并针对不同环境感染危险度采取相应的环境清洁卫生等级管理措施。一般按风险等级划分为低度风险区域、中度风险区域和高度风险区域。不同风险区域相应等级的环境清洁与消毒管理具体要求如下。

1.低度风险区域

(1)环境清洁等级分类:清洁级。

(2)定义及范围:基本没有患者或患者只做短暂停留的区域。患者血液、排泄物、分泌物等体液对环境或物表的污染以点污染为主。比如行政管理部门、图书馆、会议室、病案室等。

(3)方式:湿式卫生。

(4)频率:1～2 次/天。

(5)标准:区域内环境干净、干燥、无尘、无污垢、无碎屑、无异味等。

2.中度风险区域

(1)环境清洁等级分类:卫生级。

(2)定义及范围:有普通患者居住,患者体液、血液、分泌物、排泄物对环境表面存在潜在污染可能性的区域。比如普通住院患者、门诊科室、功能检查室等。

(3)方式:湿式卫生,可采用清洁剂辅助清洁。

(4)频率:2 次/天。

(5)标准:区域内环境表面菌落总数≤10 cfu/cm²,或自然菌减少一个对数值以上。

3.高度风险区域

(1)环境清洁等级分类:消毒级。

(2)定义及范围:有感染或定植患者居住的区域,以及高度易感患者采取保护性隔离措施的区域,如感染性疾病病房、手术室、产房、重症监护病房、器官移植病房、烧伤科病房、新生儿病房、导管室、腔镜室、血液透析室及普通病房的隔离病房等。

(3)方式:湿式卫生,可采用清洁剂辅助清洁;对高频接触的环境表面,实施中、低水平消毒。

(4)频率:≥2 次/天。

(5)标准:区域内环境表面菌落总数Ⅰ、Ⅱ类环境≤5 cfu/cm²,Ⅲ、Ⅳ、类环境≤10 cfu/cm²。

(二)医院治疗环境类别及管理

医院治疗环境分为四个类别,对不同类别的治疗环境应制定相应的管理方法及卫生学标准,以达到医院感染控制管理的要求。

1.Ⅰ类环境管理要求

(1)Ⅰ类环境:采用空气洁净技术的诊疗场所,分为洁净手术部和其他洁净场所。

(2)Ⅰ类环境卫生标准:空气平均菌落数空气采样器法检测≤150 cfu/m³,平板暴露法检测≤4 cfu/(Ⅲ·30 分钟),物体表面平均菌落数≤5 cfu/cm²。

(3)Ⅰ类环境的空气消毒方法:采用空气净化技术,把手术环境空气中的微生物粒子及微粒总量降到允许水平,达到Ⅳ级及以上洁净度要求。

2.Ⅱ类环境管理要求

(1)Ⅱ类环境:非洁净手术室,产房,导管室,血液病病区、烧伤病区等保护性隔离病区,重症监护病区,新生儿室。

(2)Ⅱ类环境卫生标准:空气平均菌落数≤4 cfu/(Ⅲ·15 分钟),物体表面平均菌落数≤5 cfu/cm²。

(3)Ⅱ类环境的空气消毒方法:室内应定时清洁、通风换气,必要时可采用下述空气消毒方法。

循环风紫外线空气消毒器:适用于有人状态下室内空气的消毒。这种消毒器由高强度紫外线灯和过滤系统组成,可有效地杀灭进入消毒器空气中的微生物,并有效地滤除空气中的尘埃粒子。使用方法应遵循产品的使用说明,在规定的空间内正确安装使用。消毒时应关闭门窗,进风口、出风口不应有物品覆盖或遮挡。

静电吸附式空气消毒器:适用于有人状态下室内空气的净化。这类消毒器采用静电吸附和过滤材料,消除空气中的尘埃和微生物。使用方法应遵循产品的使用说明,在规定的空间内正确安装使用。消毒时应关闭门窗,进风口、出风口不应有物品覆盖或遮挡,消毒器的循环风量要大于房间体积的 8 倍以上。

紫外线空气消毒:适用于无人状态下的室内空气消毒。紫外线灯采用悬吊式或移动式直接照射。安装时紫外线灯(30 W 紫外线灯,在 1 m 处的强调应>70 μW/cm²)应≥1.5 W/m³,照射时间≥30 分钟,室内温度<20 ℃或>40 ℃,或相对湿度>60%时应适当延长照射时间。应保持紫外线灯表面清洁,每周用 75%(体积比)的乙醇纱布擦拭 1 次,发现灯管表面有灰尘、油污应及时清除。

化学消毒:①超低容量喷雾法适用于无人状态下的室内空气消毒。将消毒液雾化成20 μm以下的微小粒子,在空气中均匀喷雾,使之与空气中的微生物颗粒充分接触,以杀灭空气中的微生物。采用 3％过氧化氢、5 000 mg/L 过氧乙酸、500 mg/L 二氧化氯等消毒液,按照 20～30 mL/m³ 的用量加入电动超低容量喷雾器中,接通电源,即可进行喷雾消毒。消毒前关好门窗,喷雾时按先上后下、先左后右、由里向外、先表面后空间的顺序依次均匀喷雾。作用时间:过氧化氢、二氧化氯为 30～60 分钟,过氧乙酸为 60 分钟。消毒完毕,打开门窗彻底通风。喷雾时消毒人员应做好个人防护,戴防护手套、口罩,必要时戴防毒面具、穿防护服。喷雾前应将室内易腐蚀的仪器设备,如监护仪、显示器等物品盖好。②熏蒸法适用于无人状态下的室内空气消毒。利用化学消毒剂具有的挥发性,在一定空间内通过加热或其他方法使其挥发实现空气消毒。采用 0.5％～1.0％(5 000～10 000 mg/L)过氧乙酸水溶液(1 g/m³)或二氧化氯(10～20 mg/m³)加热蒸发或加激活剂,或用臭氧(20 mg/m³)熏蒸消毒。消毒剂用量、消毒时间、操作方法和注意事项等应遵循产品的使用说明。消毒前应关闭门窗,消毒完毕,打开门窗彻底通风。消毒时房间内温度和湿度应适宜,盛放消毒液的容器应耐腐蚀,大小适宜。

3.Ⅲ类环境管理要求

(1)Ⅲ类环境:母婴同室,消毒供应中心的检查包装灭菌区、无菌物品存放区,血液透析中心(室),其他普通住院病区。

(2)Ⅲ类环境卫生标准:空气平均菌落数≤4 cfu/(Ⅲ·5 分钟),物体表面平均菌落数≤10 cfu/cm²。

(3)Ⅲ类环境的空气消毒方法:室内应定时清洁、通风换气,必要时可采用上述空气消毒方法。

4.Ⅳ类环境管理要求

(1)Ⅳ类环境:普通门(急)诊及其检查、治疗室,感染性疾病科门诊和病区。感染性疾病科的设置要相对独立,内部结构做到布局合理,分区清楚,便于患者就诊,并符合医院感染预防与控制要求。二级综合医院感染性疾病科门诊应设置独立的挂号收费室、呼吸道(发热)和肠道疾病患者的各自候诊区和诊室、治疗室、隔离观察室、检验室、放射检查室、药房(或药柜)、专用卫生间;三级综合医院感染性疾病科门诊还应设置处置室和抢救室等。感染性疾病科门诊应配备必要的医疗、防护设备和设施。设有感染性疾病病房的,其建筑规范、医疗设备和设施应符合国家有关规定。

(2)Ⅳ类环境卫生标准:要求空气平均菌落数≤4 cfu/(Ⅲ·5 分钟),物体表面平均菌落数≤10 cfu/cm²。

(3)Ⅳ类环境的空气消毒方法:加强环境的卫生清洁和通风换气,必要时可采用上述空气消毒方法。呼吸道传染病患者所处场所宜采用负压隔离病房。条件受限制的医院可采用通风措施,包括自然通风和机械通风,宜采用机械排风,或选用安装空气净化消毒装置的集中空调通风系统。

(三)医院环境感染与控制管理要求

医院环境、物体表面污染已成为各种病原体储存的空间,人们可以通过诊疗、生活接触等方式成为感染的传播来源,因此医院环境、物体表面的清洁与消毒应成为医院感染预防与控制的重要环节。地面和物体表面应保持清洁,出现明显污染时,应及时进行消毒处理,所用消毒剂应符合国家相关要求。

1.地面的清洁与消毒

地面无明显污染时,采用湿式清洁。当地面受到患者血液、体液等明显污染时,先用吸湿材料去除可见的污染物,再清洁和消毒。

2.物体表面的清洁与消毒

室内用品如桌、椅、床旁桌等的表面无明显污染时,采用湿式清洁。当地面受到明显污染时,先用吸湿材料去除可见的污染物,然后再清洁和消毒。

(1)环境物体表面根据手的接触频率分为手低频率接触表面和手高频率接触表面。对于高频率接触的物体表面如门把手、床栏、床旁桌椅、遥控器、设备开关、调节按钮和卫生间的环境表面等,应更加频繁地进行清洁与消毒。对高频接触、易污染、难清洁与消毒的表面,可采取屏障保护措施,如使用塑料薄膜、铝箔等覆盖物,并一用一更换。邻近患者诊疗区域手高频接触的物体表面,建议采用目测法、化学法(荧光标记法、荧光粉剂法、ATP 法)、微生物法等清洁质量监测方法,确保环境控制持续有效。

(2)实施环境表面清洁单元化。在终末及日常清洁时,将邻近患者区域内所有高频接触的环境物体表面视为独立区域进行清洁。要求湿式打扫避免扬尘,擦拭物体表面的布巾不同患者之间和洁污区域之间应更换,擦拭地面的地巾不同病房及区域之间应更换,用后集中清洗、消毒、干燥保存。清洁剂/消毒剂应按单元使用,现用现配,使用后立即更换。对于接触隔离的患者,宜每一位患者为一清洁单元,若接触隔离预防的患者处于同一病区,视该病区为一清洁单元。推荐使用一次性消毒湿巾,避免交叉传播。一次性使用消毒湿巾用后按医疗废物处置。

(3)清洁病房或诊疗区域时,应有序进行,由上而下,由里到外,由轻度污染到重度污染。有多名患者共同居住的病房,应遵循清洁单元化操作规范。

(4)环境物体表面如有少量血液、体液、分泌物、排泄物等感染性物质的小范围污染,应立即进行清洁和消毒处理,避免污染物因干燥而凝固在物体表面形成生物膜。如污染量较大,应使用吸湿材料进行清理,再行清洁与消毒,以减少清洁过程中被感染的危险,使用后按医疗废物处置。

(5)医疗设备表面是指各种医疗仪器、设备,如血液净化机、X 线机、仪器车和牙科治疗椅等的手柄、监护仪、呼吸机、麻醉机、血压计袖带、听诊器等物体的表面,这些仪器通常直接或间接地与健康完整的皮肤相接触,因此属于低度危险性物品,使用后立即清洁或低水平消毒。接触隔离患者的低度危险设备宜专人专用。

(6)使用中的新生儿床和保温箱内表面,日常清洁应以清水为主,不应使用任何消毒剂。若需进行终末消毒,消毒后应用清水彻底冲净,干燥备用。

(7)患者出院、转出、死亡后,应对环境、物体表面实施终末清洁与消毒,彻底清除传染性病原体,如多重耐药菌。

(8)不要使用高水平消毒剂或灭菌剂对环境进行消毒,不得在患者诊疗区域采用消毒剂进行环境喷雾消毒。

3.感染高风险的部门其地面和物体表面的清洁与消毒

感染高风险的部门如手术部、产房、导管室、洁净病房、骨髓移植病房、器官移植病房、重症监护病房、新生儿室、血液透析病房、烧伤病房、感染疾病科、口腔科、检验科等病房与部门的地面与物体表面,应保持清洁、干燥,每天进行消毒,遇明显污染时去污、清洁与消毒。地面消毒采用含有效氯 500 mg/L 的消毒液擦拭,作用 30 分钟。物体表面消毒方法同地面或采用 1 000～2 000 mg/L 季铵盐消毒液擦拭。

避免在重点区域如烧伤病房、手术部、重症监护室和实验室等使用地垫,以防发生血液、体液等污染,不宜清洁与消毒。

4.清洁工具的消毒

应分区使用,实行颜色标记。擦拭布巾用后清洗干净,在含有效氯 250 mg/L 的消毒液(或其他有效消毒液)中浸泡 30 分钟,冲净消毒液,干燥备用。地巾用后清洗干净,在含有效氯 500 mg/L 的消毒液中浸泡 30 分钟,冲净消毒液,干燥备用。或采用自动清洗与消毒设施,将使用后的布巾、地巾等物品放入清洗机内,按照清洗器产品的使用说明进行清洗与消毒,一般程序包括水洗、洗涤剂洗、清洗、消毒、烘干,之后取出备用。

二、医疗用品管理

(一)概念

(1)清洁:去除物体表面的有机物、无机物和可见污染物的过程。

(2)清洗:去除诊疗器械、器具和物品上污物的全过程,流程包括冲洗、洗涤、漂洗和终末漂洗。

(3)消毒:清除或杀灭传播媒介上病原微生物,使其达到无害化的处理。

(4)灭菌:杀灭或清除医疗器械、器具和物品上一切微生物的处理。

(二)消毒灭菌作用水平及方法

根据消毒因子的适当剂量(浓度)或强度和作用时间对微生物的杀灭能力,可将其分为 4 个作用水平的消毒方法。

1.灭菌法

灭菌法是指可杀灭一切微生物(包括细菌芽孢)达到灭菌保证水平的方法。耐高温、耐湿的物品和器材首选高压蒸汽灭菌法或干热灭菌。怕热、忌湿物品和器材,应选择低温灭菌法消毒灭菌。

2.高水平消毒

高水平消毒是指杀灭一切细菌繁殖体包括分枝杆菌、病毒、真菌及其孢子和绝大多数细菌芽孢,实现高水平消毒的方法。

物理方法:热力、电离辐射、微波、紫外线等。

化学方法:含氯消毒剂、戊二醛、过氧乙酸、臭氧、过氧化氢等。

3.中水平消毒

中水平消毒是指杀灭除细菌芽孢外的各种病原微生物,包括分枝杆菌,达到消毒要求的方法。

物理方法:超声波。

化学方法:碘类、醇类、酚类。

4.低水平消毒

低水平消毒是指能杀灭细菌繁殖体(分枝杆菌排除)和亲脂病毒,达到消毒要求的方法。

物理方法:通风换气、冲洗。

化学方法:单链季铵盐类(苯扎溴铵等)、双胍类、中草药消毒剂及金属离子消毒剂等。

(三)医疗用品危险度分类及管理

根据物品污染后导致感染的风险高低及在患者使用之前的消毒和灭菌要求对医疗物品危险度进行分类,可分为以下 3 种。

1.高度危险性物品

高度危险性物品是指进入人体无菌组织、器官、脉管系统，或有无菌体液从中流过的物品，或接触破损皮肤、破损黏膜的物品。比如手术器材、穿刺针、腹腔镜、心脏导管、植入物、活检钳、输液（血）器材、注射药物和液体、透析器、血制品、导尿管、膀胱镜等。应采用灭菌方法，达到灭菌水平。

2.中度危险性物品

中度危险性物品是指与完整黏膜相接触，而不进入人体无菌组织、器官和血流，也不接触破损皮肤、破损黏膜的物品。比如呼吸机管道、胃肠道内镜、麻醉机管道、肛门直肠压力测量导管等。可选用中水平消毒法，但消毒要求并不相同，如气管镜、喉镜、压舌板等必须达到高水平消毒。

3.低度危险性物品

低度危险性物品是指与完整皮肤接触而不与黏膜接触的器材。例如，毛巾、脸盆、便器、痰盂（杯）；餐具、茶具；地面、墙面、床旁桌、病床及围栏、床面、被褥；听诊器、血压计袖带等。可用低水平消毒法或只做一般清洁处理，仅在特殊情况下，才需做特殊消毒。

（四）无菌物品管理和使用要求

1.无菌物品管理要求

（1）无菌物品存放间应保持环境清洁，有独立的储备空间，温度≤24 ℃，相对湿度≤70%。

（2）无菌物品应分类放置，固定位置，标识清楚。

（3）无菌物品存放柜应距离地面≥20 cm，距离墙≥5 cm，距离天花板≥50 cm。

（4）接触无菌物品前应洗手或手消毒。

（5）无菌物品存放有效期：储存环境的室温低于 24 ℃，且湿度低于 70%时，使用纺织品包装的无菌物品有效期宜为 14 天，未达到此标准时，有效期宜为 7 天。医用一次性纸袋包装的无菌物品，有效期宜为1个月。使用一次性医用皱纹纸、一次性纸塑袋、医用无纺布、硬质容器包装的无菌物品，有效期宜为6个月。

（6）无菌物品应遵循先进先出的使用原则。

2.无菌物品使用要求

（1）无菌物品按灭菌日期依次放入专柜，过期应重新进入标准清洗、消毒、灭菌程序。

（2）无菌物品必须一人一用一灭菌。

（3）无菌持物钳在干燥的无菌持物钳罐内保存，每 4 小时更换 1 次，或采用一次性单包装镊子。无菌干燥敷料罐、无菌治疗巾包、器械盒开启后应注明开启时间，并在 24 小时内更换，进行消毒灭菌。内置消毒液的无菌敷料罐（乙醇棉球、碘伏棉球）应每周消毒两次。

（4）抽吸的药液（放置在无菌环境下）及配制好的静脉输注用无菌液体，超过两小时后不得使用。启封抽吸的各种溶媒超过 24 小时不得使用，宜采用小包装。

（5）一次性小包装的皮肤消毒剂应注明开启日期或失效日期，有效期 1 周，使用后立即加盖，保持密闭；重复使用的盛放消毒剂的容器，应每周清洁、消毒 1 次，并达到相应的消毒与灭菌水平。对于性能不稳定的消毒剂如含氯消毒剂，配制后使用时间不应超过 24 小时。

（6）无菌棉签宜使用小包装。打开小包装后注明开启时间，不得超过 4 小时。

（7）任何种类的无菌物品及化学消毒剂均在有效期内使用。

（8）一次性物品必须一次性使用，不得复用。

（五）可重复使用的诊疗器械、器具及物品用后处理管理要求

（1）病房使用后的器械、器具及物品不得在病区内清点。无明显污染的器械、器具及物品直接置于封闭的容器中。对沾染血液、脓液及污染严重的器械，使用者立即进行初步冲洗处理并密闭放置。不能及时回收者应用多酶或保湿清洗液（按厂家说明书要求配制）喷洒在器械表面并置于密闭容器中，防止干燥，由消毒供应中心集中回收处理。

（2）被朊病毒、气性坏疽、破伤风及突发原因不明的传染病病原体污染的可重复使用的诊疗器械、器具和物品，应使用双层黄色医疗废物包装袋封闭包装并标明感染性疾病的名称，由消毒供应中心单独回收处理。原因不明的传染病病原体污染的手术器械、器具与物品的消毒原则：在传播途径不明时，应按照多种传播途径，确定消毒的范围和物品；按病原体所属类别中抵抗力最强的微生物，确定消毒的剂量（可按杀灭芽孢的剂量或浓度确定，如含有效氯 2 000～5 000 mg/L 的消毒液浸泡 30 分钟可杀灭细菌芽孢）；医护人员做好职业防护。

（3）氧气吸入装置及湿化瓶处置：①湿化液应采用新制备的冷开水/新制备的蒸馏水，24 小时更换 1 次，储存容器每周消毒 1 次。②采用鼻导管持续吸氧的患者应每天更换鼻导管 1 次，鼻塞导管吸氧患者每 3 天更换 1 次。③非一次性湿化瓶清洗干净后，首选湿热消毒或采用含有效氯 500 mg/L 的消毒液浸泡 30 分钟，用新制备的白开水或无菌水冲净晾干备用，每周消毒 2 次。停止吸氧时应及时消毒，干燥保存。一次性湿化瓶每 3 天更换 1 次并注明更换时间。④连续使用面罩吸氧时，吸氧面罩每天更换 1 次。

（4）超声雾化器具处置：面罩与螺纹管一人一用一消毒，用后清洗干净，首选湿热消毒。化学消毒可选用含有效氯 500 mg/L 的消毒液浸泡 30 分钟（感染患者应采用含有效氯 1 000 mg/L 的消毒液），清水洗净晾干，保存备用；或使用 75% 乙醇作用 5 分钟，晾干保存备用。氧气雾化器药杯专人专用，用后清洗干净，干燥保存。

（5）简易呼吸器用后处理：简易呼吸器使用后可放至盒内，送消毒供应中心处理。无条件者可在病房处置室处理，其方法如下：操作者戴一次性手套在流动水下冲净分泌物，松解各部件，并充分浸泡于含有效氯 500～1 000 mg/L 的消毒液中 30 分钟，取出后在流动水下反复冲洗；储氧袋采用含有效氯 500～1 000 mg/L 的消毒液擦拭消毒，然后在流动水下冲净，各部件均干燥后保存于清洁盒内。

（6）吸引器瓶用后处理：用后冲洗干净，浸泡于含有效氯 500～1 000 mg/L 的消毒液中 30 分钟，取出后在流动水下反复冲洗，干燥备用。

（7）体温计消毒及检查方法：体温计应一人一用，用后消毒。凡接触黏膜、口表、肛表的应采用高水平消毒，用后浸泡于含有效氯 1 000～1 500 mg/L 的消毒液中 30 分钟，取出后在流动水下反复冲洗，干燥备用。腋下使用的体温计只接触皮肤，可采用中水平消毒，用后完全浸泡于 75% 乙醇中 30 分钟，取出后干燥备用。乙醇应每周更换 1 次，容器每周清洁、消毒 1 次。在使用新的体温计前及每周消毒体温计后，应校对其准确性，其方法为：将全部体温计甩至 35 ℃ 以下，于同一时间放入已测好的 35～40 ℃ 的水中，3 分钟后取出检视，凡误差在 0.2 ℃ 以上或玻璃管有裂痕者，不能再使用。合格的体温计干燥后放入容器内备用。体温计数量较多时应分批次检查，以保证检查的准确性。

（8）止血带应保持洁净，每天用后集中清洁处置，干燥保存。隔离患者必须专用，每次用后采用含有效氯 1 000 mg/L 的消毒液浸泡 30 分钟后用清水冲净晾干，干燥保存。

（9）接触完整皮肤的医疗器械、器具及物品，如听诊器、监护仪导联、血压计袖带等，应保持清洁,被污染时应及时清洁与消毒。隔离患者必须专用,出院或转科后采用含有效氯 1 000 mg/L 的消毒液浸泡 30 分钟,清水洗后晾干。

(10)治疗车上物品应摆放有序,上层放置清洁与无菌物品,下层放置使用后物品;治疗车应配备速干手消毒剂,每天进行清洁与消毒,遇污染随时进行清洁与消毒。

(11)床单位的消毒要求:①患者住院期间地面及床单位的床体、床旁桌、床旁椅(凳)等表面无明显污染时,每天采用湿式清洁;受到血液、体液等明显污染时,先用吸湿材料去除可见污染物,再清洁和消毒。出院时进行终末消毒,采用含有效氯 500 mg/L 的消毒液或季铵盐类消毒剂擦拭物体表面,并用床单位消毒器进行消毒。感染高风险的部门,如重症监护病房、新生儿室、血液净化病房、产房、手术部等,地面与物体表面应保持清洁、干燥,每天进行消毒,遇明显污染物时随时去污、清洁与消毒。地面采用含有效氯 500 mg/L 的消毒液擦拭,作用 30 分钟。使用清洁或消毒布巾擦拭时,对不同患者床单位的物品应更换布巾。各种擦拭布巾应分区域使用,用后统一清洗消毒,干燥备用。②患者的床上用品如床单、被套、枕套等,应一人一更换;住院时间超过 1 周时应每周更换;遇污染时及时更换。更换后的用品应及时清洗与消毒。③床单位使用的被芯、枕芯、床垫、床褥等每年定期清洗与消毒;遇污染时及时更换、清洗与消毒。④病床隔帘根据使用频率每 3～6 个月清洗消毒 1 次,遇污染时及时清洗消毒。

(12)患者生活卫生用品清洁与消毒:生活卫生用品如毛巾、面盆、痰盂(杯)、便器、餐饮具等,应保持清洁,个人专用,定期消毒;患者出院、转院或死亡后应对其使用过的生活卫生用品进行终末消毒。有条件的病区污染间可配置便器清洗消毒器。

三、手卫生

洗手作为一种简单而经济的操作方法,在控制医源性感染和耐药性细菌方面有着重要作用。保持良好卫生习惯,避免经手造成环境、医疗器具、患者用品等污染,防止直接或间接造成患者或医护人员的感染,是提高医疗质量、保障患者和医护人员安全等工作的一项重要内容。

(一)手卫生的定义
手卫生为医护人员洗手、卫生手消毒和外科手消毒的总称。
(1)洗手:医护人员用肥皂(皂液)和流动水洗手,去除手部皮肤污垢、碎屑和部分致病菌的过程。
(2)卫生手消毒:医护人员用速干手消毒剂揉搓双手,以减少手部暂居菌的过程。
(3)外科手消毒:外科手术前医护人员用肥皂(皂液)和流动水洗手,再用手消毒剂清除或者杀灭手部暂居菌和减少常居菌的过程。使用的手消毒剂可具有持续抗菌活性。

(二)洗手与卫生手消毒设施
(1)设置流动水洗手设施。
(2)手术部、产房、导管室、层流洁净病房、骨髓移植病房、器官移植病房、重症监护病房、新生儿室、母婴室、血液透析病房、烧伤病房、感染疾病科、口腔科、消毒供应中心等重点部门应配备非接触式洗手设施。有条件的医疗机构在诊疗区域均宜配备非接触式洗手设施。
(3)应配备清洁剂,宜为一次性包装。重复使用的容器应每周清洁与消毒。
(4)应配备干手物品或者设施,避免二次污染。
(5)应配备合格的速干手消毒剂,并符合下列要求:①应符合国家有关规定。②宜使用一次性包装。③医护人员对选用的手消毒剂应有良好的接受性,手消毒剂无异味、无刺激性等。④易挥发的醇类产品开瓶后使用有效期不超过 30 天;不易挥发的产品开瓶后使用有效期不超过 60 天。

(6)手卫生设施的设置位置应方便医护人员、患者和陪护人员使用,应有醒目、正确的手卫生标识,包括洗手流程图或洗手图示等。

(三)手卫生应遵循的原则

1.基本要求

(1)手部指甲长度不应超过指尖。

(2)手部不应戴戒指等装饰物。

(3)手部不应戴人工指甲、涂抹指甲油等指甲装饰物。

2.洗手、卫生手消毒应遵循的原则

(1)当手部有血液或其他体液等肉眼可见的污染时,应用肥皂(皂液)和流动水洗手。

(2)手部没有肉眼可见污染时,宜使用速干手消毒剂消毒双手代替洗手。

(3)接触患者的血液、体液、分泌物、排泄物,以及被传染性致病微生物污染的物品后,或直接为传染病患者进行检查、治疗、护理或处理传染患者污物之后,应先洗手,然后进行卫生手消毒。

(四)洗手指征

(1)直接接触每个患者前后,从同一患者身体的污染部位移动到清洁部位时。

(2)接触患者黏膜、破损皮肤或伤口前后,接触患者的血液、体液、分泌物、排泄物、伤口敷料等之后。

(3)穿脱隔离衣前后,摘手套后。

(4)进行无菌操作,接触清洁、无菌物品之前。

(5)接触患者周围环境及物品后。

(6)处理药物或配餐前。

(五)洗手方法

(1)在流动水下,使双手充分淋湿。

(2)取适量肥皂(皂液),均匀涂抹至整个手掌、手背、手指和指缝。

(3)认真揉搓双手至少 15 秒,应注意清洗双手所有皮肤,包括指背、指尖和指缝,按六步洗手步骤认真揉搓,具体揉搓步骤如下:①掌心相对,手指并拢,相互揉搓。②手心对手背沿指缝相互揉搓,交换进行。③掌心相对,双手交叉指缝相互揉搓。④弯曲手指使关节在另一手掌心旋转揉搓,交换进行。⑤右手握住左手大拇指旋转揉搓,交换进行。⑥将 5 个手指尖并拢放在另一手掌心旋转揉搓,交换进行(图 14-5)。

(4)在流动水下彻底冲净双手,擦干,取适量护手液护肤。

(5)如为手拧式水龙头,则应采用防止手部再污染的方法关闭水龙头。

(六)卫生手消毒方法

医护人员卫生手消毒应遵循以下方法。

(1)取适量的速干手消毒剂于掌心。

(2)严格按照六步洗手法的揉搓步骤进行揉搓,作用时间 1 分钟。

(3)揉搓时保证手消毒剂完全覆盖手部皮肤,直至手部干燥。

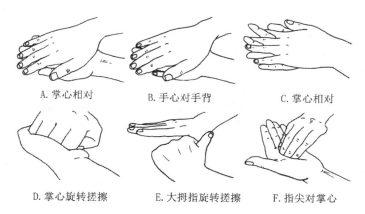

| A. 掌心相对 | B. 手心对手背 | C. 掌心相对 |
| D. 掌心旋转搓擦 | E. 大拇指旋转搓擦 | F. 指尖对掌心 |

图 14-5　六步洗手步骤

(七)外科手消毒方法

应遵循先洗手后消毒的原则,不同患者手术之间、手套破损或手被污染时、术中更换手术衣时应重新进行外科手消毒,方法如下。

(1)修剪指甲,挫平甲缘,清除指甲下的污垢。

(2)流动水下冲洗双手、前臂和上臂下 1/3。

(3)取适量的皂液或其他清洗剂按六步洗手法清洗双手、前臂和上臂下 1/3,用无菌巾擦干。

(4)取适量的手消毒剂按六步洗手法揉搓双手、前臂和上臂下 1/3,至消毒剂干燥。

(曲　慧)

第十五章

医院信息化与系统管理

第一节　网络化医护传呼系统

　　为了提高医院的护理水平,减轻医护人员的劳动强度,提高患者的舒适度,在医院病房内设置有医护传呼系统。

一、医护传呼系统概述

　　语音通信系统是现代医院数字化建设的基础之一,医院语音通信有 3 种方式,即程控电话、移动电话、医护传呼。而医护传呼是使用频率最高的一种通信方式,直接影响医护质量,因此必须是最便捷、最准确无误的通信方式。为了认识医护传呼系统在现代医院中作用和地位,将现代医院数字化系统简化成由医院信息化系统、语音通信系统、建筑智能化系统三大核心部分所组成,如图 15-1 所示。图 15-1 简明地表示医护传呼系统是数字化医院建设的重要组成部分。

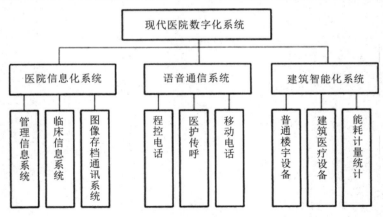

图 15-1　数字化医院简图

(一)医护传呼系统的三个历史发展阶段

　　我国医院从 20 世纪 70 年代中期开始采用医护传呼系统,也称作病房呼叫对讲系统、中心对讲系统,由于明显地改善了医护质量,因此普及快,技术更新快,形成了三代产品。

1.电子阶段

如早期的继电器切换传呼系统,音频解码切换传呼系统,20世纪70~80年代广为使用。

2.智能阶段

20世纪80年代末,医护传呼系统,开始采用单片机作为核心器件,设计成嵌入式智能系统,从点对点的多线制,提高为无极性的多芯总线系统,形成五线制传输、四线制传输、两线制传输等多种机型,分机采用地址编码,便于扩展。

3.网络阶段

进入21世纪,网络技术融入传呼系统,医护传呼系统与HIS系统联网运行,希望成为医院信息管理系统的一个子系统,实现医疗信息资源共享。低功耗、零故障、多功能是这一阶段传呼系统的发展方向。这些工作尚在试验和开拓之中。

(二)传呼系统按使用功能分类

1.门诊传呼系统

在门诊楼内设置门诊传呼系统,可提高门诊效率。传呼主机设在护士站,各诊室内设一分机。候诊室设一显示器,医师看完一个患者以后,按一下分机键,系统主机及候诊处均显示分机号码,患者即可对号就诊,已发展成排队叫号系统。

2.病房传呼系统

用于病房内患者与护士站双向呼叫。系统由病房内床头呼叫按钮,走廊内复位按钮,走道上方LED电子显示器和护士站主机组成。病房卫生间和公共卫生间电应设置紧急呼叫按钮。

3.手术部传呼系统

提供手术室同护士站联系,有手术部工作需求的专用功能。

(三)医护传呼系统发展方向

1.视听一体化

"视听一体化"的传呼系统具有可视监控的功能,当有患者呼叫时,主机一接通除了可通话外,立即能看到病房患者情况,极大地方便了医护人员的护理工作,充分发挥了监护系统的功能。

2.功能多样化

现行医护对阱设备多数功能单一,是资源的一种浪费。医院对讲系统功能适度扩展,应具备有线无线相互转换功能、语音报号功能、输液监护功能、供氧计时功能、病房自动点菜功能,以及同HIS联网接轨。实现信息交换,自动生成住院一览表等功能。

3.维修傻瓜化

供方以加强售后服务的方法来应付这些随机故障,这不仅加大了设备运行管理成本,不能满足临床的需要。结构设计采取接插拼装,更换方便,这种傻瓜式裸修,普及十分容易。供方提供充足的备品备件,病区工作人员就能胜任了。加之故障趋零化,维修量极小,不增加病区工作人员负担。

4.故障趋零化

"故障趋零化"核心含义是充分提高设备的可靠性,避免由质量原因而引发的故障。"零故障"才是医院使刚方追求的最终目标。考虑到对讲系统是医院使用频率最高的通信设备,又是医务人员、病员直接操作,随机故障难以避免。采用"故障趋零化"作为产品要求比较实际和科学,可以设定故障率作为"故障趋零化"的门槛,在制定产品规范时具有可操作性。

5.布线网络化

布线纳入综合布线 PDS 范围,降低布线成本,便于系统维修和扩展。布线纳入综合布线的前提条件是医护对讲产品的设计,在数字化的基础上实现网络化,即具有网络通信功能。

(四)提高医护传呼质量的措施

1.两线制通信

两线制通信即主机和各个分机之间系统连线为两总线,不分正负,安装简单方便。故障率低,便于检修;降低了安装成本。四线制、五线制不能随意连接,需要校对线号连接,安装不方便,而且连线故障率比较高,检修相当麻烦。

2.故障隔离措施

分机应安装专用的故障隔离技术保护器件,当有故障时会自动断开故障分机,而不影响整个系统正常工作。

3.接通供电

医护对对讲系统是长期连续工作的医疗装备,工作电流越大,故障率越高,减少工作电流是实现"故障趋零化"的重要措施之一。

如卫生间紧急开关是重要的急救措施,使用率极低,应采用专用技术,构成平常不通电,使用时才接通的状态,不仅减少能耗,还极大地提高了紧急开关的使用寿命和可靠性。

4.生产工艺现代化学系

采用现代生产程序,配备自动装配流水生产线,高温老化处理,震动破坏试验,电脑在线检测,SMD 贴片生产工艺,分立元件双波峰焊接工艺,为"故障趋零化"提供保障。

二、医护传呼系统组成与功能

(一)系统整体布局

医护传呼系统由台式主机、病区一览表(电子一览表)、病房对讲分机、走廊显示屏、治疗室副机、门灯及复位器、卫生间紧急呼叫分机等八部分组成。

每台主机和各分机之间使用两芯总线并联,不分极性,施工既简单又节省材料。用户可自由选择用明装分机或暗装分机,安装在床头。所有门灯并联在一条双绞线上。当房间分机呼叫时候,门灯红灯亮。每张病床设分机一个,连接手持式呼叫按钮,放音逼真、清晰。可以使用门口复位器直接取消房间内分机的呼叫。每个护士站设台式主机一台,患者插卡或者电子一览表与主机相连挂在墙上,在走廊内设一块四位、双面走道显示屏,平时显示时间,有病床呼叫护士时,走廊显示屏显示呼叫病床床号。治疗室副机与主机同时显示呼叫情况,可以同时接听和呼叫病房分机。

(二)医护传呼系统主机

当患者有呼叫请求时,按下延长呼叫绳上呼叫按钮(普通呼叫),分机手柄和面板上红色 LED 灯亮,走道显示屏显示病床号,护理站台式智能呼叫主机显示病床号且蜂鸣器发出悦耳的音乐信号。接到请求信号,护士站内的护士提起主机听筒,主机蜂鸣声停,显示屏显示对应的房间情况,同时分机面板上绿色 LED 灯亮,患者用延长呼叫绳(内含麦克风)输出语音,双方接通话。通话完毕,患者按下分机延长呼叫绳上复位按钮或护士挂机,主机显示屏、走道显示屏及病床边分机指示灯复位,普通呼叫处理结束。图 15-2 所示的是医护传呼系统主机,它可扩展配备无线对讲分机,使护理人员携带分机在病区内任何地方可直接与病患者通话,以缩短等待时间,使病患者能及时得到照顾或抢救。护士也可通过走道屏确定有呼叫请求的病房号而采取相应措施。当有数个病床同时呼叫时其信号将自动保留,翻页式呈现区到该呼叫被复位。

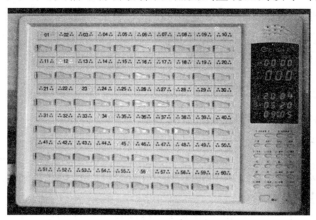

图 15-2　医护传呼系统主机外形图

(三)医护传呼系统分机

医护传呼系统分机的功能:与主机搭配使用,分机面板上设有呼叫和通话指示灯。患者按呼叫按钮,分机呼叫红色指示灯亮,主机声光报警,并显示该呼叫床号。当主机摘机应答时分机通话绿色指示灯亮即可与主机双工通话。分机面板上还设有复位按钮,按下复位按钮就可在分机处复位取消该分机呼叫。

分机面板安装于床边治疗带上。分机手柄可呼叫系统主机及免提双向对讲;当呼通主机时,分机手柄红色 LED 亮,而分机不会有任何声音,可有效降低对其他人的影响。

医护传呼系统分机有多种多样外形,以供用户选择。

(四)病区一览表

病区一览表分为普通型病区一览表和网络型病区一览表两种形式。

普通型病区一览表外观,表中数据必须手工输入。它与主机相连,高亮度数码管可以和主机同步显示时间、床号、护理级别。病员信息插入、取出方便。普遍采用全不锈钢结构,清洁美观。

网络型病区一览表是 HIS 网络自动生成的。并可通过电脑手工修改。可实时在一览表屏幕上显示出病员一览表,当有病员呼叫时,一览表屏幕上的床位号码显示由蓝色变为红色闪亮,有多个床号呼叫则同时在一览表屏幕上显示多个呼叫床号(几个呼叫床位号码同时红色闪动)。

病员信息可很方便地在电脑上修改(包括患者姓名、入院时间、诊断、年龄等);并可以记录病号的呼叫类型(如病床呼叫、卫生间呼叫等)、呼叫时间及响应的时间、日期等。并可以把这些记录按所分类打印出来,方便医院统计、管理的工作。

(五)卫生间紧急呼叫开关

卫生间紧急呼叫开关安装在卫生间,用于病号在卫生间的紧急呼叫,具有防水功能。当患者按下按钮时 1 秒,接通电路,触发报警电路,提醒医护人员进行救护。护理人员必须到现场复位。

(六)走廊显示屏

走廊显示屏悬挂于走廊上方,与传呼主机同步显示呼叫床号,便于护士在巡视时也能及时得知呼叫床号,以及时到该病房护理。四位、双红色 LED 显示屏,平时显示时间,有呼叫时显示该呼叫床号;病床呼叫时,有自动显示功能。

(七)门灯

门灯固定于病房门头,当房间的床头分机或者卫生间紧急防水按钮呼叫时,门灯变亮。取消呼叫后,门灯灭。按下安装在门口的复位分机,可以取消房间所有分机呼叫,门灯灭。灯壳灯和灯座均采用优质 ABS 工程塑料注塑成型,外形美观大方,灯壳装配为卡入式,拆装方便,灯内采用超高亮度 LED 发光管,比普通白炽灯泡亮度高,低电压,耗电少,寿命长。

三、DL-IP100 网络型医护对讲系统

(一)DL-IP100 网络型医护对讲系统组成与技术参数

德亮公司所开发的 DL-IP100 网络型医护对讲设备,已于临床使用。

1.系统组成

(1)护士工作站设备:护士工作站主机、护士工作站副主机、护士工作站管理服务器及管理软件、网络交换机、10.2 寸液晶显示屏。

(2)病房使用设备:病房门口分机、病房床头分机(含手持呼叫器)、卫生间紧急呼叫按钮。

(3)显示设备:走廊中文信息显示屏、病房显示门灯。

该系统基于互联网传输技术,使医护人员与住院患者之间的沟通交流顺畅直接,在 TCP/IP 协议网络技术的强大支持下,进行双向呼叫、双向对讲、紧急呼叫。主机采用 10.2 寸数字真彩触摸屏,分机采用 4.3 寸数字真彩触摸屏,设置了门口分机。医患之间的信息实时传送,内容包括医院 HIS 系统中可用于查阅和沟通的信息,如患者的基本信息、费用清单、医嘱信息。该系统具有定时提醒功能、医护人员护理定位功能、呼叫转移功能、输液报警等功能,系统实时检测终端在线及运行情况,一旦出现单个终端故障可立即报警提示,功能可扩展性强。

2.技术参数

(1)传输方式:系统内部采用网络交换机进行数据之间的交换。

(2)额定功率:60 W。

(3)系统布线:超五类网线。

(4)响铃提示:医护分机正常响铃时距医护分机 5 m 的距离响铃声大于 70 dB。

(5)环境噪声:≤58 dB。

(6)使用电源:AC(220±22)V;(50±1)Hz。

(二)DL-IP100 型主机

(1)采用 10.2 寸数字真彩触摸大屏,其操作界面友好。

(2)采用稳定性非常高的 Linux 操作系统和配以强大的硬件支持。

(3)主机可以与医院的信息服务器对接获取患者的数据,让护理的数据更加清晰,提高工作效率,从而实现医院的信息一体化、病历无纸化。

(4)主机可以接收病床的呼叫信息、也可通过显示屏上的触摸按键进行方便的接听和回拨。

(5)有免提和手柄两种通话方式,采用先进的回音消除技术,内置高灵敏度话筒及喇叭,让声音清晰、逼真、洪亮。

(6)有托管功能,可将本主机的分机通过简单的设置托管给其他护士主机进行操作、管理;有广播功能,可对所有分机进行全区、分区广播喊话或对分机进行宣教广播。

(7)有护理级别抢线功能,当护理级别高的患者呼叫时,将优先处理护理级别高的患者呼叫请求,自动实现级别抢线功能。

(8)可根据患者的病情,设置为特护、高级、普通三种护理级别。

(9)可设置白天、夜晚分机的呼叫、通话音量及不同的音乐提示音报警。

(10)可配接无线手表发射机及无线手表接收机,以便医护人员暂时离开护士站时能实时接收呼叫分机、卫生间分机的呼叫信号。

(11)可通过服务器进行所有呼叫数据的记录和保存。

(12)可以在线通过网络方式升级程序,大大减轻了修改功能时的工作量。

(三)DL-IP100 床头分机

(1)采用国际标准 TCP/IP 网络协议技术。

(2)采用 4.3 寸数字真彩触摸屏,通过丰富的色彩搭配,让患者信息更加一目了然,信息查询更方便,显示内容更全面。

(3)可以显示患者的住院信息(包括患者姓名、年龄、病情、护理级别、缴费等资料),还可根据医院的需求显示更多的信息。

(4)采用在线任意设定 IP 地址和要显示的病床号码。

(5)通话音量和音质可以在分机上直接调节,以适应各种不同的需求。

(6)支持分机与分机间呼叫对讲。

(7)分机除呼叫对讲的基本功能外还有扩展功能:输液报警输出端口、护士增援等相关端口。

(8)可以在线通过网络方式升级应该程序,大大减轻了设备要修改功能时的工作量。

(四)DL-IP100 门口分机

(1)采用 10.2 寸数字真彩显示屏,通过显示屏可以将病房的房间编号、责任医师、责任护士的姓名和照片上传到显示屏上,让传统的门牌号码运用科技的力量来表现。

(2)采用免提和手柄两种通话方式,采用先进的回音消除技术,内置高灵敏度话筒及喇叭,让声音清晰、逼真、洪亮;

(3)采用在线任意设定 IP 地址和要显示的房间号码。

(4)门口分机直接接收卫生间紧急呼叫按钮的开关信号。大大提高了紧急按钮的可靠性。

(5)门口分机具有护士定位的功能,可以提示护士在病房中工作,通过到位的方式能接听其他房间的呼叫。

(6)门口分机也可以配接四色门灯使用。控制门灯不同状态用不同的颜色来表示。

(7)可以在线通过网络方式升级,大大减轻了设备要修改功能时的工作量。

(8)与系统主机的通话对讲功能一样,便于医护人员在治疗室中工作时有分机呼叫可以直接在治疗室副机上看到呼叫号码并可以直接接听与分机对讲。

(9)有分机呼叫时有 LED 数码管提示号码并有音乐提示。

(五)DL-IP100 病房分机呼叫手柄

手柄采用加大设计,患者呼叫时可直接按手柄,使用简单方便。

(六)DL-IP100 病房门口四色门灯

(1)四种颜色状态,超高亮度 LED 提示灯。

(2)6 线架构,采用安全电压供电＋12 V。

(3)与门口分机连接。

(4)可用不同的颜色提示普通分机呼叫、卫生间分机呼叫、护士到位状态、护士增援状态,让不同的信息看起来一目了然。

（5）门灯编号由门口分机控制，无须另外设定。

（七）DL-IP100 型输液报警器

（1）适合单独使用，自带充电电池，也可配合呼叫分机使用。

（2）夹装在输液管上，不与输液接触，单键操作，使用简单。

（3）输液完毕时，有"Bi、Bi"报警提示声，同时自动阻断输液管。可通过分机向护士站的主机发送输液完毕报警信号。主机有 LCD 显示，同时语音播报"号输液完毕"。

（八）无线信息系统发射台（选配）

（1）全铝合金外壳设计，外观美观大方。

（2）单频点发射，不会影响其他频段信号。

（3）带有待机状态指示灯和发射状态指示灯提示。

（4）可与不同系统主机对接使用。

（5）发射功率 0.5 W 以上。

（九）无线信息系统腕带式接收机

（1）外观设计美观大方如同一款时尚的手表，方便携带。

（2）OLED 液晶显示屏，可清晰地看到呼叫的信息。

（3）多种呼叫信息提示音可选择，同时有振动提示。

（4）多菜单操作模式，可存储查询当前或以前的信息资料。

（5）配合无线信息系统发射台使用。

（李　媛）

第二节　医疗临床业务辅助信息系统

一、概述

医疗临床业务辅助信息系统包括下列各个子系统。

（一）排队叫号系统

排队叫号系统以高科技的计算机技术手段来取代顾客排队，从而解决顾客排队的烦恼，有效地提高服务质量；同时可以监控和预计客流量，实时掌握服务情况，提供有用的管理信息，优化资源组合，提高劳动生产率；可根据不同的客户要求灵活配置该系统。

（二）ICU/CCU 病房探视对讲系统

ICU/CCU 病房，探视家属不得入内，通过该系统可以方便实现探视者与患者之间的交流沟通，极大地体现了医院人性化的服务。

（三）信息显示及引导系统

医院设置有 LED 大屏幕、条屏和多媒体触摸查询工作站，患者就诊前就可了解医院发布的最新信息、窗口服务信息、医院简介、服务项目介绍、常用收费标准介绍、科室位置示意图、科室平面示意图、专家特长介绍、专家门诊时间安排表、银行卡使用须知等信息。

(四)远程教学及会诊系统

远程医疗会诊、教学是网络科技与医疗技术结合的产物,包括:远程诊断、专家会诊、信息服务、在线检查和远程交流等。

(五)RFID智能身份识别与定位系统

RFID智能身份识别与定位系统依托医院无线网络,利用RFID识别技术,实现对院内等类人员的身份识别与定位,也包括对医疗设备、药品出识别定位。该系统可实施院内分区管理对重要的设备和人员身份进行实时追踪,全面提升医疗质量。

(六)医用气体管理系统

该系统是为了对各手术室、恢复室、病房等医用气体的集中供应进行压力、流量等的安全检测及计量。

(七)手术室综合管理系统

该系统主要是对手术室的空调系统、呼叫系统、监控系统、远程会诊系统、视教系统进行管理。

二、排队叫号系统

大型医院园区范围较广,候诊点较多,为了能让患者及时就诊,有必要通过智能化的排队来提高医院的现代化管理水平。排队叫号系统主要分为四个步骤:患者取号、等候、系统叫号、业务受理。首先患者通过自动取号机进行自动取号,按照号单上的提示到达指定的等候诊室等候呼叫。医师上班后,以自己的工号将呼叫器登录到系统,按下呼叫器上的"顺呼"按钮,叫号系统即按顺序自动呼叫,呼叫到的患者的信息在指示屏上显示,同时发出声音呼叫。如果选定的患者没有在指定时间内及时前来办理业务,医师可再次按下呼叫器的"复呼"按钮,催促患者办理。前一位患者办理完成,再次按"顺呼",系统自动呼叫下一位患者,该系统不仅能优化服务和工作环境。还可以根据实时动态信息,科学设置出诊人数,提高服务效率。利用系统统出医师工作量及各科室诊量,进行准确量化考核,这样既提高了医师出诊积极性、服务质量,还有效树立了医院的良好形象。

在挂号、取药、收费的各个窗口安装LED电子显示屏,循环显示各病员排队等候的情况。在挂号、收费的窗口设置语音报价器,方便患者清楚、直观地了解收费情况。

(一)功能

系统能方便地实现与HIS的数据交换。可与HIS的挂号收费模块连接,读取患者基本信息及挂号就诊信息;与HIS的收费划价模块连接,掌握患者就诊流程;与HIS的药房调剂模块连接,读取发药信息。并可随时为HIS返回患者在各环节的排队信息。

排队叫号系统的工作流程为:挂号→分诊→候诊→就诊。整个系统必须其备以下几个功能模块:分诊功能(包括护士人工分诊和电脑自动分诊),LED信息显示功能,语音呼叫功能(包括自动呼叫和人工呼叫)。

(二)组成

系统主要由以下几个部分构成:电脑软件、热敏打印机、叫号器、主控箱、诊室显示屏、主显示屏、其他配件、小分线盒、音箱、吸顶式喇叭。

(三)系统工作流程

系统工作流程分为4个步骤:患者取号、等候、系统叫号、业务受理。

1.获取办理序号——患者取号

患者通过自动取号机进行自动取号。

2.患者等候呼叫——等候

取号后,按照号单上的提示到达指定的等候室,寻找座位坐下,留意等候区的等候指示屏。当系统呼叫到自己的号码时,号码将会在等候指示屏上显示,并同时发出"请××号到号诊室"声音以提醒患者。患者从指示屏上得知相对应诊室后,前去指定的诊室就诊。

3.医务人员呼叫——系统呼叫

医务人员上班后,以自己的工号将呼叫器登录到系统,按下呼叫器上的"顺呼"按钮,排队系统即按顺序自动呼叫,呼叫到的患者的信息在指示群上显示,同时发出"请××号到号诊室"的声音。

如果选定的患者没有在指定时间内及时前来就诊,医务人员可以再次按下呼叫器的"复呼"按钮,催促患者就诊。

前一位患者就诊完成。再次按"顺呼",系统自动呼叫下一位患者。至此对一个患者的呼叫操作就此结束。

4.医务人员处理——就诊受理

医务人员可以根据现场的实际情况,对需要优先就诊或预约患者等特殊情况进行各种处理,医师在呼叫患者过程中减少等待时间,提高工作效率。

(四)主要技术参数

1.软件

(1)电脑直接控制叫号系统、显示系统、语音系统及号票打印。

(2)同步显示当前系统业务状况。

(3)可根据需要随时输入医师的资料。

(4)可随时对接诊医师的资料进行修改、删除。

(5)可根据患者的要求选定就诊医师。

(6)可对特殊患者优先安排就诊。

(7)可根据当前的候诊就诊状况均衡合理地安排患者就诊。

(8)可根据需要对号票进行修改,重新选定医师。且号票号码不变,保持排队的公正性。

(9)停电后能自动保存全部资料,来电时不影响系统工作。

(10)直接热敏行式打印,打印号票清晰,号票的票头内容可以自行编辑。

(11)每天第一次开机时系统自动复位清零,重新排队。

(12)同时增添大量统计报表,供有关部门查阅、统计、分析、研究。

(13)系统自动储存各项统计数据,统计报表可直接打印。

2.叫号器

大屏幕 LCD 显示屏,可显示当前就诊患者的受理号码、当前等待人数。安装简捷,所有呼叫器只需一条四芯总线相连。

(1)"下一位"按钮:接诊医师诊治好一位患者后按此按钮,叫号器上 LCD 显示屏显示当前就诊患者的受理号码、等待人数自动减一。此时该诊室显示屏显示该就诊患者的受理号码并闪动10 秒钟;主显示屏滚动显示该就诊患者的受理号码;电脑软件主界面上显示的等待人数自动减一,就诊人数自动加一;语音音箱播放"叮咚请××号到号诊室"。

（2）"上一位"按钮：接诊医师按此按钮后，LCD显示屏再次显示该诊室上一位就诊患者的受理号码、当前等待人数不变。此时该诊室显示屏再次显示上一位就诊患者的受理号码；主显示屏再次滚动显示上一位就诊患者的受理号码；语音音箱再次播放"叮咚请××号到号诊室"。语音播完后，受理号码恢复到当前号码。

（3）"叮咚"按钮：接诊医师按次按钮后，LCD显示屏再次显示该就诊患者的受理号码、当前等待人数不变。此时该诊室显示屏再次显示该就诊患者的受理号码并闪动10秒钟；主显示屏再次滚动显示该就诊患者的受理号码；语音音箱播放"叮咚"。

（4）"重呼"按钮：接诊医师按"下一位"按钮后，该受理号码的就诊患者没来诊室看病时，可按此按钮对该就诊患者多次呼叫。此时该诊室显示屏再次显示该就诊患者的受理号码并闪动10秒钟；主显示屏再次滚动显示该就诊患者的受理号码；语音音箱再次播放"叮咚请××号到号诊室"。

3.主控箱性能

（1）只与医院分诊排队系统电脑软件配合使用。

（2）有一个输入口，五个输出口，配有RJ 45插座，可连窗口显示屏、主显示屏及叫号器。

（3）有喇叭输出接口，可接有源或无源音箱、吸顶式喇叭。

（4）有音量旋钮，可根据需要随时调节音量大小。

（5）有电源开关按钮，可手动开关本主控箱电源。

（6）工作电压：AC 220 V（输入）；DC 24 V（输出）。

（7）尺寸：253 mm×74 mm×233 mm（L×W×H）。

4.窗口显示屏性能

（1）由四位16点阵×16点阵（φ5 mm）组成，可滚动显示多个汉字。

（2）外形由铝合金模具成型制造，表面钛金氧化处理，外形美观、大方。

（3）安装简捷，配有RJ 45插座，只需一条四芯总线和分线盒相连，检查方便。

（4）显示正在接受诊治的就诊患者的受理号码。当一个新的就诊患者的受理号码被呼叫时。诊室显示屏显示该号码并闪动10秒钟，以便该就诊患者找到此诊室。

（5）工作电压：DC 15～24 V。

5.其他配件

（1）分线盒：作用是方便连线。1个输入口，2个输出口，配有RJ 45插座。当窗口数较多时，可通过多个小分线盒将多个诊室显示屏或叫号器连接起来。

（2）音箱：与主控箱用一条两芯线连接。功率：15 W。

（3）吸顶式喇叭：可以吸顶安装在天花板上，功能与音箱相同。和主控箱用一条两芯线连接。

三、病房探视系统

（一）一般病房探视系统

图15-3所示为其结构性示意图，系统分为探视区、病房区和机房控制区个部分。

1.探视区

仅需设置摄像机、话筒及监视器供探视家属使用，该区工作状况由控制机房进行控制。

2.病房区

可针对病房区病床位置与探视者一一对应，其系统工作也由控制机房进行控制。

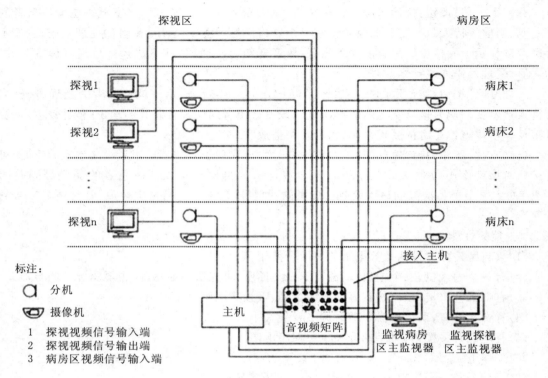

探视区　　　　　　　　　　　　　　　　　　病房区

探视1　　　　　　　　　　　　　　　　　　病床1

探视2　　　　　　　　　　　　　　　　　　病床2

探视n　　　　　　　　　　　　　　　　　　病床n

接入主机

标注：

◐　分机

◓　摄像机

1　探视视频信号输入端
2　探视视频信号输出端
3　病房区视频信号输入端

主机

音视频矩阵

监视病房
区主监视器

监视探视
区主监视器

图 15-3　病房探视系统结构示意图

3.控制机房

主要设置音视频主机矩阵及监视器等系统,根据探视者病房病床相对应而进行探视控制。

(二)ICU 重症探视系统

为了防止 ICU 重症监护病房内患者的交叉感染及病员的隐私保护,家属、朋友来探望全部需要隔离。为此医院需设家属探视室,家属来探视时可以直接通过摄像机及探视室内的显示屏探视患者状况。设置对讲系统,探视人员可和患者直接对讲、通话。

1.作用与功能

ICU 又称重症监护室,集中了手术后患者和危重患者,是医院内的特殊病房。随着医疗护理专业的发展、新型医疗设备的诞生和医院管理体制的改进而出现的一种集现代化医疗护理技术为一体的医疗组织管理形式。

ICU 重症探视系统的主要功能有探视转接功能、探视计时功能、监听插话功能、图像查看功能、主机呼叫分机功能、分机呼叫主机功能、多方通话功能等。

2.基本原理及组成

在探视廊入口设置门禁和可视分机与护士站进行单向可视对讲,当允许该探视人员进入探视廊时,护士站控制打开入口门禁电子锁。进入探视廊的探视人员在每个病房探视窗口通过非可视对讲与患者进行谈话对讲。

ICU 重症探视系统一般由摄像机、护士站的视频切换器、监视器、视频分配器等设备组成。ICU 重症探视系统接线图如图 15-4 所示。

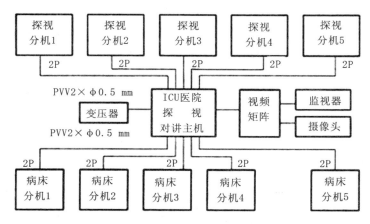

图 15-4 ICU 重症探视系统接线图

3.ICU 视频监控管理及远程探视功能

急救和危重患者的监护无疑是最牵动患者家属的心情,但是由于要防止细菌感染,客观上不允许医护人员之外的人员进入,此时如果在急救和危重患者监护室安装电视监控系统,问题则迎刃而解,通过安装在患者病床附近适当地厅的前端摄像机,通过设置在护士站的视频切换器进行监视图像的切换显示,患者家属可通过主机将该患者的画面调到主监视器上患者的精神面貌可一目了然;另一方面通过设置在护士站的摄像机把家属的图像通过视频分配器传输至患者附近的监视器,让患者也能看见家属的图像,同时还可以开启病房呼叫系统,双方可以互相对话,交流感情,有利于患者身体的康复。

系统可实现患者与护士或家属的双向图像传输,结合病房呼叫系统中的对讲功能实现重症监护功能。对讲系统具体情况可参见病房呼叫系统,以下系统着重介绍重症监护系统中的监视部分。

(1)系统设计:重症监护系统实际上是区域的视频监控系统。通常设置在抢救室、ICU 病区。主要是为了方便医护人员实时观察、了解重症患者的病情,以及时根据病情发展情况采取必要的护理或治疗措施;同时也可为意外的医疗纠纷事件提供确切的查询资料。监视器分别设置在护士台,也可(按需)通过医院局域网设置重症监护中心。

探视系统要求人性化设计,在 ICU 病区设置探视室,实现视频图像切换、对讲等功能。

目前大多数已建成的医院,在设计这个系统时都是按照传统的模拟监控管理的系统构建和实现原理来搭建整个系统,这套系统在长期的医院运行中也被认为是比较实用并满足医院功能要求的。但是在一些新型的即将建设的综合性医院中。也开始考虑采用数字化架构来实现这个系统的搭建,这样做的好处是设备的可变更性和可移动性,对医院的整体就诊环境是一个提升。

一般医院的二层开放型 ICU 设置有 12 张病床、过渡 ICU 和隔离 ICU 设置有 8 张病床。这些地方都需要根据实际情况设置重症监护系统以提高对患者的监护能力,同时减轻医师护士的工作量,并能在适当时候为患者家属提供隔离情况下探视患者的途径,提高医院的人性化服务能力。

(2)系统设置及控制。

1)前端设置:在每个床位的上方设置 1 台吸顶式半球彩色摄像机,用于提供患者的个人监视图像。暂时根据血透室、ICU 和隔离室的床位数提供 40 台摄像机。病房内患者活动情况的图像都可清晰地传到后端,所有的动作都可在后端控制室内的切换控制设备上完成。

2)后端设置:考虑到护士监护管理、患者家属探视的方便,同时也考虑到医院的投资,提高系统的性能价格比,因此对了后端控制部分采用视频切换/分配器控制的方式。

病房内设 8 台前端摄像机汇集到 1 台 8 路视频切换器,由其切换后输出至 1 台 21 寸彩色监视器,护士或患者家属通过它实现对监护患者的监视。根据实际情况,可在一层血透室的护士站设置 3 台 8 路视频切换器和 3 台 21 寸彩色监视器;在二层开放型 ICU 的监护中心设置 2 台 8 路视频切换器和 2 台 21 寸彩色监视器;在过渡 ICU 和隔离 ICU 旁的护士办公室设置 1 台 8 路视频切换器和 1 台 21 寸彩色监视器。

为了在患者家属探望时患者方也能看见家属的情况,可在护士站或家属探望区的监视器旁设置 1 台彩色固定摄像机,其图像输入至视频分配器,然后输出至患者病床前的 14 寸彩色监视器。另外在这 3 个护士站或护士办公室内设置用来控制相应监视器电源开关的配电箱。

以上设计中如一层的血透室最大可同时提供 3 位患者的家属与患者之间进行交流,实现了患者与家属之间的双向图像传输,双方还可通过病房呼叫系统实现语音方面的联络,对于语音方面的功能则可通过病房呼叫系统来实现。

3)数字架构的系统设计:数字架构的系统设计,以北京地坛医院作为案例进行说明。

对于 ICU 而言,一般都为高危病患的监护病房。而对于地坛医院来说。由于主要为传染性疾病就诊,部分监护病房可能收容的仍然是可以正常活动而需隔离的高危患者(如 SARS 病患),一则需要考虑无须探视时患者的隐私安全,安装一个全天候的监视摄像机并不是太适合,二则从安装位置考虑,不适宜安装固定摄像机,而如果每个房间安装一个一体化摄像机,初期投资相对较高。

因此可以考虑采用网络解决病患与探视亲属的双向视频及对话功能;考虑采用移动的设备、房间预留网络接口来实现双向功能。

具体方案:移动式推车,上面安装可调整高度和方向的摄像头、视频服务器、双向对讲腰包及笔记本电脑。亲属可通过双向对讲腰包与患者通话,也可通过网络看到患者的视频图像。

(李　媛)

第三节　计算机网络系统

一、概述

网络系统是一个涉及面广、业务量大的计算机系统工程,是进一步加快信息化建设,提高工作效率的重要举措。系统的实施更有利于加强医院内部的管理和服务水平,系统的建设成败具有极为重要的意义。

对于这样的一个计算机系统集成工程,其项目组织和管理较为庞大和复杂,涉及决策、计划、实施、监督、评价等不断循环上升的管理过程,也是各项管理职能发挥作用的过程。通过采用内部计算机网络及国际互联网等高新技术,实现信息协同处理和资源共享,进一步提高管理水平和效率,为医院提供准确高效的服务,以取得更好的社会效果。我们需要先对项目的系统功能要求和预算做出计划,并对将来项目的社会效果进行各方面评价。在整个项目管理过程中,项目实施是重要的一环,是项目规划的目标,是项目成功的保障。系统集成商有责任、有义务利用自身的管理和技术优势,协助建设单位完满地进行项目实施工作。

(一)网络系统的组成

医院的计算机网络系统由两个网络所组成。

1.医疗专用计算机网络系统

计算机网络系统是医院内核心网络系统,用于开展日常医疗业务(HIS、PACS等)的内部局域网,对在平台上交换的信息必须保证安全、可靠、实时、稳定、高速等特点,为两个网络中最重要的一个。

2.可以访问Internet的计算机网系统

外网为大楼内部(医师办公室、病房等特殊办公区域)提供连接Internet的服务,单独设此网络是为有效与医用专用网的信息进行物理隔离,保证网络安全,确保医院专用医疗业务的正常运行。

(二)系统功能

系统建成后主要实现以下功能。

(1)为HIS、LIS、PACS、体检系统应用系统提供一个强有力的网络支撑平台。

(2)网络设计不仅要体现当前网络多业务服务的发展趋势,同时具有最灵活的适应、扩展能力。

(3)整合数据、语音和图像等多业务的端到端、以IP为基础的统一的一体化网络平台,支持多协议、多业务、安全策略、流量管理、服务质量管理、资源管理。

(4)医疗信息的安全保护,也是主要的环节。网络的设计不仅要考虑用户与服务器之间的互联互通,更要保护关键服务器的安全和内部用户的安全。

二、系统设计

一般系统分成2部分:一是内网部分,主要用于内部办公,数据传输,承担整个医疗系统数据的流量;二是外网部分,用于对外连接Internet是设备网部分,主要用于楼层内应用网络设备的互联,如监控系统的编码设备、门禁系统的门禁控制器等。计算机网络系统内网/外网的结构示意图如图15-5、图5-6所示。

系统设计要求如下:①采用高性能3层交换技术,确保网络具备高安全性。②具备电信级的容错能力,确保网络的高可靠性。③支持丰富的网络接口类型。④强化对多媒体功能支持,可满足大流量的多媒体传输需求。

此外,与城域网及Internet的连接时,可向电信运营商租用DDN专线,还可安装ISDN模块,用于链路备份。要确保网络安全,并控制内部用户的访问。

三、网络布线及设备

(一)布线及网络计划

因医疗园区内一般为整体的集中布局与相对隔离区设置,集中式的布局原则上是国际标准的现代化医院的最基本的标志之一。正确的做法是在整体的区域内一定要设置相对隔离的区域,并通过细致的流程、管线等设计和采取其他隔离、消毒等措施,这是保证医院安全运行非常重要的基本条件。由于建筑物众多、大小不一,距离长达几百米或上千米,出于网络安全和性能考虑,可将网络划分为多个 VLAN 中心交换机至分中心采用室外 4 芯以上单模光纤,以便采用链路聚合技术和备份线路。中心分中心至各单体之间布线,根据距离采用室外多模或单模光纤。各单体建筑物如规模较大,也可部分采用室内多模光纤。

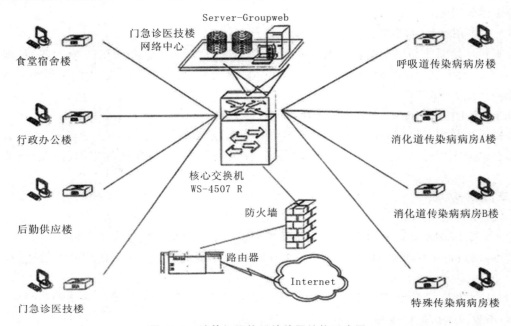

图 15-5　计算机网络系统外网结构示意图

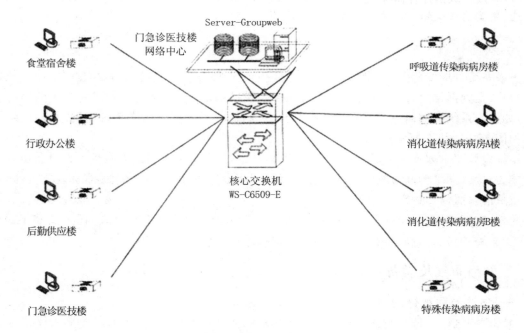

图 15-6　计算机网络系统内网结构示意图

（二）交换机

网络中心设置核心变换机,其余各建筑物设置接入交换机。

（三）服务器

设置多台服务器,分型为网页服务器、邮件服务器、防火墙服务器、文件服务器、域名服务器和数据库服务器。

四、医院网络建设方式

（一）医院内网与外网

在医院网络系统设计中,经常会提到内网、外网、公网、专网等概念。内网一般是指单位内部、园区内部的计算机网络;外网、公网一般指互联网。但对医院的网络系统而言,内网是指单位内部的关键业务网,通常与互联网物理隔离,是内部人员访问单位自身的业务系统。

1.医院内网

医院内网是指承载医院信息化业务应用系统的网络,为 HIS、PACS、LIS 等医疗业务系统提供基础网络环境,是关键业务网络。

2.医院外网

医院外网是指为医院医护人员、患者提供互联网接入服务的网络,是非关键业务网络。

（二）医院网络需求

（1）医护人员访问互联网。

（2）患者及家属访问互联网。

（3）承载医院信息化业务应用系统。

（4）对接各级医疗保险系统。

（5）医院提供网上服务,包括网上预约、网上挂号、网上查看化验结果、远程医疗、远程办公等。

（三）建网方式

内外网合一是指医院只建设一套网络,承载医院信息化业务应用系统,同时为医护人员、患者提供互联网接入服务;内外网分开是指医院建设两套网络,一套内网用于承载医院信息化业务应用系统,一套外网用于为医护人员、患者提供互联网接入服务。

1.内外网分开

内外网分开是指医院的内网和外网物理上分开,科室里面的信息点明确标识内网点、外网点;楼层设备间里面的线缆也分开,接入不同的配线机柜或者同一机柜的不同区域,比如靠上是内网区。靠下是外网区;交换机也分为内网交换机和外网交换机;主干光缆也分内网主干和外网主干;核心交换机、路由器、防火墙、服务器等设备也都全部分开;总之是独立的两套系统。

（1）优点:①内网为关键业务网,仅供相关人员接入,管理得好,安全上较有保障。②内外网物理分开。即便内网有些漏洞或者配置失误,不易被人利用。③外网滥用,对内网不构成威胁。

（2）缺点:①布线系统维护较为复杂,由于项目建设完成时,布线系统均已按照当时的需求配线、理线完毕。众多线缆已经捆扎、固定。如果后期想将内网点改成外网点或者将外网点改成内网点,需要重新跳线到相应的内外网交换机,需要重新理线,如果手法不专业,久而久之,必将引起配线乱成团;布线系统维护需要投入更多的人力物力。②终端维护较为困难,虽然现在很多项目会用不同的颜色标识内网点和外网点,然后对医护人员来说,仍然可能混淆内外网点,从而出现差错。③部分科室人员的计算机需要重复投入,内外网各一台。④医院部分业务对互联网用户开放是一种趋势,比如网上预约、网上挂号、网上查看检查结果等,这些需要将数据从内网引入外网,采用什么样的技术手段,既能维持内外网分开的初衷,又能方便地进行数据共享,需要仔细斟酌。⑤医院一般都是内网点远多于外网点,由于布线系统设计及日后设备采购、维护的需要,内外网设备系列、型号基本一致,势必导致设备利用率低下。比如某些设备间覆盖的外网点只有几个,然而也需要配备独立的主干光纤、交换机等。⑥防火墙、路由器、网络管理软件等部件重复投入。⑦内网为关键业务网,但远程维护等相关管理功能比较难以开展,不利于提高系统维护效率。

2.内外网合一

内外网合一是指医院的内网和外网物理上合为一体,只有独立的一套系统,关键业务和关键业务混杂在一起。

(1)优点:①布线系统维护简单,信息点功能改变时只需在交换机上调整,不需改动物理线路。②不存在内外网数据共享困难的问题。③终端用户面对一张网络,无须区分内外网,避免混淆问题。④防火墙、路由器、网络管理系统等关键设备,无须分开投入,成本较低,设备利用率较高。⑤网络设备维护较为方便,特别是远程维护更加容易开展,可以灵活开展多种系统维护工作。

(2)缺点:①需要提高故障处理效率。②计算机病毒防范要求更高。③计算机木马泛滥,需提防对医院业务系统有意/无意侵害。④网络安全需要投入更多精力。⑤业务系统混杂在一起,由于接入互联网的终端可能引入病毒、木马等安全隐患,需要网络管理部门加大在网络安全方面的投入,并对业务系统的安全隔离做更加细致的工作;需要大量访问控制列表,而访问控制列表的编写、测试、改动是个令人头疼的事情。⑥外网滥用,可能在安全、性能上对业务系统造成压力。

五、Y型架构

综合以上分析,一种对内外网合一优化的架构成为Y架构,为医院网络建设提供了一种可选方案。

(一)Y型架构的特点

(1)解决网络建成后,后续维护造成布线系统混乱的问题。

(2)减少网络需求变更对布线系统的改动。

(3)减少维护人员的简单重复工作量,使维护人员有更多精力投入网络应用保障工作。

(4)在不考虑电磁辐射等物理层面的安全问题前提下,提高医院业务系统的安全性并减少医院投入。

(5)规避物理隔离的概念,解决内外网之间信息共享与安全隔离的矛盾。

(6)医护人员的日常业务工作,对互联网依赖性比较小,因此对分布接入层的性能需求较低,不会对内网性能需求产生太多影响。

(7)行政办公及后勤人员的日常工作对互联网依赖性相对较大,但该区域的医护人员较少,对内网性能需求较低,综合起来对分布接入层的性能影响不会太大。

(8)外网出口一般以10/100 M为主,分摊到全院,各网络主干上的外网数据流不会太大,对千兆/万兆主干来说,比例很小,不会成为网络拥塞的关键因素。

（9）外网依附在内网上，内网是主导。

（二）Y型架构的组成

1.水平布线

Y型架构的综合布线系统只需一套，从这点来说，类似内外网合一的架构。综合布线系统设计时按需求进行内外网信息点布点，并分开统计，工作区的点位可以使用可变标签标识内外网，在后续使用过程中，变更量不会太大，内外网信息点进行标识更容易维护。IDF水平布线打线时，内外网分开但又连成一体，先内网后外网，这样内外网点位集中，方便识别、维护，交换机端口配置比较清晰。

2.主干布线

Y型架构中，内网是主导，主干布线系统以内网需求为准进行设计，内外网数据合用主干线路。

3.接入层

Y型架构的接入层交换机内外网合用，以该IDF的内外网信息点合计数量来设计接入交换机数量，并以内网的需求来设计IDF上联端口。

接入层交换机的管理VLAN归入内网，根据内外网信息点跳线的情况，将相应的交换机端口归入各自的内外网VLAN，即通过VLAN号区分内外网。

内外网信息点功能变更，比如外网点改成内网点或者内网点改成外网点，物理上不需要改动，仅需将该信息点所在交换机端口所属的VLAN号进行相应的变更即可，从而避免内外网分开引发的弊端。

4.汇聚层

Y型架构的汇聚层交换机内外网合用，通过VLAN号区分内外网，交换机管理VLAN归入内网，以内网的需求来设计汇聚交换机配置、性能、上联端口和下联端口等。

当内网规模较大，需要做三层汇聚是，仅允许内网VLAN在汇聚交换机终结，外网VLAN号只能从汇聚交换机透传，不允许在此终结。

5.核心层

Y型架构需要将内外网核心分开，以内网的需求来设计内网核心层的架构、设备性能及配置等，以外网的需求来设计外网核心层的架构、设备性能及配置。

为了解决内外网信息共享问题，需要在核心层考虑信息共享的方式及技术。据此调整内外网核心层设备的清单、配置，比如外网VLAN号需要从内网核心交换机透传到外网核心交换机，必然导致内外网核心交换机之间需要互连，而需要增加相应的模块、端口、线缆等。

核心层的关键点在于分离并终结内外网的VLAN。内网核心交换机允许内网VLAN终结，而仅允许外网VLAN透传，不允许外网VLAN终结。内网核心交换机与外网核心交换机互连的端口，仅允许外网VLAN通过。外网核心交换机仅允许外网VLAN进入并终结。

6.IP规划

Y型架构的IP规划，需要做两套，一套内网，一套外网，从这个层面讲，类似于内外网分开的架构。内外网的IP规划，参照内外网分开的架构，各自按自己的需求进行，需要注意的是，内网IP规划，覆盖接入层、汇聚层、核心层设备，而外网IP规划仅限于核心层，汇聚层、接入层仅为外网数据提供二层通道。

从OSI七层模型上看，内外网仅在物理层合并，数据链路层及以上均隔离，内外网不能直接通信。

六、无线局域网（WLAN）

无线局域网（Wireless Local Area Networks，WLAN）是利用射频（Radio Frequency，RF）技术，取代旧式碍手碍脚的双绞铜线所构成的局域网络，是一种十分便利的数据传输系统。所用硬件设备如下。

（1）无线网卡：无线网卡的作用和以太网中的网卡的作用基本相同。它作为无线局域网的接口，能够实现无线局域网各客户机间的连接与通信。

（2）无线AP：AP是Access Point的简称，无线AP就是无线局域网的接入点、无线网关，它的作用类似于有线网络中的集线器。

（3）无线天线：当无线网络中各网络设备相距较远时，随着信号的减弱，传输速率会明显下降以致无法实现无线网络的正常通信，此时就要借助于无线天线对所接收或发送的信号进行增强。

某移动医疗解决方案基于移动计算、智能识别和无线网络而设计，实现医护移动查房和床前护理、患者药品和标本的智能识别、人员和设备的实时定位、患者呼叫的无线传达功能等。系统不仅可以帮助医院优化流程、提高医疗效率，同时可以帮助医院实现"以患者为中心"的管理理念。

某移动临床信息系统是为满足医师和护士临床服务而推出的，系统以无线局域网络为平台，充分利用HIS的数据资源，以移动计算和条码识别为核心，实现电子病历移动化。主要功能有移动查房、患者身份和药物的条形码核对查询和管理、检验报告企询、医嘱的开立与执行等临床诊疗护理项目。

据医院目前的信息化发展情况，基于移动计算、智能识别和无线网络等基础技术，采用先进的SOA架构设计，为医院建设移动临床信息系统集成平台（MCIS），将医院现有的HIS、PACS、EMR、LIS、心电监护等医院信息系统集成在一个平台上，通过无线网络，配备移动终端，RFID等，实现医护移动查房和床前护理、患者药品和标本的智能识别、人员和设备的实时定位、患者呼叫的无线传达功能等功能。

（一）系统架构

某移动临床信息系统采用了典型的三层架构设计，有效降低厂开发和维护成本，各层业务相对独立，层次清晰。客户端采用瘦客户机，对客户端计算能力要求不高，与PDA的特点相符。同时应用服务器能适应大规模和复杂的应用需求，可适应不断变化的、业务需求，访问异构数据库实现简单，能有效提高系统并发处理能力，还能有效提高系统安全性。

应用服务器采用线程池、传输压缩技术等多项核心技术，因此某无线医护工作站具有明显的快速响应性能和规模可扩展性。

（二）基本功能

1.医生工作站

医师工作站主要提供给医师使用，可以满足医师查房时的所有工作需求。医师工作站系统可以部署在移动数据终端MC50上，也可以选择在移动临床助手MCA上进行部署。

（1）信息查询：可查看患者住院信息，如床号、姓名、住院号、费用、病情、诊断、主管医师等，也可查看患者体特征信息，包括患者体温、脉搏、呼吸、血压、出入量、体重等。

（2）开立医嘱：医师可输入医嘱内容、选择医嘱使用频次、输入药品规格等，也可停用医嘱或作废医嘱。

（3）医嘱查询：可查看患者自入院以来的所有医嘱内容。并分不同颜色显示。

（4）报告查询：医师可以查看患者的检查、检验结果详细信息，异常结果将以红色显示。

（5）特色功能。①看病历：医师可使用 EDA 查看患者的病历，包括病案首页、病程记录等。②支持医嘱本及套餐医嘱：在患者全部医嘱界面，增加医嘱本选项，并支持套餐医嘱。③支持随访及医疗分组：支持一个医师主治多个科室的患者。④便签及录音功能：增加便签功能，方便医师在床旁记录文本信息及语音信息。⑤发送短信：单独发送、群体发送、全病区发送、查看历史信息。⑥条码或 RFID 应用扩展（患者标识识别系统）。

2.护士工作站

护士工作站是提供给护士使用的，可以满足护士日常的所有工作需求。护士工作站部署在移动数据终端 MC 50 上。

（1）信息查询：护士可通过 EDA 上实时查看患者的基本信息，并以显著的方式标明患者的护理等级、病情状况以及是否发烧等相关信息。

（2）生命体征录入：护士能够通过 EDA 在患者床旁实时采集记录患者的体温、脉搏、呼吸、血压、出入量、神智信息等各项指标。

（3）医嘱执行：护士能够通过 PDA 在患者床旁执行医嘱。

（4）全科体征智能提示：能够根据患者的护理等级、危重状态、发烧及手术等具体情况，并结合医院的规定，自动动态计算出患者需要测量体征的时间点。

（5）报告查询：能够查看患者的检查申请情况、检查和化验结果。

（6）入院评估：护士能够手持 PDA 在床旁对入院患者进行评估工作。

（7）健康教育：能够手持 PDA 在床旁对入院患者进行健康教育工作。

（8）特色功能：各不同科室可以根据自身的要求自定义生命体征录入界面、参数等配置信息；支持在护士站打印佩戴于住院患者手腕上的腕带；腕带系统具备可扩展性及开放的接口，支持医院后续其他应用；可以根据医嘱执行频次对医嘱自动进行分拆；可以根据医嘱的执行途径分类显示；可以为患者输液类药品打印二维条码标签；执行医嘱时，记录医嘱的执行时间、执行护士等信息，为日后的医嘱执行记录查询提供有效数据；用户可以根据医院的规定对体征测量规则进行自定义配置；用户对评估项目可灵活配置，方便日后的维护；用户可对健康教育项目及内容灵活配置，方便日后维护。

七、Wi-Fi

Wi-Fi 是一种能够将个人电脑、手持设备（如 Pad、手机）等终端以无线方式互相连接的技术。Wi-Fi 原先是无线保真的缩写，Wi-Fi 英文全称为 wireless fidelity，是当今使用最广的一种无线网络传输技术，也是一种无线联网技术。常见的就是一个无线路由器，实际上就是把有线网络信号转换成无线信号，那么在这个无线路由器的电波覆盖的有效范围内都可以采用 Wi-Fi 连接方式进行联网。

无线网络的基本配备就是无线网卡及一台 AP，如此便能以无线的模式，配合既有的有线架构来分享网络资源，架设费用和复杂程度远远低于传统的有线网络。

AP 为 Access Point 简称，一般翻译为"无线访问接入点"或"桥接器"。它主要在媒体存取控制层 MAC 中扮演无线工作站及有线局域网络的桥梁。

(一)无线局域网实时定位系统

无线局域网实时定位系统(Wi-Fi RTLS)结合无线网络、射频识别(RFID)和实时定位等多种技术,在覆盖无线局域网的地方,系统能够随时跟踪监控各种人员,并准确找寻到目标对象,实现对人员的实时定位和监控管理。定位原理如图 15-7 所示。

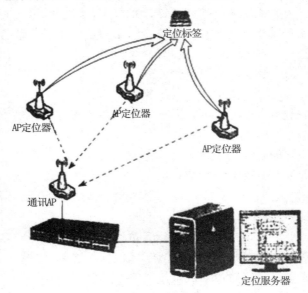

图 15-7　Wi-Fi RTLS 定位原理图

1.组成

无线局域网实时定位系统由定位标签、无线局域网接入点(AP)和定位服务器组成。

2.工作原理

定位标签或者无线设备周期性地发出无线信号,AP 接收到信号后,将信号传送给定位服务器,定位服务器根据信号的强弱或信号到达时差判断标签或无线设备所处位置,并通过电子地图显示。

(二)实时定位系统在数字化医院的应用

1.母婴管理

如用腕带标签进行母婴配对、与摄像监控联动防止婴儿被盗等。

2.特殊患者管理

患者佩戴电子标签后,可定位实时位置,一旦出现紧急情况可及时救援;与门禁、监控系统联动,可对传染病患者进行隔离管理,防止精神患者走出安全范围或离开医院等。

3.医疗设备管理

如急救设备(呼吸机、输液泵、急救手术器材、输氧装置等)装配上电子标签,可实时位置查询,不至于因为寻找设备而耽误患者的抢救。

4.特殊药品监管

如对外界环境要求高的药品的管理;对药品有效使用时间的管理等。

5.医护人员的管理

如即时寻找到医师,以免耽误患者的抢救等。

6.医疗流程的管理

如门诊输液等。

（覃国杯）

第四节　医院资源计划系统

一、概述

数字医院管理的科学化、规范化、精细化已成为提升医院管理和创新水平的极为重要的因素之一。医院资源计划（ERP）系统即应运而生，它能够帮助医院加强管理能力，包括提高组织之间的协调和协作能力。加强资产设备管理，加强物资、医材和药品的库存管理和采购管理，实现预算管理、成本管理，提升绩效管理能力，降低运行成本和减少浪费，提升医院科学管理和科学决策的水平，进而优化医院的流程，提高病患满意度。

医院资源计划（ERP）分成 3 个层次。

（1）ERP 是带动 IT 转型的驱动力：可以通过医院资源计划（ERP）系统与现有系统的有效整合，使得信息技术对业务提供强大的支撑能力。

（2）ERP 是流程优化的驱动力：可以实施来改进医院的采购、财务流程，加强医院的成本管理，提升医院的管理效率。

（3）ERP 是医院转型的驱动力：真正成功的 ERP 系统应用能够从战略、流程、人才和技术等多个方面强化医院的优势，提高医院的资源配置能力，从而提高效率。降低成本和避免不必要的浪费。

实施医院资源计划系统是一个总体规划分步实施的过程，需要领导和管理医院的高层领导要具有强烈的管理意识，并参与到系统实施过程中，并与业务战略相结合，把医院的业务战略与 ERP 实施结合在一起，从业务战略的角度清晰定义 ERP 项目实施的深度和广度；该技术与医院原有系统整合，使用准确的数据；能实施有效的项目管理，保证项目成功实现。

二、系统结构

图 15-8 为 ERP 系统的结构示意图，其由 3 部分组成。

第一部分（最底层）：称为基础业务层，它的主体是医疗业务系统（HIS、CIS 等）、教学科研管理系统等具有实体性的业务系统，以及各类直接录入数据的数据采集系统。

第二部分（中间层）：称为基本业务系统层，它包括医院人、财、物管理系统以及过程监管系统。这一层的功能模块是 HRP 的核心，也可称为 HRP 的核心层。

第三部分（最上层）：称为管理决策支持层，它的主要功能模块是支持医院不同层级管理调控用的成本核算和综合绩效考评系统。这个系统完全是利用下边两层所产生的数据，按照医院管理者的要求。按照制定好的指标体系和分配权重，经过加工计算，提取出供各级管理者调控用的信息。

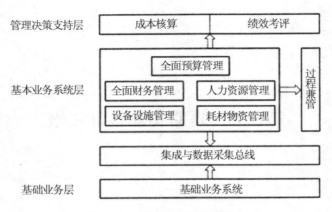

图 15-8　医院 HRP 的结构图

三、功能

经过全面整合,ERP 系统可实现医院各系统之间的互联互通、数据共享。构成支持整个医院管理调控的平台。

尽管医疗业务系统是医院里主要的信息系统,但就目前需求来说,相对于支持整体运营平台建设来说,它的主要作用是提供患者流转数据、医疗收费数据、药品和医疗物资消耗数据以及一切与成本绩效有关的数据,所以,在这里仍然把它放在基础业务系统中。当 HIS 系统和 HRP 系统向更高的智能化方向发展时,HIS 和 HRP 之间肯定会产生双向通信。

需要特别提到的是,所有职能部门发生的业务数据,凡与财务有关的数据均以资金流的形式传入财务系统,以便在数据准备齐全的基础上,经过加工处理,完成全成本核算和综合绩效考评,构成一个完整的以经济为主线的整体运营管理支撑平台。

HRP 系统基本业务层贯彻了"以预算为主线,以财务为核心,贯穿整个医院的人、财、物管理"的指导思想。它的核心子系统包括全面预算管理、财务管理、物资耗材管理、固定资产(设备设施)管理、人力资源管理等五个系统,另加一个过程监管系统。这一层中的功能系统是医院"后台"信息管理的主体。

各个子系统的系统功能、有关的业务流及实现思路如下。

(一)全面预算管理系统

全面预算管理系统实现预算编制、预算控制、预算分析与考核等功能。其重要作用在于对预算的执行控制。

(二)财务管理系统

财务管理系统主要实现:①凭证管理;②账簿管理;③结账和报表;④统计和汇总;⑤资金管理;⑥银行对账;⑦系统设置。

(三)物资耗材管理系统

物资耗材管理系统包括采购、验收、入出库、库房盘点、价格调整等作业的全过程管理。它们的请领支出将受预算控制。

(四)固定资产管理系统

固定资产管理系统包括:①资产设置;②资产需求计划审批;③资产采购管理;④资产验收入

库;⑤资产变更管理;⑦资产盘点;⑧折旧计提;⑨账表。

（五）人力资源管理系统

人力资源管理系统包括:①建立人力资源计划;②人事信息管理;③综合绩效;④学习与创新能力。

（覃国杯）

第五节　医院信息系统的开发与实施管理

医院信息系统建设是一项庞大的系统工程,它涉及各层次管理人员、多业务范围、多学科领域,必须严密组织、科学管理和精心操作。严密组织是医院信息系统顺利实施并取得成功的保证。组织工作包括领导与组织实施两个方面。

一、系统软件供应商的选型问题

根据相关文献的报道,目前我国 HIS 企业的数目数以百计;总结过去十年我国医院信息化的历程,由于市场机制的驱动作用形成了今天我国 HIS 系统产业快速增长、百花齐放的喜人局面,但缺少集中、规划和协调统一又成为今天 HIS 市场混乱、高失败率、信息交换困难的根源。在目前市场激烈竞争的状况下,而 HIS 市场的不规范,引发了厂商之间的不正当竞争。软件公司为了生存,盲目签单,没有开发与实施实力,而这又引起了医院客户的应用需求得不到满足,服务不满意,形成恶性循环。因此综合评价供应商,搞好系统软件选型对于医院的信息系统的开发、实施和应用的成功至关重要。一般需要委托咨询公司或者特别的专家小组来进行综合评判论证。而恰恰当前医院普遍没有对 HIS 的选型与实施的咨询引起重视。

HIS 系统软件供应商的评价工作主要包括如下几个方面。

（一）详细考察与评价供应商提供产品的功能

1.观看产品演示和功能讨论

系统演示可以起到一个参考作用,但不能把它与真实系统当作一个概念。可以讨论功能的完备程度,界面的设计,操作的方便灵活性,标准化程度,系统安全性和数据安全性设计等。

2.访问与考察用户

可以找规模、性质、管理体制尽可能接近的医院进行深入细致的访问。看系统运行的状况,实际应用模块的数量等。

3.其他

比较同一系统在不同医院的实现,相同功能模块在不同医院运行的情况。

（二）技术评价

技术评价的主要目的是对 HIS 开发商在系统研发中采用的技术的科学性和先进性进行评价。评价可以围绕以下的主体进行。

（1）系统的体系结构（两层/三层,C/S 或 B/S 或 B/S/C 混合结构）,网络结构与协议,主服务器类型等。

（2）操作系统,数据库系统的选择,主题数据库设计水平。系统的标准化程度,开放性。

（3）系统实现的难易程度，系统数据的继承性。

（4）继承程度与外部系统的互联性。

（5）系统运行的可靠性，安全与保密性设计。

（6）操作的方便与系统的实时性设计。

（三）厂商资质评价

1.产品与服务的销售额（市场份额）

当然，并不能把这一因素作为一个重要的依据，在中国目前的 HIS 市场环境下，往往会出现，战线拉得过长，反而对用户后续服务不利的情况。

2.财务状况

判断其持续盈利的能力。产品链，持续的研发能力，新技术的跟踪能力。

3.技术管理能力

文档版本。

4.维护与服务

承诺，组织机构，服务的水平、态度，及时性等。

5.员工素质

员工素质包括管理人员、技术人员、服务人员。

（四）报价或投标价格分析

实际上是性价比分析。鉴于目前我国 HIS 产品市场的不成熟性，产品鱼目混珠、价位相差有时大得惊人。与我国企业信息化领域 ERP 市场的状况有些相似。要认真甄别 HIS 产品与服务的价格构成，绝不能认为价位越低越好。价格分析的内容包括：①软件费用评估。②网络和硬件费用评估。③安装和培训费用。④系统支持和维修服务费用。

二、医院信息系统建设中的组织工作

医院信息系统建设中的组织工作，主要是对医院信息系统建设全过程中进行合理的组织，对职员任务、工作计划、人员分工、实施方案等都做出明确的规定，并随时进行必要的调整。

（一）医院信息系统建设中的组织领导

实施医院信息系统是一项重要任务，必须加强领导工作，其中最重要的是坚持"一把手"原则。就是要求主要院领导对系统建设、应用工作的组织协调给予高度重视，亲自参与。主管院领导不仅要从形式上担任医院信息系统建设领导小组组长，而且要真正从思想上和行动上成为医院信息化建设的组织者、领导者和指挥者。要根据系统实施的总体目标，将不同部门的人员组织起来，按照既定的规划和实施计划，有条不紊地进行工作。

医院信息系统的组织工作应遵循组织管理原则，实行责权一致、统一指挥、分工协作，这是有序、高效运行的组织保证。信息技术和通信技术的飞速发展，使阻滞医院信息系统发展的种种技术难题都能得到合理的解决，而真正困扰医院信息系统建设的难题往往不是技术性问题，而是管理、意识、行为等方面的问题。因此，关注和解决医院信息系统建设中的管理、意识、行为等非技术性问题非常重要。

医院信息系统是由相互作用和相互依赖的若干不同层次的子系统组合而成的、具有特定功能的有机整体。创造一个好的软、硬件条件是应用医院信息系统的重要保证。要想顺利有序、快速高效地建立医院信息系统，涉及网络建设、规划计划、软硬件建设、人员培训等一系列工作。更重要的是涉及医院体制、结构、管理模式和运行机制等方面的优化调整和重组。而且,各项工作都要符合规范,以标准和制度为依据,从而保障医院信息系统有条不紊地进行,不致发生相互推诿、人浮于事、质量低劣、信息紊乱等现象。因此,应根据医院规模和系统建设规划,建立相应的领导机构,如医院信息系统建设领导小组和相应的保障小组,按照规划和设计总体方案,精心策划,严密组织,严格管理保证完成各个阶段的任务。

1.医院信息系统建设领导小组成员与职责

医院信息系统建设领导小组组长一般由院长或主管业务的副院长担任,成员包括医务部(处)主任及主管医疗的助理员、护理部主任及主管护理的助理员、信息科主任、经管科主任、药剂科主任、计算机室负责人等。领导小组的职责是:对医院计算机网络系统建设和应用进行总体规划,审查和制订系统应用中有关的业务功能、技术规范、工作流程、性能指标和工作制度,负责协调解决医院信息系统建设中的重大问题;审核、部署系统建设和应用中的重要活动,如阶段计划、网络管理、系统配置、人员培训等。医务部(处)主管领导负责医疗工作流程优化重组、医疗数据质量管理等。信息科主任负责日常工作的组织协调和管理。计算机室负责人是技术应用的领导者和指挥者,应按应用规模安排好系统配置、系统调试、系统维护、安全管理、人员培训等工作。

2.工程保障小组组织与职责

根据系统建设阶段性任务的需要,建立若干保障小组。保障小组包括工程技术组、行政协调组、技术维护组、模拟运行组等。各组责任到位,密切配合。各组的成员和主要任务如下。

(1)工程技术组:组长一般由计算机室负责人担任,成员主要是计算机工程技术人员,还可临时聘请既熟悉计算机技术,又熟悉医疗专业的科室人员。该组全面负责信息系统工程建设技术方面的实施工作,负责医院信息系统安装调试、技术维护等工作。

(2)技术保障组:组长由计算机工程技术人员兼任;成员有药品管理人员、卫生经济管理人员、卫生统计人员,医疗护理管理人员。主要负责相关数据库字典的建立和维护,协助工程技术组做好基础工作或其他日常工作。

(3)模拟运行组:组长由计算机工程技术人员兼任,或由机关职能部门人员担任。本组主要任务:一是负责相关子系统应用软件的试运行,校验应用软件之间的对应关系,找出运行中存在的问题,与工程技术组共同协商解决办法或上报;二是筹划和安排人员培训中的应用示范。

(4)行政协调组:由医院领导、部门领导、机关干部、信息科有关人员组成,全面负责医院信息系统建设中的行政管理、组织协调、实施运作等非技术性问题。尤其在工程建设初期,要对原有的管理模式、工作流程做较大的改动,这涉及各部门的人员调整、工作量调整等一系列问题。协调科室之间、专业之间、上下之间、个人之间的关系需要花费大量的精力,因此,行政协调组就要行使最高组织权力,充分做好协调工作。

(5)质量监控组:应由主持医疗工作的院领导任组长,成员有医务处、统计室、卫生经济管理科、药剂科等单位的负责人。本组负责医院信息系统网络的各类数据、信息质量,检查收费管理、药品管理等执行情况,利用网络监控各种问题,并立即通知当事人予以纠正。特别是在医院信息系统运行期间,质量监控必须强而有力,要制定约束用户使用医院信息系统的规则,并严格检查落实情况,确保医院医疗工作和经济活动处于标准化、规范化管理之中。

(6)宣教文秘组:成员由政治处和信息科有关人员组成,负责宣传教育工作,收集、整理有关会议记录、技术资料文档、重大活动纪实性图片、录像,草拟相关规划计划、规章制度等。

(二)医院信息系统建设的组织工作

在医院信息系统建立过程中存在大量的组织、协调工作,这些工作甚至比技术工作更重要。从医院信息系统本身的特点来看,特别是在手工方式向计算机系统转换的过程中,必须要由医院领导和机关进行组织协调,才能使医院信息系统顺利启动应用。在医院信息系统实施中,如何把各部门、科室、专业组合成最优协调的综合整体,是组织工作的主要任务。在医院信息系统使用过程中,要监督和协调各个部门信息录入的时间和质量。在网络环境下,各个部门信息的协调性是信息质量非常重要的保证。所以,在组织实施中应注重理清思路,把复杂的流程分解为简单的操作,从杂乱的工作中理出头绪来,进行层层分解。在最基础的具体工作项目上下功夫,使组织机构、人员配备、计划协调、岗位职责、培训教育、物资保障等各个方面的工作有组织、有计划地进行。例如,在病房做入出转处理前,住院处必须完成患者入出转信息的处理,要求住院处必须保质保量、按时完成患者入出转信息的处理,否则后续工作将无法进行。在医院信息系统中的每一个子系统使用前,管理部门都要充分动员,组织试点,严密部署应用步骤,适时制定相应的管理制度与规范,把应用工作的每一个步骤都落到实处。

在组织实施过程中,要认真研究工作任务的划分,权衡归类,确定各阶段管理幅度和划分各小组管理关系。同时,要把握好计划与目标,人员组成,工作任务和相互协调。换句话说,医院信息系统领导小组首先要将实施过程进行周密的计划,确定各阶段要达到的基本目标,界定有关的基本工作内容,并把它们逐步进行分解,重新组合成若干单元。其次,根据工作内容组成相应的工作小组,各小组人员与相关工作单元相结合,双双落实。最后要把所分配的相关工作任务联系起来,不定期地进行有效的交流、协商,随时发生的变化随时进行协调处理,保证系统目标的顺利实现。

1.把握好工程建设中的组织协调工作

医院信息系统建设中的各个环节是一个有机的整体,在组织结构体系上要反映信息系统建设的内在联系,形成统一的管理系统。各个部门、科室必须在医院信息管理系统的统一部署下,按照各自的实际情况进行结构调整,使全院信息系统建设、应用与管理工作相互衔接配合。医院信息系统建设中的组织协调工作主要分为以下几个方面。

(1)预先性的组织协调:在医院信息系统建设工程计划实施前,应事先拟订工程实施中可能出现问题的处理方案。要根据工程建设的计划、目标和任务,选择和配备有关人员、设备和技术,落实工程经费。

(2)过程性的组织协调:在工程实施过程中,组织协调的主要内容有:根据工程实施情况进行定期和不定期的检查、指导、现场办公,积极、主动地处理和解决发现的各种问题。

(3)反馈性的组织协调:根据已经发生的情况来协调控制未来的实施过程,包括各项实施活动的结果分析、人员情况分析、计划完成情况分析、设备使用状况分析和经费开支分析等,进行及时的协调反馈。

(4)总体性的组织协调:根据医院信息系统建设目标,协调控制医院体制、任务安排资源配备和经费投入等方面的关系。

2.把握好组织实施中的几个重要环节

(1)强化组织管理,确保运行畅通:医院信息系统的实施和应用,必然会与医院原有的管理观念、管理模式、运行机制、工作方法和习惯发生一系列的冲突与矛盾。这些冲突和矛盾往往不一定是技术上的问题,而是组织协调不当或认识偏差造成的。在系统建设初期,首先遇到的问题是部分人员思想上存有消极情绪,根源在于:他们普遍认为计算机联网是多此一举,几十年来没有计算机系统不是照样工作?尤其是运行初期,常因操作不熟练或方法不当造成错误,出现不少麻烦,导致消极情绪,其表现是热心不足或拒绝接受等。计算机系统的效益究竟如何呢?巨资建网络是否抵得上引进设备呢?这是少数人员的忧虑,他们精力不足,顾虑重重。还有的人认为,工程建设与己无关。因此,应根据上述种种问题,开展有针对性的宣传教育活动,强化组织领导的作用。

(2)要精心部署协调,严密组织管理:医院各级领导要积极利用各种场合和机会,不失时机地大力宣传医院信息系统建设的意义,把工程建设成绩作为衡量各级领导干部和各类人员业绩的重要标志。医院领导必须主动参与协调各部门的关系,采取一切行之有效的办法,营造出一种人人关心工程建设,个个能够献计献策的良好氛围。

在建设初期,各种问题千头万绪,涉及观念、认识、管理、协调等一系列非技术性问题,更需要强有力的组织领导、广泛动员、严密组织、精心部署和合理协调。如在手工操作转换到计算机系统应用的初期,部分人员不能适应新的工作环境和要求。又如系统的应用新增了一些工作内容,同时为提高工作效率,取消了一些不适应系统运行的环节或岗位等。这些,导致其工作方式、任务与原来习惯有较大改变,涉及部分人员或单位的工作量和利益的重新分配。因此,必须充分估计各个环节可能发生的问题,制定组织保障措施,全力保障工程建设安全顺畅地实施。

(3)循序渐进上网,稳步实施应用:在实施步骤方面,要依据应用系统设计功能和要求,在医院总体规划的指导下,结合管理、人员、技术、经费、培训及其他条件,采取"四先四后"的方法进行,即:先重点后一般、先门诊后临床、先模拟后推广、先培训后上网,分期分批、循序渐进,做到应用软件成熟一个上网运行一个。避免出现忙乱现象。

在设备的选型配置方面,要遵照医院信息系统设备选型的要求,结合医院的财力状况和对设备的认识程度,采取先论证后谈判、先试用后定型的原则,选定质优价廉的硬件设备,解决好网络设备、计算机型号、技术性能指标、工程建设投资四个方面的问题,确保工程建设质量和投资效益。

在人员培训方面,要根据系统运行计划和力求实用的指导思想,搞好人员培训,采取先集中后分散、先典型后普及、先理论后实践、先基础后应用的方式,保证培训质量。

(4)组织精兵强将,搞好内外专业结合:医院信息系统建设,需要计算机专业技术人才与懂管理、懂医学专业的人才密切配合。实践经验说明,仅依靠计算机专业技术人员不可能完美地完成子系统软件的设计与应用。在医院信息系统建设过程中,要从业务管理机关及科室中选调责任心强、具有较高专业水平和计算机知识的精兵强将,参与技术保障组的工作,协助计算机工程技术人员完成基础数据准备、定义字典、人员培训等工作。这部分人员熟悉系统建设过程,又掌握了数据库知识和网络技术,基本系统完成后又回到原来的工作岗位,成为系统应用的行家里手,起到小教员和应用骨干的作用。

(5)处理好计划与控制、规范与习惯、责任与权力的关系:所谓计划与控制,就是工程建设对医院来说是一件前所未有的大事,不确定因素较多,风险较大,必须进行周密计划和严格控制,将工程各个阶段的时间、经费、进度、协作单位、设备配置、影响因素等列入计划,实行动态跟踪监控,随时掌握情况。所谓规范与习惯,指不断强化新规范,克服旧习惯。由于医院内部的工作千差万别,数据种类繁多,执行操作难以统一。原来不规范、不统一的地方都需要调整到系统应用的基础上,强化标准化、规范化意识,遏制不规范的行为和习气。所谓责任与权力,就是不能只注重建立合理、精干的组织机构形式,而应根据各小组的分工、特点和任务,赋予各小组相应的职责和权力。这样,既有利于发挥各小组成员专业特长和工作能力,又能保持协调一致。

(覃国杯)

第六节　医院信息系统的项目管理

一、医院信息系统项目管理概述

(一)医院信息系统项目管理的相关概念

1.项目

项目是在特定条件下,具有特定目标的一次性任务,是在一定时间内,满足一系列特定目标的多项相关工作的总称。项目的目标包括成果性目标和约束性目标。成果性目标都是由一系列技术指标来定义的,如性能、数量、质量、技术指标等;而项目的约束性目标往往是多重的,如时间、费用等。项目的目标因此可以表现为一个空间向量。项目的多目标属性示意如图 15-9 所示。

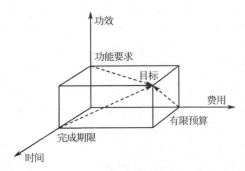

图 15-9　项目的多目标属性示意图

2.项目管理

项目管理就是把各种资源(知识、技能、工具和技术)应用于目标,以实现项目的目标,满足各方面既定的需求。由于项目管理首先是管理,所以管理学的一般理论同样适用于项目管理,不同是项目管理的对象是项目、管理方式是目标管理;项目的组织通常是临时性、柔性和扁平化的组织;管理过程贯穿着系统工程的思想;管理的方法、工具和手段具有先进性和开放性,用到多学科的知识和工具。

项目管理的要素有以下 4 个。

(1)环境:首先项目是在特定的环境下进行的。项目管理者必须对项目所处的外部环境有正确的认识。项目的外部环境包括自然、技术、政治、社会、经济、文化,以及法律法规和行业标准等。

(2)资源:资源可以理解为一切具有现实和潜在价值的东西,包括自然资源和人造资源、内部资源和外部资源,以及有形资源和无形资源。诸如人力、材料、资金、信息等。

（3）目标：项目的目标就是满足客户、管理层和供应商等项目干系人在时间、费用和性能上的不同要求。

（4）组织：组织包括与它要做的事相关的人和资源，及其相互关系。项目组织与其他组织一样，要有好的领导、章程、沟通、人员配备、激励机制，以及优秀的组织文化等。

项目管理的最大特点就是注重于综合性管理，并且项目管理工作有严格的时间期限。具体来讲可以表现在以下几个方面：①项目管理的对象是项目或被当作项目来处理的事务。②项目管理的全过程都贯穿着系统工程的思想。③项目管理的组织具有特殊性。④项目管理的方式是目标管理。⑤项目管理的体制是一种基于团队管理的个人负责制。⑥项目管理的要点是创造和保持一种使项目顺利进行的环境。⑦项目管理的方法、工具和手段具有先进性、开放性。

项目管理的这些特点将在信息系统项目管理的内容介绍中得到体现。

3.项目生命周期

总的来说，项目的各个阶段构成项目的整个生命周期。项目的生命周期可以根据不同类型、不同组织有多种划分方法，但大致原理一样。一般来说项目的生命周期有几个基本的阶段：概念阶段（conception phase）、开发阶段（develop ment phase）、实施阶段（execute phase），以及结束阶段（finish phase）。习惯上将这些阶段称为项目的 C、D、E、F 阶段（图 15-10）。项目在不同的阶段，其管理的内容也不相同。

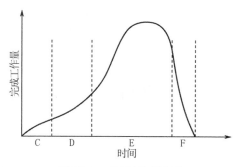

图 15-10 项目的各阶段

4.项目干系人

项目干系人（stakeholder）是指参与或可能受到项目活动影响的个体和组织。主要的项目干系人包括项目经理、用户、项目执行组织和项目资源提供者或者发起者，有时还会有项目团队的家属。

项目一开始，项目的干系人就以各种不同的方式不断地给项目组施加压力或侧面影响，企图项目向有利于自己的方向发展，因此项目管理最重要的就是要平衡各方利益关系，尽可能消除项目干系人对项目的不利影响。

在项目实施中，由于越到后期修改的代价越大，所以项目干系人对项目的影响会随着项目的推进而逐渐减少，项目干系人对项目的影响和更改的代价随时间的改变关系如图 15-11。

（二）医院信息系统项目管理的知识体系

项目管理的知识体系首先是由美国项目管理学会（PMI）提出的，1987 年 PMI 公布了第一个项目管理知识体系（project management body of knowledge，PMBOK），1996 年、2000 年、2004 年和2008 年又分别做了修订。在这个知识体系中，他们把项目管理的知识划分为 9 个领域，分别是范围管理、时间管理、费用管理、质量管理、人力资源管理、沟通管理、风险管理、采购管理以及综合管理（图 15-12），已经得到广泛认可。

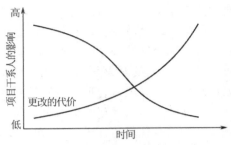

图 15-11　更改的代价、项目干系人的影响与时间的关系

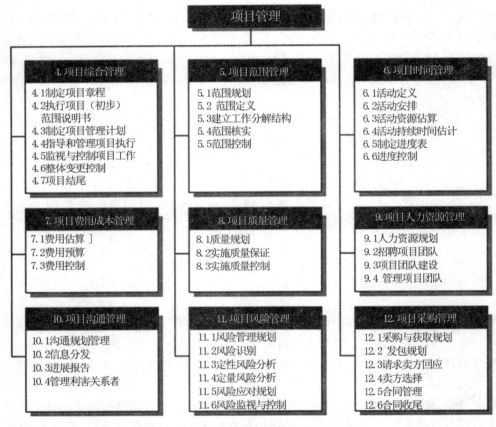

图 15-12　项目管理知识体系（PMBOK）

　　项目管理是管理科学的一个分支，同时又与项目相关的专业技术领域密不可分，项目管理专业领域所涉及的知识极为广泛。目前普遍认为，项目管理知识体系的知识范畴主要包括三大部门，即项目管理所特有的知识、一般管理的知识及项目相关应用领域的知识。对于医院信息系统项目管理来说，需要医学、医学信息学、统计学、现代医院管理学、计算机科学与技术等专业知识。

二、医院信息系统项目管理的过程

现代项目管理理论认为,任何项目都是由一系列的项目阶段所构成的一个完整过程(或叫全过程),而各个项目阶段又是一系列具体活动所构成的具体工作过程。

此处所指的过程,是指能够生成具体结果(或叫可度量结果)的一系列活动的组合。一个项目的过程又分成两种类型:项目的实现过程和项目的管理过程。项目的实现过程(一般简称为项目过程)是指为创造项目的产出物而开展的各种业务活动所构成的整个过程。项目的管理过程指在项目实现过程中,人们开展项目的计划、决策、组织、协调、沟通、激励和控制等方面活动所构成的过程。在多数情况下,不同项目的实现过程需要有不同的项目管理过程。在一个项目的过程中,项目管理过程和项目实现过程从时间上是相互交叉和重叠的,从作用上是相互制约和相互影响的。

医院信息系统项目管理过程通常有 5 个基本的管理过程——启动、计划、执行、控制、收尾,如图 15-13 所示。

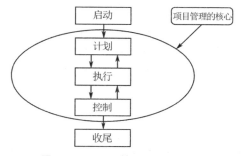

图 15-13　项目管理的 5 个阶段

项目的实现过程是由一系列的项目阶段或项目工作过程构成的,任何项目都可以划分为多个不同的项目阶段或项目工作过程。同样,对于一个项目的全过程所开展的管理工作也是独立的一个过程。

(一)启动过程

在一个项目管理过程循环中,首要的管理具体过程(或阶段/活动)是一个项目或项目阶段的启动过程。它所包含的管理活动内容有:定义一个项目或项目阶段的工作与活动,决策一个项目或项目阶段的启动与否,或决策是否将一个项目或项目阶段继续进行下去等工作。这是由一系列项目决策性工作所构成的项目管理具体过程(或阶段/活动)。

(二)计划过程

在一个项目管理过程循环中的第二种具体过程(或阶段/活动)是一个项目或项目阶段的计划过程。它所包含的管理活动内容有拟订、编制和修订一个项目或项目阶段的工作目标、任务、工作计划方案、资源供应计划、成本预算、计划应急措施等工作。这是由一系列项目计划性工作所构成的项目管理具体过程(或阶段/活动)。

(三)执行过程

在一个项目管理过程循环中的第三种具体过程(或阶段/活动)是一个项目或项目阶段的执行过程。它所包含的管理活动内容有组织和协调人力资源及其他资源,组织和协调各任务与工作,激励项目团队完成既定的工作计划等。这是由一系列项目组织管理性工作所构成的项目管理具体过程(或阶段/活动)。

(四)控制过程

在一个项目管理过程循环中的第四种具体过程(或阶段/活动)是一个项目或项目阶段的控制过程。它所包含的管理活动内容有制定标准、监督和测量项目工作的实际情况、分析差异和问题、采取纠偏措施等工作。这是由一系列项目管理控制性工作所构成的项目管理具体过程(或阶段/活动)。

(五)收尾过程

在一个项目管理过程循环中的第五种具体过程(或阶段/活动)是一个项目或项目阶段的收尾过程。它所包含的管理活动内容有制定一个项目或项目阶段的移交与接受条件,并完成或项目阶段成果的移交,从而使项目顺利结束。这是由一系列项目文档化和移交性、验收性的工作所构成的项目管理具体过程(或阶段/活动)。

三、医院信息系统项目管理的内容

项目管理的内容包括立项与招投标管理、整体管理、范围管理、进度管理、成本管理、质量管理、人力资源管理、沟通管理、风险管理、采购和合同管理、文档和配置管理、需求管理、外包管理、战略管理、业务流程管理、知识管理和项目绩效考核与管理等。

由于时间、成本、质量是项目管理的三大目标,鉴于篇幅限制,这里将重点阐述项目的成本管理、进度管理、质量管理、整体管理、范围管理和沟通管理。文档管理方面的内容将在医院信息系统运行管理中介绍。

(一)项目整体管理

项目整体管理是指在整个项目的生命周期内,汇集项目管理的知识领域,对所有项目计划,进行整合执行及控制,以保证项目各要素相互协调的全部工作和活动过程。项目整体管理是从全局、整体的观点出发通过有机地协调项目各个要素(进度、成本、质量和资源等),在相互影响的项目各项具体目标和方案中权衡和选择,尽可能地消除项目中各单项管理的局限性,从而实现最大限度地满足项目干系人的需求的目的。

项目的整体管理有4个过程:①项目计划的制订,将其他计划编制过程的结果整合为一个协调一致的项目计划文档。②项目计划的执行,执行项目计划所包含的有关活动,实施项目计划。③项目的变更控制,控制项目的变更活动。④项目的验收与评价,确定项目是否结束,并对效果进行系统客观评价。

要进行项目整体管理活动必须依赖于项目的范围、质量、时间、成本管理以及人力资源、沟通、风险和采购管理。

1.项目计划的制订

管理活动一个最基本的原则就是任何工作开展之前必须作计划。项目管理计划在项目过程中承上启下,是项目组织根据项目目标的规定,对项目实施中进行的各项活动做出的周密安排。项目管理计划围绕项目目标的完成,系统地确定项目的任务,安排任务进度,编制完成任务所需的资源、预算等,从而保证项目能够在合理的工期内,用尽可能低的成本和尽可能高的质量完成。

项目管理计划的制订需要遵循目标性、系统性、经济性、动态性、相关性、层次性和职能性的要求。项目计划的内容可分为以下8个方面。

(1)工作计划:也称实施计划,是为保证项目顺利开展,围绕项目目标的最终实现而制定的实施方案。

（2）人员组织计划：主要是表明工作分解结构图中的各项工作任务应该由谁来承担，以及各项工作间的关系如何。其表达形式主要有框图式、职责分工说明式和混合式三种。

（3）资源供应计划：在项目管理过程中，多数的项目都会涉及仪器设备、物件等材料的采购、订货等供应问题。预先安排一个切实可行的物资、技术资源供应计划，将会直接关系到项目的质量、工期和成本。

（4）变更控制计划：变更控制计划主要是规定处理变更的步骤、程序，确定变更行动的准则。

（5）进度计划：进度计划是根据实际条件和合同要求，以拟建项目的竣工投产或交付使用时间为目标，按照合理的顺序所安排的实施日程。进度计划也是物资、技术资源供应计划编制的依据，如果进度计划不合格将导致人力、物力使用的不平衡，影响经济效益。

（6）成本投资计划：包括各层次项目单元计划成本；项目"时间—计划成本"曲线和项目的成本模型（即时间—累计计划成本曲线）；项目现金流量（包括支付计划和收入计划）；项目资金筹集（贷款）计划等。

（7）文件控制计划：文件控制计划是由一些能保证项目顺利完成的文件管理方案构成，需要阐明文件控制方式、细则，负责建立并维护好项目文件，以供项目组成员在项目实施期间使用。包括文件控制的人力组织和控制所需的人员及物资资源数量。

（8）支持计划：项目管理有众多的支持手段，主要有软件支持、培训支持和行政支持，还有项目考评、文件、批准或签署、系统测试、安装等支持方式。

2.项目计划的执行

再好的计划没有执行也是徒劳。如何让计划落实，就体现出执行的能力。事实上在项目活动中，实施过程所占的工作量是最高的，项目成果和绩效都是通过这一过程产生的。而项目经理在项目中的主要活动也是围绕着如何确保项目是按照计划的约定来执行的。

任何组合、任何项目的可用资源都是有限的。所以，一个组织、一个项目团队在设立目标的时候必须考虑是在有限的资源条件下，去识别和选择对组织或者项目有利的那些目标，并且明确而清晰地标定目标的优先级顺序。其实，大多数组织在设定目标的时候总是希望大而全，所有的期望都能被满足，殊不知这恰恰是事与愿违的。"有所不为才能有所为"，目标能够有效地被落实正是依赖于资源的集中而有效的使用。事实上，建立一个包罗万象的目标是极容易的，反而是根据组织或者项目所拥有的资源，来识别出对组织或项目最有效的目标，也就是追求最佳的"投资效益比"是更高难的管理艺术。

制订计划是为了确定目标实现的过程。一个详尽的计划代表了制订计划的人员对实现目标中所有要素的考虑程度。很多在执行中可能出现的不确定性几乎都是通过对计划进行不断的、逐步细化的分解来发现和识别出来的，这样就促使项目组可以在真正投入资源实施之前，把很多情况考虑到，为减少执行过程中的不确定性和意外性，自然会对最终的执行有着非常有益的帮助。可以看到，一份细致的计划对执行的帮助体现在制订计划的过程当中。同时，计划的不断细化有赖于下属的积极参与。因为作为真正的执行者，他们对计划的现实性和可操作性最具有发言权。从管理者来说，在和下属一起制订计划的过程中，可以帮助下属更加清晰而全面的理解管理者的目标和最终意图，而不仅仅停留在作为计划过程的最终产物——计划本身的表面要求上。这样会有助于执行者在项目执行的过程中，对意外事情的处理有更准确的把握。最后，完成的计划需要得到执行者的明确承诺。承诺意味着促使执行者认真的思考计划的可执行性，并且会作为执行者和管理者在目标上被确认达成一致。一个明确的承诺会带来心理上一个微妙的影响，会时刻提醒执行者努力去兑现他的诺言。

当执行者承担了一定的责任目标后，他也必须拥有相当的权力来调动实现目标所必需的资源。这一点非常重要，因为任何目标的实现都需要一定资源的支持，目标实现的效率也有赖于有效的调配资源。显然，承担了实现目标责任的执行者，如果没有可以调配资源的权力的话，那么目标的实现就变成了"水中月，镜中花"的事情了。同时，如果执行者感觉到权责不对等的话，并且这种偏差威胁到目标的实现，他就会很快地放弃努力，而把目标无法实现的责任归于"管理者不信任，没有赋予相关的权力"上来。我们可以把这个"责权对等"的要求更明确地强调为"掌控资源的权力"。

上述三点，我们可以从两个角度来看：一方面，从计划的角度来说明，什么样的计划过程会更有利于执行；另一方面，从执行的有效性来看，需要怎样产生计划。这样我们可以理解，实际上"计划"和"执行"是两个相辅相成的过程，计划是为了更有效的执行，不考虑执行的计划是没有意义的，而只有这样制订的计划，才能真正作为有意义的执行"基准"。

最后一项要求才是真正在执行过程中需要被落实的活动：积极的跟进。"人们不会做你期望的事情，而只会做你检查的事情"。质量再高的计划，在具体实施过程中也不能简单地假设会"自然而然的落实"，所以必须有某种机制时刻了解对项目真实的状态。这里的"检查"就是"积极的跟进"，但会被很多人误解为就是不断地向下属询问"进展如何"，通过一种督促来促进下属的工作进度。其实这种认识是片面的。一方面，这种信息的来源变成了实施者主观的判断和估计，有时甚至会为取悦于上级而掩盖真实的状态，导致问题被拖延发现。另一方面，积极跟进的最终目的，是帮助项目的所有人员，包括项目管理者和下属，真实的了解项目当前状态。项目实施状态的透明有利于各方人员了解项目进展以及和目标之间的偏差，及时采取纠正措施。所以我们需要一种客观的、准确的手段来表现项目的状态，这就是项目的度量。项目度量，意味着我们所关心的各个项目特征建立一种量化的表示手段，通过数据的变化和分析来反映项目的真实状态。第一，它是客观的，不依赖于人的主观判断；第二，它是量化的，分析数据可以更加细微的反映执行中的偏差和未来趋势，及早做出准确的判断，避免决策的随意性和非客观性；第三，度量体系有利于将项目各种各样的具体信息转换、总结和归纳成我们所关心的项目指标上来，避免被那些看起来可能差异很大的具体信息转移了注意力；第四，在进行项目状态汇报的时候，有利于高层领导在尽可能短的时间内迅速掌握和了解项目状态，而不被过多的具体信息分散精力，降低沟通成本。

执行是一种组织的行为习惯，甚或是一种影响群体行为习惯的组织文化。处于组织环境中的项目团队会受到组织文化的深刻影响。但是，项目团队的行为也担负起形成优秀组织文化的责任。

3.项目的变更控制

项目的不确定性因素导致了项目的进展未必像想象中或计划中的那样顺利，而当这种不确定性变得明确且和当初的预测不一致的时候，就会导致项目出现变更。一般来说，项目的目标是项目所有活动的最终判断准则。也就是说我们必须关注那些可能会引起项目目标变化的信息。

大体上，变更可以来自两个方面：内部因素和外部因素。内部因素是指项目的实施过程中，对实施的状态对比计划，发现产生了偏差，从而导致变更项目计划。外部因素则是客户对项目目标本身发生了变化，从而引起计划的变更(图15-14)。

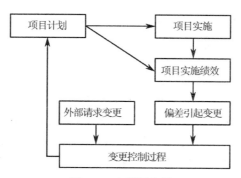

图 15-14　项目变更

无论是外部请求变更还是内部的偏差都有可能是来源于或导致项目的 4 个目标因素。但是,实践中大多的外部请求变更大多是由于范围变更引起的;而内部偏差引起的变更则大多是由于时间、成本和质量因素引起的。

变更的最终效果是引起项目基准计划产生变化。由于项目基准计划是项目各项活动开展的基础,为了不引起混乱,它的变化过程必须是一个严格而受控的过程。一般的变更过程始于正式提出变更申请。在变更申请中,需要详细的描述变更的来源。变更的来源除了来自管理上,也经常来自产品的构建过程中。

(1)和管理有关的变更:①客户对项目范围产生了变化,范围变更。②由于实施偏差导致了基准计划的修订,如进度,成本和质量目标的变更。

(2)和产品有关的变更:①由于产生了产品缺陷,为了修复缺陷所引起的变更。②客户需求发生了变化,引起了产品的需求变更。

收到了变更请求后,会有专门的人员先做一个初步的分析,主要是评估变更的来源,变更的理由,变更产生的影响,变更的代价。某些变更会在这个阶段做出一个初步的处理,如:①描述不清楚的变更请求,会被要求提出者重新补充信息。②删除那些明显错误的变更请求。③一些简单且影响小的变更可以直接分配人员处理。

余下的变更会被提交到变更控制委员会进行评审。

变更控制委员会评审是整个变更控制过程的核心。变更控制委员会(change control board),经常被称为 CCB,所以变更控制委员会评审也常称为 CCB review。一般来说,变更控制委员会是一个项目的主要的管理机构组织,由项目最重要的管理人员,各个相关组织的代表,主要的技术人员等组成。变更控制委员会评审就是评估那些被提交上来的变更请求,针对这些变更请求,针对这些变更的目的、要求和影响来决策的:①同意实施一项项目变更请求,并且在会议上安排相关的变更实施负责人,和相关的写作组织。②拒绝某一项变更请求,并给出拒绝的理由。

评审委员会一般以会议的形式进行,有关各方都可以参加。可以是定期召开,也可以针对某一项重要的变更临时召集。

如果变更请求得到批准,则变更被实施。变更实施的过程中要特别关注那些可能会产生广泛影响的变更,避免项目在变更实施过程中出现不一致。完成变更后,需要对变更的实施结果进行验证,以确保被批准的变更进行了正确的实施。

项目变更的控制是一个动态过程,它始于项目的变化,而终于项目变更的验证。在这一过程中,拥有充分的信息、掌握第一手资料是做出合理变更的前提条件,这就需要记录整个变更过程,而记录本身就是项目变更的主要内容。

4.项目的验收与评价

项目验收是指项目结束或项目阶段结束时,项目团队对其成果交付给使用者之前,项目接受方会同项目团队、项目监理等有关方面对项目的工作成果进行审查,查核项目计划范围内的各项工作或活动是否已经完成,应交付的成果是否令人满意。项目的验收标志着项目的结束(或阶段性结束),若项目顺利通过验收,项目的当事人就可以终止各自的义务和责任,从而获得相应的利益。项目的竣工验收,是保证合同任务完成,提高质量水平的最后关口。对于医院信息化基本建设项目,通过竣工验收,可以促进投资项目及时投入运行,将基本建设投资及时转入固定资产,发挥投资效益。

开展项目验收前,项目有关各方需要确定项目验收的范围并进行确认。项目验收的范围是指对哪些子项或对项目的哪些方面、哪些内容进行验收,通常包括工程质量验收和文件资料验收。项目验收范围的确定是指对需要验收的内容进行科学、合理的界定,以保障项目各方的利益和明确各方的责任。要确认项目验收的范围,不仅要明确项目的起点和重点,还要明确项目的最终成果,以及标志这些成果的各个子项。

项目验收依项目的大小、性质、特点的不同其程序也不尽相同。对于大型和复杂性的信息系统项目,由于验收环节较多,内容繁杂,因而验收的程序也相对复杂。而对于一般程序设计、软件开发或咨询等小项目,验收也相对简单些。但项目验收一般都遵循图 15-15 所示的流程。

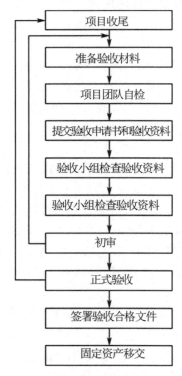

图 15-15 项目验收流程

通常在项目竣工以后的项目运作阶段或项目结束之前要进行一次项目后评价。项目后评价是指对已经完成的项目(或规划)的目的、执行过程、效益、作用和影响所进行的系统、客观的分析,它的内容包括项目竣工验收、项目效益后评价和项目管理后评价。项目效益后评价是指项目竣工后对项目投资经济效果的再评价,它以项目建成运行后的实际数据资料为基础,重新计算项目的各项积极数据,得到相关的投资效果指标,然后将他们同项目前评价时预测的有关经济效果值、环境和社会效果以及可持续发展实力进行纵向对比,评价和分析其偏差情况及其原因,为以后的相关项目的决策提供借鉴。项目管理后评价是指当项目竣工后,对前面(特别是实施阶段)的项目管理工作所进行的评价,其目的是通过对项目实施过程的实际情况的分析研究,全面总结项目管理经验,为今后改进项目管理服务。可以看出,项目后评价是对投资活动的监督过程,也是全面提高项目决策和项目管理水平的必要和有效的手段。

(二)项目范围管理

项目范围是为了达到项目目标,为了交付具有某种特制的产品和服务,项目所规定要做的,是项目目标的更具体的表达。项目的范围管理就是要确定哪些工作是项目应该做的,哪些不应该包括在项目中,它使用有效的方式和过程来控制用户的"需求蔓延"和"需求失控"。项目的范围管理如图 15-16 所示。

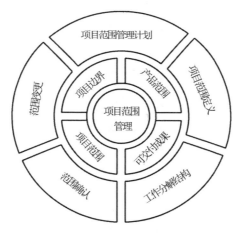

图 15-16　项目范围管理

下面将分别进行阐述。

1.项目范围管理计划编制

项目的范围管理计划是一种规划的工具,是对项目的范围进行确定、记载、核实管理和控制的行动指南,与项目范围计划不同,范围计划是描述项目的边界,而范围管理计划是如何保证项目边界应该采取的行为。

项目范围管理计划编制的依据包括环境因素、组织过程资产、项目章程、项目初步范围说明书、项目管理计划等,要充分考虑组织的管理资产和当前项目的特殊变化。

编制项目范围管理计划的工具和技术包括专家判断、样板、表格和标准。

项目的范围管理计划包括如下内容:①如何从项目初步的范围说明书来编制详细的范围说明书。②如何进行更加详细的项目范围说明书编制工作分解结构,如何核准和维持编制的工作分解结构。③如何核实和验收项目所完成的可交付结果。④如何进行变更请求的批准。对范围管理的常见问题的建议如表 15-1 所示。

表 15-1　范围管理中常见问题和建议

常见问题	建议
不完整的需求	得到完整的需求
缺乏用户参与	联系所有的项目利益相关人
不现实的期望	加强沟通
需求改变	进行范围控制
缺乏计划	增强项目计划
在压力下放弃计划	增强项目计划
遗漏必要的任务	加强范围确认
开发人员的镀金	界定项目边界
功能延伸	进行范围控制

2.项目范围定义

项目范围定义明确项目的范围:项目的合理性、目标,以及主要可交付成果。范围定义增加了项目时间、费用和资源估算的准确度,定义了实施项目控制的依据,明确了相关责任人在项目中的责任。项目范围计划是由项目小组编写,也可以由项目委托者编写,它是各方之间协议的基础。项目范围定义是在项目方案确定后才进行的,但若在项目范围定义过程中对项目的目标和方案存在疑问时,应该立即提出疑问。

范围定义最重要的任务就是详细定义项目的范围边界,范围边界是应该做的工作和不需要进行的工作的分界线。项目小组应该把工作时间和资源放在范围边界之内的工作上。在进行范围定义时,信息系统项目范围边界不可避免地受到开发工具(代码库、类库、快速开发语言其他支持工具等)的限制,如图 15-17 所示。

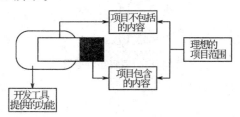

图 15-17　信息系统项目开发工具对项目范围边界的限制

项目范围应该以产品范围为基础,产品范围的分析随着项目的产品领域不同而不同。在信息系统项目所产生的软件产品或服务领域,软件工程已经成为公认的分析方法。然而,产品范围并不是必然能推出项目范围。事实上,会存在许多对产品范围的误解而造成项目范围和用户预期格格不入的情况发生。除了产品范围,项目范围还要依据项目章程、组织过程资产、项目初步范围说明书、项目范围管理计划和批准的变更来确定。

项目范围还需要定义项目的主要可支付成果,若没有定义,那么预算、进度和资源的消耗都会受到很大的影响。一般通过举行项目范围评审会议听取多方意见,审查并综合实际情况来确定可支付成果,可支付成果确定以后所需要的变更,必须有正式的许可,并且要考虑变更会给项目完成带来的时间、费用和资源使用带来的影响。

范围定义的主要结果就是项目的范围说明书。项目范围说明书是所有的项目利益相关人对项目范围的共同理解,说明项目的主要目标,它在项目执行过程中指导团队的工作,并构成判断变更请求是否超出项目边界的基准。

3.工作分解的创建

工作分解结构(the work breakdown structure,WBS)把项目整体或者主要的可交付成果分解成容易管理、方便控制的若干个子项目或者工作包,子项目需要继续分解成工作包,持续这个过程,直到整个项目都分解为可管理的工作包,这些工作包的总和是项目的所有工作范围。最普通的工作分解结构如表 15-2 所示。

表 15-2　工作分解结构的分层

	层	描述	目的
管理层	1	总项目	工作授权
	2	项目	预算编制
	3	任务	进度计划编制
技术层	4	子任务	
	5	工作包	内部控制
	6	努力水平	

工作分解结构是一种交流手段,所以必须明确地表达,它将项目划分为可管理的工作单元,以便这些工作单元的费用、时间和其他方面较项目整体而言容易确定。工作分解结构对于所有的项目都很重要,在于它是费用估算、费用预算、资源计划、风险管理计划,活动定义的基础和依据。

进行工作分解结构创建时,可以参照一些现成的原则:功能或技术原则、组织机构和系统或者子系统。一般将划分子系统和功能或者技术原则相互配合使用来进行工作结构分解。创建工作分解结构主要有自顶向下法和自底向上法两种方式。自顶向下法是先把项目工作分解成若干阶段,然后不断细化,是一个从总体到细节的过程。而自底向上法则先考虑具体的细节工作,然后将最底层的工作包不断合并成合适的阶段,是一个不断归纳的过程。

项目分解结构不是某个项目成员的责任,应该由全体项目组成员、用户和项目利益相关者共同完成和一致通过。方法有参照样本、问卷调查、个别了解和开小组会等。图 15-18 所示为创建工作分解结构的过程框图。

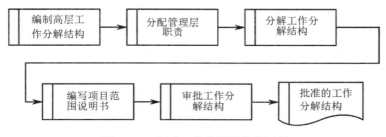

图 15-18　创建工作分解结构的过程

4.范围确认

范围确认主要是项目利益相关人员,如医院、卫生行政单位等,对项目的范围进行确认和接受的工作。在医院信息系统建设项目中,由于各利益相关者对项目范围所关注的方面不同,以及信息不对称和沟通障碍,范围确认并不是很容易的事情。

项目利益相关人员在进行范围确认时,要检查:①可交付成果是否是确实的、可核实的。②每个交付成果是否有明确的里程碑,里程碑是否有明确的、可辨别的事件,比如客户的书面认可。③是否有明确的质量标准,可交付成果的交付不但要有明确的标准标志,而且要有是否按照要求完成的标准,可交付成果和其标准之间是否有明确的联系。④审核和承诺是否有清晰的表达。项目投资人必须正式同意项目的边界,项目完成的产品或者服务,以及项目相关的可支付成果。项目组必须清楚地了解可交付成果是什么。所以这些表达必须清晰,并取得一致的同意。⑤项目范围是否覆盖了需要完成的产品或者服务进行的所有活动,有没有遗漏或者错误。⑥项目范围的风险是否太高,管理层是否能够降低可预见的风险发生时对项目的冲击。⑦若在范围确认过程中发现项目范围说明书、工作分解结构中有遗漏或者错误,或出现变更请求时,需要向项目组明确指出,并给出修改的意见,项目组需要根据修改意见或变更请求重新修改项目范围说明书和工作分解结构。

5.范围控制

在项目的实施过程中,项目的范围难免会因为很多因素,需要或者至少为项目利益相关者提出变更,如何控制项目的范围变更,需要与项目的时间控制、成本控制,以及质量控制结合起来管理。

范围变更是指对范围定义所定义的工作分解结构进行修改。范围变更的原因包括外部环境发生变化,范围计划不周,有错误或者遗漏,出现了新技术、手段和方案,项目实施组织发生了变化、项目业主对项目或项目产品的要求发生变化等。范围变更需要及时告知项目的相关利益人。无论是范围变更对于项目是否有利,对于范围变更管理来说,不但实现范围变更要付出更多的代价,评估和确认范围变更请求也同样要消耗项目的资源。变更控制是组织内部的过程,这个过程阻止未被合理判断的变更请求,阻止随意改变项目的可交付成果,无论这个变更请求来自何方,即使是管理层所提出的,也同样需要经过变更控制的确认。

对范围变更进行控制时,要以工作分解结构、项目进展报告、变更请求和范围管理计划为依据。进行范围变更控制必须经过和依赖于范围变更控制系统。这个系统定义了项目范围发生变化时所应遵循的程序。这个程序包括使用正式的书面报告,建立必要的跟踪系统和核准变更需求的批准系统。项目变更控制系统是整个项目变化控制系统的一部分,它一般拥有一个变更控制委员会来完成审核、评审和反馈提交的变更请求。

一般来说,在信息系统项目的初期改变项目的范围要比后期容易。要避免信息系统项目范围在项目进行后进行重大修改,合理的需求分析非常重要,必须加强需求分析阶段的努力。另外,还要注意对新技术的测试,避免把项目变成新技术的测试平台。实现范围变更请示如图15-19所示。

6.项目范围管理的精益原则

项目精益管理的战略思想是:杜绝负价值活动。负价值活动是指消耗了资源而不创造价值的一切人类活动。项目追求的最高目标是"创造价值的最大化",一般通过提高项目产出功能和降低成本两个方向来实现,由于项目的产出的刚性较强,因此其最高目标主要是通过降低成本来实现的。由于项目的单次活动特点以及项目治理主体和管理主体的分离,在项目活动中存在大量的无价值活动,这些无价值活动加大了项目的成本,降低了项目的价值。项目范围管理有以下5条精益原则。

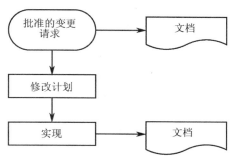

图 15-19　实现范围变更请求

（1）JIT 原则：JIT 是 Just In Time 的缩写，原意是"恰好及时"，在精益生产中引申为"只在需要的时候，按需要的量，生产所需的产品"。在项目范围管理中可引申为项目提供的产品功能刚刚好，项目的工作内容刚刚符合实现这些功能的需要。

（2）系统化原则：系统化原则就是项目产品的功能和工作要形成系统性的结构，这些功能和工作的有机联系可实现项目的系统性目标。

（3）无缝化原则：无缝化原则就是指项目范围的管理部门和部门之间、工作任务和工作任务之间、前一阶段的工作和后一阶段的工作之间应是连贯和一体的结合。

（4）专注于项目的使命：项目的范围管理一定要专注于项目的使命。只有与项目使命一致的功能才是有价值的。设计出工程师自己喜欢但与项目使命不一致的功能就是负价值活动。

（5）简化：简化就是在项目范围管理中尽量使工作变得简单、容易。简化是项目成功的关键。

（三）项目进度管理

每一个项目都有一个明确的进度要求，项目的管理活动必须确保项目在给定的时间内完成，能否按进度交付是衡量项目是否成功的重要标志。因此，进度控制是项目控制的首要内容，是项目的灵魂，同时由于项目的不确定性很大，项目的进度控制是项目管理中的最大难点。

1.进度控制的概念及过程

简单地说，进度控制就是比较实际状态和计划之间的差异，并依据差异做出必要的调整以使项目向有利于目标达成的方向发展。进度控制包括相互影响的 3 个环节：进度计划是进度控制的基础，进度控制是通过项目的动态监控来实现的，对比分析并采取必要的措施是进度控制的关键。换言之，有效进行项目控制的关键是监控实际进度，及时、定期地将实际进度与进度计划进行比较，并及时采取纠正措施。项目进度控制的过程可以用图 15-20 来表示。

项目进度控制的目标就是确保项目按既定工期目标实现，或是在保证项目质量并不因此而增加项目实际成本的条件下，适当缩短项目工期。

项目进度控制的主要方法是规划、控制和协调。规划是指确定项目总进度控制目标和分进度控制目标，并编制进度计划；控制是指在项目实施全过程进行的检查、比较及调整；协调是指协调参与项目的各有关单位、部门和人员的关系，使之有利于项目的进展。

进度控制所采取的措施主要有组织措施、技术措施、合同措施、经济措施和管理措施。组织措施是指落实各层次的进度控制人员，具体任务和工作责任；建立控制的组织系统；按照项目的结构、工作流程或合同结构等进行项目的分解，确定其进度目标，建立控制目标体系；确定进度控制工作制度，如检查时间、方法、协调会议等；对影响进度的因素进行分析和预测。技术措施主要是指采取加快项目进度的技术方法。合同措施是指项目的发包方和承包方之间，总包方和分包方等通过签订合同明确工期目标,对项目完成的时间进行制约。经济措施是指实现进度计划的资金保证措施。管理措施是指加强信息管理,不断收集项目实际进度的有关信息资料,进行管理统计,与进度计划相比较,并定期提出项目进展报告。

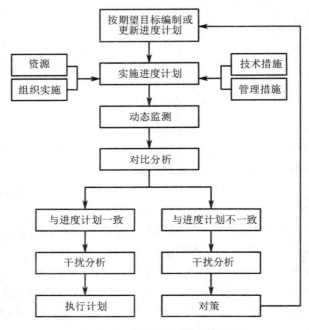

图 15-20　项目进度控制的过程

在项目实施过程中要进行多次规划(P)、实施(D)、检查(C)和行动(A)循环。

2.医院信息系统工程进度控制的范围

进度控制的范围可以从时间和工作两个维度来论述。

(1)时间维度:项目概念阶段要合理地估计工作量和交付时间。项目策划阶段根据成本、质量、人员等内外部制约因素编排合适的工作计划。项目执行阶段要周期性地给出项目进度报告,根据执行的实际效果和项目计划对比,找出偏差的原因,并进行必要的变更评审控制等。项目收尾阶段要进行进度的审计,把整个项目执行过程中每次进度产生差异的原因,采取纠正措施的原因,以及其他方面的经验教训记录下来,成为执行组织在本项目和今后其他项目的历史数据与资料。

(2)工作维度:从工作维度来讲,进度控制首先要进行总体进度的控制,即项目的总计划。在项目进度管理中,一定要抓住对实现项目目标有重大影响的关键问题和关键时点。抓住重点,可以大大提高控制工作的效率,还意味着把注意力集中在异常情况上。

3.项目工作量和工期的估算方法和技术

项目工作量和工期的估算,通常有 Delphi 法、类比法、功能点估计法。

(1)Delphi 法:Delphi 法是目前最流行的项目估计技术,它基于以下前提和假设:当许多专家基于相同的假定,并独立地作出了相同的估计,该估计多半是正确的;必须确保专家基于相同的假定进行工作;通过协商和沟通,使得参与者逐步达成一致。

Delphi 法是一种比较实用的方法,操作起来也很简单,不需要额外的要求和条件,适合于各种类型的项目。它的工作步骤如下：①由项目的协调人召集估计会议。被选择的会议参与者应包括至少5名以上的专家。②协调人首先介绍项目的背景，讲解工作分解结构，并组织各专家讨论与估计相关的因素。根据精确度和估计工作量的大小，选定合适的工作分解结构层次进行估计。如果可能的话，介绍一些过去的历史经验数据。③各个参与的专家开始第一轮估计。对被选择的工作分解结构层次的每一个工作单元进行进度和工作量估计，匿名填写在估计的迭代表格中。④协调人收集迭代表格，计算出估计的平均值和估计的偏差度。⑤如果偏差较大，说明估计结果并不趋于一致。则各个专家开始讲解自己进行估计的理由。理由既可以包括自己过去实际的经验，也有可能在某些部分是一种没有把握的猜测。⑥每一个专家听取别人的讲解，既可以吸收别人的经验，也可以坚持自己的看法，复查估计，重新填写在迭代表上提交另一次的匿名估计。⑦重复步骤④～⑥，直到估计的结果呈现了一个较低的偏差度水平。这个时候的结果就是最终的估计结果。

从以上过程可以看出，Delphi法实际是一个不断沟通和协商并最终达成一致的过程。Delphi法鼓励参加者就问题相互讨论、相互借鉴，所以我们又称它为专家判断法。

（2）类比法：类比法适合评估一些与历史项目在应用领域、环境和复杂度等方面相似的项目，通过新项目与历史项目的比较得到规模估计。由于类比法估计结果的精确度取决于历史项目数据的完整性和准确度，因此，用好类比法的前提条件之一是组织建立起较好的项目后评价与分析机制，对历史项目的数据分析是可信赖的。

其基本步骤是：①整理出项目功能列表和实现每个功能的代码行。②标识出每个功能列表与历史项目的相同点和不同点，特别要注意历史项目做得不够的地方。③通过步骤①和②得出各个功能的估计值。④产生规模估计。

（3）功能点估计法：功能点测量是在需求分析阶段基于系统功能的一种规模估计方法。通过研究初始应用需求来确定各种输入、输出，计算与数据库需求的数量和特性。通常步骤有：①计算输入、输出、查询、主控文件与接口需求的数目。②将这些数据进行加权乘。表15-3为一个典型的权值表。

表 15-3　不同功能的权重

功能类型	权值
输入	4
输出	5
查询	4
主控文件	10
接口	10

估计者根据对复杂度的判断，总数可以用＋25％、0或－25％调整。统计发现，对一个软件产品的开发，功能点对项目早期的规模估计很有帮助。

4.项目进度计划制定的方法和技术

制订项目进度计划的工具和方法有：甘特图，关键路径分析（CPM）和计划评审技术（PERT）。下面做个简要的介绍。

（1）甘特图：甘特图也叫线条图或横道图，它以横线来表示每项活动的起止时间，由管理大师泰勒的同事亨利·甘特所发明。现在大多数项目管理软件都可以自动生成甘特图。在项目的甘特图中,有几个特殊的符号需要关注:①任务,用带状的水平横道来代表一个任务。横道的起点和终点就代表了任务的起止时间,横道的长度就代表了任务的持续时间。②里程碑,具有零历时的重要事件。在图中用菱形符号代表。③依赖关系,指各个任务之间存在着一定的依赖关系,如结束—开始,开始—开始,结束—结束,开始—结束关系。④概要任务,指的是一些任务集合成一个更大的任务,通常代表了任务的不同层级。

由于甘特图未能表示各项活动上下的关系,也没有指出影响项目寿命周期的关键所在,因此不适用于大型和复杂的信息系统项目。

(2)关键路径分析:关键路径分析也称为关键路径法(critical path method,CPM),是一种用来预测总体项目历时的项目网络分析技术。所谓"关键路径",是指当我们完成了项目进度计划后,在项目的网络图上,存在着若干条从项目启动到项目结束之间的路径,但是对其中一条(严格地来说,可能存在一条以上)路径来说:①其上所有活动的时间之和就是完成项目的最短历时。②路径上任何活动的延误都会导致项目时间的延长。③如果我们想缩短项目历时,就必须缩短这条路径上活动的历时。这条路径就是项目的关键路径(图 15-21)。

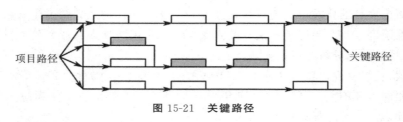

图 15-21　关键路径

怎样确定关键路径呢？它实际是项目网络图中(历时)最长的路径。下面我们来下一个定义,一个项目的关键路径是指一系列决定项目最早完成时间的活动。在关键路径上的活动都很"关键",因为它们直接决定了项目的进度。每个活动都只有最少的浮动时间或时差。所谓浮动时间或时差是指一项活动在不耽误后续活动或项目完成日期的条件下可以拖延的时间长度。现在所有的项目管理软件工具都将寻找一个项目的关键路径作为最基本的功能。它是运用某种运算法则来计算而得出项目关键路径信息的。该运算法则被称为正推法和倒推法,这个法则输出的结果就是项目的关键路径,当然也包括项目的总历时和项目中每个活动关于进度的"关键"信息。虽然今天已经很少需要手工计算来得到项目的关键路径了,但是仔细了解一下它的算法将会非常有助于更深刻地理解所得到各项信息的意义。下面我们就来看一下如何用正推法和倒推法来计算项目的关键路径。

正推法和倒推法主要是用来计算有关一个项目活动的:①最早开始时间(early start,ES),在条件具备的情况下,该活动可以开始进行的最早可能。②最早结束时间(early finish,EF),在条件具备的情况下,该活动可以完成的最早可能。③最晚开始时间(latestart,LS),在不拖延项目进度的情况下,该活动可以开始进行的最晚可能。④最晚结束时间(late finish,LF),在不拖延项目进度的情况下,该活动可以完成的最晚可能。

如图 15-22 所示,对每一个项目活动的这 4 个参数都是一个时间点。所谓正推法就是从项目的第一个活动到最后一个活动跟踪全部活动的先后关系,计算出每个活动的最早开始时间(ES)和最早结束时间(EF)。所谓倒推法则是从最后一个活动开始向前追溯到第一个活动,计算出每个活动的最晚开始时间(LS)和最晚结束时间(LF)。

历时

ES	代号	EF
LS		LF

图 15-22　正推法和倒推法的活动参数

正推法的计算过程包括四步。步骤一：设定项目的第一个活动的最早开始时间是从第一天开始。步骤二：计算第一个活动的最早结束时间，可以用第一个活动的最早开始时间加该活动的历时减 1 得出：EF＝ES＋历时－1。步骤三：计算该活动的所有后续活动的最早开始时间（ES）。后续活动的 ES＝前导活动的 EF＋1。步骤四：重复步骤二、三，为项目中的每个活动计算最早开始时间（ES）和结束时间（EF），EF＝ES＋历时－1，ES＝前导活动 EF＋1。但是这里有一种情况需要特别考虑，因为正推法是依赖每个活动的前导活动来决定的，所以如果一个活动存在多个前导活动的话，需要采用前导活动中 EF 最晚的那个活动来计算该活动的 ES。

倒推法的计算过程也包括四个步骤，只不过这次你是从项目的结束时间开始。但这里要用到正推法的结果：步骤一：因为你不能延误项目的完成时间，因此最后一个活动的最早结束时间 EF 等同于最晚结束时间 LF。步骤二：计算最后一个活动的最晚开始时间，可以通过用最晚结束时间减去该活动的历时然后加 1 来得出。LS＝LF－历时＋1。步骤三：每个活动必须在后续活动开始之前完成，因此可以为每个活动计算最晚结束时间。LF＝后续活动 LS－1。步骤四：然后重复第二、三步骤，计算出每个活动的最晚开始时间和最晚结束时间，同样在计算过程中也需要处理一个特殊情况，由于倒推法是依赖每个活动的后续活动来考虑的，所以如果一个活动出现多个后续活动的时候，应该取后续活动中 LS 最早的那个来计算该活动的 LF。

事实上在完成倒推法的计算之后，我们得到了每个活动有关进度的关键信息：①最后一个活动的 EF（LF）就是项目可能的最早完成时间，也就是项目的最终进度。②活动的 LS 确定了我们需要给该活动提供资源的最晚时间，如果超过了这个时间则意味着可能的项目最早交付时间会被延迟。③项目中历时最长的路径就是项目的关键路径。④如果关键路径上的活动历时没有被延误，那么项目进度就不会有延误。⑤如果我们要缩短项目的历时，就要缩短该路径上活动的历时。⑥我们可以通过公式来计算每个活动的总浮动时间（total float）TF＝LF－EF，又被称为总时差。它代表了在不影响项目总体进度的前提下，活动可以延误的时间段。⑦我们还可以通过公式计算每个活动的自由浮动时间（free float）FF（活动 X）＝后续活动的 ES－EF（活动 X）－1。它代表了该活动不影响后续活动而可以被延误的时间。上面所说的总时差是自由浮动时间的一种。总时差是每个活动历时可以延误的范围，并且可以不影响总体项目的进度，而自由浮动时间是指在不延误任何活动最早开始的情况下，项目活动可以延误的时间范围。

（3）计划评审技术：计划评审技术（programevaluation and review technique，PERT）是 20 世纪 50 年代末由美国海军研发，其理论基础是假设项目持续时间，以及整个项目完成时间是随机的，且服从某种概率分布。PERT 可以估计整个项目在某个时间内完成的概率。

5.比较分析

将项目的实际进度与计划进度进行比较分析，以评判其对项目工期的影响，确定实际进度与计划进度不相符合的原因，这是进度控制的重要环节之一。进行比较分析的方法主要有以下几种。

（1）横道图比较法：在项目进展中通过观测检查搜集到的信息，经整理后直接用横道线并列标于原计划的横道线,进行直观比较的方法。

(2)S型曲线比较法:以横坐标表达进度时间,纵坐标表示累计完成任务量或已完成的投资,而绘制出一条按计划时间累计完成任务量的S型曲线,将项目的各检查时间实际完成的任务量与S型曲线进行实际进度与计划进度相比较的一种方法。

6.项目进度更新

项目进度更新主要包括两方面的工作,即分析进度偏差和进行项目进度计划的调整。根据进度比较,当出现进度偏差时,应分析该偏差对后续工作及总工期的影响。主要从以下几个方面进行分析。

分析产生进度偏差的工作是否为关键活动。若是,则无论其偏差大小,对后续工作及总工期都会产生影响,必须进行进度计划更新;若不是,则需根据偏差值与总时差和自由时差的大小关系,确定其对后续工作和总工期的影响程度。

分析进度偏差是否大于总时差。若大于,则必将影响后续工作和总工期,应采取相应的调整措施;反之,表明对总工期无影响;但其对后续工作的影响,需要将其偏差与其自由时差相比较才能做出判断。

分析进度偏差是否大于自由时差。若大于,则会对后续工作产生影响,应根据后续工作允许影响的程度来调整;反之,则对后续工作无影响,进度计划可不进行调整更新。

经过上述分析,项目管理人员可以确定应该调整产生进度偏差的工作和调整偏差值的大小,以便确定应采取的调整更新措施,形成新的符合实际进度情况和计划目标的进度计划。

项目进度计划的调整往往是一个持续反复的过程,一般分为几种情况。

(1)关键活动的调整:关键活动调整方法的原理来自关键路线法。在项目计划图中,关键路径上的活动没有机动时间,称为关键活动。由于其中任一工作持续时间的缩短或延长都会对整个项目工期产生影响。因此,关键活动的调整是项目进行更新的重点。有以下两种情况:①关键活动的实际进度较计划进度提前时的调整方法:若仅要求按计划工期执行,则可利用该机会降低资源强度及费用。实现的方法是,选择后续关键活动中资源消耗最大或直接费用高的予以适当延长,延长的时间不应超过已完成的关键活动提前的量;若要求缩短工期,则应将计划的未完成部分作为一个新的计划,重新计算和调整,按新的计划执行,并保证新的关键活动按新计算的时间完成。②关键活动的实际进度较计划进度落后时的调整方法:调整的目标是采取措施将耽误的时间补回来。调整的方法主要是缩短后续关键活动的持续时间。这种方法是指在原计划的基础上,采取组织措施或技术措施缩短后续工作的持续时间以弥补时间损失,确保总工期不延长。

(2)非关键活动的调整:当非关键线路上某些工作的持续时间延长,但不超过其时差范围时,则不会影响项目工期,进度计划不必调整。为了更好地利用资源,降低成本,必要时可对非关键活动的时差做适当的调整,但不得超出总时差,且每次调整均需进行时间参数计算,以观察每次调整对计划的影响。

非关键活动的调整方法有3种:在总时差范围内延长非关键活动的持续时间、缩短工作的持续时间、调整工作的开始或完成时间。

(3)增减工作项目:增减工作项目,则需要重新调整网络计划,计算网络参数,以分析此项调整是否对原计划工期产生影响,若有影响,应采取措施使之保持不变。

(4)资源调整:若资源供应发生异常时,应及时进行资源调整。资源调整的前提是保证工期不变或使工期更加合理。资源调整的方法是进行资源优化。

(四)项目成本管理

项目成本是因为项目而发生的各种资源耗费的货币体现,有时也被称为项目费用。项目成本包括项目生命周期每一阶段的资源耗费,其基本要素有人工费、材料费、设备费、咨询费、其他费用等。项目成本的影响因素有项目的范围、质量、工期、资源数量及其价格、项目管理水平等。

项目成本管理是指为保障项目实际发生的成本不超过项目预算,使项目在批准的预算内按时、按质、经济高效地完成既定目标而开展的项目成本管理活动。项目成本管理的效果如何将直接影响到项目的绩效,因此成本管理要坚持全生命周期成本最低原则、全面成本管理原则、成本五分制原则、成本管理有效化原则和成本管理科学化原则。

美国《项目管理知识体系指南》将项目成本管理过程定义为项目资源规划、项目成本估算、项目成本预算、项目成本控制等过程。资源规划指确定为完成项目诸工序,需用何种资源(人、设备、材料)以及每种资源的需要量;项目成本估算指编制为完成项目各工序所需的资源的近似估算总费用;项目成本预算指将总费用精确估算并分配到各单项工作上的过程;项目成本控制指控制项目预算变更的过程。

1.项目资源计划

项目成本管理的重要内容就是根据项目的资源需求,制订资源供应计划,简称资源计划。项目资源计划是在分析、识别项目的资源需求,确定项目所需投入的资源种类、数量和时间的基础上,制订科学、合理、可行的项目资源供应计划的项目成本管理活动。

资源计划的主要依据有工作分解结构、项目进度计划、历史资料、项目范围说明书、资源库描述、组织策略。

资源计划的编制步骤包括资源需求分析、资源供给分析、资源成本比较与资源组合、资源分配与计划编制。通过资源需求分析来确定工作分解结构中每一项任务所需的资源数量、质量及其种类。资源供给分析要分析资源的可获得性、获得的难易程度以及获得的渠道和方式,分析可分别从内部、外部资源进行分析。确定需要哪些资源和如何可以得到这些资源后,就要比较这些资源的使用成本,从而确定资源的组合模式(即各种资源所占比例与组合方式)。完成同样的工作,不同的资源组合模式,其成本有时会有较大的差异。要根据实际情况,考虑成本、进度等目标要求,具体确定合适的资源组合方式。资源分配是一个系统工程,既要保证各个任务得到合适的资源,又要努力实现资源总量最少、使用平衡。在合理分配资源使所有项目任务都分配到所需资源,而所有资源也得到充分的利用的基础上,编制项目资源计划。

常用的项目资源计划的工具包括:资源矩阵、资源甘特图、资源负荷图或资源需求曲线、资源累计需求曲线等。

依据工作分解结构、历史资料、项目范围说明书和组织方针,通过专家的判断或数学模型进行选择确认,资源计划的结果是编制资源的需求计划,对各种需求及其计划加以描述,将资源的需求安排分解到具体的工作上,资源计划的结果通常以各种形式的表格予以反映。

2.项目成本估算

成本估算是对完成项目各项任务所需资源的成本所进行的近似估算。项目成本估算是根据项目资源计划以及各种资源的价格信息,粗略地估算和确定项目各项活动的成本及其项目总成本的项目管理活动。

美国项目管理学会(PMI)成本估算的定义与我国项目投资估算的定义十分相似,即在对项目的建设规模、技术方案、设备方案、工程方案和项目实施进度等进行研究的基础上,估算项目的总投资。

项目成本估算包括初步项目成本估算(量级估算)、技术设计后的成本估算(预算)和详细设计的成本估算(最终估算)等几种不同精度的项目成本估算。如前所述项目生命周期包括多个阶段,各阶段都以一个或多个可交付成果作为标志。针对各阶段特定的成本管理任务,需要分阶段编制成本估算,因此,成本估算是贯穿项目整个生命周期的一种管理活动。同时,由于项目各阶段所具备的条件和掌握的资料不同,估算的精度也不同。随着阶段的不断推移,经过调查研究后掌握的资料越来越丰富,确定性条件越来越多,成本估算的精度便随之提高。在项目的启动阶段,项目估算为粗略估算,在项目进程中,对费用的估算应不断细化,在整个项目生命周期内,项目估算的准确性随着项目的进程而提高。

项目成本估算的主要依据有项目范围说明书、工作分解结构、资源需求计划、资源单位价格、历史信息、会计报表以及政府或部门颁布的有关标准。

在项目进展的不同阶段,项目的工作分解结构的层次可以不同,根据项目成本估算单元在WBS 中的层次关系,可将成本估算分为三种:自上而下的估算、自下而上估算、自上而下和自下而上相结合的估算。

自上而下的估算,又称类比估算,通常在项目的初期或信息不足时进行,此时只确定了初步的工作分解结构,分解层次少,很难将项目的基本单元详细列出来。因此,成本估算的基本对象可能就是整个项目或其中的子项目,估算精度较差。自上而下的成本估算实际上是以项目成本总体为估算对象,在收集上层和中层管理人员的经验判断,以及可以获得的关于以往类似项目的历史数据的基础上,将成本从工作分解结构的上部向下部依次分配、传递,直至 WBS 的最底层。

自下而上的成本估算是先估算各个工作单元的费用,然后自下而上将各个估算结果汇总,算出项目费用总和。采用这种技术路线的前提是确定了详细的工作分解结构(WBS),能做出较准确的估算。当然,这种估算本身要花费较多的费用。

自上而下和自下而上相结合的成本估算针对项目的某一个或几个重要的子项目进行详细具体的分解,从该子项目的最低分解层次开始估算费用,并自下而上汇总,直至得到该子项目的成本估算值;之后,以该子项目的估算值为依据,估算与其同层次的其他子项目的费用;最后,汇总各子项目的费用,得到项目总的成本估算。常用的项目成本的估算方法有专家判断法、工料清单法、参数估计法、软件估算法等。

项目成本估算的基本结果有以下几个方面:项目的成本估算、详细说明和请求的变更。

3.项目成本预算

项目成本预算是在项目成本估算的基础上,更精确地估算项目总成本,并将其分摊到项目的各项具体活动和各个具体项目阶段上,为项目成本控制制订基准计划的项目成本管理活动,它又称为项目成本计划。

成本估算和成本预算既有区别、又有联系。成本估算的目的是估计项目的总成本和误差范围,而成本预算是将项目的总成本分配到各工作项和各阶段上。成本估算的输出结果是成本预算的基础与依据,成本预算则是将已批准的估算(有时因为资金的原因需要砍掉一些工作来满足总预算要求,或因为追求经济利益而缩减成本额)进行分摊。

尽管成本估算与成本预算的目的和任务不同,但两者都以工作分解结构为依据,所运用的工具与方法相同,两者均是项目成本管理中不可或缺的组成部分。

项目预算具有计划性、约束性、控制性三大特征。

（1）所谓计划性：指在项目计划中，根据工作分解结构项目被分解为多个工作包，形成一种系统结构，项目成本预算就是将成本估算总费用尽量精确地分配到 WBS 的每一个组成部分，从而形成与 WBS 相同的系统结构。因此预算是另一种形式的项目计划。

（2）所谓约束性，是因为项目高级管理人员在制定预算的时候均希望能够尽可能"正确"地为相关活动确定预算，既不过分慷慨，以避免浪费和管理松散，也不过于吝啬，以免项目任务无法完成或者质量低下，故项目成本预算是一种分配资源的计划，预算分配的结果可能并不能满足所涉及的管理人员的利益要求，而表现为一种约束，所涉及人员只能在这种约束的范围内行动。

（3）所谓控制性：指项目预算的实质就是一种控制机制。管理者的任务不仅是完成预定的目标，而且也必须使得目标的完成具有效率，即尽可能地在实现目标的前提下节省资源，这才能获得最大的经济效益。所以，管理者必须小心谨慎地控制资源的使用，不断根据项目进度检查所使用的资源量，如果出现了对预算的偏离，就需要进行修改，因此，预算可以作为一种度量资源实际使用量和计划量之间差异的基线标准而使用。

此外，项目成本预算在整个计划和实施过程中起着重要的作用。成本预算和项目进展中资源的使用相联系，根据成本预算，项目管理者可以实时掌握项目的进度。如果成本预算和项目进度没有联系，那么管理者就可能会忽视一些危险情况，比如费用已经超过了项目进度所对应的成本预算但没有突破总预算约束的情形。在项目的实施中，应该不断收集和报告有关进度和费用的数据，以及对未来问题和相应费用的预计，管理者从而可以对比预算进行控制，必要时对预算进行修正。

为了使成本预算能够发挥它的积极作用，在编制成本预算时应掌握以下一些原则：①项目成本预算要与项目目标相联系。②项目成本预算要以项目需求为基础。③项目成本预算要切实可行。④项目成本预算应当有一定的弹性。

项目成本预算的依据主要有：成本估算、工作分解结构、项目进度计划等。其中项目成本估算提供成本预算所需的各项工作与活动的预算定额；工作分解结构提供需要分配成本的项目组成部分；项目进度计划提供需要分配成本的项目组成部分的计划开始和预期完成日期，以便将成本分配到发生成本的各时段上。

项目成本预算的方法与费用估算相同。但由于项目成本预算的目的不同于成本估算的目的，所以在具体运用时存在差异。

项目成本预算计划的编制工作包括确定项目的总预算、分解确定项目各项活动的预算、项目成本预算调整。

项目成本预算的主要结果是获得基准预算，具体体现在以下几个方面。

基准预算：项目基准预算又称费用基准，它以时段估算成本进一步精确、细化编制而成，通常以 S 曲线的形式表示，是按时间分段的项目成本预算，是项目管理计划的重要组成部分。许多项目，特别是大项目，可能有多个费用基准或资源基准或消耗品生产基准，来度量项目绩效的不同方面。

成本基准计划对项目成本按时间进行分解，并在此基础上编制成本基准计划。

成本预算表：在编制项目成本预算时要填写预算单，完成成本预算。预算单上需要包括下列内容：劳动力、分包商和顾问、专用设备和工具、原材料等。以上仅是预算单中所包括的部分内容。实际中还需要考虑更多的因素。为了防止遗漏，可以编制项目预算表。

4.项目成本的控制

项目的成本控制是在项目实施过程中,根据项目实际发生的成本情况,修正初始的成本预算,尽量使项目的实际成本控制在计划和预算范围内的一项项目管理工作。

项目成本控制的主要目的是控制项目成本的变更,涉及项目成本的事前、事中、事后控制。项目成本的事前控制指对可能引起项目成本变化因素的控制;事中控制指在项目实施过程中的成本控制,事后控制指当项目成本变动实际发生时对项目成本变化的控制。

项目实施过程中进行成本控制要遵循节约原则、经济原则、责任权利相结合的原则、全面控制原则和按例外管理的原则。

成本控制主要关心的是影响改变费用线的各种因素、确定费用线是否改变以及管理和调整实际的改变。成本控制的内容包括:监控成本预算执行情况以确定与计划的偏差,对造成费用基准变更的因素施加影响;确认所有发生的变化都被准确记录在费用线上;避免不正确的、不合适的或者无效的变更反映在费用线上;确保合理变更请求获得同意,当变更发生时,管理这些实际的变更;保证潜在的费用超支不超过授权的项目阶段成本和项目成本总预算。

成本控制还应包括寻找成本向正反两方面变化的原因,同时还必须考虑与其他控制过程如项目范围控制、进度控制、质量控制等相协调,以防止不合适的费用变更导致质量、进度方面的问题或者导致不可接受的项目风险。

成本控制的依据主要有:项目成本基准、项目执行报告、项目变更申请、项目成本管理计划。

从成本控制的内容可见,项目成本控制是一个系统工程,因此研究成本控制的方法非常重要。对规模大且内容复杂的项目,通常是借助相关的项目管理软件和电子表格软件来跟踪计划成本、实际成本和预测成本改变的影响,实施项目成本控制。项目管理实践证明以下一些成本控制方法将使成本控制简便而有效。

(1)项目成本分析表法:利用项目中的各种表格进行成本分析和成本控制的一种方法。应用成本分析表法可以很清晰地进行成本比较研究。常见的成本分析有月成本分析表、成本日报或周报表、月成本计算及最终预测报告表。

(2)成本累计曲线法:又叫作时间-累计成本图。它是反映整个项目或项目中某个相对独立部分开支状况的图示。它可以从成本预算计划中直接导出,也可利用网络图、条线图等图示单独建立。

成本累计曲线图上实际支出与理想情况的任何一点偏差,都是一种警告信号,但并不是说工作中一定发生了问题。图上的偏差只反映了现实与理想情况的差别,发现偏差时要查明原因,判定是正常偏差还是不正常偏差,然后采取措施处理。

在成本累计曲线图上,根据实际支出情况的趋势可以对未来的支出进行预测,将预测曲线与理想曲线进行比较,可获得很有价值的成本控制信息。这对项目管理很有帮助。

虽然成本累计曲线可以为项目控制提供重要的信息,但是前提是我们假定所有工序时间都是固定的。在网络技术中我们知道,大量的非关键工序开始和结束时间是需要调整的。利用中工序的最早开始时间和最迟开始时间制作的成本累计曲线称为成本香蕉曲线,如图15-23所示。顺便指出,香蕉曲线不仅可以用于成本控制,还是进度控制的有效工具。

香蕉曲线表明了项目成本变化的安全区间,实际发生的成本变化如不超出两条曲线限定的范围,就属于正常变化,可以通过调整开始和结束的时间使成本控制在计划的范围内。如果实际成本超出这一范围,就要引起重视,查清情况,分析出现的原因。如果有必要,应迅速采取纠正措施。

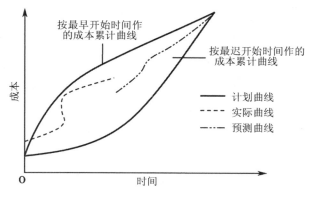

图 15-23　成本的香蕉曲线图

（3）净值法：它实际上是一种综合的绩效度量技术，既可用于评估项目成本变化的大小、程度及原因，又可用于对项目的范围、进度进行控制，将项目范围、费用、进度整合在一起，帮助项目管理团队评估项目绩效。该方法在项目成本控制中的运用，可确定偏差产生的原因、偏差的量级和决定是否需要采取行动纠正偏差。

由于成本、进度和资源三者密不可分，项目成本管理系统绝不能脱离资源管理和进度管理而独立存在，相反要在成本、资源、进度三者之间进行综合平衡。要实现这种全过程控制（事前、事中、事后）和全方位控制（成本、进度、资源），离不开及时、准确的动态信息的反馈系统对成本、进度和资源进行跟踪报告，以便于进行项目经费管理和成本控制。

（五）项目质量管理

1.项目质量管理的定义和过程

项目质量管理的目的是通过执行项目质量管理过程和使用一些基本项目管理工具和技术来有力保证信息系统的质量。时间、成本、质量是项目管理的三大目标，如果质量不能满足要求，即使进度再快，成本再节省，项目也没有意义。

项目质量管理包括保证项目能满足原先规定的各项要求所需要的过程，即"总体管理功能中决定质量方针、目标与责任的所有活动，并通过诸如质量计划编制、项目质量保证、项目质量控制、质量改进等手段在质量体系内加以实施"。美国项目管理协会 PMBOK 2004 对通用项目质量管理的定义，与行业领域结合不是很紧密。医院信息系统研发中的项目管理过程必须要贴合医院及区域卫生信息化环境的实际。

2.如何提高信息系统项目质量

提高信息系统项目质量有以下措施：①建议强有力的项目领导团队。②建立组织级项目管理体系。③建立组织级质量管理体系。④建立项目级激励制度。⑤理解质量成本。⑥提高项目文档质量。⑦发展和遵从成熟度模型。

（六）项目沟通管理

1.项目沟通管理概述

在信息系统项目中，各项目干系人包括项目组成员、项目组之间、项目组与客户之间中往往缺乏充分有效的沟通和信息的共享。项目沟通中没有做到：正确的信息在正确的时间发布给正确的项目干系人。项目沟通管理包括确保及时与恰当地产生、搜集、传播、贮存与最终处置项目信息所需的过程。它提供了取得成功所必须的人、思想与信息之间的关键联系。

2.项目沟通管理的过程

项目沟通管理包括沟通计划编制、信息分发、绩效报告、项目干系人管理等过程。图 15-24 显示项目沟通管理过程与其他项目管理过程的一些关系。

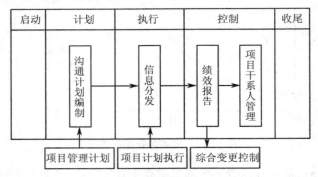

图 15-24　项目沟通管理过程与其他项目管理过程的关系

（1）沟通规划：确定干系人的信息与沟通需求：谁需要何种信息、何时需要、如何传递。

（2）信息分发：将所需信息及时提供给项目的干系人。

（3）绩效报告：搜集与发布项目绩效信息，包括状况报告、进展量度和预测。

（4）项目干系人管理：对项目沟通进行管理，以满足信息需要者的需求并解决项目干系人的问题。

3.如何改进项目沟通

（1）使用项目管理信息系统（PMIS）辅助沟通：PMIS 是用于收集、综合和分析项目管理过程输出的工具和技术。一般具备的功能有预算和成本控制功能；排定任务日程功能；计划和进度安排功能；资源管理功能；监督和跟踪项目功能；可视化管理功能；报表管理功能；与其他专业应用软件交换信息的功能；处理项目群和子项目的功能；工作排序和信息筛选功能；文档信息安全性保护功能；用于预测分析功能等。

（2）建立沟通基础结构（CIS）：沟通基础结构是一套工具、技术和原则，为项目信息传送提供一个基础。

（3）使用项目沟通模板。

（4）把握项目沟通的基本原则，即沟通内外有别原则、非正式沟通有助于关系的融洽、采用对方能接受的沟通风格、沟通的升级原则、扫除沟通的障碍。

（5）发展更好地沟通技能。

（6）认识和把握人际沟通风格。

（7）进行良好的冲突管理：冲突管理是利用沟通技能创造性处理项目冲突的艺术。冲突管理的作用是引导这些冲突的结果向积极的、协作的而非破坏性的方向发展。常见的冲突有进度、项目优先级、资源、技术、管理过程、成本和个人冲突等，而产生这些冲突的原因有项目的高压环境、责任模糊、多个上级的存在、新技术的流行等。解决冲突的策略有问题解决、妥协、圆滑、强迫、撤退。

（8）召开高效的会议。

（覃国杯）

第七节 医院信息系统的建设管理

一、信息规划

(一)信息规划内涵

1.信息规划概念

实现医院的管理总目标需要使用资源,医院信息规划就是为获得、使用和分配这些资源的政策做出决策的过程。了解总目标和资源分配会对未来产生影响,总体规划就必然要以未来为主导。信息规划要提出系统的总体目标,并把他们同为实现这些总目标所使用的资源联系起来。

2.信息规划任务

信息规划是信息系统生命周期的第一个阶段。这一阶段的主要目标,就是制订出信息系统长期发展方案,决定信息系统在整个生命周期内的发展方向、规模和发展进程。主要任务包括以下几方面。

(1)制订卫生信息系统发展战略以及系统建设资源分配计划。

(2)制订卫生组织主要信息需求,形成信息系统的总体结构方案规划。

(3)制订卫生信息系统建设的资源分配计划。

3.信息规划特点

(1)信息规划工作是面向未来的、长远的、全局性的问题,因此具有较强不确定性,非结构化程度较高。

(2)其工作环境是组织管理环境,高层管理人员包括高层信息管理人员是工作的主体。

(3)信息规划不在于解决项目开发中的具体业务问题,而是为整个系统建设确定目标、战略、系统总体结构方案和资源计划。

(4)信息规划人员对管理与技术环境的理解程度,对管理与技术发展的见识,以及开创精神与务实态度是信息规划的关键因素。

(5)信息规划目的是要给后续各阶段的工作提供指导,为系统的发展制订一个科学而又合理的目标和达到目标的可行途径,而不是代替后续阶段的工作。

(二)信息规划内容

1.信息系统目标、约束与结构

首先确定管理信息系统的主要任务、任务的作用以及为什么会有这些任务,研究开发卫生管理信息系统的内外部环境、估计在目前环境中实现系统目标的各种机会和威胁。管理信息系统战略规划应根据组织的战略目标,内、外约束条件,来确定信息系统的总目标、发展战略规划和信息系统的总体结构。信息系统总目标为信息系统的发展方向提供准则,发展战略规划则提出完成工作的具体衡量标准。信息系统总体结构规定了信息主要类型以及主要子系统,为系统开发提供了框架。

2.了解当前的组织状况

战略规划包括硬件情况、软件情况;应用系统及现有人员状况;各项费用情况、项目进展情况及评价;研究各种限制、不利条件,确定所需资源以及资源的来源和资源分配。

3.业务流程的优化和再造

分析业务流程的现状,找出存在的问题,提出在新技术条件下优化、重组和再造的业务流程。

4.对影响计划的信息技术发展的预测

管理信息系统战略规划要受当前和未来信息技术发展的影响,计算机及各项技术影响应得到必要重视并在战略规划中有所反映。另外,对软件的可用性、方法论的变化、周围环境的变化以及它们对信息系统产生的影响也属所考虑的因素。

5.近期计划

通过信息需求分析、指定系统开发具体的发展、投资和执行计划、建立信息系统结构,指导具体应用项目的开发工作,包括系统开发的时间安排。在战略规划适用的几年中,就应对即将到来的一段时期做出相当具体的安排,主要包括硬件设备的采购时间表,应用项目的开发时间表,人员培训时间安排,软件维护与转换工作时间表,人力资源的需求计划,以及资金需求等。

(三)信息系统规划步骤

信息规划分为4个基本阶段:制订管理信息系统战略,信息需求分析,资源分配和项目计划制订。

1.管理信息系统战略规划

根据组织的目标和战略确定管理信息系统的使命,对管理信息系统建设或更新提出报告;评价组织的目标、战略和实现目标、战略的主要企业流程;对目前管理信息系统的功能、应用环境和应用现状进行评价;制订建设管理信息系统的政策、目标和战略。关键是要使管理信息系统的战略与整个组织的战略和目标协调一致。制订管理信息系统战略是为了在整个组织的规划和管理信息系统规划间建立联系,为了做到这些:第一,组织应该能够提出组织的目标和实现目标的战略。包括调查组织的战略计划,定出系统主要的使用单位和他们的目标。第二,确定管理信息系统的任务,并做出管理信息系统报告书。第三,评价系统开发的环境,包括目前应用项目总貌的评估,目前管理信息系统的能力的评价,对新机会、新技术的评估,管理信息系统成熟的程度的评估,管理信息系统人员的技术水平的评估。第四,制订管理信息系统的目标和战略,包括组织结构的确定、技术焦点的确定、资源分配机制和管理过程的确定、职能能力的目标确定。制订管理信息系统战略的结果应该包括对组织的战略报告和方向精确地理解,产生管理信息系统报告书,对管理信息系统各功能的现状评价以及对管理信息系统建设过程中的目标和战略的陈述。

2.组织信息需求分析

完成确定目前和规划中的组织在决策支持和事务处理方面的信息需求,以便为整个组织或其主要部门提出管理信息系统的总体结构方案;制订主开发计划,即根据发展战略和系统总体结构,确定系统和应用项目的开发次序和时间安排。就是要研究广泛地组织信息需求。在此基础上建立信息系统结构,并用来指导具体应用项目的开发。这一阶段首要是确定组织在决策支持和日程管理中的信息需求,其中包括组织目前信息需求的确定,规划中信息需求的确定,信息系统总体结构的确定。这时与开发过程中的信息需求不同,同后者相比,这是高一级的信息需求分析,目标在于为组织或其主要部门定出信息系统总体结构。组织信息需求分析的第二步是制订主开发计划。这是根据信息系统的总体结构,规定信息归纳的具体应用项目,规定各应用程序的优先顺序以及系统长期开发的计划。

3.资源分配

资源分配是分配管理信息系统的开发资源和运行资源。它包括趋势确定、硬件计划制订、软件计划制订、人员计划、网络计划、数据通信、设备计划、资金计划的制订,为人员和技术的取得以及资金预算提供了概貌。制订为实现计划而需要的软硬件资源、技术、服务、资金等计划,提出整个系统建设的概念。

4.计划

项目计划工作主要包括如下步骤:第一,根据需求和困难程度评价各项目;第二,确定需要完成的任务;第三,对时间、成本等做出估计并确定为评价项目进展所需要的检验点。前面我们已经提到,管理信息系统规划的方法有许多种。每一种都有其优缺点和特定的使用条件。在管理信息系统规划过程中选择正确的规划方法,也是保证系统开发成功的一个重要方面。

二、项目可行性研究

(一)技术可行性

从技术力量、设备条件等方面分析实现系统的可行性。在技术力量方面,主要考虑从事本系统开发与维护工作的技术人员的技术水平,考虑各类技术人员(系统分析人员、程序员、操作员、系统设计人员和软硬件维护人员)的数量、质量和来源;在设备条件方面,主要从硬件和软件两方面考虑技术可行性,包括计算机的内外存容量、联网能力、主频速度、输入/输出设备,可靠性、安全性、数据传送与通信等方面是否满足,系统软件和网络软件的性能、数据库管理系统的功能和程序设计语言的表达能力是否满足要求。

(二)经济可行性

经济上的可行性研究,除了研究开发与维护新系统所需要的费用是否能够可靠提供外,主要是研究新系统将带来的经济效益是否超过其开发与维护所需的费用,论证一下开发这样一个项目是否合算。其中包括费用估算和收益估算两个方面。

(三)社会可行性

社会可行性包括法律方面的可行性和使用方面的可行性。法律方面的可行性主要是指开发项目是否会在社会上或政治上引起侵权、破坏或其他责任问题。使用方面的可行性主要是指用户使用的可能性,组织和文化上的可行性。

三、需求调研分析

(一)需求分析方法

所谓需求分析实际上就是对对象进行系统调查。在系统调查过程中应始终坚持正确的方法,以确保调查工作客观性、正确性。系统调查的工作应该遵循如下几点。

1.自顶向下全面展开

系统调查工作应严格按照自顶向下的系统化观点全面展开。首先从组织管理工作的最顶层开始,然后再调查为确保最顶层工作的完成下一层(第二层)的管理工作支持。完成了这二层的调查后,再深入一步调查为确保第二层管理工作的完成下一层(第三层)的管理工作支持。组织内部的每一个管理部门和每一项管理工作都是根据组织的具体情况和管理需要而设置的。调查工作的目的正是要搞清这些管理工作存在的道理、环境条件以及工作的详细过程,然后再通过系统分析讨论其在新的信息系统支持下有无优化的可行性。

2.工程化工作方式

对于一个大型系统的调查一般都是多个系统分析人员共同完成的,按工程化的方法组织调查,可以避免调查工作中一些可能出现的问题。所谓工程化方法就是将工作中的每一步工作事先都计划好,对多个人的工作方法和调查所用的表格、图例都统一规范化处理,以使群体之间都能相互沟通,协调工作。另外所有规范化调查结果(如表格、问题图、所收集的报表等)都应整理后归档,以便进一步工作的使用。

3.全面铺开与重点调查结合

如果是开发整个组织的管理信息系统,开展全面的调查工作是当然的。如果近期内只需开展组织内部某一局部的信息系统,这就必须坚持全面铺开与重点调查相结合的方法。即自顶向下全面展开,但每次都只侧重于与局部相关的分支。

(二)详细调查的范围

详细调查范围应该是围绕医疗卫生机构组织内部信息流所涉及领域各个方面。但应该注意的是,信息流是通过物流而产生的,物流和信息流又都是在组织中流动的,调查范围就不能仅仅局限于信息和信息流,应该包括医疗卫生机构的生产、经营、管理等各个方面。卫生信息系统的需求调查,还要考虑具体医疗卫生机构的规模、人员和软硬件条件,充分考察以下几方面的需求。

1.医院管理者需求

医院管理者更为关心系统运行后宏观上的效益,它并不是指该系统所具备的功能和直接的经济效益,而是能否让管理者及时了解医院运行情况,为进行科学决策提供准确的信息。作为一个完善的医院信息系统,一方面要能建立起一套能够反映医院医疗和经济运行状况的指标体系,另一方面是为改善医院的管理和医疗服务水平。

2.系统直接使用者需求

系统的直接用户关心的是系统提供的功能对他们的业务是否有直接的帮助,系统是否简单易学,操作方便而且快速响应。这就要求系统要面向每一个具体应用,针对每个具体问题做专门的设计。

3.系统维护人员需求

系统维护人员所关心的是系统的安全可靠性和可维护性。医院信息系统要求一天24小时不间断运行。在系统的日常运行中,经常要进行数据的维护,所以要把系统的可维护性作为一项基本的要求纳入产品开发过程中。

4.对应用软件要求

要求应用软件具有标准化、通用性和可扩展性。随着信息技术与医疗服务的不断进步,医院信息系统逐步由"以管理信息为主"向"以患者信息为中心"方向发展,使计算机更多地参与为临床医疗工作服务。在选取医疗信息系统时,不同规模的医院所选的方案不同,方案中产品数量及设备具体型号也应根据实际应用需求作相应的调整。

(三)医院信息系统规范性需求分析

医院规范化管理是医院管理的必然要求和趋势,信息系统如何做到规范医疗与管理活动,实现过程监督是信息化建设所要解决的难题。需求分析是系统建设的关键,做好需求分析,特别是规范性需求分析对实现这一功能具有极其重要的意义。随着我国医院信息化不断深入,规范化管理的不断加深又对医院信息系统建设提出更高的要求,如何满足这些要求则是医院信息化建设所必须解决的问题。系统建设成功的关键有赖于需求分析,需求分析是建立医院信息系统的基础,据统计,系统建设失败的80%原因是需求没有做好。由于医疗或管理业务都必须遵守相应的规范,这一类需求则是相对稳定的,而且也是系统需求的基本组成部分。信息系统要真正发挥对医疗和管理过程的监督,有依赖医院实施规范化管理的程度,因此,规范化的管理是信息化建设的基础,医院领导和员工对信息系统的认识也是一个重要因素。

四、开发设计

(一)系统设计概念

设计是指应用各种技术和原理,对设备、过程或系统做出足够详细的定义,使之能够在物理上得以实现。系统设计是新系统的物理设计阶段。根据系统分析建立的逻辑模型基础上,科学合理地进行物理设计,综合考虑各种约束,利用一切可用的技术手段和方法,进行各种具体设计,建立目标系统物理模型,主要解决目标系统怎样做的问题。

(二)系统设计原则

从逻辑模型到物理模型的设计是一个由抽象到具体的过程,有时没有明确的界限,甚至有可能有反复的过程。系统设计人员应该能为程序员提供经过评审的完整清楚准确规范的系统设计文档,并且对设计规范中有歧义之处做出解释。系统设计应遵循以下原则。

1.系统性原则

系统是作为统一整体而存在的,因此在系统设计中,要从整个系统的角度进行考虑,系统的代码要统一,设计规范要标准,传递语言要尽量一致。对系统的数据采集要做到数出一处、全局共享,使一次输入得到多次利用。关键的是制订相应的设计规范,如概要设计说明书和详细设计说明书及总体编码规范。

2.层次性原则

系统设计应展示系统的层次结构。层次结构应使用可识别的设计模式来建造,由具有良好特征的模块构成,以可演化的方式实现,从而便于测试和实施。

3.灵活性原则

要求系统具有较好的开放性和较强的环境适应性,以保持系统长久的生命力。系统设计应采用模块化结构,尽量减少各模块之间的数据依赖性,提高模块的独立性。

4.安全可靠性原则

系统的安全性是指系统正常运行时对各种外界干扰的抵御以及恢复的能力,可靠性是指系统安全工作的平均无故障时间。一个成功的管理信息系统必须具备较高的可靠性和安全保密性,如安全保密性、检错及纠错能力、抵抗病毒能力等。

5.经济性原则

在满足系统需求的前提下,尽可能地减少系统的开销。一方面,在硬件投资上不能盲目追求技术上的先进,而应以满足应用需要为前提;另一方面,系统设计应尽量避免不必要的复杂化,各模块应尽量简洁,以便缩短处理流程,减少处理费用。

6.实用性原则

在系统达到预定目标的情况下,应该尽量简单,既可提高系统效率,同时也便于管理。因此,设计过程中必须考虑尽量使数据处理过程简化,使用者操作方便,维护修改容易。输入的数据应尽可能地减少,输出的数据的形式应该容易理解。系统结构要尽可能的清晰、合理,并且避免一切不必要的复杂化。

(三)系统设计的任务

系统设计由系统总体设计和详细设计两部分组成。系统设计阶段的主要任务包括以下几方面。

1.总体设计

总体设计包括系统总体布局方案的确定,系统总体结构的设计,数据存储的总体设计和系统物理配置方案设计。其中系统物理配置方案即系统平台的设计,包括设备配置、通信网络的选择和设计、数据库管理系统的选择等。总体设计主要完成的工作成果是详细的功能结构图、网络拓扑结构图和模块结构图。总体设计的目标旨在依据系统分析报告,建立系统的总体结构和它的各子系统之间(或各子系统与其各模块之间)的关系,定义各子系统或各功能模块之间的接口,设计总体数据存储结构,规定设计限制,制订组装测试计划。

2.详细设计

详细设计的主要工作包括代码设计,人机界面设计,文件和数据库设计,处理过程设计(含输入设计、输出设计、处理流程图设计、模块内部的算法设计等),制订系统实施进度与计划和编写系统设计报告。

五、软件测试

系统测试既是系统实现的一部分工作,也是保证系统质量的重要手段。为了保证新系统运行的正确性和有效性,将一切可能发生的问题和错误尽量排除在正式运行之前,则必须进行系统测试。对系统测试要事先准备好测试方案,以提高工作效率,压缩时间,降低费用。仅当系统测试成功并试运行后,才能进行系统的切换与交付。

(一)软件测试目标与原则

1.测试目标

在卫生信息管理系统的开发过程中,用户和开发人员以及开发人员之间的思想交流不可能十分完善;面对着错综复杂的各种实际问题,开发人员的主观认识不可能完全符合客观现实,所以,在系统开发周期的各个阶段都不可避免地会出现差错。测试的目的在于发现系统中的错误并及时纠正,所以在测试时应想方设法使程序的各个部分都投入运行,力图找出所有错误。

2.测试原则

(1)成立测试小组,测试工作应避免由系统开发人员或小组本身来承担。

(2)设计测试用例不仅要包括合法的或有效的输入数据,还要包括无效的或不合法的各种输入数据形式。

(3)测试用例的设计应该由"确定的输入数据"和"预期的输出结果"组成。

(4)不仅要检验程序是否执行了规定的操作,还要检查它是否同时做了不该做的事。

(5)保留测试用例,将给今后进行重新测试和追加测试等提供方便。

(6)测试时不要假设程序不会错,对已发现的错误模块应给予更多的关注。

(7)多种测试方法相结合,以尽可能查出更多的错误。

(二)系统测试方法与技术

软件测试的主要方法有两种:人工测试和机器测试。机器测试又称动态检查,指通过在计算机上直接运行被测程序来发现程序中错误,分为黑盒测试和白盒测试两种方法。测试方法没有固定的模式,经验和创造性是提高测试效果的有效手段。

六、实施部署

新系统试运行和新老系统的转换是系统测试工作的延续,它是一项很容易被人忽视,但对最终使用的安全、可靠、准确性来说又十分重要的工作。

(一)人员培训

卫生管理信息系统的正常运行需要用户单位很多人参与。为使新系统能按预期目标正常运行,对用户进行必要的培训是系统试运行和切换前的一项重要工作。对用户进行培训的人员主要有以下3类。

1.事务管理人员

对用户有关事务管理人员的培训,得到他们的理解和支持是新系统成功运行的重要条件。对用户的事务管理人员(或主管人员)的培训主要有以下内容:新系统的目标与功能;系统的结构及运行过程;对组织机构,工作方式等产生的影响;采用新系统后,对员工必须学会新技术的要求;今后如何衡量任务完成情况。

2.系统操作员

系统操作员是信息管理系统的直接使用者。统计资料表明,信息管理系统在运行期间发生的故障,大多数是由于使用方法错误而造成的。所以,对用户系统操作员的培训应该是人员培训工作的重点。对用户系统操作员的培训主要有以下内容:必要的计算机硬、软件知识;键盘指法,汉字输入等训练;新系统的工作原理;新系统输入方式和操作方式的培训;简单出错的及时处置知识;运行操作注意事项。

3.系统维护人员

对用户的系统维护人员来说,除了要求具有较好的计算机硬、软件知识外,必须对新系统的原理和维护知识有深刻的理解。在较大的机构或部门中,系统维护人员一般由计算机中心或信息中心的卫生信息技术人员担任。对于用户系统维护人员培训的最好途径,是让他们直接参与系统的开发工作。这样有助于他们了解整个系统,为维护工作打下良好的基础。

(二)系统试运行

在系统测试时,测试数据很难测试出系统今后在实际运行中可能出现的一些事先预料不到的问题,所以一个系统开发完成后让它实际地运行一段时间(即试运行)才是对系统最好的检验和测试方式。系统试运行阶段的工作主要包括以下几方面。

(1)对系统进行初始化,输入各原始数据记录。

(2)记录系统的运行数据和运行状况。

(3)核对新系统输出和老系统(人工或计算机系统)输出的结果。

(4)对实际系统的输入方式进行考查(方便与否、效率如何、安全可靠性、误操作保护等)。

(5)对系统实际运行、响应速度(包括运算速度、传递速度、查询速度、输出速度等)进行实际测试。

(三)基础数据准备

基础数据准备包括以下几方面的内容。

(1)基础数据统计工作要严格科学化,具体方法应程序化、规范化。

(2)计量工具、计量方法、数据采集渠道和程序都应该固定,以确保新系统运行有稳定可靠的数据来源。

(3)各类统计和数据采集报表应标准化、规范化。

(四)系统转换

系统切换是指系统开发完成后新老系统之间的转换。系统切换有3种方式。

1.直接切换

直接切换就是在确定新系统运行准确无误时,立刻启用新系统,终止老系统运行。这种方式很节省人员和设备费用,一般适用于一些处理过程不太复杂、数据不很重要的场合。

2.并行切换

新老系统并行工作一段时间,经过一段时间的考验以后,新系统正式替代老系统。对于较复杂处理的大型系统,它提供了一个与旧系统运行结果进行比较的机会,可以对新旧两个系统的时间要求、出错次数和工作效率给予公正的评价。当然由于与旧系统并行工作,消除了尚未认识新系统之前的惊慌与不安。它的主要特点是安全、可靠,但费用和工作量都很大,因为在相当长时间内系统要两套班子并行工作。

3.分段切换

分段切换又称向导切换。这种转换方式实际上是上述两种方式的结合,采取分期分批逐步转换。这种方式既保证了可靠性,又不至于费用太大。

(五)系统转换时机的选择

系统转换时机就是何时进行系统的转换,要根据机构或部门的特点和信息管理系统的具体情况选择恰当的转换时机。一般有以下几种时机可以选择。

1.新的业务周期的开始

这是一种常用的方式,如新型农村合作医疗信息系统的转换一般选择在新的基金管理政策实施的开始。

2.根据业务的忙闲周期

不同的医疗卫生机构业务量是不同的,即便是同一医疗卫生机构不同时期其业务量也是不一样的。一般选择业务量较小的时机进行转换,如疾病控制信息系统的转换一般选择在比较空闲、业务量较少的时候进行转换。

3.结合医疗卫生体制改革进行

我国正处在医疗卫生变革期,医疗卫生机构将发生大的变革。医疗卫生机构改革以后,新系统一般是按照改革的需要进行设计的,改革后要进行系统的转换。新系统在运行的过程中难免会遇到一些客观或者主观因素的影响,可能会出现一些意想不到的情况,这时应尽可能做好记录、分析原因并制订对策,以便使新系统能按照设计要求正常运行。

七、项目验收

用户验收当系统开发与系统使用不是同一个单位时,开发后的系统存在一个交接的手续。由用户、系统领导小组主要负责人、系统专家、系统负责人和技术人员共同组成"验收小组",按合同规定逐项验收,做出结论。以验收作为系统的交接标志。用户验收主要内容如下。

(1)确认系统安装调试完成。

(2)确认系统功能达到设计要求。

(3)确认系统的有关文档资料齐全。

(4)确认遗留问题的处理方式。

(5)形成验收报告。

(覃国杯)

第八节 医院信息系统的运维管理

一、基本概念

医院信息项目的运维管理是指医院信息管理部门采用信息相关技术、方法和手段,结合医院信息、网络、安全管理制度、业务流程和文档等,对医院信息系统运行环境,包括医院信息硬件设备、软件系统、网络环境、业务流程和信息技术运维人员进行的综合运行与管理。

二、服务组成

医院信息项目运维管理是一个系统工程,运维服务包括 3 个方面。

(一)硬件设备

医院中心机房与灾备机房核心主机设备、网络设备、存储设备、安全设备、不间断电源设备等;医院计算机终端、外设打印机、条码枪、读卡器设备、移动终端设备、自助查询与报告设备、信息发布屏设备等;医院弱电操作接入机房网络设备;隐蔽工程网络布线系统等。

(二)软件系统

核心主机与终端设备操作系统、数据库系统、控制管理软件、监控系统软件、医院财务相关信息系统、临床信息系统、各类医技信息系统、医院物资运营管理系统、医患互动体验系统等。

(三)信息技术运维人员

医院信息部门软硬件相关技术支持人员、信息设备运维外包人员、不同业务信息系统供应商技术支持人员等。

三、服务目标

运行维护服务将由信息技术运维工作人员保障医院各类信息核心、终端设备的正常运行,通过医院信息相关制度、流程和文档,借助信息化的方法和手段协调各业务应用系统的内部运作,掌握现有系统资源配置信息的健康状况,创建可控可调的信息化环境,保障各类业务应用系统的可靠、高效、持续、安全运行,提高医院整体运行服务工作效率,降低医院管理成本,提高医院信息整体管理和服务水平。

四、制度建设(三级等保)

信息系统安全等级保护是国家信息安全保障工作的基本制度、基本策略、基本方法。信息系统项目运维管理的制度建设可主要参考三级等保的要求。通过三级等保的建设可提高医院信息安全保障能力和防护水平。三级等保依照国家《计算机信息系统安全保护等级划分准则》《信息系统安全等级保护基本要求》《信息系统安全保护等级定级指南》等标准,通过满足安全管理制度、安全管理机构、人员安全管理、系统建设管理、系统运维管理5个方面基本管理要求进行管理体系建设。

(一)落实医院信息技术人员安全管理制度

信息技术人员安全管理主要包括人员录用、离岗、考核、教育培训等内容。注重对安全管理人员的培养，提高其安全防范意识，需要对医院信息部门各类人员进行安全意识教育、岗位技能培训和相关安全技术培训，培训的内容包括医院整体的信息安全方针、信息安全基础知识、安全技术、安全标准、信息部门岗位操作规程、最新的信息工作流程、相关的安全责任要求、法律责任和惩戒措施等。

(二)落实医院信息系统运维管理制度

1.环境和资产安全管理制度

环境包括医院核心中心机房与弱电机房环境以及设置有网络与计算机终端、外设的办公环境，明确医院环境安全管理的责任部门或责任人，加强对院内、院外人员出入的控制，对院内有关物理访问、物品进出和环境安全等方面做出规定。对重要区域设置门禁控制手段，或使用视频监控等措施。资产包括医院各类型介质、设备、设施、数据、软件、文档等，资产安全管理从医院信息安全和信息系统角度，将资产作为信息系统的组成部分，对资产进行分类、标识，编制与信息系统相关的软件资产、硬件资产等资产清单，对信息系统的各种软硬件设备采购、发放、领用、维护和维修等过程进行控制，对介质的存放、使用、维护和销毁等方面作出规定，加强对涉外维修、敏感数据销毁等过程的监督控制和管理，并明确资产安全管理的责任部门或责任人。

2.日常运行维护制度

医院信息部门承担医院网络、业务系统日常运行维护的主要责任部门，对医院信息系统项目的日常操作、账号管理、安全配置、日志管理、补丁升级、口令更新等过程进行控制和管理；制订医院信息设备操作管理、业务应用操作管理、变更控制和重用管理、信息交换协作相应的管理制度；制订与信息安全管理相配套的规范和操作规程并落实与执行；正确实施为信息系统可靠运行而采取的各种检测、监控、审计、分析、备份及容错等方法和措施，对运行安全进行监督检查。

3.集中安全管理制度

医院信息部门对三级等级以上信息系统应按照统一的安全策略、安全管理要求，统一管理信息系统的安全运行，进行安全机制的配置与管理，对设备安全配置、恶意代码、补丁升级、安全审计等进行信息汇集、分析、集中控制与管理，有条件的医院，信息部门应该开展实时安全监测，实现对物理环境、通信线路、主机、网络设备、用户行为和业务应用等监测和报警，及时发现设备故障、病毒入侵、黑客攻击、误用和误操作等安全事件，以便及时对安全事件进行响应与处置。

4.事件处置与应急响应制度

医院信息部门负责医院各类信息系统的安全管理和安全事件的处置工作。国家也有相关标准明确规定了信息安全事件的等级，医院内部必须结合信息安全事件等级，由医院信息部门协助院办等管理部门制订分级应急处置预案，明确应急处置策略，落实应急指挥部门、执行部门和技术支撑部门，建立应急协调机制，落实信息安全事件报告制度，一旦医院信息系统发生较大、重大、特别重大安全事件时，医院各级职能或临床部门必须按照相应预案开展应急处置，并及时向医院领导、院办等部门进行报告并予以备案。每年定期组织应急技术支撑力量和专家队伍，按照应急预案开展应急演练。

5.灾难备份与其他制度

针对三级等级保护要求,医院信息系统需要采取灾难备份措施,防止重大事故、事件发生。医院信息部门承担识别需要定期备份的重要业务信息、系统数据及软件系统等,制订数据的备份策略和恢复策略,建立备份与恢复管理相关的安全管理制度。对系统运行维护过程中的其他活动,如系统变更、密码使用等进行控制和管理。按国家密码管理部门的规定,对信息系统中密码算法和密钥的使用进行分级管理。

(三)落实医院信息系统建设管理制度

医院信息项目活动通常由服务方,如集成方、开发方、测评方、安全服务方等完成,医院应由信息部门制订系统建设相关的管理制度,明确系统定级备案、方案设计、产品采购使用、软件开发、工程实施、验收交付、等级测评、安全服务等活动具体的管理内容和控制方法,并按照管理制度落实各项管理措施,完整保存相关的管理记录和过程文档。

五、硬件运维与管理

医院信息项目硬件运维与管理需要在满足日常业务基础上,为满足物理安全、网络安全、主机安全、应用安全、数据安全5个方面基本技术要求进行技术体系建设。通过建设既可以满足等级保护的相关要求,又能够全方面为医院的业务系统提供立体、纵深的安全保障防御体系,保证信息系统整体的安全保护能力。

(一)应用硬件的日常维护

1.网络、安全系统运维服务

医院信息部门需要从网络的连通性、网络的性能、网络的监控管理3个方面实现对网络系统的运维管理。保证网络的实时连通和可用,保障接入交换机、汇聚交换机和核心交换机的正常运转。每天记录网络交换机的端口是否可以正常使用,网络的转发和路由是否正常进行,交换机的性能检测,并定期进行整体网络性能评估,针对网络的利用率进行优化并提出网络扩容和优化的建议。医院信息部门需要进行安全设备的日常运行状态的监控,对各种安全设备的日志检查,对重点事件进行记录,对已经发生的安全事件的产生原因进行判断和解决,及时发现问题,防患于未然。同时能够对设备的运行数据进行记录,形成报表进行统计分析,便于进行网络系统的分析和故障的提前预知。

2.主机、存储系统运维服务

医院信息部门需要对医院核心主机、存储系统进行日常运维服务,服务范围包括主机、存储设备的日常运行状态监控,故障处理,软件操作系统维护,补丁升级等内容。其中日常监控管理的内容包括CPU性能、内存使用情况、硬盘利用运行情况、系统进程、主机性能与双机集群运行状况、主机网卡、阵列卡等硬件状态、文件系统管理、存储交换机设备状态、端口状态、传输速度、备份服务进程、备份情况(起止时间、是否成功、出错告警)、磁盘阵列、磁带库等存储硬件故障提示和告警、存储性能等。

(二)应用硬件的安全加固

通过增加安全防护措施(软、硬件)和安全加固服务,提高医院对于等级保护三级中信息安全技术的符合度。

1.主机安全加固

医院信息中心机房需要对所有主机系统(含虚拟机)进行安全加固,内容包含主机系统的补丁管理、账号及口令策略、网络与服务、文件系统、日志审核、防火墙策略、系统钩子、木马、后门及rookit、安全性增强等,对应于 Unix 服务器系统与 Windows 服务器系统各有不同的安全加固范围和侧重面。

2.网络安全加固

医院信息中心机房及弱电间需要对网络设备进行安全加固,内容包含划分网络安全区域、网络设备的补丁管理及版本、账号及口令策略、访问控制、网络与服务、日志审核。

3.设备安全加固优化

医院信息中心机房需要有足够的且配置最优的安全设备,保证网络系统的正常运行,主要包含关闭不必要系统服务、开启系统各项审计功能、配置账号、组策略、配置注册表相应的安全项、配置文件系统的权限、评估并有选择的升级系统新补丁、升级防病毒软件的版本。

六、软件系统运维与管理

医院各类型软件系统的运维与管理需要结合医院业务工作及信息化建设实际情况,逐步完善医院软件运维管理体系的建设,加强医院信息系统正常运行保障。结合医院的应用需求,评估分析医院现有的各数据库系统的运行情况、业务数据量情况、维护管理情况等,分析其中的不满足项及安全隐患。

(一)应用软件的日常维护

应用软件的日常维护包括应用软件的日常数据检查维护、中间件维护、软件升级维护、报表维护;应用软件的系统安全加固。

1.数据库系统运维服务

数据库运行维护服务是包括主动数据库性能管理,了解数据库的日常运行状态,识别数据库的性能问题发生点,有针对性地进行性能优化,主动预防可能发生的问题。

2.中间件运维服务

中间件管理是指对中间件的日常维护管理和监控工作,提高对中间件平台事件的分析解决能力,确保中间件平台持续稳定运行,监控指标包括配置信息管理、故障监控、性能监控。

3.数据库系统安全加固

数据库系统主要从系统版本、用户账号、口令管理、传输情况、文件系统、日志审核等方面进行安全加固。

(二)软件故障处理及应急

1.突发事件类型

(1)主服务器数据库系统出现严重故障,重要字典数据丢失。

(2)软件出现严重故障,关键流程不能顺利通过,短期内无法修复。

(3)关键数据出现不一致现象,如患者费用和医嘱内容出错。

(4)规律性的整体、局部软、硬件故障。

(5)工程师升级导致医院系统瘫痪。

(6)系统运行阶段数据出现丢失或者错误,医院财务报表、医保报表不能正常提交。

2.突发事件应急方案

医院信息部需要对上述各类型突发事件制订相应的应急方案,主要针对中断或严重影响业务的故障,如宕机、数据丢失、业务中断等,进行快速响应和处理,在最短时间内恢复业务系统,将损失降到最低。医院信息系统需要持续的更新与加强,医院信息部门在日常系统维护过程中,突发事件的出现将是很难完全避免的,针对这种情况,系统巡检人员要定期规范检查各硬件设备的运转情况和应用软件的日常运行情况,做好日常的数据增量备份和定期全备份。对一旦意外发生的问题在做出紧急判断后于第一时间报医院各级相关负责人,甚至院领导,协调相关资源,确定解决方案和临时解决措施,确保系统尽快稳定,避免造成更大的影响,一旦问题得到彻底解决后,要分析问题根源,形成问题汇报,避免以后类似重大紧急情况的发生。

(覃国杯)

第九节　医院信息系统的安全管理

一、医院信息系统安全概述

(一)医院信息系统安全的概念

医院信息系统网络安全可以理解为:通过采取各种技术和管理措施,使医院信息系统网络正常运行,从而确保网络数据的可用性、完整性和保密性。其目的是确保经过网络传输和交换数据不会发生增加、修改、丢失和泄露等。

医院信息系统网络的安全性问题实际上包括两方面的内容:一是网络的系统安全,二是网络的信息安全。一个安全的医院信息系统网络应该具有以下几个特点。

1.可靠性

可靠性是指网络系统能够在规定条件下和规定的时间内完成规定的功能。可靠性是网络安全最基本要求之一,是所有网络系统建设和运行目标。可靠性主要包括四个方面:硬件可靠性、软件可靠性、人员可靠性和环境可靠性。硬件可靠性主要指物理线路和设备的可靠性。软件可靠性是指在规定的时间内,程序成功运行的概率。人员可靠性在整个网络系统可靠性中最为重要,因为系统失效的大部分原因是人为差错造成的。因此,人员的教育、培养、训练和管理及合理的人机界面是提高可靠性的主要方面。环境可靠性是指在规定的环境内,保证网络成功运行的概率。这里的环境主要指自然环境特别是电磁环境。

2.可用性

可用性一般指存放信息的可用性和可操作性。病毒常常破坏信息的可用性,使系统不能正常运行,数据文件面目全非。

3.保密性

保密性是指网络上存储和传输的信息不被泄露给非授权个人或实体,只为授权用户使用。为用户提供安全可靠的保密通信是医院信息系统网络安全最为重要的内容。

4.完整性

完整性是指网络信息在存储或传输过程中保持不被偶然或蓄意地删除、修改、伪造等。信息完整性是信息安全的基本要求,破坏信息的完整性是影响信息安全的常用手段。

5.真实性

真实性指信息的可用度,包括信息的完整性、准确性和发送人身份证实等方面,它也是信息安全的基本要素。从技术角度看,医院信息系统网络安全的内容大致包括 4 个方面。

(1)网络实体安全,如机房的物理条件、物理环境及设施的安全标准,计算机硬件、附属设备及网络传输线路的安装及配置等。

(2)软件安全,如保护网络系统不被非法侵入,系统软件与应用软件不被非法复制、篡改,不受病毒的侵害等。

(3)网络的数据安全,如保护网络信息的数据安全不被非法存取,保护其完整一致等。

(4)网络安全管理,如运行时突发事件的安全处理等,包括采取计算机安全技术,建立安全管理制度,开展安全审计,进行风险分析等内容。

由此可见,医院信息系统网络安全不仅要保护医院信息系统网络设备安全、医院信息系统网络系统安全,还要保护数据安全等。其特征是针对医院信息系统网络本身可能存在的安全问题,实施网络安全保护方案,以保证医院信息系统网络自身的安全性为目标。

(二)医院信息系统网络面临的威胁

医院信息系统网络所面临的威胁大体可分为两种:一是对网络中信息的威胁;二是对网络中设备的威胁;影响医院信息系统网络的因素很多,有些因素可能是有意的,也可能是无意的;可能是人为的,也可能是非人为的。

归结起来,针对网络安全的威胁主要有三类。

1.人为的无意失误

如操作员安全配置不当造成的安全漏洞,用户安全意识不强,用户口令选择不慎,用户将自己的账号随意转借他人或与别人共享等都会对网络安全带来威胁。

2.人为的恶意攻击

这是医院信息系统网络所面临的最大威胁,敌手的攻击和计算机犯罪就属于这一类。此类攻击又可以分为以下两种:一种是主动攻击,它以各种方式有选择地破坏信息有效性和完整性;另一类是被动攻击,它是在不影响网络正常工作的情况下,进行截获、窃取、破译以获得重要机密信息。这两种攻击均可对医院信息系统网络造成极大的危害,并导致机密数据的泄露。

3.网络软件的漏洞和"后门"

网络软件不可能是百分之百无缺陷和无漏洞的,然而,这些漏洞和缺陷恰恰是黑客进行攻击的首选目标,曾经出现过黑客攻入网络内部的事件,这些事件的大部分就是因为安全措施不完善所招致的苦果。另外,软件的"后门"都是软件公司的设计编程人员为了自便而设置的,一般不为外人所知,一旦"后门"洞开,其造成的后果将不堪设想。

二、医院信息系统网络安全管理体系的建立

在安全策略的指导下,建立医院信息系统安全的对策、措施,构筑一个由外及内、从上到下、从硬到软、从物到人的一个立体的系统的综合性医院信息系统网络安全管理体系。一个完整的医院信息系统网络安全体系结构应包含网络的物理安全、访问控制安全、系统安全、用户安全、信息加密、安全传输和管理安全等。充分利用先进的主机安全技术、身份认证技术、访问控制技术、密码技术、防火墙技术、安全审计技术、安全管理技术、系统漏洞检测技术、黑客跟踪技术,在攻击者和受保护资源间建立多道严密的安全防线,极大地增加了恶意攻击的难度,并增加了审核信息数量,利用这些审核信息可以跟踪入侵者。

在实施网络安全防范措施时:要加强主机本身的安全,做好安全配置,以及时安装安全补丁

程序,减少漏洞;用各种系统漏洞检测软件定期对网络系统进行扫描分析,找出可能存在的安全隐患,并及时加以修补;从路由器到用户各级建立完善的访问控制措施,安装防火墙,加强授权管理和认证;利用 RAID 5 等数据存储技术加强数据备份和恢复措施;对敏感的设备和数据要建立必要的物理或逻辑隔离措施;对在公共网络上传输的敏感信息要进行数据加密;安装防病毒软件,加强内部网的整体防病毒措施;建立详细的安全审计日志,以便检测并跟踪入侵攻击等。

三、医院信息系统的安全管理措施

安全管理措施的重点是安全组织机构的设立、安全人事管理、安全责任与监督等。其任务是建立内部控制机制。

对医院信息系统的内部控制包括对于信息资源的控制和对人的控制。在某些工作中,控制者需要在网络上监控被控制者的活动。有时要给予用户以不同的权限或口令,某一子系统只允许对其具有权限的人才执行。

以上的几个方面的控制并不是孤立的,它们往往混合在一起,在设定某一项控制的时候就包含了另一方面的控制。这些控制有的是由计算机操作系统功能来完成,有的是信息系统应用层来提供,还有的是由管理制度来设定。因此,设计一个完善的系统控制实际上是一项综合性、复杂工程。

构成一个内部控制系统至少应考虑四个方面的问题:控制对象、组织机构、工作程序及规章制度、用于内部控制的信息技术。内部控制信息技术在前面已经阐述。

(一)控制对象

构成一个内部控制系统时,首先应识别哪些资源是关系到组织生命的贵重资源,信息资源哪些部分是易受攻击,需要实施何种防护措施。

医院信息系统控制应在系统中设置一系列信息控制点。信息控制点应设在系统易受攻击点的附近。

(二)组织机构

建立内部控制的组织机构是非常重要的。对于资源安全问题应当明确规定责任人,通常他们应遵循检查规则定期检查,并定期提交安全检查报告。

要根据医院实际情况确定保证系统安全性的人员并确定信息安全组织机构及规模。安全组织机构不应该隶属于网络运行和应用部门,应该由管辖网络系统的医院主要领导主管,保持相对的独立性和一定权威性。安全组织机构内需要多方面人才,如需要有人负责确定安全措施,制定方针、政策、策略,并协调、监督、检查安全措施的实施;还需要有人进行各种管理系统的安全工作,包括:保安员(负责非技术的、常规的安全工作)、安全管理员(负责软硬件安装、维护、日常操作的监视,应急条件下的安全恢复等)、安全审计员(负责监视系统运行情况,收集对系统资源各种非法访问事件并进行记录,然后进行分析、处理。必要时,还要将审计的事件及时上报主管领导)、系统管理员(负责安装系统,控制系统操作、维护、管理系统等)。

安全组织机构还应该有一个全面负责人,负责整个医院网络系统的安全与保密,主要任务包括:对系统修改的授权、对特权和口令的授权、审阅违章报告、审计记录和报警记录、制订安全人员的培训计划并加以实施、遇到重大安全问题时及时报告医院主要领导等。安全组织机构制定的安全政策应该指出每个工作人员的责任,并明确安全目标。对各级安全组织机构,应明确其责任和监督功能,负责安全政策的贯彻,安全措施的执行和检查,严格管理。安全组织机构制定的规章制度应作为日常安全工作应遵守的行为规范。过时的安全条例应该及时修改、补充和完善。安全组织机构应该经常分析安全规章制度的可操作性和落实情况，真正把安全摆在重要的议事日程上，而不能流于形式。安全组织机构还要制定安全规划和应急方案。在风险和威胁的基础上采取主动和被动相结合的防治措施。在医院信息系统网络规划、设计建设与应用过程中，要有网络安全的规划，避免网络安全先天不足，并有计划地不断加强安全措施。对意外事故和人为攻击造成损失的事件提出应急方案，一旦发生，立即实施。安全组织机构还要制定信息保护策略，确定需要保护的数据范畴、密级或保护等级，根据需要和客观条件确定存取控制方法和加密手段。是否拥有健全的医院信息系统安全管理组织机构与医院信息系统的安全密切相关。

在技术上，对于信息系统资源管理操作往往是通过分配访问对象权限来决定，但其前提应当是根据组织结构和业务需要来决定。一个常见情况是：在组织中 A 是 B 的领导，但是由于 B 对于信息技术掌握得比 A 好，B 在信息系统管理上就比 A 有更大的权限。这种做法不仅是不安全的，而且往往是一些纠纷的根源。信息系统的权限不是因技术水平而定的，而是根据组织目标、结构等来定。要保证信息系统与组织目的、目标一致，就必须保证组织领导人对信息系统操作有相应的权限。也就是说，信息系统技术专家应当对系统控制有相当的权限，但是同时他们应当又受到组织领导层的管理和制约。在这样一种制度下，才能够保证信息系统权限分配的合理性。

（三）工作程序和规章制度

医院信息系统中的安全技术归根结底是由人来控制，其控制对象也包括医院信息系统中的人员。仅仅靠技术还不能完全解决安全问题，内部控制一定要建立在一系列工作程序和规章制度之上。建立一个医院信息系统控制系统时一定要考虑：系统人员应如何分工？各有什么职责？应当有哪些明确的规章制度，才能够保证分工得以实现？例如，对于具有系统管理员权限用户的认定手续，如何进行对权限的分派和修改等，都必须按照明确的工作步骤或遵照规章制度来进行。要严格防止权力过分集中、无一定工作程序的控制方法。

在医院信息系统中，对个人保密信息如何处理也是重要的问题。医院信息系统中的信息应有多种保密程度。一般信息对外界其他用户是保密的。有的信息不仅对外部用户是保密的，对医院信息系统内部的某些工作人员也应保密。但是，因为工作需要，工作人员又必须涉及一些隐私数据。对于特定信息，哪些人可以读，哪些人可以改写，哪些人可以复制等，必须对此都给出严格规定。即使是采用了安全措施，一些人仍然可能违法地进入系统。因此，对于设备的使用权限问题也是必须考虑的。对于重要信息可采用隔离的方法。对于可能连入系统的硬件设备作严格的控制，这是防止外来人员、计算机网络入侵者的一种有效方法。

在建立内部控制系统时，应进行分工和职责设计，统一规划各级网络系统的安全、制定完善的安全策略和措施、协调各方面安全事宜。例如，前面介绍的医院信息系统中人员的职务设计中，直接与信息系统内部控制工作有关的人员包括负责全面工作的总信息师（CIO）、负责日常安全运行的系统维护人员、负责数据管理的数据库管理员、负责程序库管理的程序库管理员、负责权限分配的系统管理员等。

人事安全是安全管理的重要环节，特别是各级关键部位的人员，对网络信息的安全与保密起着重要作用。实际上，大部分安全和保密问题是由人为差错造成。人本身就是一个复杂的信息处理系统，而且人还会受到自身生理和心理因素的影响，受到技术熟练程度、责任心和道德品质素质等方面影响。人员的教育、奖惩、培养、训练和管理技能及设计合理的人机界面对于医院信息系统安全与保密有很大影响。

对人员的安全管理主要有：人事审查和录用、岗位和责任范围的确定、工作评价、人事档案管理、提升、调动和免职、基础培训等。安全人事管理应遵守以下原则。

1.多人负责制原则

两人或多人互相配合、互相制约。从事每项安全活动，都应该有至少两人在场，他们要签署工作情况记录，以证明安全工作已经得到保障。

2.任期有限原则

任何人最好不要长期担任与安全有关的职务。

3.职责分离原则

不要了解职责以外的与安全相关的事情。至少下面几项信息处理工作应当分开：计算机操作与计算机编程、机密资料的接收与传送、安全管理与系统管理、密钥管理与其他工作、计算机操作与数据管理。

4.最小权限原则

只授予用户和系统管理员执行任务所需要的最基本权限。对超级用户的使用要权限分散。

四、医院信息系统的容灾

(一)医院信息系统的备份容灾的必要性

现在国内的医院用户大多数还没有认识到容灾的必要性。系统建设的时候，对数据和应用的容灾考虑得非常少，一旦发生火灾、地震等灾难性事故，或者人为的误操作都会使整个系统毁于一旦，数据将一去不复返，医院将遭受无法估量的巨大损失。

(二)医院信息系统的容灾需求

医院业务的连续性决定了医院信息系统不可中断的特性。如果瘫痪将使医院各个部门无法正常工作；数据丢失更将对医院与患者造成不可估量的损失，甚至会导致重大的医疗事故。因此保障其稳定可靠运行和数据不丢失是必需的。

根据医院信息系统信息量大、结构复杂、数据在线、可靠性要求高的特点，在备份容灾方面的需求具体归纳如下：①强调持续化服务能力，业务运行不允许中断。②强调数据的准确性，不允许丢失数据或出错。③需要可靠的备份恢复方案，保证数据的安全及提供快速的恢复能力。

需建立一套实时的、可用的备用系统，减少主系统的单个故障点，从而保障业务系统的持续服务能力。

(三)数据容灾策略

目前，在已经应用网络技术环境的医院中，绝大多数用户都采用了群集技术（双机热备份）来保证服务的持续运行，或者在用户可以容忍的时间之内，自动进行服务恢复。群集技术在应对服务器故障方面有着显而易见的效果，这一技术已经得到了国内大多数用户的认可，并已经得到很大程度上的普及。

但是，随着群集技术运用的普及，很多用户也不约而同地发现群集所存在的一些非常明显的不足：由于传统的群集解决方案多采用"2＋1"（即两台服务器间配一台磁盘阵列）的"双机热备份"模式，这个为了在两台服务器之间共享数据而存在的独立磁盘阵列，往往就成为核心系统一个突出的故障点：一旦磁盘阵列发生故障，整个系统就会停机。作为 7×24 营业的医院来说，这种意外的停机对业务的影响可想而知。

为此,在"2+1"的基础上,增加了一台磁盘阵列,构成"2+2"群集模式,院方将每一台服务器定义为一个"运算节点",而将每一台磁盘阵列定义为一个"存储节点"。从功能上来讲,这种模式突破了系统全冗余、无任何单点故障点,以及数据和应用的园区范围的容灾,使系统的运行真正没有了后顾之忧。不过,"2+2"群集模式的部署对于网络数据的传输距离也会有一定的限制。由于采用的是同步传输的方式,两个节点之间的距离不能相隔太远,如果距离过远,就会明显地影响业务系统的运行性能。对于远距离限制的应用环节,我们则采用了异步的传输方式,因为异步方式不会造成在线业务系统性能的下降。不过医院的园区级别的容灾要求距离基本不会太远。

（李　媛）

第十节　医院信息系统的应用管理

医院信息系统的应用管理应该是一个建章立制的过程。医院信息系统的应用加强了医院管理,同时也带来了许多新问题,需要不断制定和完善制度。这里就当前医院信息系统应用中的网络安全管理、各类人员职责、系统操作要求做一个简要的介绍。

一、网络安全管理制度与规则

（一）网络安全管理制度

（1）医院信息系统网络系统的建设和应用,应遵守国家有关计算机管理规定。

（2）医院信息系统网络系统实行安全等级保护和用户使用权限控制。安全等级和用户使用权限及用户口令密码的分配、设置由计算机中心专人负责制定和实施。

（3）计算机中心机房应当符合国家相关标准与规定。

（4）在医院信息系统网络系统设施附近实施的病房维修、改造及其他活动,不得危害医院信息网络系统的安全。如无法避免而影响医院信息系统网络系统设施安全的作业,须事先通知计算机中心,经中心负责人同意并采取相应的保护措施后,方可实施作业。

（5）医院信息系统网络系统的使用单位和个人,都必须遵守计算机安全使用规则,以及有关操作规程和规定制度。对医院信息网络系统中发生的问题,有关使用单位负责人应当立即向计算机室有关工程技术人员报告。

（6）对计算机病毒和危害网络系统安全的其他有害数据信息的防范工作,由计算机中心负责处理。

（7）所有上网计算机绝对禁止进行国际联网或与院外其他公共网络直接连接。

（二）网络安全管理规则

（1）网络系统的安全管理包括系统数据安全管理和网络设备设施安全管理。

（2）网络系统应由专人负责管理和维护,建立健全医院信息网络系统各种管理制度和日常工作规章,如值班制度、维护制度、数据备份制度、工作移交制度、登记制度、设备管理制度等,以确保工作有序进行,网络运行安全稳定。

(3)设立系统管理员,负责注册用户,设置口令,授予权限,对网络和系统进行监控。重点对系统软件进行调试,并协调实施。同时,负责对系统设备进行常规检测和维护,保证设备处于良好功能状态。

(4)设立数据库管理员,负责用户的应用程序管理、数据库维护及日常数据备份。每周、每月必须进行一次全备份,每天进行一次日志备份,数据和文档及时归档,备份介质应由专人负责登记、保管。

(5)对服务器必须采取严格保密防护措施,防止非法用户侵入。系统保密设备及密码、密钥、技术资料等必须指定专人保管,设专用库房或专柜存放。拷贝或者借用涉密载体必须按同等密级文件确定权限,履行审批手续,严禁擅自拷贝或借用。

(6)系统应有切实可行的可靠性措施,关键设备需有备件,出现故障应能够及时恢复,确保系统不间断运行。

(7)所有进入网络使用的软盘,必须经过严格杀毒处理,对造成"病毒"蔓延的人员,严格按照有关条款给予行政和经济处罚。

(8)网络系统所有设备的配置、安装、调试必须指定专人负责,其他人员不得随意拆卸和移动。

(9)所有上网操作人员必须严格遵守计算机及相关设备的操作规程,禁止无关人员在工作站上进行系统操作。

(10)保持机房清洁卫生,并做好防尘、防火、防水、防触电、防磁、防辐射、防雷击等安全防护工作。

(11)计算机工程技术人员有权监督和制止一切违反安全管理的行为。

(三)网络安全监督制度

计算机室对医院信息、网络系统安全保护工作行使下列监督职权。

(1)监督、检查、指导医院信息系统网络系统安全保护工作。

(2)查处危害医院信息系统网络系统安全的违规行为。

(3)计算机工程技术人员发现医院信息系统网络系统安全隐患时,可立即采取各种有效措施予以消除。

(4)计算机工程技术人员在紧急情况下,可以就涉及医院信息系统网络安全的特定事项采取特殊措施进行防范。

(5)履行医院信息系统网络系统安全保护工作的其他监督职责。

(四)网络技术管理规则

(1)计算机工程技术人员是网络系统技术管理的直接责任者,应为满足系统功能要求和用户需求对网络系统进行操作和维护的全部活动进行管理。

(2)网络系统中各类设备的配置,由系统负责人提出计划,报医院信息系统建设领导小组审批后实施。系统硬件设备的购买、使用、保管、登记、报废等,均按医院医疗设备管理规定执行。

(3)系统软件在交付用户使用前,计算机工程技术人员必须严格按照功能要求全面调试,达到系统功能要求后交用户使用。

(4)计算机工程技术人员实行分工负责制。

(五)人员培训制度

(1)医院要设立教学功能齐全的计算机培训教室。培训用的机器数量要满足全院人员培训需要。

(2)要制定培训大纲、培训计划,并严格按计划实施。所有计算机操作人员都要经过考试合格后持证上岗。

(3)人员上岗的要求是掌握计算机基本知识和基本操作技能,能够严格按照计算机操作规程和系统应用要求进行操作;录入数据快、准、全,熟练掌握相关应用系统的操作。

(六)数据质量分析评价制度

(1)统计室负责每月定期在医务统计子系统中完成月统计工作,保证院领导及时查询医院医疗工作效率、效益及质量。

(2)完成统计分析和统计简报,将统计分析结果及时提供给医疗管理部门和院领导。

(3)医务部门负责人不定期地在全院大会上用网络数据进行讲评,讲评内容包括全院医疗工作效率、效益和工作质量指标完成情况、医疗费用收入、病种管理等情况。

(七)工作站管理规则

(1)各工作站一律不配软驱和光驱,避免因病毒传播造成数据丢失或网络瘫痪。

(2)严格按照计算机操作使用规程进行操作。操作中必须做到细致认真、快速准确,以及时完成各项录入工作。

(3)经常保持各种网络设备、设施整洁,认真做好网络设备的日清月检,使网络设备始终处于良好的工作状态。

(4)加强设备定位定人管理,未经计算机工程技术人员允许,不得随意挪动、拆卸和外借。

(5)机房内严禁存放易燃、易爆、易腐蚀及强磁性物品;遇有临时停电及雷电天气,应采取保护措施,避免发生意外;机房内不准吸烟、进食、会客、大声喧哗;严禁无关人员上机操作或进行其他影响网络正常运行的工作。

(6)严格交接班制度,工作中遇到的问题要及时妥善报告和处理。

二、医院信息系统人员职责

系统管理人员负责监控全院网络工作情况,以及时处理网络中所遇到的问题,重大问题和难以解决的问题要及时上报,并请有关部门给予指导和解决。

(一)网络系统管理人员职责

(1)系统管理人员负责注册用户、设置口令、授予权限,并适时加以修改,以便增强系统的保密程度。

(2)对网络和系统进行监视并适时协调管理。

(3)对系统设备经常检测和维修,防微杜渐,保证网络和系统设备处于良好的工作状态。

(4)坚持经常到站点巡视,了解各站点人员、设备、系统应用等情况,以便适时进行调整和维护。

(二)网络中心人员职责

(1)负责网络维护工作,对全院网络情况实施监控,随时解决网络中出现的各种情况,并在适当时候,根据医院的需求,对网络实施改造和更新。

(2)负责新上网系统的调试,参与制订启用计划,并指导应用。

(3)负责网络计算机的安装、调试、保养和维修工作。

(4)负责对医疗信息、设备资料及消耗材料进行管理,使之充分发挥作用。

（5）负责全院人员计算机知识、系统应用的培训指导工作,使全院人员都能正确地利用计算机进行工作。

（6）设置数据库管理员,保证数据库24小时正常工作,做好数据月、周、日备份工作,备份介质由专人登记、归档、保管,确保数据的准确无误。

（7）采取严格的保密措施,防止非法用户入侵,防止病毒传播。

（8）根据医院的特点,适时开发新的应用系统,以满足医院信息的要求,扩展网络的应用范围。

（三）系统维护人员职责

1.公共字典库维护人员职责

（1）了解公共字典库在系统应用中的作用、相互关系及目前使用情况。

（2）正确掌握公共字典库的创建、维护及各种参数的作用。

（3）对公共字典库进行监控和管理,防止擅自修改字典库。

（4）及时调整公共字典库的内容,确保系统的正常运行,对出现的问题能够及时加以处理。

2.系统字典库维护人员职责

系统字典是系统本身定义的、相对固定的数据。系统字典库维护人员要保证系统字典的完整性,不要随意修改。确实需要对系统字典进行修改时,要全面考虑其作用及与其他表的相互关系,在保证不影响其应用的前提下进行修改。

3.药品字典库维护人员职责

（1）了解药品字典库在系统中的作用、地位、使用情况及药品字典库与其他字典库的关联关系。

（2）正确掌握药品管理的规则,合理地创建药品字典库,使各系统之间协调一致,正常有序地运行。

（3）对药品字典库进行监控,对出现的异常情况及时予以排除,以及时对药品字典库的内容进行更新,以满足各子系统的应用。

（4）积累药品字典库的维护经验,加强药品字典库的维护,确保优质高效地为临床服务。

4.价表字典库维护人员职责

（1）了解价表字典库在全院医疗信息中的中坚作用、地位、使用情况及字典库变化引起的连锁反应。

（2）根据国家物价局有关文件,合理创建价表字典库,使医疗收费合理、清楚。

（3）及时对价表字典库进行监测和维护,以及时处理收费项目的漏费、交计费等情况,努力使得医疗费用准确收取。

（4）对价表字典库的更新要考虑周全,确保各系统正常运行的情况下进行运作,同时把改变情况通报各有关人员,并做记录归档。

（四）监控人员职责

1.收费管理监控人员职责

（1）负责监控门诊收费处、住院收费处规章制度落实情况。

（2）负责监控价表项目是否符合当地收费标准,新增项目是否有严格的申报审批手续,以及会计项目分类、核算项目分类归类的准确性。

（3）负责监控收费的费别、身份、体系合同单位及收费项目等基础数据录入的准确性,发票打印是否标准,项目归类是否准确,底联发票保存是否按照财务制度要求执行。

(4)负责监控预交金录入的及时性、准确性,监控患者医疗过程的预交金使用情况,按规定及时进行催款,防止患者欠费、逃费,严格执行奖罚规定,对有欠费、逃费患者的科室予以处罚。

(5)负责监控收费结账人员执行医院有关减免费、费别修改审批权限及减免额度的情况。

(6)参与门诊收费和住院收费的日结、月结工作,监控日结账与医疗会计现金交接工作;监控核对会计转记账数据准确性;参与监控成本核算数据的准确性、可靠性。

2.药品管理监控人员职责

(1)负责监控全院药品采购的入库上账,药品发放的出库上账及各药房药品请领的入库上账等数据的准确性和及时性。

(2)负责监控门诊药房、住院药房、药库规章制度落实情况,要求门诊药房必须核对处方与计算机处方信息后方可发药;要求住院药房严格按计算机医嘱摆药。

(3)参与门诊药房、住院药房、药库的日结和月结工作,严格审核汇总数据的准确性。每月底凭各点月结报表库存数进行清点库存工作,做到账物相符。

(4)监督药库及各药房月底盘点工作,要求做到账物相符,并与药剂科主任经常抽查。

3.医疗质量监控人员职责

(1)负责指导和监督所有医疗信息工作站的业务工作,如门诊挂号、住院登记、入出转院、数据录入、护士工作站、差错与事故、病案编目、病案流通、综合查询等系统。

(2)负责监控门诊就诊患者、住院患者的费别、体系单位等患者基本信息的准确性;确保诊断、入院时间、入院科室等医疗信息的准确性;监控住院患者入科时间、等级护理、病情状态等数据的准确性;监控患者入出转院情况,确保流动日报的准确性;监控医技科室工作量录入的准确性;监控手术例数与大、中、小手术数据的准确性。

(3)负责制定本院医疗质量等级标准,监控数据分析结果的质量和可靠性,并用于指导科室工作。

三、医院信息资源管理

信息资源管理(information resource management,IRM)的问题在 20 世纪 70 年代就提出来了。根据美国学者诺兰的六阶段模型,在组织引进信息系统后,开始的三个阶段(开始、扩散、控制)中人们注意的多是计算机的管理,然而在后三个阶段(综合、数据管理和成熟)中,人们开始注意组织的数据资源管理。这就是数据资源管理研究的开端。

比较新的观点把 IRM 定义为对组织中数据、模型等信息资源控制和管理问题。信息资源管理研究既涉及如何对组织中信息资源进行开发,也关系到如何保证已有信息资源的安全性,还包括如何提高信息资源的利用效率,组织内部信息资源的标准化、一致化,以及和组织外部的信息交换等问题。

(一)信息管理部门与 CIO

当组织引进信息系统之后,随着信息技术的普及,信息的重要性逐渐被组织中成员所认识,组织中专门从事信息工作的人会增加,这时往往会产生信息资源不足。过去,组织中信息工作都是和组织的业务融合在一起,以后由于信息工作量的增加,可能要产生新的组织机构专门做信息处理工作。那么,这个信息处理部门和组织其他部分是什么关系?对信息处理部门的管理如何进行？这些都是当信息系统建立以后,组织很快就会面临的课题,也是信息资源管理重要的侧面。

早期引进信息系统的组织,往往是使用大型计算机主机系统,因此,一般是成立一个计算中心之类的部门,但这个部门主要工作只是数据处理,很少会建立专门的信息管理机构。而现在信息资源管理工作需要有专门机构,应设定专职工作人员来做这方面的工作。目前,在一些发达国家的公司、企业中,往往要设立专门的信息管理部门,这个部门过去类似于一个管理部门,但现在通常是组织高层机构的直属部门。类似于企业的总会计师、总工程师,信息管理部门领导人被称为首席信息官(chief information officer,CIO)。医院 CIO 往往是由组织高层决策人士,如医院的副院长来兼任,这一现象表明在发达国家对于信息管理的高度重视。以 CIO 为首的信息管理部门工作责任主要包括以下 4 条。

(1)负责信息系统的正常运行和维护。

(2)建立并实施对组织内信息系统的使用指南和规程。

(3)向组织中各部门提供信息技术服务。

(4)开展对于新项目的学习、研究和开发。

(二)信息资源的控制方式

信息管理部门对信息资源控制基本上有以下两种方式。

1.集中控制

所有信息资源都集中在信息资源管理部门,由该部门统一管理。集中控制比较易于管理,能有效地防止数据流失、破坏等。在金融、证券类企业、高技术信息企业多采用这种方式。集中控制问题之一是用户对于信息资源的使用有陌生感,难以经常接触新数据资源和新信息技术。医院适用于采用集中控制。

2.分散控制

信息资源分散在各处,由有关人员分别控制。这样有益于鼓励用户更好地使用信息资源,但就整体的管理比较困难。

目前有些城市的医保管理信息系统的部分功能前移至医院,实际上是一种分散控制和集中控制相结合的方式。

(三)职责和分工

对于信息管理部门中工作人员的职责和分工设计是十分重要的。对于信息管理部门中工作人员可以根据组织具体情况制定合适的职务。这些职务与工作内容如表 15-4 所示。

表 15-4　职务与工作内容

工作职务	说明
信息分析人员	同用户一起进行信息分析,具有组织、管理和决策等方面知识
系统设计师	设计信息系统的人员,需要懂得更多的技术知识
系统分析师	兼任信息分析人员和系统设计师
应用程序员	进行程序设计、编码和调试,并能编写技术文件
维护人员	维护现有的系统
程序库管理员	对程序内容进行维护管理,当程序库内容发生变化时,要向管理部门书面报告
系统程序员	维护操作系统,精通硬、软件

工作职务	说明
数据通信专家	为数据通信和分布式处理方面的专家
数据库管理员	管理和控制公共数据库
用户联络员	在规划信息系统和进行新的系统开发时,协调用户与系统分析员进行交流
办公自动化协调员	需要有办公自动化各方面的软/硬件及专业知识
信息中心分析员	在解决用户问题方面,对用户提供分析和指导
操作员	指主机操作人员
数据控制管理员	对数据输入进行检查,对系统输出进行发布的人员
数据输入员	从事数据输入者
安全协调员	建立系统安全规程、监视系统安全情况、调查违章问题

职务设计给我们提供了一个很好的思路,使得在建设信息资源管理部门时有一个思考的起点。在一个管理混乱的信息部门,往往是"技术决定一切",结果使得信息工作部门无法和医院的管理部门相配合。信息资源管理部门应当实行分工合作。部门中不仅要有精通技术的系统工程师、程序员等,还要有资源管理人员、系统教育人员等。信息资源管理部门工作人员、特别是领导人员不仅要懂得技术,同时也应懂得管理。必须将许多技术手段与管理方法结合起来,相互协作,才能保证该部门在组织中发挥作用,确保组织整体目标得以实现。

(四)外部资源利用

由于信息系统更新换代周期特别短,设备购置相当昂贵,所以在服务比较好的前提下,也可以采用外部资源利用方法。外部资源利用又称外包,指组织专注于自己的业务,而将有关信息技术业务承包给外部的信息服务机构,一般让这些机构使用公用数据库、通信设施或主机为本组织的信息需要服务。

外包有许多优点,组织无须自己培养许多技术人员,能够提高组织对信息系统运用的效率,是许多先进国家广泛采用的方法。有的管理学家认为:在 15 年内,所有企业中,凡不创造营业额的后台服务性工作都将外包出去。一些统计资料也表明,许多美国企业工资业务、税务业务都已经外包,一些电子化业务也开始外包,目前美国外包的增长率为 30%。国内医院信息服务外包尚缺乏成熟可行的模式,不过也有个别医院有这方面的尝试。

(李　媛)

第十六章

医院统计管理

第一节　医院统计工作的特点与任务

统计是认识社会的重要手段,是对国民经济和社会发展实行监督和管理的有效工具。统计是国家实行科学决策和科学管理的一项重要基础工作,是党、政府和人民认识国情国力、制定计划的重要依据,在宏观调控与微观管理中具有非常重要的作用。

1983 年 12 月国家公布了《中华人民共和国统计法》,1984 年国务院发布了《关于加强统计工作的决定》和《统计法实施细则》,1996 年 5 月国家又公布了第八届全国人民代表大会常务委员会第十九次会议通过的《中华人民共和国统计法》(修改)。经国务院批准,国家统计局于 2000 年 6 月发布修改后的《中华人民共和国统计法实施细则》。统计工作随着法制化进程的加快而得到加强,医院统计也得到各级政府组织的重视和发展。医院统计已经成为科学管理医院的一项非常重要基础工作。无论是对医疗卫生工作的宏观调控与监督,还是对医院运行管理都具有非常重要的作用。

一、医院统计工作的特点

医院主要是应用高科技为患者提供医疗服务,但在医疗服务过程中还需建立后勤保障和对患者的生活服务,所以医院统计具有以下特点。

(一)综合性

医院是一个复杂的综合体,从活动类型上看有医疗活动、科研活动和教学活动等,其中每一项活动又是多方面或多专业不同活动的联合体。如医疗活动,它既涉及临床医疗护理,还涉及辅助诊断、辅助实验和其他辅助医疗,甚至可以包含为此类活动提供的各种支持系统及为医疗对象建立的各类生活服务体系。由医院这个复杂综合体决定的医院统计综合性,需要医院统计以医疗卫生服务活动为中心,利用综合统计指标体系全面、系统地描述和评价医院活动各方面和全过程。

(二)多维性

医疗过程中参与者专业多、学科多,医疗对象病种多、差异大,医疗活动与一般社会经济活动有特别明显的差别,生活的、社会的和心理的特性非常明显。医院的多结构、多功能决定了医院

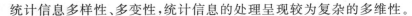

统计信息多样性、多变性,统计信息的处理呈现较为复杂的多维性。

(三)专业性

医疗服务相比较其他社会服务活动,在技术追求上是最高的,表现为最大限度地利用最新科技成果于医疗服务过程之中。做好医院统计工作,统计人员必须具备多学科的知识,如统计学、临床医学、医院管理学、医学信息学及计算机知识。医疗卫生服务活动关系到就诊者的健康和生命,医院统计涉及医学各专业领域,因而,必须懂得科学的统计处理方法和技术,才能使医疗卫生服务活动得以科学的描述、分析和评价。

(四)客观性

医院统计的主要信息来自医疗文件,尤其是病案资料和临床、医技科室的各种记录,它们是每一个实际医疗过程中发生情况的客观记录。一方面医院统计就是将各个不同个体进行统计综合,反映医院各方面实际运行情况;另一方面是要从大量差异资料中分析研究医疗活动客观规律,反映医疗活动的变化趋势。

二、医院统计的任务

医院统计是医院科学管理的重要工具,它为各级行政管理部门、医院领导和职能部门从事组织计划、协调、指挥、监控和决策提供重要的统计依据。《中华人民共和国统计法》第二条明确指出:"统计的基本任务是对国民经济和社会发展情况进行统计调查、统计分析,提供统计资料和统计咨询意见,实行统计监督。"

医院统计是医院信息管理的重要组成部分,医院的各项发展战略和规划离不开统计信息的支撑,医院统计在医院管理工作中起着重要的作用,医院统计的主要任务应当包括以下内容。

(一)建立和完善基层统计、登记制度,积极收集各项统计资料

基层统计、登记制度是医院统计的基础,是医院统计信息的源头和质量保证。及时、全面、系统地收集医院各项业务活动信息是医院统计的基本任务,进行统计学加工、整理是医院统计不可缺少的基本环节,医院统计就是要将大量产生于医疗业务活动过程的各种信息标准化、系统化。如疾病诊断和手术操作名称按国家统一标准进行分类(ICD-10,ICD-9-CM-3)。

(二)执行各级行政部门规定的统计报告制度,如实报送各种形式的统计资料

各级卫生行政部门需要掌握医疗服务和卫生资源利用情况,了解医疗服务的社会效益和经济效益,需要科学的统计数据和统计分析资料作为制定卫生服务政策的依据。医院统计必须严格执行国家和各级卫生行政部门制定的卫生统计工作制度和卫生统计报表制度,按照规定的统计要求、统计口径和报告形式,以及时、准确报送各类统计资料。

(三)为医院管理服务,以及时反馈医院各项业务工作情况

医院管理所需要的统计信息是多方面的,通过统计指标可以反映医疗、护理、设备、人员等各方面工作状况,反映医疗质量和工作效率,提出影响医疗、护理质量和医疗制度的执行情况的因素。应当充分发挥医院统计在日常管理中的作用,改善医疗服务工作,提高医院管理水平。医院管理所需要的统计信息也是多层次的,医院管理结构的层次性决定了医院统计信息的层次性,医院统计既要反映医院整体运行状况的统计信息,也要反映各部门、各科室运行状况的统计信息,需要为部门或科室管理提供科学完整的统计信息。

(四)为临床医疗工作提供统计服务,适时提供医疗活动状况或变化的统计分析

随着我国国际疾病分类和手术操作分类工作的不断发展,特别是近年来单病种管理及临床

路径工作推广,临床医疗信息统计分析工作被越来越多的有识之士关注。临床医疗信息的统计分析不仅可以综合反映医疗活动的质量和效率,同时对于促进医疗过程的优化,提高医疗服务的综合质量有非常重要的意义。统计部门除了日常收集相关临床医疗信息外,应当重视病案信息的深度开发,使蕴藏在病案中的大量有用信息发挥作用。

(五)为教学科研工作服务

运用统计理论和方法,观察和研究人群中各类疾病的发生、发展、变化及分布规律,为教学和科研工作提供统计信息。

(六)加强统计资料管理,确保资料安全、有序和完整

建立统计资料档案,如统计台账、统计年鉴、统计汇编,保证医院统计资料科学合理使用。建立统计资料保管制度,保证统计资料安全,杜绝统计资料霉损或丢失。

(覃国杯)

第二节　医院统计工作的职责、范围与要求

改革开放以来,医院统计工作由封闭型转向开放型,由单一的统计职能逐步发展为统计与管理相结合的综合职能。医院统计工作职责、任务和工作范围有了极大的拓展和延伸,医院统计工作涉及医疗、教学、科研、人力、财力、物力,其信息采集与报告内容覆盖面之广,信息传递流量之大是前所未有的。因此,一定规模的医院均设立了独立的统计部门(或病案统计科),专门负责医院统计的开展和管理。

一、医院统计工作职责

医院统计机构设置与人员编制原则上应以统计工作任务的需要来确定。卫生部1999年发布的《全国卫生统计工作管理办法》第二章第十二条规定:县及县以上医院设立统计机构,充实专职统计人员。乡(镇)卫生院配备与本单位统计任务相适应的统计人员。

(一)医院统计机构职责

负责执行本单位综合统计职能,其主要职责包括以下内容。

(1)执行《中华人民共和国统计法》《中华人民共和国统计法实施细则》,以及其他各级政府有关统计工作的规定。

(2)执行上级卫生行政部门制定的卫生统计工作规章和卫生统计报表制度,以及时、准确地填报国家和上级卫生行政部门颁发的统计调查表,收集、整理、提供统计资料。

(3)按照上级卫生行政部门的有关规定,建立健全本单位统计工作制度;协调、管理和监督本单位其他科(室)的统计工作。

(4)组织和管理本单位的统计调查、各项基本统计资料和数据库;对本单位的计划执行、业务开展和管理工作等情况进行统计分析,实行统计服务、统计咨询和统计监督;检查、监督医院各科室做好各项原始记录登记和统计报告。

(5)定期做好历史资料和年度资料的整理、积累和汇编工作,建立统计资料档案制度。

(6)积极参加和协助当地病案统计学会开展各项统计业务活动。

（二）医院统计人员职责

（1）认真执行国家的宪法、法律、法令和行政法规，遵守《中华人民共和国统计法》及其实施细则，执行上级卫生行政部门制定的卫生统计工作制度和卫生统计报表制度。

（2）自觉遵守统计职业道德，深入调查研究，坚持实事求是，如实反映情况，反对弄虚作假，同一切违法行为作斗争。

（3）履行统计工作责任，按规定时间上报国家法定的卫生统计报表。积极开展统计分析和预测，准确及时完成病案统计工作任务，充分发挥统计的服务和监督作用。定期向医院领导及各职能科室提供有关的医疗统计信息，资源共享，充分发挥统计监督职能。

（4）坚持民主集中制，服从组织领导，密切联系群众，虚心听取群众和有关方面的意见和建议，全心全意为人民服务。

（5）树立全局观念，团结协作，不断改进工作，讲究效益，提高工作效率。

（6）热爱病案统计工作，钻研统计业务，更新知识，不断提高专业知识水平和业务技能。

（7）严格遵守统计资料保密制度。

（三）医院统计制度

医院统计包括医院统计学和医院统计工作。医院统计学是卫生统计学的一个重要分支，它是运用统计学的原理和方法，研究收集、整理、分析医院各方面工作的数量与质量资料的应用性科学。医院统计工作是指对反映医院各方面工作数量和质量的原始资料或信息，进行收集、整理、分析和反馈等一系列工作的全过程。医院统计在整个卫生统计中是比较完善和健全的，为了适应医疗制度的改革，根据《国家卫生统计调查制度》的要求，目前医院统计工作正在逐步走向综合统计，其工作范围已经扩大到涵盖医院各部门的综合统计信息。

为了保证完成各项统计工作任务，医院必须建立严格的统计工作制度。医院除贯彻执行上级规定的各项统计制度外，应当根据本院实际情况和需要，制定医院统计工作制度。主要包括原始记录制度、资料整理核对制度、报表制度、保密制度等。

1.原始记录制度

原始记录是通过一定的表格形式对医疗业务活动的数量表现所做的最初记录，它是明确各种责任的书面证明。1954年中央卫生部规定医院统计的三大基本原始记录为《门诊工作日志》《病室工作日志》《出院卡片》。随着科学技术的发展，各种原始记录的存在形式和登记内容不断改进。原始记录是统计工作的基础和起点，是收集统计资料最基本的形式，是统计报表的质量依据。原始记录具有内容广泛、时间连续、项目具体的特点。

原始登记制度包括门诊统计登记制度、住院统计登记制度、医技科室统计登记制度、差错事故登记和报告制度等。门诊统计登记制度包括"门诊挂号日报表""门诊医师工作日志""急诊科（观察室）日报表""门诊病历""门诊手术登记"等。住院统计登记制度包括"住院患者登记""病室工作日志""住院病历""出院卡""住院患者手术登记"等。医技科室统计登记制度包括检验、放射、病理等医技科室工作登记和医技科室统计报告制度等。此外，还应建立差错事故登记和报告制度、科研项目和医学论文登记制度、设备财产登记制度和物资材料登记制度等。

2.资料整理核对制度

完整、准确、及时地收集整理和核对全院各科室的原始记录、统计资料是医院统计的基础工作。各科室应有专人（或兼职）负责本科室工作信息统计报告工作，在全院形成一个完整的医院统计信息网络，所有统计、登记项目必须按规定及时报送医院统计部门。

医院应当实现统计信息计算机网络管理,促成统计信息共享。原始统计资料逐项检查核对,按医院病案统计信息管理规定和医院医疗信息管理系统的要求进行分类、整理、核对和计算机系统录入。同时,还应对由病案统计信息系统自动采集于其他相关计算机系统数据进行必要的核对和确认,保证各种共享信息口径一致、内容准确。

3.报表制度

统计报表是国家定期取得统计资料的一种重要调查方式,由行政主管部门制定,政府统计机关批准,其报表的右上角标明法定标识,包括表号、制表机关、批准(备案)机关、批准(备案)文号、有效期截止时间。法定报表具有固定格式和内容,统计指标解释和计算公式的表格,按时间要求分为定期报表和不定期报表,按载体不同分为纸质报表和电子报表,统计报告的形式,要求随信息管理技术进步而不断更新。定期报表按时间分类:日报表、旬报表、月报表、季报表、(半)年报表;按内容分类:医院基本情况年报表(机构、人员、床位数)、医院业务工作质量报表、住院疾病分类等。不定期报表包括内部报表和临时性报表,如病种费用调查表等。

报送上级卫生行政部门的法定报表应由填报人核对签章、统计负责人审核签章、医院主管领导(或部门)复审,然后加盖医院法人印章和单位公章后报送。

4.保密制度

(1)医院统计信息的报告和发布应严格执行规定程序,任何单位和个人不得擅自获取或发布医院统计信息。

(2)病案统计人员不得泄露本院住院患者隐私或其他个人信息。

(3)任何人不得因私查找住院患者的各种信息资料。

(4)医院各科室和个人不得索取与其业务无关的统计资料。

(5)社会团体、新闻单位的统计调查应严格执行卫生管理部门相关规定,并需经医院主管部门核准。

5.其他相关制度

医院统计工作除上述制度外,应根据医院统计工作情况和要求健全相适应的制度。如医院统计资料汇编制度,统计资料管理制度,病案管理制度等。

二、医院统计工作范围

医院统计工作范围涉及医疗业务工作的多个方面,其基本内容应由医院的性质、任务、规模、科室设置和发展水平而决定。就一般综合性医院而言,它既要满足国家各级行政管理部门获取统计信息的需要,又要满足本医院各级管理对医院统计信息的需要。医院统计主要包括医院管理统计和医疗业务统计。医院管理统计包括人员统计、设备统计、资源消耗统计、经济统计和教学科研统计等。医疗业务统计包括门急诊统计、住院工作统计、医技科室统计、预防保健统计等。医疗业务统计是医院统计的中心工作,反映医院主要工作负荷、医疗质量和工作效率,患者疾病分类或分布等。医疗业务统计指标主要来源于病案首页的内容,一般与诊治患者的疾病和治疗过程有关,包括门诊、急诊和住院患者的医疗信息,习惯上将这些来源于医疗活动数据称作病案统计指标。通过病案统计指标反映出医院收治患者的诊断、治疗和费用等信息,可以为医院的科学管理和决策服务,为医院管理者掌握业务工作情况、加强管理、指导工作、制定和检查计划执行情况提供统计依据。

三、医院统计基本要求

2010 年上半年,各级政府统计主管部门先后下发文件,重申有关统计工作规定,保证统计数据真实性。国家统计局、监察部、司法部将联合部署以"严肃查处统计违法违纪行为,处理一批顶风作假的责任人,坚决遏制在统计上弄虚作假的现象,进一步净化统计工作环境"为目的全国统计执法大检查,检查重点包括 5 个方面:一是是否存在未经法定程序审批擅自统计调查;二是在数据报送是否存在提供不真实或者不完整的统计资料及迟报、拒报统计资料问题;三是检查统计机构、统计人员是否存在伪造、篡改统计资料的问题;四是是否存在随意发布统计数据,不使用法定数据的问题;五是是否对本地方、本部门、本单位发生的严重统计违法行为失察的问题。它从另一个侧面反映国家对统计工作提出的总体要求,医院统计必须做到真实性、及时性、针对性的三性要求。

(一)真实性

统计信息是各级领导总结工作、研究问题、制定政策的重要依据,是管理、监督各项活动的重要手段。统计的生命在于真实性,统计工作者必须坚持实事求是的原则,通过科学手段获取准确可靠信息,如实反映客观事实。使管理者能够正确把握客观形势,做出正确的决策。

1.严格执行各项统计法规

坚持和发扬实事求是的优良作风,确保统计信息质量是衡量统计工作水平的主要标志。《统计法》从法律最高层面给合理、有效和科学组织统计工作提供保证,统计的一切步骤必须按照《统计法》和《统计法实施细则》等法律规范进行。统计信息失真,已经不仅仅存在于工作能力和方法的不当,更多的是来自对各种荣誉不切实际的追求,是统计领域的严重违法乱纪行为。

2.形成一套科学的工作程序

制定科学的工作程序,使统计工作制度化、规范化、标准化和科学化是保证统计信息准确性的有效前提。日常工作制度化,统计行为规范化,统计口径标准化,统计手段科学化,是医院统计建设的基本内容。各级统计机构应当识大体、顾大局,通过准确的统计信息,反映真实客观事实,提出有效统计建议,获得满意的管理成果。

3.抓基础、重落实

医疗信息源于各个医疗过程和医疗活动之中,临床医疗信息的产生、描述和记录的真实、准确,决定了医院统计信息质量。因此,医院应当重视医疗活动过程管理,强调医疗质量和结果,也应当重视各类医疗文件的记录质量;应当重视医院统计工作,更应当抓病历书写和其他原始医疗记录质量;需要对医院病案统计人员进行医院统计规范、标准培训,也需要强化在各类医务人员中间宣传。国际疾病分类工作在我国已经开展了 20 余年,临床诊断的不规范、不准确等影响疾病分类质量提高的状况依然存在,它是医院统计基础培训不足,落实尚不到位的一个事例。

保证统计信息的真实性,主观上要有严肃的法律意识,客观上具备严谨务实的工作作风和业务能力,过程中有严格的工作程序和科学的技术方法。

(二)及时性

医院统计的及时性主要指两个方面,一是应当按照各级行政管理部门和医院的规定,按时提供预定的统计报表和有关资料;二是针对医院管理过程中特定情况或主管部门特定要求,适时提供有价值的医院统计信息和分析报告。

1.做好常规统计,"储备"有价值的统计资料

医院统计信息涉及多方面、多层次,分布面广量大。日常管理需要的统计信息多为时间、内容和格式相对明确,通过一定的渠道提供给有关部门和领导。同时,医院统计还需要做好大量的常规统计准备,科学的整理、储备有价值的医院信息。避免需要时因缺乏原始资料无从下手,或在时间上和质量上不能得到保证。聪明的医院统计者往往会在常规基础统计上下足工夫,积累大量的有价值统计信息,借助于计算机系统实现统计信息储备全面、完整和有序。

2.加强继续教育,提高业务水平

医院统计人员除了具备统计基础知识和工作责任心外,还需要学习临床医学知识,了解有关学科发展的基本状况,研究认识医疗活动特点。使得统计工作在医学技术不断更新的环境中,以及时掌握并收集与之对应的各种医疗信息,反映医疗工作进展的实际情况。

3.改进手段,掌握技术

传统医院统计借助于简单的工具和纸质表格来完成数据计算和传递,长期处于高压力、低效率的工作局面。伴随着计算机和网络技术的发展,医院统计手段已经完成了质的飞跃。网络条件下医院统计信息传递速度加快,信息流量增大,信息的逻辑审核和整理简化等,为医院统计信息及时性创造了有利条件,它需要统计人员不断学习和掌握相关的计算机网络应用技术来实现。

(三)针对性

医院改革不断深入,不同时期医院工作目标和管理要求随之变化,医院统计服务的内容、形式和方法应当有所发展。医院统计必须为医疗工作服务,为医院改革和发展服务,为管理部门发现问题和解决问题服务,有针对性地进行统计调查和统计分析,提出针对实际需要的各种统计信息。

1.认清形势,把握方向

医院统计信息必须具有现实意义,统计人员需要分析国家和主管部门关于医疗卫生工作的方针政策和工作规划;掌握医院管理面临的主要任务和中心问题;关注医疗活动过程中的普遍需要和发展方向。只有这样,才能使统计工作具有明确的针对性,提出符合各方面需要的统计数据、报表、分析和指导意见。

2.重视调查研究,完善统计网络

没有调查就没有发言权,除目标明确的一般统计调查外,医院统计人员还应当适时了解医院统计网络的建设和发展变化,协调医院纵、横两个方面统计工作的沟通与配合。主动了解院内各部门、各科室统计工作现状,解决基层工作存在的问题或困难,提高基础信息质量。

3.扩大统计服务功能,应对多样化需要

医院统计信息的针对性要求,并非指一切工作由各方面已经明确的实际需求所决定。应当充分利用现有的技术条件,丰富医院统计所掌握的信息资源,积极应对那些可以预见或可能发生的对统计信息的需要。统计服务也可以变被动为主动,科学地采集,合理地储存,以备不时之需。

医院统计工作的"三性"要求互为补充、互为制约、缺一不可。信息不准,误导使用;信息过时,忙而无用;信息不对,无法使用。

此外,医院统计从不同侧面可以提出更多的不同要求。

(汤肖银)

第三节 医院统计指标的收集与整理

医院统计是一个由感性认识到理性认识的过程,一个完整的统计过程一般分为统计设计、收集资料(统计调查)、整理资料和统计分析4个阶段,它们之间紧密联系。其中,收集资料和整理资料是日常医院统计工作中两个最基本的、最繁重的阶段。

一、收集资料

统计资料的收集也就是具体统计调查的实施过程,是根据医院统计的任务和目的,运用科学的调查方法,有组织地收集资料的过程。医院各科室应有专人负责本科室相关统计信息的统计登记工作,并按规定程序报送医院综合统计部门,完整、准确、及时地收集全院各科室的原始登记和统计资料是医院统计工作的基础。

医院统计信息的需求是多方面的,常见的有国家法定的有关卫生工作报表,如医院工作报表、传染病报表、职业病报表等,这些报表是由国家相关部门统一设计,要求有关医疗卫生机构定期逐级上报,提供居民健康状况和医疗卫生工作的主要数据,作为制定医疗卫生工作计划与措施、检查与总结的依据。现阶段医院统计资料收集主要方式有按设定的格式和要求,通过相关计算机系统自动采集或生成统计资料;按照规定格式和要求,由相关科室指定人员通过网络系统完成的统计资料;以传统方式获取的各种原始资料。无论何种方式获取医院统计信息,都应特别注意资料的"口径"和指标的定义。由于计算机和网络系统的广泛应用,加之医院统计研究的问题越来越复杂,涉及的指标越来越多,获取的统计信息越来越庞大浩瀚,因此建立好医院统计数据库显得越来越重要。医院统计工作中需要收集的原始资料主要类型有病案、各种统计报表和专题调查资料等。

(一)病案

病案包括门诊病案和住院病案,是医院统计最重要的原始资料。病案是医疗工作的重要记录,患者就诊和接受治疗的详细记录及各项检查报告,病案中的数据真实可靠,特别是历年病案资料的积累,可以为医院统计提供有价值的信息。医院目前使用的病案首页格式是由卫生部统一制定,很多项目是为了满足医院统计信息要求设定。

(二)统计报表

由医院各临床科室和医技科室建立,满足医院统计需要的基层原始报表。应当采取措施保证获得的原始报表准确无误,如制定统一的数据采集标准和临床记录,报表要做到规范、准确、及时和完整。保证基础数据的质量,要提高各级医疗卫生工作人员的认识和责任感,重视对漏报、重报和错报的检查,坚决制止伪造和篡改资料。

(三)专题调查资料

专题调查资料是为了完成特定任务而专门组织的统计调查。专题调查可以区分为定期调查和不定期调查,调查方法可以区分为全面调查、抽样调查、重点调查和典型调查等。

收集资料时,应当认真审查原始资料是否符合规定的要求,做到内容正确、项目完整、登记及时。原始资料的残缺不全或不正确,就会给统计整理及统计分析造成困难,有些资料缺陷甚至是无法弥补。

1.准确性

原始资料要严格按照规定格式和要求做好登记,不能各行其是,更不能弄虚作假。原始资料的准确性就是要使统计资料能够正确反映客观事实。

2.完整性

凡是统计设计方案中要求收集的资料,必须完整无缺地进行收集,不遗漏、重复或缺项。

3.及时性

登记和报告要及时、不得延误,充分反映在特定时间、地点和条件下的实际情况。

二、整理资料

整理资料是指对收集到的原始资料去伪存真、归类整理汇总的过程。人们习惯于将去伪存真的方法称作数据净化,即对原始资料进行检查、核对、纠错和改正。数据检查有逻辑检查和统计检查,即根据一般逻辑关系、常识和专业背景知识,对各项统计资料进行检查和核对。如孕产妇的年龄分组、性别,某些疾病通常发病年龄等,可以很容易借助计算机系统观察它们的极端结果来发现问题。统计检查可以利用数据间的关联性实现,如对某项特殊医学检查工作量与项目收入同时进行,比单独核对该项目工作量的准确性更为有效。统计整理是根据统计设计方案的研究目的,对统计调查阶段收集的原始资料按照一定标准进行科学的分组和汇总,使之条理化、系统化,将反映各单位个别特征的资料转化为反映总体及各组数量特征的综合资料的工作过程。因此,统计资料整理应以计算机整理为主要手段,一方面对系统获取的各种资料进行必要的审核和补充;另一方面将收集的原始统计资料审核、分类后,逐项录入医院病案统计系统。

原始资料只能表明各调查对象某一方面具体情况,是事物错综纷乱的表面现象,事物的某个侧面。只有经过科学的统计整理,才能得出正确的分析结论。统计资料整理的内容主要包括审核、分组和汇总。

原始资料审核主要包括资料的准确性、完整性和及时性等方面内容。病案统计资料的整理,必须有严密的审核程序和严格的检查制度。

(一)准确性审查

主要通过逻辑检查和计算检查两种方法进行。逻辑检查主要审核原始资料是否合理,有无相互矛盾或不符合实际的内容,如疾病诊断与患者的年龄、性别有无矛盾,诊断与疗效是否合理等。计算检查是复核统计表中的各项数据有无错误,各项指标的统计口径、计算方法和计量单位是否正确,各种报表的平衡关系是否正确等。

(二)完整性审查

要求总体中每个被调查单位的资料必须齐全,不得重复和遗漏。

(三)及时性审查

及时性审查是检查原始资料是否符合调查的规定时间,统计报表的报送是否及时等。

统计分组是根据资料特征和研究目的,将调查总体按照事物的某一标志划分为若干个组成部分的一种统计方法。

1.按资料类型分组包括计数资料、等级资料和计量资料

计数资料是将观察对象按不同标志分组后,清点各组例数所得到的定性资料,在比较时一般要计算相对数,如出院患者的病死率、某项检查的阳性率等。等级资料又称半计量资料,是将观

察对象按某种属性进行分组所得到的各组观察例数,如对出院患者按治疗效果或病情严重程度进行分组。计量资料是指用度量衡或仪器测量所得到的有计量单位的资料,如身高、体重、血压、出院患者住院天数和住院费用等,在比较时一般应计算平均数,如出院者平均住院日,每门诊人次平均费用等。

2.按标志的多少分组包括简单分组和复合分组

简单分组是将研究对象按一个标志进行分组,如将出院患者按性别分组或按科别分组等。复合分组是将研究对象按两个或两个以上标志进行分组,如将出院患者按病种和年龄两个标志进行分组。此外,根据需求还可按发病时间、地点对流行病或地方病进行分组。

统计汇总是按预先设计好的汇总方案,对分组资料进行综合叠加得出各调查单位的分组数据和总体数据的过程。统计汇总的方法主要有手工汇总和计算机汇总两大类。目前县及县以上医院基本实现电子计算机统计汇总。

(严 霞)

第四节 病案统计指标的计算与公式

医院统计指标和统计指标体系经历了相当长的发展阶段,经过了具体的单项指标、复合指标到指标体系等阶段,至今仍然在不断完善之中。病案中蕴藏着丰富的统计信息,运用现代化计算机技术可以从病案中提取大量的统计指标和统计指标体系,用以反映医疗质量管理的信息。病案统计指标很多,理论上讲可数以万计,这里仅对门诊统计、住院统计、急救医疗统计、医疗质量统计、医技统计、手术统计和疾病分类统计等方面的重要指标加以叙述。

一、门诊统计指标

门诊统计是指收集与门诊医疗服务有关的数据资料并进行整理分析,反映门诊医疗服务的数量和质量,为加强门诊科学管理提供依据的活动。门诊是医院工作的第一线,所以来医院就诊的患者无论是否需要住院,都要经过门诊就医,所以做好门诊统计对于加强医院管理有其重要的意义。

(一)绝对指标

1.门诊总诊疗人次

门诊总诊疗人次指报告期内所有诊疗工作的总人次数。

2.门诊人次

门诊人次指报告期内患者来院挂号后,由医师诊断或处理的诊疗人次数,按实际挂号数统计,同一患者一次就诊多次挂号者,应按实际诊疗次数统计。门诊人次数包括初诊和复诊人次,孕期和产后检查人次,预约手术、局部健康检查人次。

(1)初诊和复诊:初诊分为院初诊和病初诊。院初诊是指患者首次来本院就诊的人数,以后再来本院就为复诊。

(2)会诊:指患者挂了某科号,由这个科的医师诊病后不能确诊的或者诊断不清楚,由本科医师邀请另一科医师会诊,然后患者仍按这个科进行处置者。

（3）转科：指本院某科转入本科的人数。

（4）转诊：指经医师首诊治疗后由于病情需要应转往其他医疗机构诊治的患者数,每一转诊患者应计算一个门诊人数。

3.急诊人次

急诊人次指报告期内在急诊室和急诊时间内诊疗的急症人次数,不包括正常门诊时间内非急诊科室诊治的急诊患者。急诊人次应按实际挂号数统计。

4.其他人次

其他人次指报告期内初诊,下地段,赴家庭病床,到工厂、农村、工地、会议、集体活动等外出诊疗人次数和健康咨询指导人次数。

门诊统计指标之间的关系:门诊总诊疗人次＝门诊人次＋急诊人次＋其他人次。

5.观察收容患者数

观察收容患者数指报告期内离开观察室的患者数。

6.观察室死亡人数

观察室死亡人数指报告期内观察室患者经抢救无效死亡的人数。

7.健康检查人数

健康检查人数指报告期内在医院内或医院外对非住院患者进行全身健康检查的人次数。

（二）相对指标和平均指标

（1）平均每天门（急）诊人次:指报告期内平均每天门诊人次和急诊人次数的算术平均数。计算公式为:

$$平均每天门诊人次=\frac{报告期内门诊人次数}{同期工作日数}$$

$$平均每天急诊人次=\frac{报告期内急诊人次}{同期日历数}$$

（2）门诊人次分科构成比:指报告期内各科门诊人次数占同期全院门诊人次数的比重。计算公式为:

$$门诊人次分科构成比=\frac{报告期内某科门诊人次数}{同期内全院门诊人次数}\times100\%$$

（3）每名医师每小时平均门诊人次数:指报告期内平均每名医师每小时诊疗的门诊人次数,该指标反映门诊医师的负荷强度,可以为配备门诊医护人员提供依据。计算公式为:

$$每名门诊医师平均每小时诊疗人数=\frac{报告期内门诊人次数}{同期门诊医师工作总时数}$$

门诊医师工作总时数是指一定时期内所有门诊医师实际工作的小时数之和。

（4）每名医师每天平均门（急）诊人次数:指报告期内每名医师每天平均负担的门诊、急诊人次数,该指标反映每名医师平均每天的工作量。计算公式为:

$$每名医师每天平均门（急）诊人次数=\frac{报告期内门（急）诊人次数}{同期日平均门（急）诊医师数}$$

（5）门诊住院率:指报告期内收治的住院患者数占同期门（急）诊诊疗人次数的百分率。计算公式为:

$$门（急）诊住院率=\frac{报告期内门（急）诊住院人数}{同期内门（急）诊人次数}\times100\%$$

（6）门（急）诊转诊率：指报告期内转往其他医院治疗的门诊、急诊人次占同期门诊、急诊人次的百分率。计算公式为：

$$门（急）诊转诊率 = \frac{报告期内门（急）诊转诊人次数}{同期内门（急）诊人次数} \times 100\%$$

（7）门诊诊疗人次计划完成百分比：指报告期内实际门诊人次占同期计划（定额）门诊人次的百分比。该指标主要用来检查、监督计划执行情况，可用于考核全院或各科的月、季度、年度门诊人次的计划完成情况，该指标可以分科计算。计算公式为：

$$门诊人次计划完成百分率 = \frac{报告期内实际门诊人次数}{同期计划门诊人次数} \times 100\%$$

二、住院统计指标

（一）统计内容

统计包括住院患者动态统计，治疗效果统计，病床使用统计，患者诊断、抢救、手术统计及疾病统计等。

1.住院患者动态统计指标

住院人数是医院住院工作的主要指标之一，它是反映医院规模和满足居民住院需求程度的总量指标。期初原有人数：又称期初留院人数，指报告期初实有住院人数。该统计指标的统计起讫时间：①日报按日历日数划分，以 0 时为界限；②月报、季报或年报从开始之日的 0 时起，至每个月、季或年最后 1 天的 24 时止。期末实有人数：又称期末留院人数，指报告期末（日、月、季、年报）最后一天 24 时的实有住院人数。期内入院人数：指报告期内经过门诊或急诊医师签发住院证，并为办理入院手续的住院人数。期内出院人数：指报告期内已经办理出院手续，或虽未办理出院手续但实际已经离开医院的人数，包括死亡人数。院内转科人数：指报告期内院内科室之间或病区之间的转入、转出人数，反映住院者在科室之间或者病区之间的变动情况。转院人数：指报告期内因医疗设备、技术条件、患者病情及其他原因转往其他医院治疗的患者数。

住院人数动态统计指标之间的关系：①全院，期初原有人数＋期内入院人数－期内出院人数＝期末实有人数；②分科，期初原有人数＋期内入院人数＋他科转入人数－期内出院人数－转往他科人数＝期末实有人数；③本期期初原有人数＝上期期末实有人数。

2.治疗效果统计指标

治疗效果统计指标指出院患者经过住院诊疗后的转归情况。分为治、好转、未愈和死亡人数，用以反映医院的住院医疗质量的高低。治愈人数：指报告期内疾病经治疗后，疾病症状消失、功能完全恢复的患者数。好转人数：指报告期内疾病经治疗后，疾病缓解或控制，功能有所恢复但未达到临床治愈标准的患者数。未愈人数：指报告期内病情无变化或恶化的患者数。死亡人数：指报告期内住院患者中的死亡人数。出院人数中"其他"：医院常用统计指标中疗效为其他的不以"住院患者"统计，包括在出院人数中。即出院人数＝出院患者数＋其他出院数。疾病分类报表的指标解释中，疗效为其他的出院人数包括未治疗的患者和"非患者"两部分。未治患者：指患者来院的主要目的因某种情况而未进行处理。非患者的概念指正常产、人工流产及 ICD-10 中分类于 Z00～Z99 的几部分出院人数，疗效归类于其他。

治疗效果统计指标之间的关系：①出院人数＝出院患者数＋其他人数；②出院患者数＝治愈人数＋好转人数＋未愈人数＋死亡人数。

3.病床使用统计指标

（1）编制床位数指经上级卫生行政部门根据医院规模、医护人员编制，在《医疗机构执业许可证》中核定和批准的正规病床数。

（2）期末使用床位数指报告期内固定实有床位数，包括正规病床、简易床、监护床、抢救床、正在消毒修理床、因病房扩建或大修而停用的病床数；不包括观察床、检查床、治疗床、抢救床、血液透析床、患者家属的陪护床、新生儿床、接产室的待产床和接产床，临时加床和库存床等。

（3）标准床位数指报告期内平均每床建筑面积和使用面积达到《医疗机构管理条例》配套文件——《医疗机构基本标准》规定面积的床位数。

（4）扶贫床位数指报告期内开设的济困病床数和惠民病床数。

（5）实际开放总床位数指报告期内医院各科每天夜晚 12 时实际开放病床数的总和，不论该床是否被患者占用，都应计算在内。

（6）实际占用总床位数指报告期内医院各科每天夜晚 12 时实际占用病床数的总和，即各科每晚 12 时的住院患者总数。

（7）出院者占用总床日数指报告期内出院者住院天数的总和。

（二）住院相对指标和平均指标

1.住院患者动态统计指标

平均每天入院人数：指报告期内住院病房每天收治入院患者数的算术平均数。计算公式为：

$$平均每天入院人数 = \frac{报告期内入院人数}{同期日历日数}$$

平均每天住院人数：指报告期内住院病房每天 24 时住院人数的算术平均数，该指标可以补充说明病床利用率。计算公式为：

$$平均每天住院人数 = \frac{报告期内实际占用总床日数}{同期日历日数}$$

住院患者转院率：指报告期内转往其他医院的患者数占同期出院人数的百分率。计算公式为：

$$住院患者转院率 = \frac{报告期内转往其他医院的患者数}{同期出院人数} \times 100\%$$

2.治疗效果统计指标

治愈率：指报告期内出院人数中治愈人数和其他人数所占的百分率。计算公式为：

$$治愈率 = \frac{报告期内治愈人数}{同期出院患者数} \times 100\%$$

好转率：指报告期内出院人数中好转人数所占的百分率。计算公式为：

$$好转率 = \frac{报告期内好转人数}{同期出院患者数} \times 100\%$$

治疗有效率：指报告期内出院患者数中治愈人数、好转人数所占的百分率，可反映对疾病治疗的有效程度。计算公式为：

$$治疗有效率 = \frac{报告期内（治愈人数＋好转人数）}{同期出院患者数} \times 100\%$$

未愈率：指报告期内出院患者数中未愈人数所占的百分率。计算公式为：

$$未愈率 = \frac{报告期内未愈人数}{同期出院患者数} \times 100\%$$

病死率:指报告期内出院人数中死亡人数所占的百分率。计算公式为:

$$病死率 = \frac{报告期内死亡人数}{同期出院患者数} \times 100\%$$

3.病床使用统计指标

平均开放病床数:指报告期内平均每天开放的病床数,反映医院实有病床数的开放程度。计算公式为:

$$平均开放病床数 = \frac{报告期内实际开放总床日数}{同期日历日数}(张)$$

平均病床工作日:指报告期内平均每天病床的工作天数,该指标反映病床工作的负荷水平。计算公式为:

$$平均病床工作日 = \frac{报告期内实际占用总床日数}{同期平均开放病床数}(天)$$

病床使用率:指报告期内实际占用病床数与同期实际开放总床日数的百分率,该指标反映病床的利用情况。计算公式为:

$$病床利用率 = \frac{报告期内实际占用总床日数}{同期实际开放总床日数} \times 100\%$$

医院分级管理标准值:一级医院≥60%、二级医院85%~90%、三级医院85%~93%。

平均病床周转次数:指平均每张病床在报告期内周转的次数。计算公式为:

$$平均病床周转次数 = \frac{报告期内出院人数}{同期平均开放病床数}(次)$$

对于医院的某科室而言,转出人数相当于该科的出院人数,所以该指标分科计算公式为:

$$某科平均病床周转次数 = \frac{报告期内(某科出院人数+转往他科人数)}{同期该科平均开放病床数}(次)$$

医院分级管理标准值:一级医院≥32次/年、二级医院≥20次/年、三级医院≥17次/年

出院者平均住院日:指一定时间内每个出院者平均住院的天数。计算公式为:

$$住院者平均住院日 = \frac{报告期内出院者占用总床日数}{同期出院人数}(天)$$

(三)急救医疗统计指标

1.急诊统计指标

急诊患者资料的来源包括急诊患者就诊登记簿、急诊观察室工作交班簿、抢救登记簿、留诊观察卡片和急诊病历等。急诊统计指标包括以下内容。

日平均急诊人次数:指报告期内平均每天急诊人次的算术平均数,反映医院急诊工作的负荷水平。计算公式为:

$$日平均急诊人次 = \frac{报告期内急诊人次数}{同期日历日数}$$

急诊率:指报告期内急诊人次占门诊和急诊人次总数的百分率。计算公式为:

$$急诊率 = \frac{报告期内急诊人次}{同期(门诊人次+急诊人次)} \times 100\%$$

急诊住院率:指报告期内通过急诊入院的患者数占急诊人次百分率。计算公式为:

$$急诊住院率 = \frac{报告期内通过急诊入院患者数}{同期急诊人次数} \times 100\%$$

日平均留诊观察人数:指报告期内平均每天留诊观察患者的算数平均数。计算公式为:

$$日平均留诊观察诊人次 = \frac{报告期每天\,24\,时观察室留观患者总数}{同期日历日数}$$

留诊观察病死率:指报告期内留诊观察患者中死亡人数所占百分率。计算公式为:

$$留诊观察病死率 = \frac{报告期内留察死亡人数}{同期留观患者总人数} \times 100\%$$

留诊观察住院率:指报告期内留诊观察患者中收入住院人数占留诊观察患者总数的百分率。计算公式为:

$$留诊观察住院率 = \frac{报告期内收入住院的留察患者数}{同期留察患者总数} \times 100\%$$

2.危重患者抢救统计指标

危重患者抢救统计是为了解医护人员抢救是否及时,诊断、抢救技术是否正确,同时了解危重患者的疾病构成的活动。危重患者抢救统计指标主要包括如下内容。

抢救次数:指对具有生命危险(生命体征不平衡)患者救治的次数。

抢救成功次数:指危重患者经过抢救后,治愈、好转或病情得到缓解的次数,如果患者有数次抢救,最后一次抢救失败而死亡,则前几次抢救为抢救成功次数,最后一次抢救为失败次数。

急诊危重患者抢救成功率:指报告期内急诊危重患者抢救成功次数占同期急诊危重患者抢救次数的百分率。计算公式为:

$$急诊危重患者抢救成功率 = \frac{报告期内急诊危重患者抢救成功次数}{同期急诊危重患者抢救次数} \times 100\%$$

急诊病死率:指报告期内急诊患者中死亡人数所占的百分率。计算公式为:

$$急诊病死率 = \frac{报告期内急诊死亡人数}{同期急诊患者总人数} \times 100\%$$

住院危重患者抢救成功率:指报告期内住院危重患者抢救成功的次数所占同期危重患者抢救总次数的百分率,该指标是反映医院抢救工作质量的重要指标。医院分级管理标准值:二、三级医院≥84%。计算公式为:

$$住院危重患者抢救成功率 = \frac{报告期内住院危重患者抢救成功次数}{同期住院为危重患者抢救次数} \times 100\%$$

出院患者抢救率:指报告期内出院人数中经过抢救的患者数所占的百分率。计算公式为:

$$住院患者抢救率 = \frac{报告期内抢救危重患者数}{同期出院人数} \times 100\%$$

急救物品完好率:指报告期内急救物品合格件数占同期检查急救物品总数的百分率。医院分级管理标准值:一、二、三级医院均为100%。计算公式为:

$$急救物品完好率 = \frac{报告期内急救物品合格件数}{同期检查急救物品总件数} \times 100\%$$

三、医疗质量统计指标

(一)诊断质量统计指标

诊断是指医师根据患者的病情结合检查结果进行的综合分析,对患者所患疾病的原因、部位、性质、损害程度等做出的结论。诊断一般分为一级诊断、二级诊断、三级诊断和四级诊断。

1.诊断质量统计的绝对指标

其中包括符合人数、不符合人数和疑诊人数。

2.门诊诊断与出院诊断符合率

门诊诊断与出院诊断符合率指报告期内门诊诊断与出院患者主要诊断相符合的人数,所占由门诊入院并做出明确诊断的出院患者数的百分率。医院分级管理标准值:二级医院≥90%。计算公式为

$$门诊诊断与出院诊断负荷率 = \frac{报告期内门诊诊断与出院诊断符合人数}{同期由门诊入院并已做出明确诊断的出院患者数} \times 100\%$$

3.门诊疑诊率

门诊疑诊率指报告期内门诊未做出肯定诊断的人数占到门诊入院并做出明确诊断的出院患者的百分率。计算公式为:

$$门诊疑诊率 = \frac{报告期内由门诊入院并未做出肯定诊断的人数}{同期由门诊入院并已做出明确诊断的出院患者数} \times 100\%$$

4.门诊新病例三次确诊率

门诊新病例三次确诊率指报告期内在门诊就诊三次内确诊的新病例数占同期门诊新病例总数的百分率。计算公式为:

$$门诊新病例3次确诊率 = \frac{报告期内门诊3次内确诊的新病例数}{同期门诊新病例总数} \times 100\%$$

5.入院诊断与出院诊断符合率

入院诊断与出院诊断符合率指报告期内入院诊断与出院诊断符合的人数所占同期出院患者中有明确诊断人数的百分率。医院分级管理标准值:一级医院≥85%、二级医院≥90%、三级医院≥95%。计算公式为:

$$入院诊断与出院诊断符合率 = \frac{报告期内入院诊断与出院诊断符合人数}{同期(出院人数 - 疑诊人数)} \times 100\%$$

6.临床诊断与病理诊断符合率

临床诊断与病理诊断符合率指报告期内临床诊断与病理(尸检)诊断符合的例数占同期病理诊断总例数的百分率,该指标是评价临床诊断质量的重要标准。计算公式为:

$$临床与病理诊断符合率 = \frac{报告期内临床诊断与病理诊断符合例数}{同期病理诊断总例数} \times 100\%$$

7.误诊率

误诊率指报告期内在临床诊断为某病的病例中,病理诊断否定为某病的病例数所占的百分率。计算公式为:

$$误诊率 = \frac{临床误诊例数}{临床诊断与病理诊断符合例数 + 临床误诊例数} \times 100\%$$

8.漏诊率

漏诊率指报告期内在临床诊断中未诊断为某病,而在病历检查中被发现为某病的病例数所占临床诊断与病历诊断符合例数,以及漏诊数的总病例的百分率。计算公式为:

$$漏诊率 = \frac{临床漏诊例数}{临床诊断与病理诊断符合例数 + 临床漏诊例数} \times 100\%$$

9.手术前诊断与手术后诊断符合率

手术前诊断与手术后诊断符合率指报告期内出院患者手术前、后诊断符合人数占同期出院患者中手术患者数的百分率。计算公式为：

$$手术前诊断与手术后诊断符合率＝\frac{报告期内出院患者手术前后诊断符合人数}{同期出院患者中手术总人数}\times100\%$$

10.入院 3 天确诊率

入院 3 天确诊率指报告期内入院 3 天内得到确诊的出院患者数占同期出院患者数的百分率。计算公式为：

$$入院 3 天确诊率＝\frac{报告期内出院患者中入院后 3 天确诊人数}{同期出院患者数}\times100\%$$

（二）治疗质量统计指标

治疗质量统计指标除治愈率、好转率、病死率外，还包括麻醉死亡率、手术死亡率、产妇死亡率、新生儿死亡率、治愈患者平均住院天数等。

（三）护理质量统计指标

1.合格率

检查合格例数占检查总例数的百分率。包括：护理技术操作合格率，特护、一级护理合格率，基础护理合格率，5 种护理表格书写合格率等。计算公式为：

$$合格率＝\frac{检查合格例数}{检查总例数}\times100\%$$

2.肌内注射化脓率

肌内注射化脓率指报告期内肌内注射化脓人次数占同期肌内注射总人次数的百分率。计算公式为：

$$肌内注射化脓率＝\frac{报告期内肌内注射化脓人次数}{同期肌内注射总人次数}\times100\%$$

3.陪伴率

陪伴率指报告期内住院患者陪伴床日数占同期实际占用总床日数的百分率。计算公式为：

$$陪伴率＝\frac{报告期内陪伴床日数}{同期实际占用总床日数}\times100\%$$

护理质量指标还包括压疮发生率、输液（输血）反应发生率、急救药品完好率、常规器械消毒灭菌合格率等。

（四）医疗差错、事故统计指标

1.医疗差错

医疗差错指由于医务人员责任心不强，违反医疗技术操作规程而造成诊断、治疗和护理上的错误，给患者增加了痛苦和经济损失，但尚无不良后果，不构成医疗事故者。

2.医疗事故

医疗事故指医疗机构及其医务人员在医疗活动中，违反医疗卫生管理法律、行政法规、部门规章和诊疗护理规范、常规，其过失造成患者人身损害的事故。

3.医疗差错、事故统计指标

医疗差错、事故发生率指报告期内医疗差错、事故发生次数占同期住院人数的百分率。计算公式为：

$$医疗差错、事故发生率=\frac{报告期内医疗差错、事故发生次数}{童趣住院总人数}\times100\%$$

其中分母住院总人数的统计口径是指初期原有人数与报告期内入院人数之和。

(五)医院感染统计指标

1.医院感染

医院感染指住院患者在医院范围内获得的感染,包括在住院期间发生的感染及在医院内获得而出院后发生的感染,但不包括入院前已开始或入院时已处于潜伏期的感染。

2.医院感染发病率

医院感染发病率指报告期内医院感染新发病例数占同期住院总人数的百分率。计算公式为:

$$医院感染发病率=\frac{报告期内医院感染新发病例数}{同期住院总人数}\times100\%$$

四、手术统计指标

(一)门诊手术率

门诊手术率指报告期内门诊手术人次数占同期门诊手术科室诊疗人次数的百分率。计算公式为:

$$门诊手术率=\frac{报告期内门诊手术人次数}{同期手术科室门诊人次数}\times100\%$$

(二)住院手术率

住院手术率指报告期内住院手术人数占同期住院手术科室出院人数的百分率。计算公式为:

$$住院手术率=\frac{报告期内住院手术人数}{同期手术科室出院人数}\times100\%$$

(三)单病种术后 10 天内死亡率

单病种术后 10 天内死亡率指报告期内某病种手术后 10 天内死亡人数占同期该病种手术人数的百分率。计算公式为:

$$单病种术后 10 天内死亡率=\frac{报告期内某病种手术后 10 天内死亡人数}{同期某病种手术患者数}\times100\%$$

(四)无菌手术切口甲级愈合率

无菌手术切口甲级愈合率指报告期内无菌手术切口甲级愈合的例数占同期无菌手术总例数的百分率,该指标用于反映无菌手术的效果。计算公式为:

$$无菌手术切口甲级愈合率=\frac{报告期内无菌手术切口甲级愈合的例数}{同期无菌手术总例数}\times100\%$$

(五)无菌手术切口感染率

无菌手术切口感染率指报告期内无菌手术切口丙级愈合的例数占同期无菌手术总例数的百分率,该指标用于反映无菌手术的质量。计算公式为:

$$无菌手术切口感染率=\frac{报告期内无菌手术切口丙级愈合的例数}{同期无菌手术总例数}\times100\%$$

(六)手术并发症率

手术并发症率指报告期内发生手术并发症例数占同期手术总例数的百分率。计算公式为：

$$手术后并发症率=\frac{报告期内发生手术并发症例数}{同期手术总例数}\times100\%$$

(七)麻醉死亡率

麻醉死亡率指报告期内直接因麻醉死亡的人数占同期接受麻醉人数的百分率。计算公式为：

$$麻醉死亡率=\frac{报告期内直接因麻醉死亡的人数}{同期接受麻醉人数}\times100\%$$

五、医技统计指标

(一)药剂科和检验科常用统计指标

1.处方书写合格率

处方书写合格率指报告期内在随机抽查的处方中合格处方占抽查处方总数的百分率。计算公式为：

$$处方书写合格率=\frac{抽查的处方的合格张数}{抽查处方总张数}\times100\%$$

2.门诊平均每天检查件数

门诊平均每天检查件数指报告期内检验科平均每天门诊检验标本的件数。计算公式为：

$$门诊平均每天检查件数=\frac{报告期内门诊检验总件数}{同期实际工作日数}$$

3.输血反应率

输血反应率指报告期内发生输血反应的人次数占同期输血总人次数的百分率。计算公式为：

$$输血反应率=\frac{报告期内发生输血反应的人次数}{同期输血总人次数}\times100\%(100‰)$$

(二)医学影像常用统计指标

医学影像是应用电子计算机显示人体内部正常、病变组织或器官的图像，使医师能利用这种图像进行诊断处理。医学影像常用统计指标及其计算公式如下。

1.检查阳性率

检查阳性率指报告期内经仪器检查发现阳性结果的病例数占同期检查病例总数的百分率。计算公式为：

$$检查阳性率=\frac{报告发生阳性结果的病例数}{同期接受检查的病例总数}\times100\%$$

2.X线甲级片率

X线甲级片率指报告期内X线摄片甲级片数占同期X线摄片总数的百分率。计算公式为：
$$X线甲级片率=报告期内X线甲级片数/同期X线总数\times100\%$$

(三)核医学诊疗常用统计指标

核医学是应用开放性放射性核元素进行疾病诊断和治疗的一种方法。

1.平均每人每天核医学诊疗人次数

平均每人每天核医学诊疗人次数指报告期内核医学工作人员每人每天平均诊疗人次数。该指标反映核医学工作人员负荷程度。计算公式为：

$$平均每人每天核医学诊疗人次数 = \frac{报告期内核医学诊疗总人次数}{同期核医学诊疗人员工作总天数}$$

2.核医学治疗有效率

核医学治疗有效率指报告期内经过核医学治疗有效的患者数占同期核医学治疗患者总数的百分率。计算公式为：

$$核医学治疗有效率 = \frac{报告期内经过核医学治疗有效的患者数}{同期核医学治疗总人数} \times 100\%$$

(四)功能检查及内镜检查常用统计指标

功能检查及内镜检查常用统计内容包括心功能图检查人数、心导管检查人数、超声心动图检查人数、肺功能检查人次数、内镜检查人次数等。

1.平均每人每天功能检查人次数

平均每人每天功能检查人次数指报告期内功能检查及内镜检查工作人员每人每天平均诊疗的工作量。计算公式为：

$$平均每人每天功能检查人次数 = \frac{报告期内功能检查总人次数}{同期检查人员工作总天数}$$

2.功能检查符合率

功能检查符合率指报告期内功能检查诊断与最终诊断符合的例数占同期功能检查总例数的百分率。计算公式为：

$$功能检查符合率 = \frac{报告期内功能检查诊断与最终诊断符合的例数}{同期功能检查总例数} \times 100\%$$

3.阳性检查率

阳性检查率指报告期内接受功能检查患者中发现病理改变的例数占同期功能检查总例数的百分率。计算公式为：

$$阳性检查率 = \frac{报告期内接受功能检查患者中发现病理改变的例数}{同期功能检查总例数} \times 100\%$$

(五)病理科常用统计指标

1.病理工作统计的内容

活体组织检查人次数、尸体解剖人数、其他病理检查人次数、诊断报告平均发出时间、病理切片甲级片率等。

2.病理工作常用统计指标

常用统计指标有尸检率。尸检率是指报告期内尸检例数占同期死亡人数的百分率。计算公式为：

$$尸检率 = \frac{报告期内尸检例数}{同期死亡人数} \times 100\%$$

(六)理疗、体疗、康复医学常用统计指标

理疗、体疗是物理诊断和物理治疗的简称,是应用自然物理因子和人工物理因子作用于机体,以达到治疗、诊断和预防疾病的目的。康复医学是以伤残者为对象,以理疗和体疗的方式为主治疗疾病,从而消除或减轻患者功能上的障碍。理疗工作常用统计指标有以下几种。

1.理疗有效率

理疗有效率指报告期内某种疾病经过理疗有效的例数占同期该疾病理疗总例数的百分率。

计算公式为：

$$理疗有效率 = \frac{报告期内某种疾病经过理疗有效的例数}{同期该疾病理疗总例数} 称 100\%$$

2.功能改善率

功能改善率指报告期内经康复治疗功能改善的人数占同期康复治疗总人数的百分率。计算公式为：

$$功能改善率 = \frac{报告期内经康复治疗功能改善的人数}{同期康复治疗总人数} \times 100\%$$

(七)消毒器材供应常用统计指标

消毒器材供应常用统计内容包括供应的各种消毒的注射器、静脉输液瓶、穿刺针及不同型号的针头的数量,供应的各种消毒敷料和物品的数量。常用的统计指标有以几种。

1.热原反应率

热原反应率指报告期内经验证由于输液器引起热原反应的例数占同期输液总例数的百分率。计算公式为：

$$热原反应率 = \frac{报告期内经验证由于输液器引起热原反应的例数}{同期输液总例数} \times 100\%$$

2.常规器械消毒合格率

常规器械消毒合格率指报告期内在随机抽查的消毒器械中,合格件数占总抽查件数的百分率。计算公式为：

$$常规器械消毒合格率 = \frac{抽查合格件数}{抽查件数} \times 100\%$$

六、疾病统计指标

(一)反映疾病发病患病水平的指标

1.某病发病率

某病发病率指报告期内新发生某种疾病的病例数占可能发生该种疾病的单位人群的比率,表示某种疾病发生的频率和强度。计算公式为：

$$某病发病率 = \frac{某时期发生某疾病的新病例数}{该时期可能发生该疾病的平均人口数} \times K$$

式中 K:比例基数,可选 100%、$1\,000\%$,$10\,000/万$,$100\,000/10\,万$等。

2.某病患病率

某病患病率指某一人群在某一时间点单位人群患某种疾病的例数占该时间点接受检查人的总人数的比率。计算公式为：

$$某病患病率 = \frac{受检查时点发现某疾病病例数}{该时间点受检总人数} \times K$$

(二)反映疾病威胁人民生命严重程度的指标

1.某病死亡率

某病死亡率指报告期内单位人群中因某病而死亡的频率。计算公式为：

$$某病死亡率 = \frac{报告期内因某病死亡的人数}{同期平均人口数} \times K$$

2.某病病死率

某病病死率指报告期内某病患者中因该病死亡的比率。计算公式为：

$$某病病死率 = \frac{报告期内因某病死亡人数}{同期某病患病人数} \times 100\%（1\,000‰）$$

(三)反映疾病对劳动生产力影响程度的指标

1.因病(伤)缺勤率

因病(伤)缺勤率指报告期内职工因病(伤)缺勤日数占职工应出勤总日数的百分率。计算公式为：

$$因病(伤)缺勤率 = \frac{报告期内因病(伤)缺勤日数}{同期应出勤总日数} \times 100\%$$

2.平均每例病伤缺勤日数

平均每例病伤缺勤日数指报告期内每一个因病(伤)缺勤事例的平均缺勤日数。计算公式为：

$$平均每例病(伤)缺勤日数 = \frac{报告期内因病(伤)缺勤日数}{同期因病(伤)缺勤总例数}$$

3.病(伤)缺勤占总缺勤的百分比

病(伤)缺勤占总缺勤的百分比指报告期内因病(伤)缺勤占总缺勤的百分比。计算公式为：

$$病(伤)缺勤占总缺勤的百分比 = \frac{报告期内病(伤)缺勤总日数}{同期总缺勤日数} \times 100\%$$

(四)反映疾病防治效果的指标

主要为生存率。生存率是患者能活到某时点的生存概率。计算公式为：

$$N年生存率 = \frac{N年未存活病例数}{随访满N年的病例数} \times 100\%$$

（严　霞）

参 考 文 献

[1] 韦铁民.医院精细化管理实践[M].北京:中国医药科学技术出版社,2021.

[2] 蒋飞.现代医院管理精要[M].北京:科学技术文献出版社,2019.

[3] 李亚军.现代医院管理制度[M].西安:世界图书出版西安有限公司,2020.

[4] 夏志俊,缪建.医院品质管理优秀案例集[M].杭州:浙江大学出版社,2020.

[5] 王霜.现代医院管理制度研究[M].秦皇岛:燕山大学出版社,2019.04.

[6] 汪媛媛,王思齐,陈乐.新时期医院档案管理与发展研究[M].秦皇岛:燕山大学出版社,2020.

[7] 吴兆玉,陈绍成.实用医院医疗管理规范[M].成都:四川科学技术出版社,2019.

[8] 郭宣佐,张丽娜,史俊霞.医院统计与护理管理[M].天津:天津科学技术出版社,2019.

[9] 莫求,王永莲.医院行政管理[M].上海:上海交通大学出版社,2019.

[10] 钱庆文.医院财务管理[M].北京:中国对外翻译出版公司,2021.

[11] 钱东福,鲁翔.医院管理理论与案例[M].北京:科学出版社,2019.

[12] 李峰,牛江平,张英.现代医院管理制度建设实践[M].北京:清华大学出版社,2019.

[13] 庄建民.医院管理新思维[M].北京:人民卫生出版社,2020.

[14] 杨继红.现代医院管理概要[M].上海:上海交通大学出版社,2019.

[15] 孙良仁.现代医院管理实践[M].北京:科学技术文献出版社,2019.

[16] 郑艳华.现代医院管理[M].北京:科学技术文献出版社,2020.

[17] 胡光云.新编医院管理实务[M].昆明:云南科技出版社,2019.

[18] 张晓玉.非公立医院的现代医院管理制度实务[M].北京:人民卫生出版社,2020.

[19] 陈英博.现代医院财务管理探索[M].北京:现代出版社,2020.

[20] 沈洁.现代智慧医院管理新模式[M].北京:研究出版社,2019.

[21] 王洪武,王彩生,和新颖.医院教育培训管理[M].北京:清华大学出版社,2021.

[22] 沈红玲.现代医院管理理论与实践[M].北京:科学技术文献出版社,2020.

[23] 曾昭宇.现代医院管理模式运用精要[M].北京:科学技术文献出版社,2019.

[24] 莫言娟.现代医院管理与医院经济运行[M].天津:天津科学技术出版社,2020.

[25] 杨有业.现代医院管理创新理念与实践[M].北京:科学技术文献出版社,2019.

[26] 王晓锋.现代医院管理模式与实用操作[M].北京:科学技术文献出版社,2020.

[27] 朱振东.医院管理基础理论与实践方法[M].北京:科学技术文献出版社,2019.

［28］张硕.新时代医院管理模式创新探索［M］.北京：九州出版社,2020.

［29］李章勇.医院经营管理一本通［M］.天津：天津科学技术出版社,2019.

［30］韦铁民.现代医院内部管理制度［M］.杭州：浙江大学出版社,2020.

［31］李菲菲.医院护理质量管理常规［M］.长春：吉林科学技术出版社,2019.

［32］李连成,莫大鹏,付应明.现代医院管理制度全集［M］.北京：中国言实出版社,2020.

［33］兰芳.现代医院财务管理研究［M］.延吉：延边大学出版社,2020.

［34］杜桂霞.医院内部控制管理实务［M］.南昌：江西科学技术出版社,2020.

［35］任文杰.医院精益管理［M］.北京：科学出版社,2021.

［36］孙冬悦,宋林子,杨敬.基于政策工具的国家层面公立医院管理政策量化分析［J］.中国医药导报,2021,18(34)156-159.

［37］张策,任萍.现代医院管理制度体系构建实践初探［J］.中国卫生标准管理,2021,12(3)28-31.

［38］刘温文,赵峰,姜雪.现代医院管理制度下三级综合医院章程制定的实践与思考［J］.医院管理论坛,2021,38(1)67-69.

［39］陈国权,郑靖莉,曾伟斌.精细化管理在医院管理中的应用价值［J］.医疗装备,2021,34(21)：67-68.

［40］刘舒宁,赵元元,陈栋,等.公立医院建立健全现代医院管理制度的实践与思考［J］.中国现代医生,2021,59(26)166-170.